NETTER
ATLAS DE ANATOMIA
DA CABEÇA E PESCOÇO

3ª EDIÇÃO

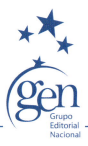

O GEN | Grupo Editorial Nacional – maior plataforma editorial brasileira no segmento científico, técnico e profissional – publica conteúdos nas áreas de ciências da saúde, exatas, humanas, jurídicas e sociais aplicadas, além de prover serviços direcionados à educação continuada e à preparação para concursos.

As editoras que integram o GEN, das mais respeitadas no mercado editorial, construíram catálogos inigualáveis, com obras decisivas para a formação acadêmica e o aperfeiçoamento de várias gerações de profissionais e estudantes, tendo se tornado sinônimo de qualidade e seriedade.

A missão do GEN e dos núcleos de conteúdo que o compõem é prover a melhor informação científica e distribuí-la de maneira flexível e conveniente, a preços justos, gerando benefícios e servindo a autores, docentes, livreiros, funcionários, colaboradores e acionistas.

Nosso comportamento ético incondicional e nossa responsabilidade social e ambiental são reforçados pela natureza educacional de nossa atividade e dão sustentabilidade ao crescimento contínuo e à rentabilidade do grupo.

NETTER
ATLAS DE ANATOMIA DA CABEÇA E PESCOÇO

3ª EDIÇÃO

NEIL S. NORTON, PhD
Associate Dean for Admissions
Professor of Oral Biology
School of Dentistry
Creighton University
Omaha, Nebraska

Ilustrações de Frank H. Netter, MD

Ilustradores Colaboradores
Carlos A.G. Machado, MD
Kip Carter, MS, CMI
Andrew E. B. Swift, MS, CMI
William M. Winn, MS, FAMI
Tiffany S. DaVanzo, MA, CMI
James A. Perkins, MS, MFA
John A. Craig, MD

Revisão Científica
PAULO LAINO CÂNDIDO
Professor Adjunto da Disciplina de Anatomia da Universidade de Santo Amaro (FASM), SP
Mestre em Ciências Morfofuncionais pela Universidade de São Paulo (USP)

Tradução
ALCIR COSTA FERNANDES FILHO
Detentor do Certificate of Proficiency in English pela University of Michigan, Estados Unidos
Tradutor de Inglês/Português pela Universidade Estácio de Sá (Unesa),
especializado em textos de medicina, RJ

DOUGLAS ARTHUR OMENA FUTURO
Médico Ortopedista

PAULO LAINO CÂNDIDO

RAFAEL TORRES
Biólogo pelo Instituto de Biociências da USP
Graduando em Medicina pela USP

RAIMUNDO RODRIGUES SANTOS
Médico Especialista em Neurologia e Neurocirurgia
Mestre em Medicina pela Universidade do Estado do Rio de Janeiro (UERJ)

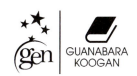

- O autor deste livro e a editora empenharam seus melhores esforços para assegurar que as informações e os procedimentos apresentados no texto estejam em acordo com os padrões aceitos à época da publicação. Entretanto, tendo em conta a evolução das ciências, as atualizações legislativas, as mudanças regulamentares governamentais e o constante fluxo de novas informações sobre os temas que constam do livro, recomendamos enfaticamente que os leitores consultem sempre outras fontes fidedignas, de modo a se certificarem de que as informações contidas no texto estão corretas e de que não houve alterações nas recomendações ou na legislação regulamentadora.

- O autor e a editora se empenharam para citar adequadamente e dar o devido crédito a todos os detentores de direitos autorais de qualquer material utilizado neste livro, dispondo-se a possíveis acertos posteriores caso, inadvertida e involuntariamente, a identificação de algum deles tenha sido omitida.

- **Atendimento ao cliente: (11) 5080-0751 | faleconosco@grupogen.com.br**

- Traduzido de
  NETTER'S HEAD AND NECK ANATOMY FOR DENTISTRY 3rd EDITION
  Copyright © 2017 by Elsevier, Inc.
  Previous editions copyrighted 2012 and 2007 by Saunders, an imprint of Elsevier Inc.
  All rights reserved.
  This edition of Netter's Head and Neck Anatomy for Dentistry 3rd Edition by Neil S. Norton is published by arrangement with Elsevier, Inc.
  ISBN: 978-0-323-39228-0
  Esta edição de Netter's Head and Neck Anatomy for Dentistry, 3ª edição, de Neil S. Norton, é publicada por acordo com a Elsevier, Inc.

- Direitos exclusivos para a língua portuguesa
  Copyright © 2018, 2022 (3ª impressão) by
  GEN | Grupo Editorial Nacional S.A.
  Publicado pelo selo Editora Guanabara Koogan Ltda.
  Travessa do Ouvidor, 11
  Rio de Janeiro – RJ – 20040-040
  www.grupogen.com.br

- Reservados todos os direitos. É proibida a duplicação ou reprodução deste volume, no todo ou em parte, em quaisquer formas ou por quaisquer meios (eletrônico, mecânico, gravação, fotocópia, distribuição pela Internet ou outros), sem permissão, por escrito, do GEN | Grupo Editorial Nacional Participações S./A.

- Capa: Studio Creamcracker

- Editoração eletrônica: Thomson Digital

Nota

Esta obra foi produzida por GEN – Grupo Editorial Nacional sob sua exclusiva responsabilidade. Médicos e pesquisadores devem sempre fundamentar-se em sua experiência e no próprio conhecimento para avaliar e empregar quaisquer informações, métodos, substâncias ou experimentos descritos nesta publicação. Devido ao rápido avanço nas ciências médicas, particularmente, os diagnósticos e a posologia de medicamentos precisam ser verificados de maneira independente. Para todos os efeitos legais, a Elsevier, os autores, os editores ou colaboradores relacionados a esta obra não assumem responsabilidade por qualquer dano/ou prejuízo causado a pessoas ou propriedades envolvendo responsabilidade pelo produto, negligência ou outros, ou advindos de qualquer uso ou aplicação de quaisquer métodos, produtos, instruções ou ideias contidos no conteúdo aqui publicado.

CIP-BRASIL. CATALOGAÇÃO NA PUBLICAÇÃO
SINDICATO NACIONAL DOS EDITORES DE LIVROS, RJ

N773n
3. ed.

Norton, Neil S.
  Netter - atlas de anatomia da cabeça e pescoço / Neil S. Norton ; ilustração Frank H. Netter, Carlos Machado ; [tradução Alcir C. Fernandes Filho, Paulo Laino Cândido...[et al.]] - 3. ed. - [Reimpr.] - Rio de Janeiro : GEN | Grupo Editorial Nacional. Publicado pelo selo Editora Guanabara Koogan Ltda., 2022.
  712 p. : il. ; 23 cm.

  Tradução de: Netter ' s head and neck anatomy for dentistry
  Inclui índice
  ISBN 978-85-352-8915-2

  1. Anatomia humana - Atlas. 2. Cabeça - Anatomia - Atlas. 3. Pescoço - Anatomia - Atlas. I. Netter, Frank H. II. Machado, Carlos. III. Fernandes Filho, Alcir C. IV. Cândido, Paulo Laino. V. Título.

18-47999   CDD: 611.00222
            CDU: 611(084)

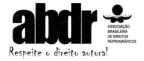

Dedico este livro às três pessoas mais importantes da minha vida:

À minha mãe, Chari, que trabalhou incansavelmente
e sacrificou tudo ao longo de sua vida para
que seus filhos não ficassem desprovidos.

À Elizabeth, que me tornou um homem melhor.
Devo tudo a você pelo que tem feito por mim.

Ao meu irmão John, que ajudou a me educar.

Aos meus mentores, os falecidos jesuítas John G. Holbrook
e John P. Schlegel, que me ajudaram a perceber a importância
de servir aos outros e ensinaram-me os caminhos da cura personalis
(atenção individual). Acredito nessas palavras todos os dias da minha vida.

O Autor

Neil S. Norton, phd, ingressou na Creighton University em 1996 e atualmente é o vice-diretor de admissões e professor de biologia oral na faculdade de odontologia. Depois de ter se graduado Phi Beta Kappa (uma fraternidade universitária) pela Randolph-Macon College como bacharel em Biologia, recebeu seu phd em Anatomia pela University of Nebraska Medical Center. Dr. Norton recebeu mais de 25 prêmios de ensino incluindo vários Outstanding Instructor of the Year Awards das classes de calouros e Dr. Theodore J. Urban Pre-Clinical Awards, apresentado pelas turmas de graduandos por sua dedicação e excelente instrução em ciências básicas. Dr. Norton é o terceiro professor na história da faculdade de odontologia a receber o prestigiado Robert F. Kennedy Memorial Award for Teaching Achievement, o maior reconhecimento de ensino oferecido pela universidade. Em 2007, Dr. Norton recebeu o glaxosmithkline Sensodyne Teaching Award, o mais importante prêmio nacional de ensino conferido pela American Dental Education Association (ADEA). Considerado um membro ativo da faculdade de odontologia, foi eleito por seus colegas membro honorário da Omicron Kappa Upsilon, uma sociedade odontológica cujos membros regulares são cirurgiões-dentistas. Suas responsabilidades de ensino incluem a anatomia de cabeça e pescoço, a anatomia geral, a neurociência e o controle da dor. Dr. Norton atuou por quatro anos como diretor dessa faculdade e presidiu várias comissões, incluindo a University Committee on Rank and Tenure e a University Committee on Academic Freedom and Responsibility. Atualmente é o representante de esportes acadêmicos pela Creighton University. Dr. Norton continua a publicar uma variada gama de assuntos relacionados à anatomia, em complemento a suas obrigações administrativas. É membro efetivo da American Association of Clinical Anatomists (AACA), na qual atuou como tesoureiro por 7 anos e como presidente de 2015 a 2017.

Os Ilustradores

Frank H. Netter, MD

Frank H. Netter nasceu na cidade de Nova York em 1906. Estudou arte na Art Students League e na National Academy of Design antes de ingressar na escola de medicina da New York University, onde se graduou em Medicina em 1931. Durante sua época de estudante, os esboços do caderno do Dr. Netter atraíram a atenção dos membros da faculdade de medicina e outros médicos, permitindo que ele aumentasse seus rendimentos com a ilustração de artigos e livros-textos. Ele continuou a fazer ilustrações, como um trabalho secundário, mesmo depois de se tornar cirurgião em 1933. Posteriormente, optou por abandonar a prática cirúrgica e se dedicar em tempo integral a sua arte. Após servir no exército dos Estados Unidos durante a 2ª Guerra Mundial, Dr. Netter iniciou sua longa parceria com a empresa farmacêutica CIBA (atual Novartis Pharmaceuticals). Essa parceria de 45 anos resultou na produção da extraordinária coleção de arte tão familiar de médicos e outros profissionais da área médica de todo o mundo.

Em 2005, a Elsevier Inc. comprou a coleção Netter e todas as publicações da Icon Learning Systems. Existem atualmente mais de 50 publicações com o nome Netter disponíveis na Elsevier Inc. (nos Estados Unidos em: www.elsevierhealth.com/netter e nos outros países em: www.elsevierhealth.com).

As obras do Dr. Netter estão entre os melhores exemplos do uso de ilustração no ensino dos conceitos da medicina. A *Netter Collection of Medical Illustrations*, com 13 livros, e que inclui a maior parte das mais de 20 mil pinturas criadas pelo Dr. Netter, tornou-se e continua a ser um dos mais famosos trabalhos já publicados. O *Atlas de Anatomia Humana Netter* foi publicado pela primeira vez em 1989 e apresenta as pinturas anatômicas da Netter Collection. Agora, traduzido para 16 línguas, é o atlas de anatomia médica escolhido pelos estudantes e profissionais da saúde de todo o mundo.

As ilustrações Netter são apreciadas não apenas por seu aspecto estético, mas também e mais importante, por seu conteúdo intelectual. Como Dr. Netter escreveu em 1949, "... o esclarecimento de um assunto é o objetivo de uma ilustração. Não importa o quanto é bela a ilustração, o quão delicado e sutil um assunto possa ser, mas tem pouco valor como *ilustração médica* se não se presta a esclarecer algum assunto médico." Os conceitos, os pontos de vista e a abordagem do Dr. Netter são o que ele informa em suas ilustrações e o que as torna tão intelectualmente valiosas.

Dr. Frank H. Netter, MD, médico e artista, morreu em 1991.

Conheça mais sobre o médico-artista cuja obra inspirou a coleção *Netter Reference* em: https://www.netterimages.com/artist-frank-h-netter.html.

Carlos Machado, MD

Carlos Machado foi escolhido pela Novartis para ser o sucessor do Dr. Netter. Ele permanece como o principal artista que contribui para a coleção Netter de ilustrações médicas.

Autodidata em ilustração médica, o cardiologista Carlos Machado forneceu meticulosas atualizações para algumas das pranchas originais do Dr. Netter e criou muitas pinturas próprias no estilo de Netter para a ampliação da coleção Netter. O talento hiper-realista do Dr. Machado e sua percepção aguda da relação médico/paciente caracterizam seu estilo visual: vivo e inesquecível. A dedicação com a qual ele pesquisa cada tópico e tema que ele pinta o coloca entre os principais ilustradores médicos de nossos dias.

Agradecimentos

É difícil acreditar que já se passou uma década desde que foram plantadas as sementes de *Netter Atlas de Cabeça e Pescoço*. Da mesma forma que as edições anteriores este é o resultado de muitas horas de trabalho árduo, mas muito satisfatório. Por isso sou profundamente grato pela ajuda de muitas pessoas talentosas e dedicadas.

Comecei na faculdade de odontologia da Creighton University em 1996 e fui contagiado pelo espírito de coleguismo presente tanto na faculdade como na universidade. Após vinte anos, ele ainda existe. Agradeço diariamente por ser parte de uma instituição excelente comprometida com a educação dos alunos. O apoio e a assistência que meus colegas me proporcionaram durante a criação de cada edição foram incalculáveis. Gostaria de agradecer especialmente pela revisão dos capítulos, sugestões e prontidão em fornecer material os seguintes membros da família Creighton da Faculdade de Odontologia (passado e presente): Drs. David Blaha, W. Thomas Cavel, Paul Edwards, James Howard, Terry Lanphier, John McCabe, Kirstin McCarville, Timothy McVaney, Takanari Miyamoto, Barbara O'Kane, Cyndi Russel e Tarnjit Saini. Presto especiais agradecimentos a meu diretor, Dr. Wayne W. Barkmeier, ao qual devo minha carreira, por ter concedido oportunidade a um jovem anatomista em Creighton. Ele e Dr. Frank J. Ayers foram responsáveis por me estimular e me possibilitaram ocupar o cargo no departamento de admissões e de pró-reitoria. Após a publicação da segunda edição, eu não seria capaz de continuar a desenvolvê-la sem o apoio do meu diretor, Dr. Mark A. Latta.

Além disso, agradeço à Dra. Laura Barritt, que colaborou na criação do capítulo sobre Desenvolvimento, além de ter oferecido diversas sugestões em muitos outros capítulos. Outro agradecimento especial à Dra. Margaret Jergenson, chefe do Departamento de Biologia Oral. Desde 1996, eu e a Dra. Jergenson ensinamos anatomia geral e anatomia de cabeça e pescoço para alunos do início do curso de odontologia. Como dentista, sua experiência clínica tem sido inestimável para me ajudar a compreender a anatomia de cabeça e pescoço do ponto de vista odontológico. Temos trabalhado com a Dra. Barbara O'Kane como equipe de anatomia na faculdade de odontologia. Eu não poderia desejar colegas melhores para ensinar anatomia.

Minha sincera gratidão aos colegas dessa universidade. Creighton é uma família, e tenho tido a sorte de desenvolver minha carreira em tão bela universidade. Ao longo dos anos, alguns indivíduos me ajudaram imensamente. Devo uma palavra especial de gratidão aos padres jesuítas Richard Hauser e Thomas Shanahan. Minha sincera gratidão ao amigo e colega Dr. Thomas Quinn, que teceu comentários úteis e dirigiu palavras de encorajamento no que se refere ao texto e ao desenvolvimento da arte.

Obrigado aos revisores que examinaram os capítulos e ofereceram excelente retorno para garantir a precisão: Drs. Robert Spears, Kathleen M. Klueber e Brian R. MacPherson, além da Professora Cindy Evans. Um agradecimento especial ao meu amigo e colega Dr. Vidhya (Vid) Persaud por seus comentários valiosos em relação ao capítulo sobre Desenvolvimento.

Contei com a ajuda de meus alunos para tornar *Netter Atlas de Cabeça e Pescoço* mais útil aos estudantes. Agradecimentos especiais aos Drs. Joseph Opack, Ryan Dobbs, Steve Midstokke, Paul Mendes, Kyle D. Smith e Thomas Spellman por sua ajuda inestimável.

Não seria possível produzir esta obra sem o novo e lindo trabalho artístico criado pelos incríveis ilustradores médicos da Elsevier. Um agradecimento muito especial ao Dr. Carlos Machado, que criou novas ilustrações especialmente para este atlas. Dr. Machado é simplesmente um dos maiores ilustradores médicos de nossa época e tem sido uma grande honra e privilégio trabalhar com ele. Um sincero agradecimento a Tiffany DaVanzo, que colaborou para a criação das novas seções da 2ª e 3ª edições. Agradeço sinceramente ao trabalho de Kip Carter, William Winn e Andrew Swift na 1ª edição. Esses ilustradores ajudaram a traduzir a minha visão em arte. Suas interpretações artísticas são simplesmente magníficas.

A equipe da Elsevier merece um agradecimento especial por tornar possível a realização desse projeto. Duas pessoas em particular sempre estiveram dispostas a ajudar: Elyse O'Grady e Marybeth Thiel. Elyse ofereceu apoio permanente e ideias fantásticas para todas as edições. Marybeth sempre esteve presente, desde que entreguei o primeiro capítulo, sempre me mantendo no caminho certo. A produção deste livro não seria possível sem elas. Tem sido uma grande alegria trabalhar com a equipe da Elsevier! Em particular, agradeço sinceramente à minha gerente de projetos, Stephanie Turza, por sua atenção aos detalhes e por manter o cronograma em dia para a produção deste livro. Além disso, gostaria de agradecer o trabalho daqueles que me ajudaram a complementar a 1ª edição do livro: Jennifer Surich, Carolyn Kruse e Jonathan Dimes.

Um agradecimento muito especial a Paul Kelly. Eu tive a grande honra de conhecê-lo há 20 anos. Lembro-me de várias conversas com Paul durante esses anos, nas quais ele me encorajou no projeto deste livro. Eu o apresentei como um projeto rústico, um esboço para um texto/atlas, que evoluiu para a 1ª edição deste livro.

Por fim, agradeço a todos os alunos a quem eu ensinei ao longo da minha carreira. Vocês sempre serviram como uma grande inspiração para mim. Foi uma honra e um privilégio ser parte de sua formação. *Netter Atlas de Cabeça e Pescoço* é para vocês.

Apresentação

Netter Atlas de Cabeça e Pescoço é um texto/atlas elaborado para ajudar os estudantes e profissionais a aprender e revisar a anatomia de cabeça e pescoço. Destinado aos estudantes do primeiro ano, o livro é útil também como instrumento de revisão para os clínicos. As diversas e pequenas estruturas inter-relacionadas não são facilmente observáveis, o que torna a anatomia de cabeça e pescoço uma das disciplinas mais difíceis para os estudantes.

Esta 3ª edição foi ligeiramente remodelada. A Elsevier reformulou o visual do livro e espero que goste do resultado tanto quanto eu. Esta edição apresenta várias novidades. A primeira é a inclusão de um capítulo sobre sistema linfático – com ênfase em cabeça e pescoço. A segunda novidade é a inclusão de mais 30 imagens radiográficas para complementar as ilustrações anatômicas ao longo do texto. A radiologia é uma parte importante na educação dos estudantes da área de saúde e constitui um complemento natural a qualquer texto de anatomia. A terceira é a inclusão de correlações clínicas a fim de criar situações reais para o estudante. A quarta novidade é que muitas tabelas e ilustrações foram revisadas, seguindo a sugestão de muitos leitores das edições anteriores.

Compreender o significado clínico de um conceito anatômico é compreender a anatomia. Foi considerando isso que diversos tópicos anatômicos estudados nos cursos de cabeça e pescoço foram expandidos especialmente para este livro. Um capítulo foi dedicado à articulação temporomandibular. No capítulo sobre cavidade oral, mais informações foram acrescentadas ao leitor sobre assuntos como dentição. Capítulos sobre o desenvolvimento de cabeça e pescoço e sobre a neurociência básica foram incluídos para ajudar a relacioná-los com outras áreas anatômicas correlatas. Um capítulo sobre injeções intraorais foi acrescentado para ajudar a ensinar e reforçar uma área sempre negligenciada. O objetivo desses capítulos é oferecer ao leitor um breve panorama de conceitos importantes para a anatomia de cabeça e pescoço.

Uma excelente equipe de ilustradores médicos produziu novos trabalhos artísticos para complementar as ilustrações anatômicas do Dr. Frank H. Netter, que resultaram em uma ferramenta de aprendizado mais completa. As novas ilustrações do Dr. Carlos Machado, em especial, demonstram por que ele continua a ser o principal ilustrador médico nessa área. O capítulo sobre articulação temporomandibular contém seis novas figuras do Dr. Machado e sei que você, assim como eu, as considerará espetaculares. Informações fundamentais são apresentadas em tabelas e textos curtos que são integrados à habilidade de Netter para facilitar a compreensão e aumentar o conhecimento do leitor sobre a anatomia de cabeça e pescoço.

Netter Atlas de Cabeça e Pescoço é para os profissionais de odontologia em todos os estágios. Minha esperança é de que este livro seja um recurso fundamental para os leitores na sua busca por aprender e que eles apreciem a complexa anatomia de cabeça e pescoço.

Sumário

1	Desenvolvimento da Cabeça e do Pescoço	1
2	Osteologia	25
3	Neuroanatomia Básica e Nervos Cranianos	65
4	O Pescoço	107
5	O Couro Cabeludo e os Músculos da Face	153
6	Espaço Parotídeo e Glândula Parótida	187
7	Fossas Temporal e Infratemporal	207
8	Músculos da Mastigação	229
9	Articulação Temporomandibular	241
10	Fossa Pterigopalatina	257
11	Nariz e Cavidade Nasal	275
12	Seios Paranasais	311
13	Cavidade Oral	341
14	Língua	399
15	Faringe	425
16	Laringe	445
17	Fáscia Cervical	465
18	Orelha	483
19	O Olho e a Órbita	509
20	Vias Autônomas da Cabeça e do Pescoço	543
21	Injeções Intraorais	567
22	Introdução ao Membro Superior, Dorso, Tórax e Abdome	589

Apêndice A	Vasos e Órgãos Linfáticos	655
Apêndice B	Perguntas e Respostas	661
Índice		669

CAPÍTULO 1
DESENVOLVIMENTO DA CABEÇA E DO PESCOÇO

Aspectos Gerais	**2**
Arcos Faríngeos	**4**
Bolsas, Membranas e Sulcos Faríngeos	**7**
Crânio	**10**
Face	**13**
Palato	**15**
Língua	**17**
Glândula Tireoide	**18**
Correlações Clínicas	**19**

ASPECTOS GERAIS • *Informações Gerais*

- 3 camadas germinativas formam o embrião no início do desenvolvimento:
  - Ectoderma
  - Mesoderma
  - Endoderma
- O mesoderma diferencia-se em:
  - Mesoderma paraxial
  - Mesoderma intermediário
  - Mesoderma das placas laterais
- O ectoderma dá origem a 3 camadas:
  - Neuroectoderma
  - Crista neural
  - Epiderme
- A cabeça e o pescoço são formados por:
  - Mesoderma paraxial
  - Mesoderma das placas laterais
  - Crista neural
  - Placoides ectodérmicos
- A maior parte da cabeça e do pescoço é formada a partir dos arcos faríngeos do embrião

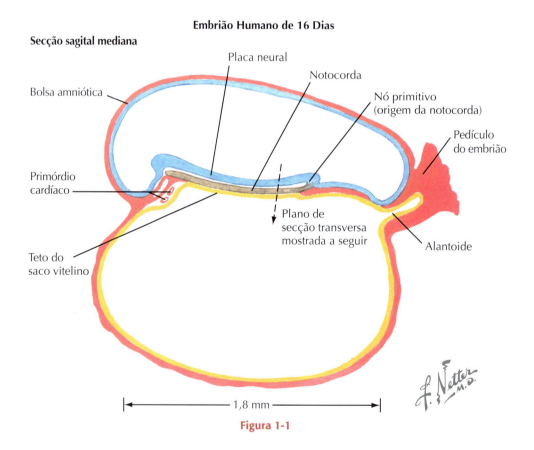

Figura 1-1

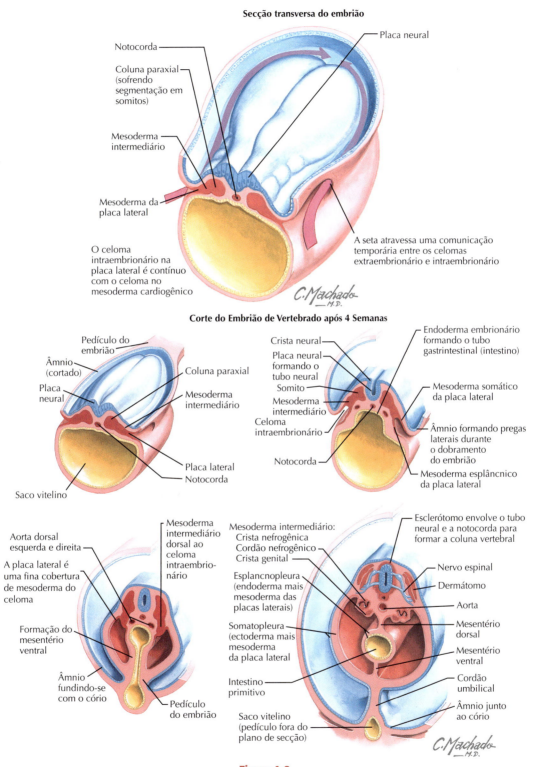

Figura 1-2

ARCOS FARÍNGEOS • *Informações Gerais*

- Começam a formar-se na 4ª semana de desenvolvimento (formados por ectoderma)
- Desenvolvem-se como blocos separados por sulcos faríngeos
- Inicialmente, desenvolvem-se 6 arcos, mas o 5° regride
- Originando-se do endoderma, há compartimentos chamados bolsas faríngeas que se estendem em direção aos, e estão separadas por membranas faríngeas dos sulcos faríngeos
- Contribuem para a formação de 4 das 5 saliências da face:
    - 2 proeminências mandibulares (arco faríngeo)
    - 2 proeminências maxilares (arco faríngeo)
    - 1 proeminência frontonasal
- Compostos de:
    - Superfície externa — ectoderma
    - Superfície interna — endoderma
    - Parte central — mesoderma das placas laterais, mesoderma paraxial, crista neural
- Os componentes do esqueleto desenvolvem-se a partir do tecido da crista neural
- As estruturas musculares desenvolvem-se coletivamente a partir do mesoderma
- Cada arco é inervado por um nervo craniano que migra com os músculos

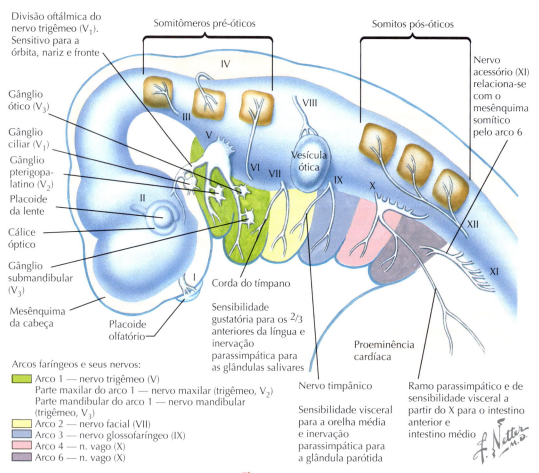

Figura 1-3

ARCOS FARÍNGEOS • *Derivados dos Arcos Faríngeos*

Arco	Músculos Originados do Mesoderma	Estruturas do Esqueleto Originadas da Crista Neural	Estruturas Cartilagíneas Originadas do Mesoderma	Estruturas de Tecido Conjuntivo originadas das Cristas Neurais	Nervo
1 (também chamado arco mandibular) Desenvolve-se em: • Proeminência maxilar • Proeminência mandibular	Masseter Temporal Pterigóideo lateral Pterigóideo medial Milo-hióideo Digástrico (ventre anterior) Tensor do tímpano Tensor do véu palatino	Martelo Bigorna (ambos da cartilagem de Meckel, que se degenera na fase adulta)		Ligamento esfenomandibular Ligamento anterior do martelo (ambos da cartilagem de Meckel, que se degenera na fase adulta)	Trigêmeo
2 (também chamado arco hióideo)	Músculos da face (da expressão facial) Digástrico (ventre posterior) Estilo-hióideo Estapédio	Corno menor do osso hioide Parte superior do corpo do osso hioide Processo estiloide Estribo (todos da cartilagem de Reichert)		Ligamento estilo-hióideo Tecido conjuntivo da tonsila palatina	Facial
3	Estilofaríngeo	Corno maior do osso hioide Parte inferior do corpo do osso hioide		Tecido conjuntivo do timo e das glândulas paratireoides inferiores	Glossofaríngeo
4	Músculo da úvula Levantador do véu palatino Palatofaríngeo Palatoglosso Constritor superior da faringe Constritor médio da faringe Constritor inferior da faringe Salpingofaríngeo Cricotireóideo		Cartilagem tireóidea Cartilagem epiglótica (ambos do mesoderma das placas laterais)	Tecido conjuntivo das glândulas paratireoides e tireoide	Vago
6	Tireoaritenóideo com sua parte tireoepiglótica Vocal Cricoaritenóideo lateral Aritenóideo oblíquo com sua parte ariepiglótica Aritenóideo transverso Cricoaritenóideo posterior		Cartilagens: aritenóidea cricóidea cuneiforme corniculada (todos do mesoderma das placas laterais)		Vago

DESENVOLVIMENTO DA CABEÇA E DO PESCOÇO **5**

ARCOS FARÍNGEOS • Derivados dos Arcos Faríngeos

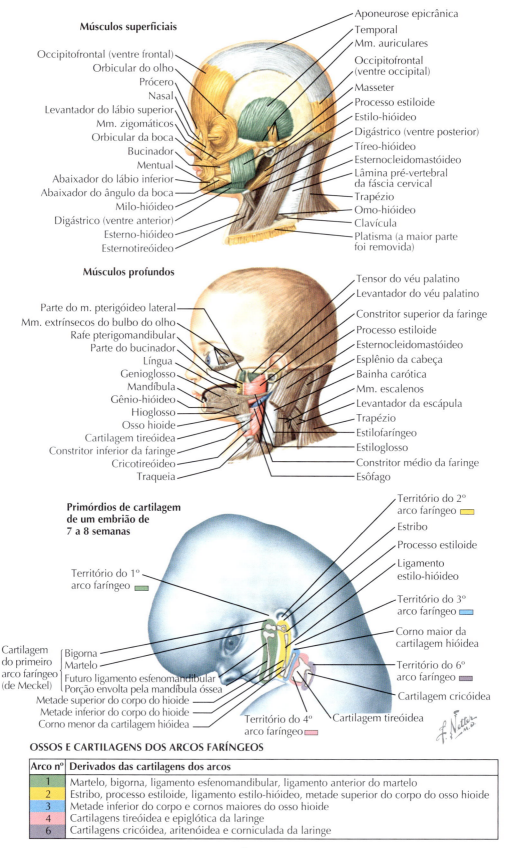

Figura 1-4

BOLSAS, MEMBRANAS E SULCOS FARÍNGEOS • *Informações Gerais*

- Bolsas faríngeas — são 4 e desenvolvem-se a partir do endoderma
- Sulcos faríngeos — sulcos formados a partir do ectoderma
- Membranas faríngeas — cada uma é composta de tecido localizado entre uma bolsa faríngea e um sulco faríngeo; compostas de ectoderma externamente, mesoderma e crista neural no centro e um revestimento interno de endoderma

Bolsas faríngeas

Bolsa	Localização	Estrutura Embrionária	Estrutura no Adulto
1	Junto ao 1° sulco faríngeo, separada pela 1ª membrana faríngea	Recesso tubotimpânico	Epitélio da tuba auditiva e cavidade timpânica
2	Junto ao 2° sulco faríngeo, separada pela 2ª membrana faríngea	Primórdio das tonsilas palatinas	Fossa tonsilar Epitélio da tonsila
3	Junto ao 3° sulco faríngeo, separada pela 3ª membrana faríngea	Divide-se em uma parte dorsal e uma parte ventral A parte dorsal migra inferiormente em direção ao tórax	Glândulas paratireoides inferiores (a partir da parte dorsal) Timo (a partir da parte ventral)
4	Junto ao 4° sulco faríngeo, separada pela 4ª membrana faríngea	Divide-se em uma parte dorsal e uma parte ventral A parte ventral é invadida pela crista neural para formar as células parafoliculares ou células C	Glândulas paratireoides superiores (a partir da parte dorsal) Corpo ultimofaríngeo (a partir da parte ventral)

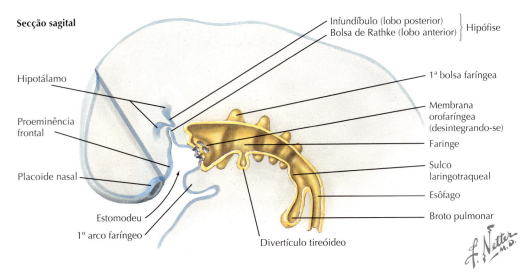

Figura 1-5

DESENVOLVIMENTO DA CABEÇA E DO PESCOÇO

BOLSAS, MEMBRANAS E SULCOS FARÍNGEOS • *Bolsas Faríngeas*

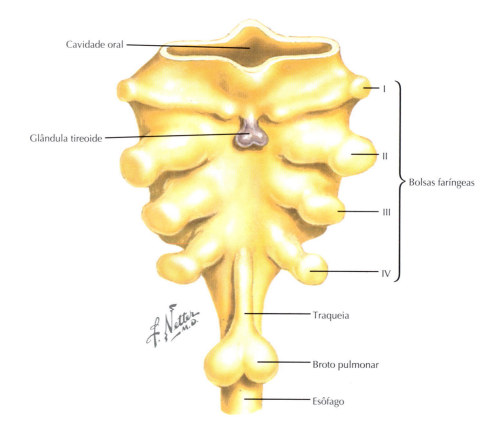

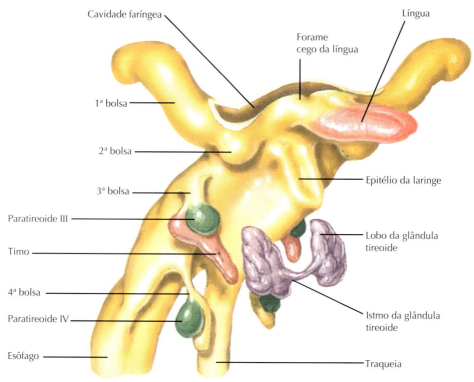

Figura 1-6

BOLSAS, MEMBRANAS E SULCOS FARÍNGEOS • *Membranas Farínegas*

Membrana	Localização	Estrutura no Adulto
1	Entre o 1º sulco faríngeo e a 1ª bolsa faríngea	Membrana timpânica
2	Entre o 2º sulco faríngeo e a 2ª bolsa faríngea	
3	Entre o 3º sulco faríngeo e a 3ª bolsa faríngea	
4	Entre o 4º sulco faríngeo e a 4ª bolsa faríngea	

Sulcos faríngeos

Sulco	Localização	Estrutura no Adulto
1	Sulco entre o 1º e 2º arcos faríngeos	Meato acústico externo
2	Sulco entre o 2º e 3º arcos faríngeos	Seio cervical obliterado pelo 2º arco faríngeo, que cresce sobre o sulco
3	Sulco entre o 3º e 4º arcos faríngeos	
4	Sulco entre o 4º e 6º arcos faríngeos	

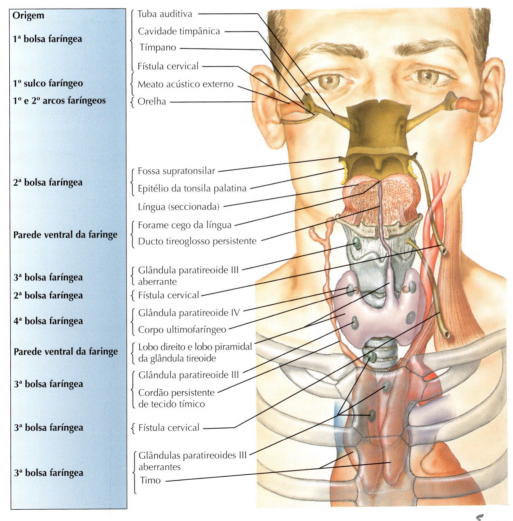

Figura 1-7

DESENVOLVIMENTO DA CABEÇA E DO PESCOÇO

CRÂNIO • *Viscerocrânio*

- O crânio é formado a partir de:
  - Mesoderma das placas laterais (região do pescoço)
  - Mesoderma paraxial
  - Crista neural
- O desenvolvimento do crânio é dividido em 2 partes:
  - Viscerocrânio — forma os ossos da face (derivados dos arcos faríngeos)
  - Neurocrânio — forma os ossos da base do crânio e da calvária
  - Sua função é proteger e envolver o encéfalo e os órgãos especiais dos sentidos (olfação, visão, audição e equilíbrio). Pode ser dividido em:
    - Neurocrânio membranáceo (derivado da crista neural e do mesoderma paraxial)
    - Neurocrânio cartilagíneo (derivado da crista neural e do mesoderma paraxial)
- Os ossos do crânio são formados por 2 mecanismos:
  - Ossificação intramembranácea
  - Ossificação endocondral

Viscerocrânio

Camada Germinativa	Origens	Estrutura no Adulto	Ossificação
Crista neural	1 arco faríngeo *Proeminência maxilar*	Maxila	Intramembranácea
		Osso temporal	
		Zigomático	
		Palatino	
		Lacrimal	
		Vômer	
		Nasal	
		Concha nasal inferior	Endocondral
	Proeminência mandibular	Mandíbula	Intramembranácea e endocondral
		Martelo	Endocondral
		Bigorna	
	2° arco faríngeo	Processo estiloide	Endocondral
		Estribo	
		Hioide	

CRÂNIO • Fontículos Do Crânio

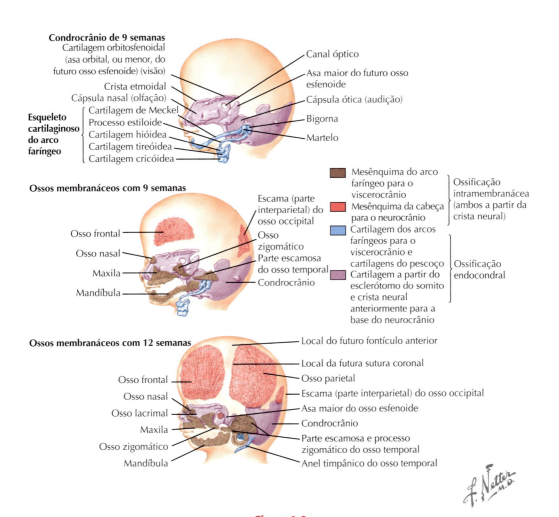

Figura 1-8

Fontículos Do Crânio

Fontículo*	Período de Obliteração
Anterior (bregma)	4–26 meses
Posterior (lambda)	1–2 meses
Anterolateral (ptério)	2–3 meses
Posterolateral (astério)	12–18 meses

*Nota da Tradução: os termos entre parênteses indicam os locais onde ocorreu a calcificação e consequente fechamento dos fontículos.

CRÂNIO • Neurocrânio Membranáceo

Camada Germinativa	Porções do Neurocrânio	Estrutura no Adulto	Ossificação
Crista neural	Porção principal do teto e partes laterais da calvária	Osso frontal Parte escamosa do osso temporal	Intramembranácea
Mesoderma paraxial		Osso parietal Escama do osso occipital (parte interparietal)	

Neurocrânio cartilagíneo

Camada Germinativa	Porções do Neurocrânio	Estrutura no Adulto	Ossificação
Crista neural	Pré-cordal Anterior à sela turca	Osso etmoide Osso esfenoide	Endocondral
Mesoderma paraxial	Cordal Posterior à sela turca	Parte petrosa do osso temporal Processo mastoide do osso temporal Osso occipital	

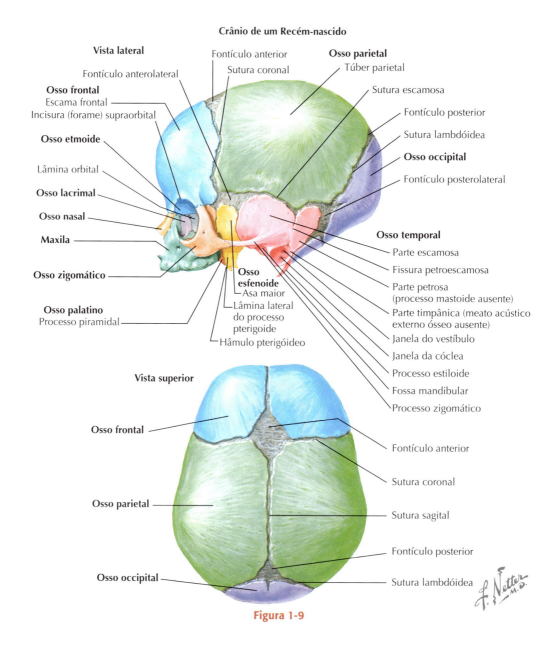

Figura 1-9

- A face é formada principalmente a partir da crista neural, que forma 3 saliências que cercam o estomodeu:
  - Proeminência frontonasal
  - Proeminência maxilar (a partir do 1° arco faríngeo)
  - Proeminência mandibular (a partir do 1° arco faríngeo)
- Lateral à proeminência frontonasal, 2 outras áreas do ectoderma formam os 2 placoides nasais que invaginam no centro para formar a cavidade nasal, criando elevações de tecido de cada lado da cavidade:
  - Proeminência nasal lateral
  - Proeminência nasal medial
- A fusão das proeminências nasais mediais na linha mediana resulta na formação do segmento intermaxilar

ESTRUTURAS DA FACE NO ADULTO	
Estrutura(s)	Desenvolve(m)-se a partir de
Fronte	Proeminência frontonasal
Lábio superior	Proeminência maxilar (parte lateral do lábio superior) Proeminência nasal medial (parte medial do lábio superior)
Lábio inferior	Proeminência mandibular
Saco lacrimal Ducto lacrimonasal	Um sulco lacrimonasal que separa a proeminência nasal lateral e a proeminência maxilar
Nariz	Proeminência frontonasal raiz do nariz Proeminência nasal medial parte mediana do nariz e filtro Proeminência nasal lateral asa do nariz
Bochecha	Proeminência maxilar
Filtro	Fusão de proeminências nasais mediais
Palato primário Maxila contendo os incisivos centrais e laterais	Segmento intermaxilar Fusão de proeminências nasais mediais

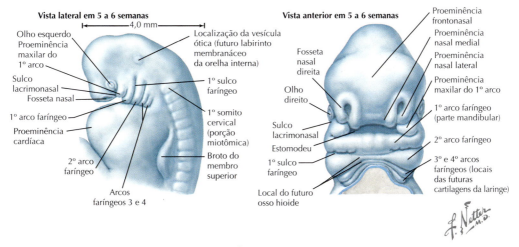

Figura 1-10

FACE • Informações Gerais

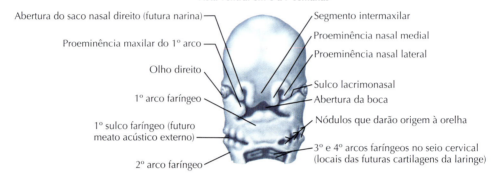

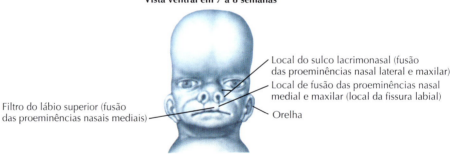

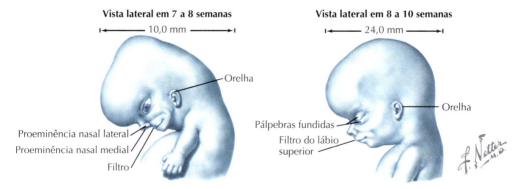

Figura 1-11

PALATO • Informações Gerais

- Formado por:
  - Palato primário (processo palatino mediano)*
  - Palato secundário (protrusões a partir das proeminências maxilares)
- Processo palatino mediano: porção inicial do palato em desenvolvimento; contém os incisivos centrais e laterais
- Saliências da proeminência maxilar formam projeções em forma de prateleira (os processos palatinos laterais) que se direcionam medialmente e são separadas pela língua
- Quando a língua não mais ocupa o espaço entre esses processos, eles se fundem para formar o palato secundário
- Os tecidos dos palatos primário e secundário encontram-se no *forame incisivo*
- Os palatos primário e secundário e o septo nasal fundem-se para formar o palato definitivo

*Nota da Revisão Científica: também denominado segmento intermaxilar.

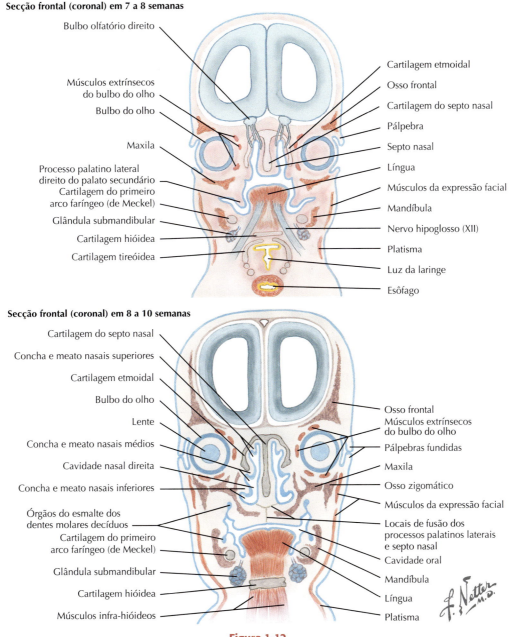

Figura 1-12

DESENVOLVIMENTO DA CABEÇA E DO PESCOÇO

PALATO • Informações Gerais

Teto do estomodeu (vista inferior; 6 a 7 semanas)

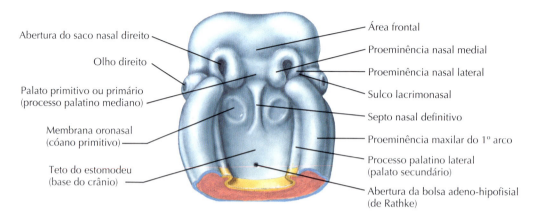

Formação do palato (vista inferior; 7 a 8 semanas)

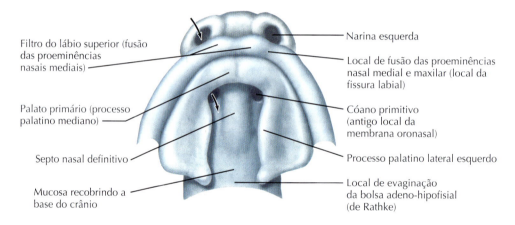

Teto da cavidade oral (vista inferior; 8 a 10 semanas)

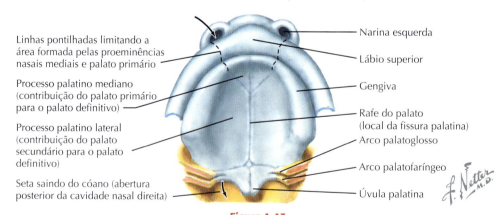

Figura 1-13

- As fibras ASG que inervam o epitélio da língua refletem seu desenvolvimento a partir dos arcos faríngeos 1, 3 e 4
- Embora o segundo arco faríngeo não contribua para a formação da língua, as fibras AVE (gustatórias) que se estendem aos dois terços anteriores desse órgão provêm da corda do tímpano (ramo do nervo facial), que se une ao nervo lingual na fossa infratemporal para chegar à língua.

Arco Faríngeo	Estrutura(s) Embrionária(s)	Estrutura no Adulto	Inervação
1	2 saliências linguais laterais Tubérculo ímpar	2/3 anteriores da língua	ASG: Ramo lingual da divisão mandibular do n. trigêmeo
2	É sobreposto pelo 3º arco; não contribui para a formação da língua no adulto Contribui muito pouco para a eminência hipobranquial	Não contribui para a formação da língua no adulto	
3	Eminência hipofaríngea	1/3 posterior da língua	ASG: N. glossofaríngeo AVE: N. glossofaríngeo
4	Eminência hipofaríngea Saliência epiglótica Saliência aritenóidea Sulco laringotraqueal	Raiz da língua	ASG: Ramo interno do n. laríngeo superior— parte do n. vago AVE: Ramo interno do n. laríngeo superior — parte do n. vago

ASG, Fibras Aferentes Somáticas Gerais; *AVE*, Fibras Aferentes Viscerais Especiais.

Músculos
- O mesoderma dos somitos occipitais migra em direção anterior com o nervo hipoglosso para dar origem aos músculos extrínsecos e intrínsecos da língua, com exceção do músculo palatoglosso, que se origina do mesoderma do quarto arco faríngeo (e, portanto, é inervado pelo nervo vago)

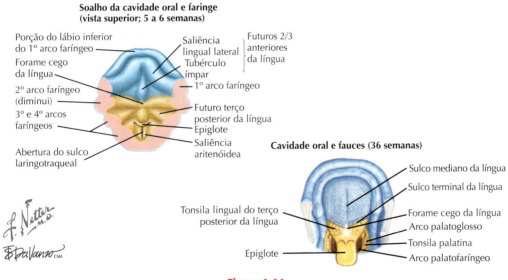

Figura 1-14

GLÂNDULA TIREOIDE • *Informações Gerais*

- Inicia-se como uma invaginação no forame cego da língua
- Desce até sua posição final junto à laringe
- Pode estar conectada ao forame cego da língua pelo ducto tireoglosso
- Dividida em 2 lobos laterais conectados por um istmo, do qual, ocasionalmente, desenvolve-se um lobo piramidal
- As células foliculares são derivadas do endoderma; as células parafoliculares são derivadas do corpo ultimofaríngeo

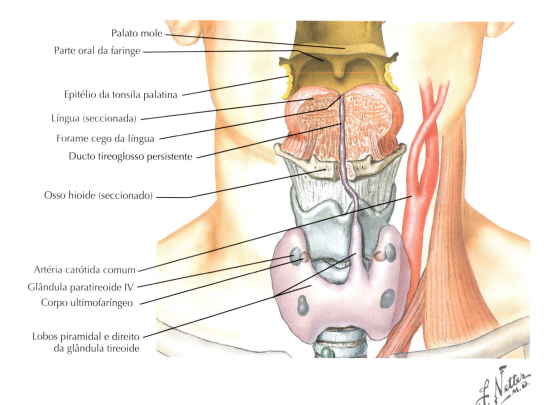

Figura 1-15

CORRELAÇÕES CLÍNICAS • Anormalidades das Bolsas Faríngeas

TIREOIDE ECTÓPICA
- Tecido da tireoide com localização aberrante
- Ocasionalmente é o único tecido de tireoide no indivíduo afetado
- Suscetível às doenças da tireoide, assim como o tecido de tireoide normal
- Pode ocorrer em qualquer lugar ao longo do percurso da glândula tireoide, a partir do forame cego
- Frequentemente localizada na raiz da língua (tireoide lingual)
- Os locais comuns incluem:
  - Tireoide lingual
  - Tireoide sublingual
  - Remanescente do ducto tireoglosso
  - Mediastino anterior
  - Pré-laríngea
  - Intralingual
  - Intratraqueal

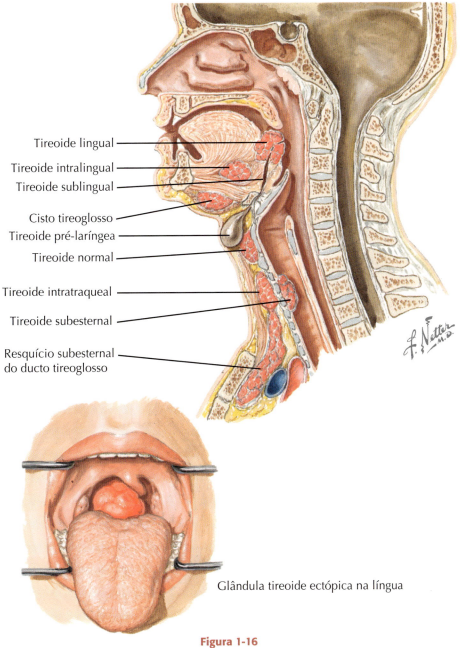

Glândula tireoide ectópica na língua

Figura 1-16

DESENVOLVIMENTO DA CABEÇA E DO PESCOÇO

CORRELAÇÕES CLÍNICAS • *Anormalidades dos Arcos Faríngeos*

PIERRE ROBIN

- Relatada inicialmente como uma condição caracterizada por micrognatia, palato fissurado e glossoptose
- Atualmente inclui qualquer condição com uma série de anormalidades causadas por eventos iniciados por uma única malformação
- Nesta micrognatia, o arco dental mandibular é posterior ao arco dental maxilar
- A fissura palatina pode afetar o palato duro e o palato mole
- A glossoptose (deslocamento posterior da língua) pode causar obstrução da via aérea ou apneia
- A mandíbula em geral cresce muito rapidamente durante a infância
- Geralmente, são necessárias múltiplas cirurgias para corrigir o palato fissurado e para permitir o desenvolvimento da fala na infância

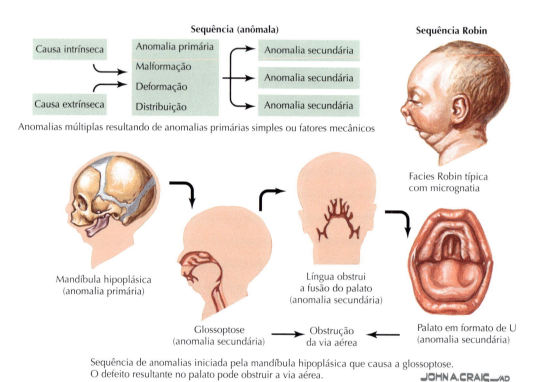

Figura 1-17

CORRELAÇÕES CLÍNICAS • *Anormalidades das Bolsas Faríngeas*

TREACHER COLLINS
- Condição hereditária que afeta a cabeça e o pescoço
- Causada por haploinsuficiência do gene TCOF1 *(Treacher Collins-Franceschetti syndrome 1)*, conhecido oficialmente como *Treacle Ribosome Biogenesis Factor 1*
- O produto gênico é a proteína treacle, que contribui para o desenvolvimento cartilagíneo e ósseo da face
- A criança que tem um dos pais afetado tem risco de 50% de ter a síndrome
- As manifestações clínicas incluem:
  - Olhos inclinados para baixo
  - Sulco nas pálpebras inferiores
  - Mandíbula hipoplásica
  - Ossos zigomáticos hipoplásicos
  - Orelhas pouco desenvolvidas e/ou malformadas
- Problemas comuns associados incluem:
  - Perda auditiva
  - Dificuldade para comer e respirar
  - Palato fissurado

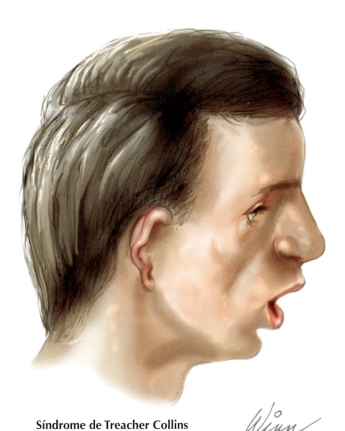

Síndrome de Treacher Collins

Figura 1-18

CORRELAÇÕES CLÍNICAS • *Anormalidades dos Arcos Faríngeos*

SÍNDROME DE DIGEORGE

- Condição rara causada por uma deleção no cromossomo 22, caracterizada por um amplo conjunto de manifestações clínicas
- Possível explicação: o desenvolvimento apropriado é dependente da migração das células da crista neural para a área das bolsas faríngeas
- Embora os pesquisadores tenham descrito a síndrome como desenvolvimento anormal da 3ª e 4ª bolsas faríngeas, foram observados defeitos envolvendo da 1ª a 6ª bolsas
- Desse modo, o indivíduo afetado nasce sem timo e glândulas paratireoides
- Possíveis problemas associados incluem:
    - Defeitos cardíacos congênitos (tais como a tetralogia de Fallot, estenose infundibular direita, persistência do tronco arterial, artéria subclávia esquerda aberrante e defeito do septo interventricular)
    - Defeitos faciais (tais como palato fissurado microstomia, olhos inclinados para baixo, implantação baixa das orelhas ou hipertelorismo)
    - Maior vulnerabilidade a infecções (devido ao sistema imunológico comprometido pela perda de células T, associada à ausência ou hipoplasia do timo)

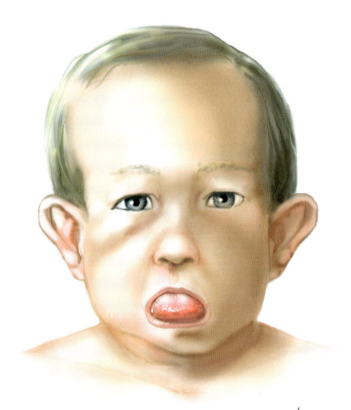

Síndrome de DiGeorge

Figura 1-19

- **Lábio fissurado:** fenda no lábio superior
- **Palato fissurado:** fenda no palato
- A classificação do defeito de desenvolvimento tem referência no forame incisivo:
  - Fissura primária
  - Fissura secundária
  - Fissura completa
- Tanto o lábio quanto o palato fissurados frequentemente dificultam a alimentação e a fala
- A cirurgia é a forma mais comum de tratamento para ambos

Primária
- Ocorre anterior ao forame incisivo e resulta de uma falha na fusão do mesênquima do processo palatino lateral com o segmento intermaxilar (ou palato primário, derivado da fusão das proeminências nasais mediais direita e esquerda)
- Tipos comuns de fissura primária
  - Fissura labial unilateral
  - Fissura alveolar unilateral
  - Fissura unilateral labial e do palato primário
  - Fissura bilateral labial e do palato primário

Secundária
- Ocorre posterior ao forame incisivo; resulta da falha na fusão dos processos palatinos laterais entre si (derivados das proeminências maxilares)
- Tipos comuns de fissura secundária:
  - Fissura no palato mole
  - Fissura unilateral no palato duro e palato mole
  - Fissura bilateral do palato duro e palato mole

Completa
- Estende-se através do lábio, palato primário e processos palatinos laterais; resulta de falha da fusão dos processos palatinos laterais entre si (derivados das proeminências maxilares) e com o septo nasal e palato primário (derivado do segmento intermaxilar)
- Tipos comuns de fissura completa:
  - Fissura labial unilateral e palato fissurado
  - Fissura labial bilateral e palato fissurado

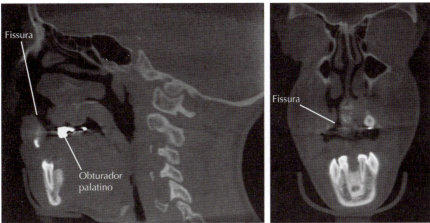

Note a comunicação entre as cavidades nasal e oral.

Figura 1-20

CORRELAÇÕES CLÍNICAS • *Lábio e Palato Fissurados*

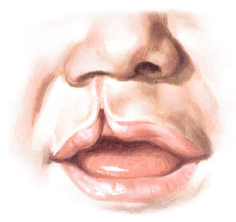

Fissura labial unilateral — parcial

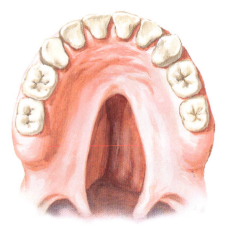

Fissura parcial do palato

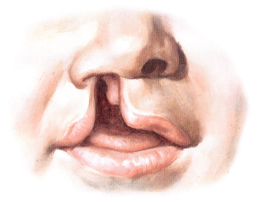

Fissura unilateral do palato primário — completa, envolvendo o lábio e o rebordo alveolar

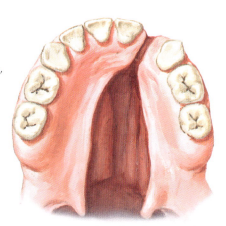

Fissura completa do palato secundário e fissura unilateral do palato primário

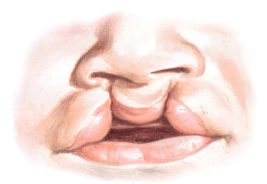

Fissura labial bilateral

Figura 1-21

CAPÍTULO 2
OSTEOLOGIA

Aspectos Gerais	**26**
Ossos do Crânio	**28**
Vistas e Suturas	**46**
Principais Forames e Fissuras	**50**
Vértebras Cervicais	**56**
Correlações Clínicas	**61**

ASPECTOS GERAIS • *Informações Gerais*

- É a estrutura óssea mais complicada do corpo humano
- A estrutura óssea completa da cabeça inclui a mandíbula
- O crânio é constituído por 28 ossos:
  - 11 são pares
  - 6 são ímpares
- Os ossos suturais (wormianos) são pequenos ossos de formato irregular que surgem natural e eventualmente ao longo de suturas

FUNÇÕES

- A função mais importante: proteger o encéfalo
- Também protege os 5 órgãos dos sentidos especiais:
  - Olfação
  - Visão
  - Gustação
  - Função vestibular
  - Função auditiva

DIVISÕES

- Duas principais formas de dividir os ossos do crânio:
  - Regional
  - Pelo desenvolvimento
- **Regionalmente**, o crânio é dividido em mandíbula e restante do crânio (sem a mandíbula)
- O crânio pode ser dividido em:
  - Calvária — a porção superior do crânio
  - Base do crânio — a porção inferior do crânio
  - Cavidade do crânio — o interior do crânio
  - Esqueleto facial — ossos que formam a face
  - Esqueleto acústico — os ossículos da audição
- Sob o ponto de vista do **desenvolvimento**, o crânio é dividido em:
  - Viscerocrânio — a porção do crânio relacionada com os sistemas digestório e respiratório
  - Neurocrânio — a porção do crânio que protege o encéfalo e os 5 órgãos dos sentidos especiais
- Divisões da cavidade do crânio:
  - Fossa anterior do crânio — contém o lobo frontal do cérebro
  - Fossa média do crânio — contém o lobo temporal do cérebro
  - Fossa posterior do crânio — contém o cerebelo
- O crânio é descrito por meio de sua observação a partir de 5 vistas:
  - Norma frontal — a vista anterior
  - Norma lateral — a vista lateral
  - Norma occipital — a vista posterior
  - Norma basilar — a vista inferior
  - Norma vertical — a vista superior

Osso	Ímpar	Par	Articula-se com
Frontal	X		Parietal, esfenoide, zigomático, maxila, etmoide, nasal, lacrimal
Parietal		X	Frontal, parietal, temporal, occipital, esfenoide
Temporal		X	Parietal, occipital, esfenoide, zigomático, mandíbula
Occipital	X		Parietal, temporal, esfenoide e atlas (C I)
Esfenoide	X		Frontal, parietal, temporal, occipital, zigomático, maxila, etmoide, palatino, vômer
Zigomático		X	Frontal, temporal, maxila, esfenoide
Maxila		X	Frontal, esfenoide, zigomático, maxila, etmoide, palatino, vômer, nasal, lacrimal, concha nasal inferior
Etmoide	X		Frontal, esfenoide, maxila, palatino, vômer, nasal, lacrimal, concha nasal inferior
Palatino		X	Esfenoide, maxila, etmoide, palatino, vômer, concha nasal inferior
Vômer	X		Esfenoide, maxila, etmoide, palatino
Nasal		X	Frontal, maxila, nasal
Lacrimal		X	Frontal, maxila, etmoide, concha nasal inferior
Concha nasal inferior		X	Maxila, etmoide, palatino, lacrimal
Mandíbula	X		Temporal

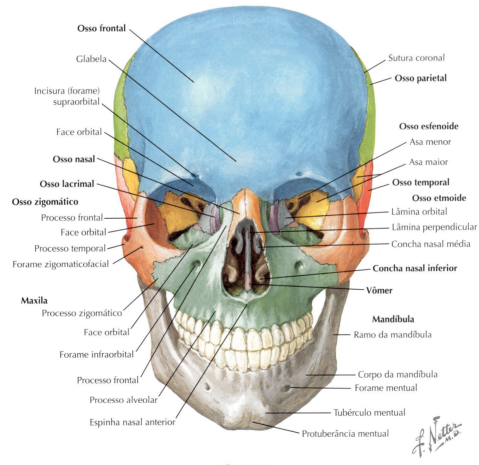

Figura 2-1

Características	Partes	Ossificação	Comentários
Contém o seio frontal (seio paranasal) Possui dois centros de ossificação primária que se ossificam ao longo da sutura frontal (metópica) no segundo ano Ajuda a formar o forame cego, que permite a passagem de uma veia emissária que faz conexão com o seio sagital superior Existe 1 osso frontal	Escama frontal	Intramembranácea (para as 3 partes)	A maior parte do osso frontal Compõem grande parte da fronte Forma a margem supraorbital e o arco superciliar O processo zigomático do osso frontal se estende a partir da extremidade lateral da margem supraorbital *Fovéolas granulares* – depressões causadas por granulações aracnóideas que protruem contra a dura-máter, causando reabsorção óssea na superfície endocraniana
	Parte orbital		Forma a parede superior (teto) da órbita e o assoalho da fossa anterior do crânio
	Parte nasal		Unida superiormente à parte orbital Articula-se com os ossos nasais e com o processo frontal da maxila para formar a raiz do nariz

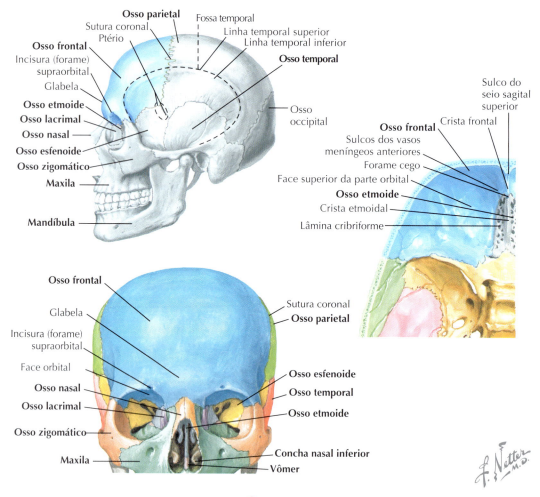

Figura 2-2

OSSOS DO CRÂNIO • Osso Parietal

Características	Partes	Ossificação	Comentários
Forma a maior parte da calvária Constitui local para a fixação do músculo temporal Os 4 ângulos do parietal não estão calcificados ao nascimento e formam os fontículos Existem 2 ossos parietais	Possui 4 ângulos: • Frontal – localizado no bregma • Esfenoidal – localizado no ptério • Occipital – localizado no lambda • Mastóideo – localizado no astério	Intramembranácea	Relativamente quadrado, formando o teto e as laterais da calvária A superfície endocraniana é marcada por sulcos formados por ramos da artéria meníngea média O sulco do seio sigmoide é um entalhe marcado pelo início do seio transverso localizado no ângulo mastóideo

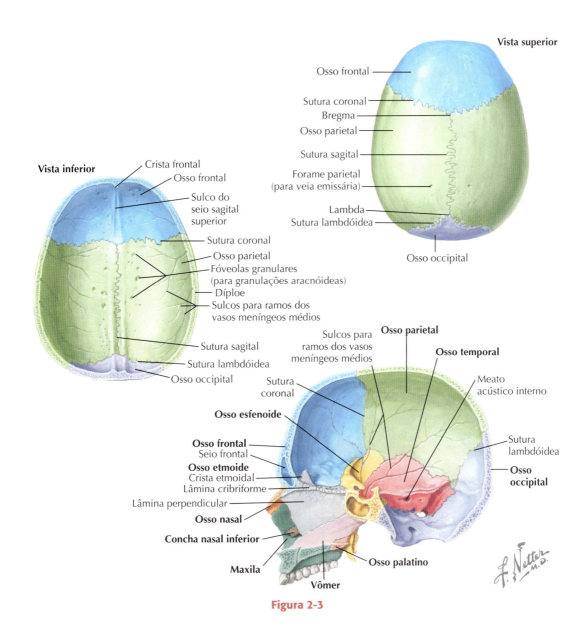

Figura 2-3

OSTEOLOGIA 29

OSSOS DO CRÂNIO • *Osso Occipital*

Características	Partes	Ossificação	Comentários
Forma a parte posterior da calvária Articula-se com o atlas A escama e as partes laterais normalmente se fundem por volta dos 4 anos de idade A parte basilar se funde com esta seção aos 6 anos de idade Existe 1 osso occipital	Escama occipital	Intramembranácea	Articula-se com os ossos temporal e parietal A maior porção do osso occipital Ocupa posição posterior e superior ao forame magno Possui a protuberância occipital externa (mais pronunciada em homens) Possui as linhas nucais superior e inferior Possui sulcos na superfície interna para 3 dos seios que formam a confluência dos seios (o seio sagital superior e os seios transversos direito e esquerdo) Na depressão superior ao seio transverso estão situados os lobos occipitais do cérebro Na depressão inferior ao seio transverso está situado o cerebelo
	Parte lateral	Endocondral	Articula-se com o osso temporal É a porção lateral ao forame magno Possui os côndilos occipitais que se articulam com o atlas Contém o canal do nervo hipoglosso Forma uma porção do forame jugular
	Parte basilar	Endocondral	Articula-se com a parte petrosa do osso temporal e osso esfenoide É a porção imediatamente anterior ao forame magno O tubérculo faríngeo é a parte da porção basilar que proporciona fixação para o músculo constritor superior da faringe e a rafe da faringe A superfície interna da porção basilar é chamada de clivo, o qual mantém contato com parte do tronco encefálico

OSSOS DO CRÂNIO • *Osso Occipital*

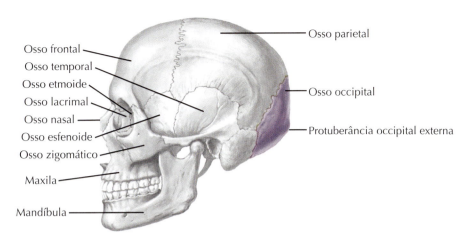

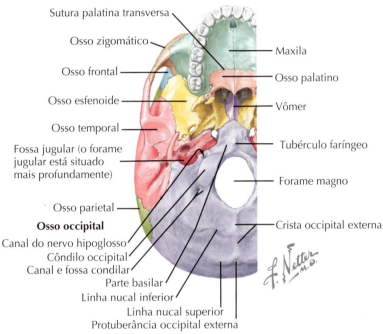

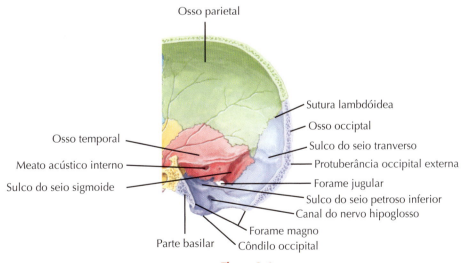

Figura 2-4

OSTEOLOGIA 31

OSSOS DO CRÂNIO • Osso Temporal

Características	Partes	Ossificação	Comentários

O par de ossos temporais:
  Ajuda a formar a base e as paredes laterais do crânio
  Abriga os órgãos da audição e do equilíbrio (órgão vestibulococlear)
  Contém as células mastóideas
Cada osso possui 8 centros de ossificação que dão origem a 3 grandes centros observados antes do nascimento
Existem 2 ossos temporais
	Parte escamosa	Intramembranácea
		Endocondral
			A maior porção do osso
			Há três porções na parte escamosa:
			• Face temporal
			• Processo zigomático
			• Fossa mandibular
			A *face temporal* é a grande área delgada na parte escamosa do temporal
			Na superfície interna da face temporal há um sulco para a artéria meníngea média
			O *processo zigomático* estende-se lateral e anteriormente a partir da parte escamosa. Articula-se com o processo temporal do osso zigomático para formar o arco zigomático.
			A *fossa mandibular** é inferior e medial ao processo zigomático; articula-se com a cabeça da mandíbula, formando a articulação temporomandibular

	Parte petrosa		Forma a porção sólida do osso Os órgãos da audição e do equilíbrio estão situados no interior da parte petrosa Ajuda a separar os lobos temporal e occipital do cérebro Estende-se em sentido anterior e medial A extremidade (ápice) medial articula-se com o osso esfenoide para formar o forame lacerado O meato acústico interno é observado na face posterior da parte petrosa O canal carótico está situado na porção inferior da parte petrosa A fissura petrotimpânica está localizada entre as partes petrosa e timpânica do osso temporal Na porção medial da parte petrosa estão situados os sulcos dos seios petrosos superior e inferior Na porção posterior da face inferior da parte petrosa está presente a fossa jugular O canalículo timpânico está situado entre a fossa jugular e o canal carótico O processo mastoide está situado posteriormente e possui numerosas células mastóideas
	Parte timpânica	Intramembranácea	Placa de osso que forma as partes anterior, posterior e inferior do meato acústico externo Sua face anterior forma a parte posterior da fossa mandibular
	Processo estiloide	Endocondral	Uma projeção do osso temporal O forame estilomastóideo é posterior a este processo

*Nota da Tradução: somente a porção anterior da fossa mandibular (face articular) está localizada na parte escamosa e ajuda a compor a articulação temporomandibular com a cabeça da mandíbula. A porção posterior (face não articular) pertence à parte timpânica do osso temporal.

OSSOS DO CRÂNIO • *Osso Temporal*

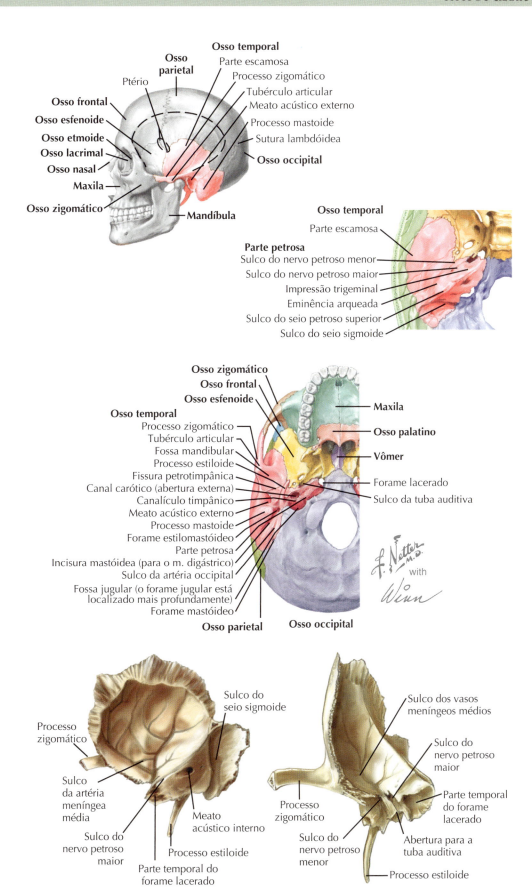

Figura 2-5

OSTEOLOGIA 33

OSSOS DO CRÂNIO • *Osso Esfenoide*

Características	Partes	Ossificação	Comentários
Forma a maior parte da porção média da base do crânio Forma a maior parte da fossa média do crânio Contém o seio esfenoidal Existe 1 osso esfenoide	Corpo	Endocondral	O centro do esfenoide A porção anterior do corpo ajuda a formar parte da cavidade nasal A parte superior do corpo, conhecida como sela turca, é uma estrutura em forma de sela que possui os processos clinoides anteriores e posteriores A fossa hipofisial, parte mais profunda da sela turca abriga a glândula hipófise O dorso da sela é uma região de forma quadrilátera localiza da posteriormente na sela turca O clivo é o declive posterior ao corpo O corpo contém o seio esfenoidal A porção lateral do corpo é coberta pelo seio cavernoso O canal óptico é encontrado no corpo do esfenoide
	Asa maior	Endocondral e intramembranácea	Estende-se em sentido lateral e anterior a partir da porção posterior do corpo do esfenoide A face cerebral (intracraniana) ajuda a formar grande parte da fossa média do crânio A superfície inferior é a face infratemporal A superfície anterior está situada na órbita Contém 3 forames: • Forame espinhoso • Forame redondo • Forame oval
	Asa menor	Endocondral	Estende-se em sentido anterior e lateral a partir da porção superior do corpo do esfenoide Separada da asa maior pela fissura orbital superior
	Processo pterigoide	Intramembranácea	Origina-se na superfície inferior do corpo Existem 2 processos pterigoides Cada um possui: • lâmina lateral • lâmina medialO hâmulo pterigóideo estende-se a partir da lâmina medial Dois canais estão associados ao processo pterigoide: • Canal pterigóideo • Canal palatovaginal (faríngeo)

NETTER ATLAS DE ANATOMIA DA CABEÇA E PESCOÇO

OSSOS DO CRÂNIO • *Osso Esfenoide*

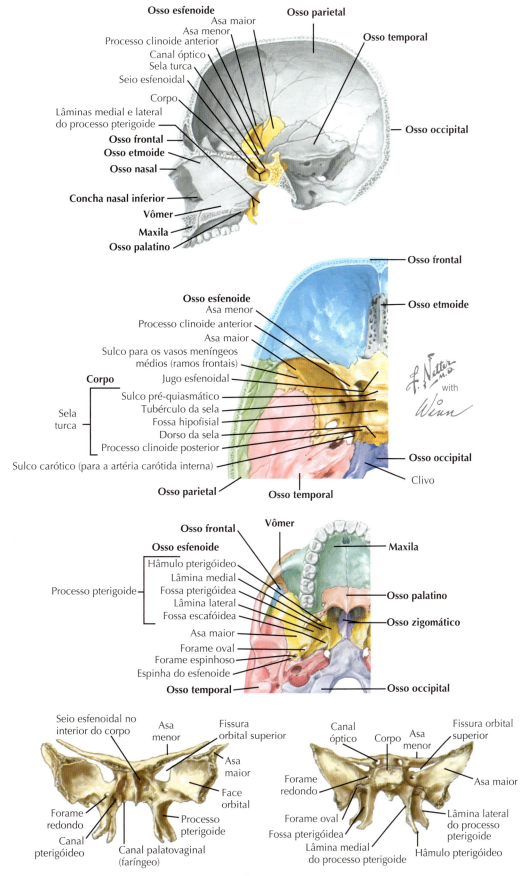

Figura 2-6

OSTEOLOGIA

OSSOS DO CRÂNIO • Osso Lacrimal

Características	Partes	Ossificação	Comentários
O osso lacrimal é pequeno e retangular, além de ser muito delgado e frágil Existem 2 ossos lacrimais		Intramembranácea	Forma uma pequena porção da parede medial da órbita Articula-se com o processo frontal da maxila, lâmina orbital do osso etmoide, o osso frontal e a concha nasal inferior A porção que se articula com o processo frontal da maxila forma a fossa do saco lacrimal, local do saco lacrimal A parte inferior do osso lacrimal forma uma pequena porção da parede lateral da cavidade nasal

Osso Nasal

Características	Partes	Ossificação	Comentários
A porção inferior forma a margem superior da abertura piriforme (nasal anterior) Forma a raiz do nariz Existem 2 ossos nasais		Intramembranácea	Articula-se com o osso nasal do lado oposto, com a parte nasal do osso frontal, com o processo frontal da maxila e com a lâmina perpendicular do etmoide A porção inferior dos ossos nasais articula-se com os processos laterais e posterior da cartilagem do septo nasal

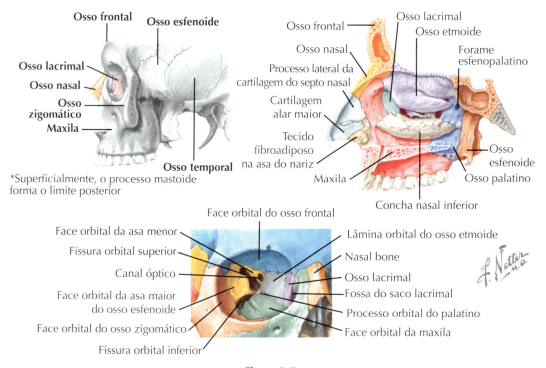

Figura 2-7

36 NETTER ATLAS DE ANATOMIA DA CABEÇA E PESCOÇO

OSSOS DO CRÂNIO • Osso Zigomático

Características	Partes	Ossificação	Comentários
Forma a maior parte do esqueleto da bochecha Local para a fixação do masseter Há 3 forames no zigomático: • Forame zigomático-orbital • Forame zigomaticofacial • Forame zigomaticotemporal Existem 2 ossos zigomáticos	Processo frontal	Intramembranácea	Articula-se com o osso frontal ajudando a formar a órbita
	Processo temporal		Articula-se com o processo zigomático do osso temporal para formar o arco zigomático
	Processo maxilar		Articula-se com o processo zigomático do osso maxilar ajudando a formar a órbita

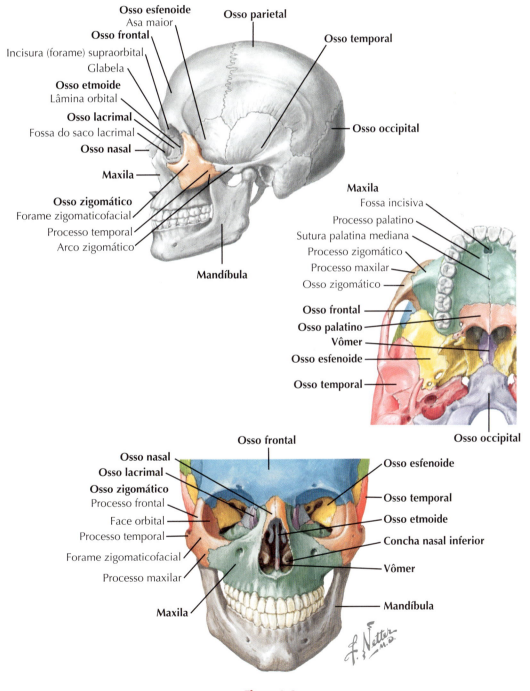

Figura 2-8

OSTEOLOGIA 37

OSSOS DO CRÂNIO • *Osso Etmoide*

Características	Partes	Ossificação	Comentários
Osso pneumático que forma a maior porção da parte média da face entre as órbitas Ajuda a formar a órbita, cavidade nasal, septo nasal e fossa anterior do crânio Existe 1 osso etmoide	Lâmina perpendicular	Endocondral	Lâmina plana que se estende para baixo a partir da lâmina cribriforme para formar parte do septo nasal Articula-se inferiormente com o vômer
	Lâmina cribriforme		Lâmina óssea horizontal que forma a face superior do etmoide Contém diversos forames para passagem dos nervos olfatórios A crista etmoidal é uma lâmina vertical que se estende superiormente a partir da lâmina cribriforme que proporciona fixação da foice do cérebro Está associada a um pequeno forame cego
	Labirinto etmoidal		A maior parte do osso etmoide Estende-se inferiormente a partir da lâmina cribriforme As células etmoidais estão localizadas no labirinto etmoidal O labirinto etmoidal forma 2 grandes estruturas dentro da cavidade nasal: • Concha nasal superior • Concha nasal média A bolha etmoidal é uma grande elevação óssea originada pela aeração das células etmoidais médias O processo uncinado é uma estrutura curva do osso Entre o processo uncinado e a bolha etmoidal está o hiato semilunar

OSSOS DO CRÂNIO • Osso Etmoide

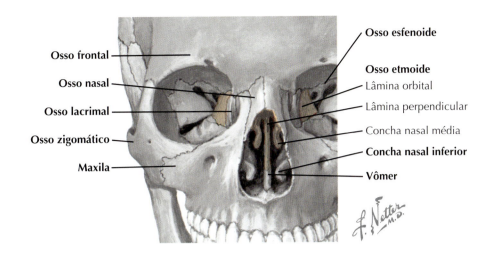

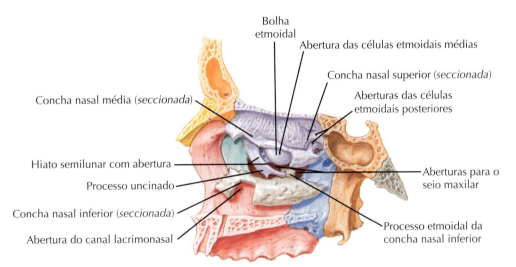

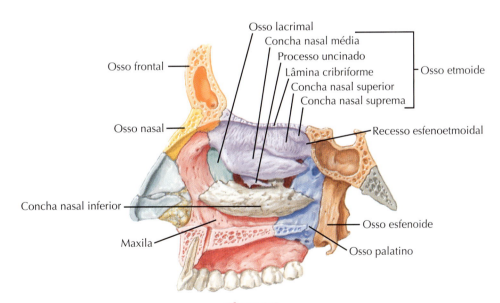

Figura 2-9

OSTEOLOGIA

OSSOS DO CRÂNIO • Vômer

Características	Partes	Ossificação	Comentários
Tem formato de "arado" Forma a parte posterior e inferior do septo nasal Existe 1 osso vômer		Intramembranácea	Articula-se com a lâmina perpendicular do osso etmoide, com a maxila, palatino, esfenoide e com a cartilagem do septo nasal A margem posterior não se articula com qualquer outro osso

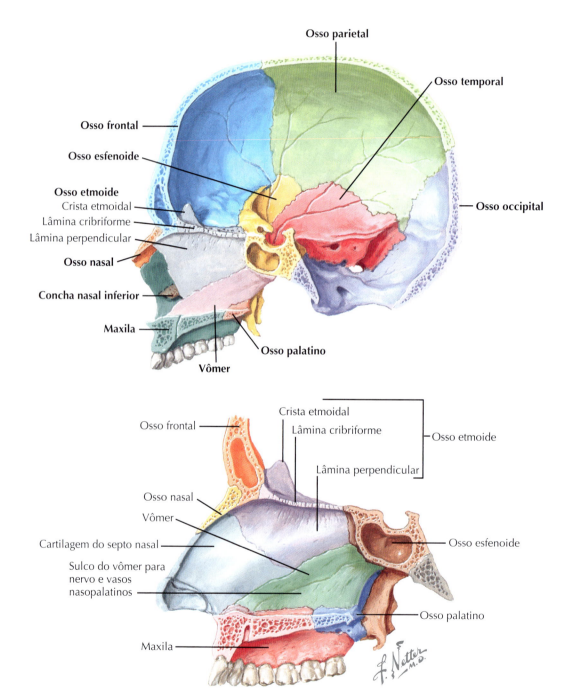

Figura 2-10

Características	Partes	Ossificação	Comentários
Descrita como um osso curvo que forma parte da parede lateral da cavidade nasal Existem 2 conchas nasais inferiores		Endocondral	Estende-se como uma lâmina curva na parede lateral da cavidade nasal Articula-se com a maxila, lâmina perpendicular do osso palatino, lacrimal e etmoide

Osso Palatino

Características	Partes	Ossificação	Comentários
Forma parte 　da cavidade nasal 　e do palato duro Tem formato de L Existem 2 ossos palatinos	Lâmina perpendicular	Intramembranácea	Tem o formato de um retângulo vertical Em sua margem superior existe uma incisura que se articula com o osso esfenoide, formando o forame esfenopalatino Um pequeno processo orbital ajuda a formar parte da órbita Forma parte da parede da fossa pterigopalatina e da parede lateral da cavidade nasal Sua face lateral articula-se com a maxila para formar o canal palatino maior
	Lâmina horizontal		Forma a porção posterior do palato duro A cavidade nasal está localizada superiormente à lâmina horizontal. A espinha nasal posterior é formada pelas extremidades mediais de ambas as lâminas horizontais O forame palatino maior está associado a esta lâmina
	Processo piramidal		Estende-se em sentido posteroinferior a partir da junção das lâminas perpendicular e horizontal do palatino Apresenta forames palatinos menores

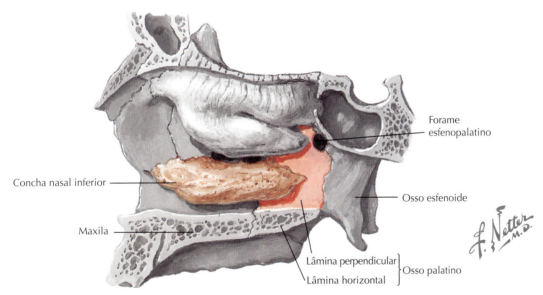

Figura 2-11

OSSOS DO CRÂNIO • *Maxila*

Características	Partes	Ossificação	Comentários
Forma grande parte do esqueleto da face Contém o seio maxilar Articula-se com a maxila do lado oposto e com os ossos frontal, esfenoide, nasal, vômer, etmoide, concha nasal inferior, palatino, lacrimal e zigomático, e com as cartilagens nasais, incluindo a do septo Existem 2 maxilas	Corpo da maxila	Intramembranácea	Maior parte do osso Tem formato de pirâmide Contém o seio maxilar Ajuda a formar 4 diferentes regiões • Órbita • Cavidade nasal • Fossa infratemporal • Face O canal e o forame infraorbitais comunicam o interior da órbita com a superfície da face
	Processo frontal		Estende-se superiormente para articular-se com os ossos nasal, frontal, etmoide e lacrimal Forma o limite anterior da fossa do saco lacrimal
	Processo zigomático		Estende-se lateralmente para articular-se com o processo maxilar do osso zigomático
	Processo palatino		Estende-se medialmente para formar a maior parte do palato duro Articula-se com o processo palatino do lado oposto e com a lâmina horizontal do osso palatino O forame incisivo está localizado em sua porção anterior
	Processo alveolar		Parte da maxila que suporta todos os dentes superiores Estende-se em sentido inferior na maxila Cada maxila contém 5 dentes decíduos e 8 dentes permanentes O osso alveolar é reabsorvido quando um dente é esfoliado

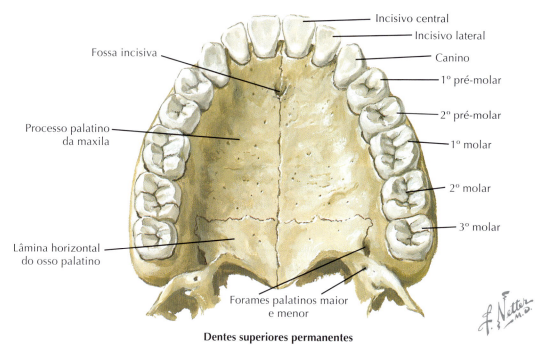

Dentes superiores permanentes

Figura 2-12

OSSOS DO CRÂNIO • *Maxila*

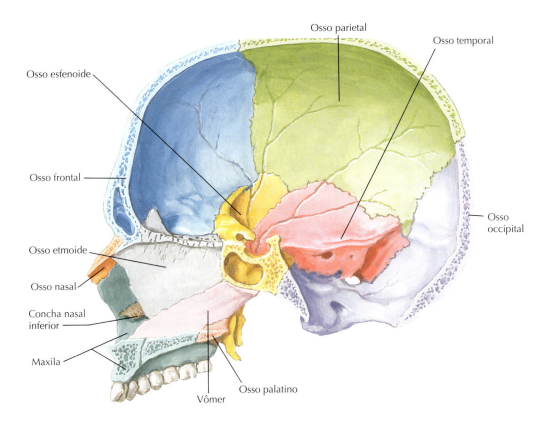

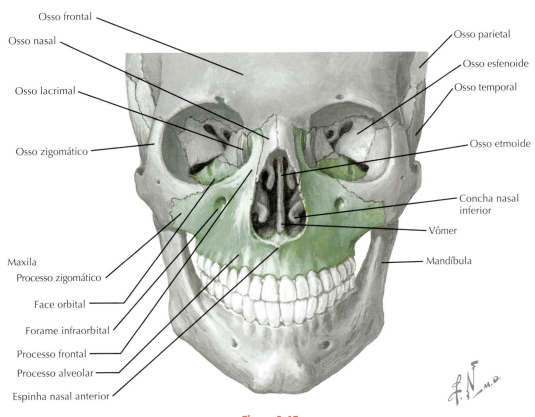

Figura 2-13

OSTEOLOGIA 43

OSSOS DO CRÂNIO • *Mandíbula*

Características	Partes	Ossificação	Comentários
Tem formato de ferradura Descrito como horseshoe-shaped Todos os músculos da mastigação inserem-se na mandíbula Existe 1 mandíbula	Corpo da mandíbula	Intramembranácea (ossifica-se ao redor da cartilagem do primeiro arco faríngeo [de Meckel])	O forame mentual está situado na parte anterior da face antero lateral do corpo
			A linha oblíqua é observada na face antero lateral da mandíbula
			Na face postero medial do corpo nota-se a linha milo-hióidea
			A linha milo-hióidea ajuda a separar a fóvea sublingual da fóvea submandibular
			A rafe pterigomandibular fixa-se na extremidade posterior da linha milo-hióidea
			As espinhas genianas superiores e inferiores, bem como as fossas digástricas, são adjacentes à linha mediana na face posteromedial
			Um pequeno forame lingual (ou mais de um) é adjacente às espinhas genianas.
	Ramo da mandíbula		Encontra-se com o corpo da mandíbula no ângulo da mandíbula em ambos os lados
			O m. masseter fixa-se na face lateral
			O m. pterigóideo medial e o lig. esfenomandibular fixam-se na face medial
			O forame da mandíbula está localizado na face medial do ramo
			A parte superior divide-se em um processo coronoide anterior e um processo condilar posterior, separados pela incisura da mandíbula
	Processo coronoide		A extensão superior mais anterior de cada ramo
			O m. temporal fixa-se no processo coronoide
	Processo condilar		Articula-se com o osso temporal na articulação temporomandibular
			Possui um colo que se alarga como cabeça superiormente
			O músculo pterigóideo lateral fixa-se na fóvea pterigóidea do colo
	Processo alveolar		Estende-se superiormente a partir do corpo
			Formado por lâminas ósseas vestibular (espessa) e lingual (delgada)
			Parte da mandíbula que suporta os dentes inferiores
			Cada hemi mandíbula contém 5 dentes decíduos e 8 dentes permanentes.
			O osso alveolar é reabsorvido quando um dente é esfoliado

OSSOS DO CRÂNIO • *Mandíbula*

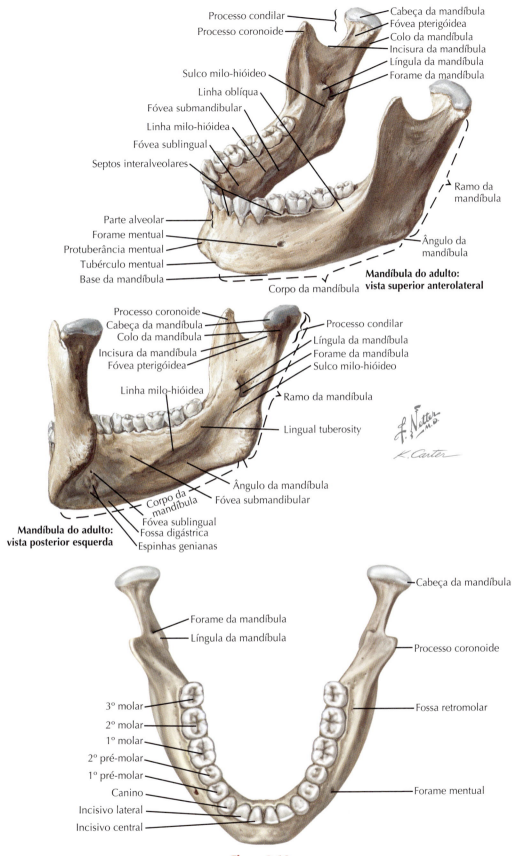

Figura 2-14

OSTEOLOGIA

VISTAS E SUTURAS • *Norma Frontal*

Ossos	Suturas
Frontal	Frontonasal
Nasal	Frontozigomática
Maxila	Zigomaticomaxilar
Zigomático	Frontal (metópica)
Mandíbula	
Vômer	
Etmoide	
Esfenoide	
Palatino	
Lacrimal	

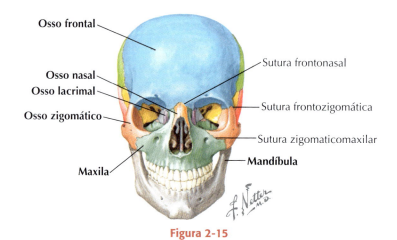

Figura 2-15

Norma Occipital

Ossos	Suturas
Parietal	Sagital
Occipital	Lambdóidea
Temporal	

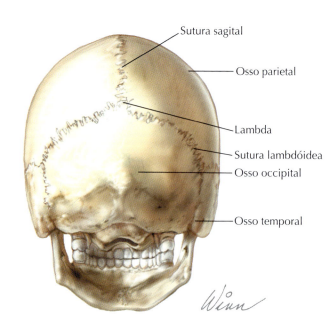

Figura 2-16

46 NETTER ATLAS DE ANATOMIA DA CABEÇA E PESCOÇO

VISTAS E SUTURAS • *Norma Vertical*

Ossos	Suturas
Frontal	Coronal
Parietal	Sagital
Occipital	Lambdóidea

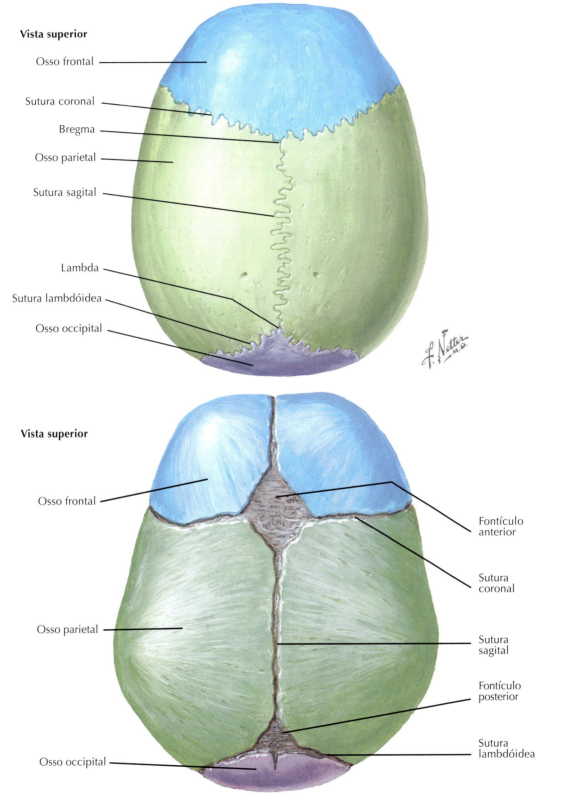

Figura 2-17

OSTEOLOGIA 47

VISTAS E SUTURAS • *Norma Lateral*

Ossos	Suturas
Frontal	Coronal
Parietal	Escamosa
Lacrimal	Esfenofrontal
Temporal	Esfenoparietal
Zigomático	Lambdóidea
Maxila	Occipitomastóidea
Nasal	Temporozigomática
Occipital	Frontozigomática
Asa maior do esfenoide	
Mandíbula	

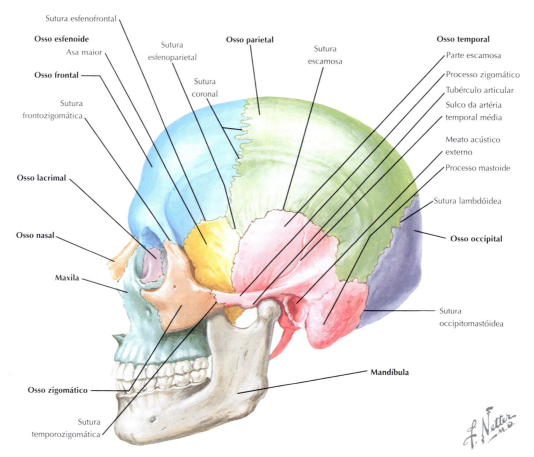

Figura 2-18

NETTER ATLAS DE ANATOMIA DA CABEÇA E PESCOÇO

VISTAS E SUTURAS • *Norma basilar*

Ossos	Suturas
Maxila (processo palatino)	Palatina mediana
Occipital	Palatina transversa
Temporal	Fissura petroccipital
Palatino (lâmina horizontal)	Sincondrose esfenoccipital
Vômer	Fissura petroescamosa
Zigomático	Fissura petrotimpânica
Esfenoide:	Fissura timpanoescamosa
Asa maior	
Lâmina medial do processo pterigoide	
Lâmina lateral do processo pterigoide	

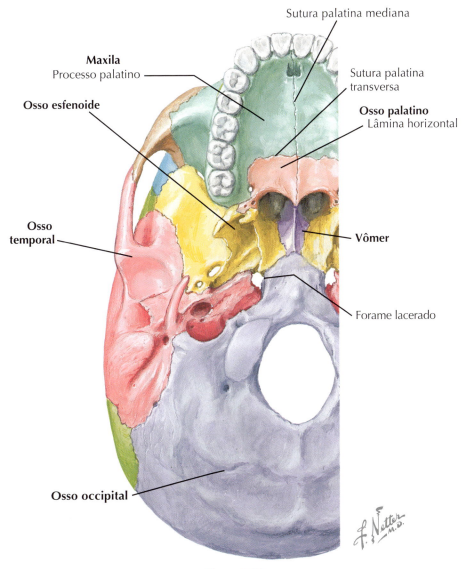

Figura 2-19

OSTEOLOGIA

PRINCIPAIS FORAMES E FISSURAS • *Vista Anterior*

Forame/Fissura/Abertura	Localizado em ou Formado por	Vasos que o(a) Atravessam	Nervos que o(a) Atravessam
Forame supraorbital	Frontal	A. e v. supraorbital	N. supraorbital
Canal óptico	Esfenoide	A. oftálmica	N. óptico
Fissura orbital superior	Entre: • I Asa maior do esfenoide e • Asa menor do esfenoide	V. oftálmica superior V. oftálmica inferior	Nn. nasociliar, frontal e lacrimal (ramos da divisão oftálmica do n. trigêmeo) N. oculomotor N. troclear N. abducente
Fissura orbital inferior	Entre: • Asa maior do esfenoide e • Maxila e processo orbital do osso palatino	A. e v. infraorbital V. oftálmica inferior (parte que se comunica com o plexo pterigóideo)	N. infraorbital N. zigomático
Forame etmoidal anterior	Entre: • Frontal e • Etmoide	A. e v. etmoidais anteriores	N. etmoidal anterior
Forame etmoidal posterior		A. e v. etmoidais posteriores	N. etmoidal posterior
Forame zigomaticofacial	Zigomático	A. e v. zigomaticofaciais	N. zigomaticofacial
Forame infraorbital	Maxila	A. e v. infraorbital	N. infraorbital
Forame mentual	Mandíbula	A. e v. mentuais	N. mentual

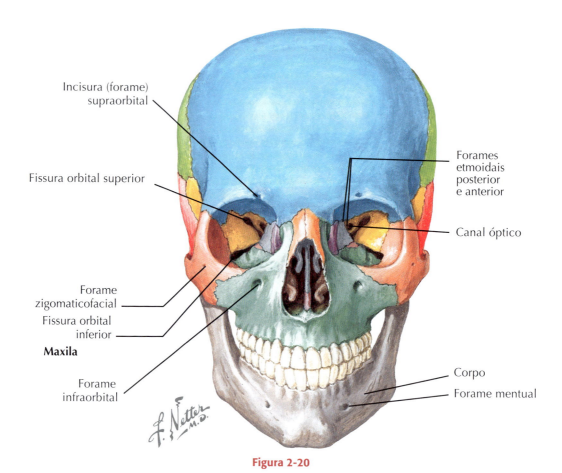

Figura 2-20

PRINCIPAIS FORAMES E FISSURAS • *Mandíbula*

Forame/Fissura	Localizado em ou Formado por	Vasos que o(a) Atravessam	Nervos que o(a) Atravessam
Forame da mandíbula	Mandíbula	A. e v. alveolares inferiores	N. alveolar inferior
Forame mentual		A. e v. mentuais	N. mentual
Forame lingual		Ramo arterial proveniente da anastomose das aa. sublinguais	Ocasionalmente, ramos do n. milo-hióideo

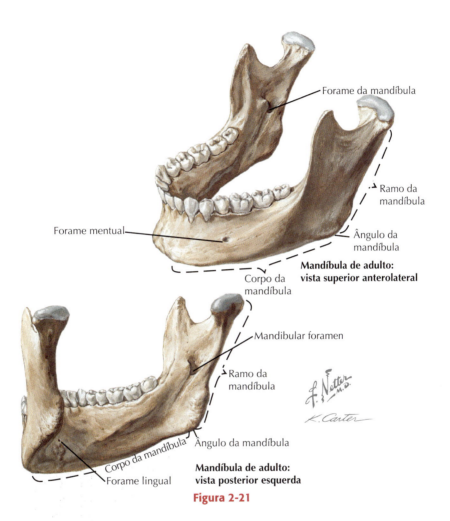

Figura 2-21

Vista Superior da Base do Crânio

Forame/Fissura	Localizado em ou Formado por	Vasos que o(a) Atravessam	Nervos que o(a) Atravessam
Lâmina cribriforme	Etmoide		Nn. olfatórios para o bulbo olfatório
Forame cego	Entre: • Frontal e • Etmoide	V. emissária da cavidade nasal para o seio sagital superior	
Forame etmoidal anterior		A. e v. etmoidais anteriores	N. etmoidal anterior
Forame etmoidal posterior		A. e v. etmoidais posteriores	N. etmoidal posterior
Canal óptico	Esfenoide	A. oftálmica	N. óptico

(Continua na próxima página)

PRINCIPAIS FORAMES E FISSURAS • *Vista Superior da Base do Crânio*

Forame/Fissura	Localizado em ou Formado por	Vasos que o(a) Atravessam	Nervos que o(a) Atravessam
Fissura orbital superior	Entre: • Asa maior do esfenoide e • Asa menor do esfenoide	V. oftálmica superior V. oftálmica inferior	Nn. nasociliar, frontal e lacrimal (ramos da divisão oftálmica do n. trigêmeo) N. oculomotor N. troclear N. abducente
Forame redondo	Esfenoide		Divisão maxilar do n. trigêmeo
Forame oval		A. meníngea acessória[1] V. emissária	Divisão mandibular do n. trigêmeo N. petroso menor
Forame espinhoso		A. e v. meníngeas médias	Ramo meníngeo da divisão mandibular do n. trigêmeo
Forame venoso (Vesálio)		V. emissária	
Forame lacerado	Articulação dos ossos: • Esfenoide (asa maior e corpo) • Temporal (parte petrosa) • Occipital (parte basilar)		*Nada atravessa esse forame, porém os nervos petroso maior e petroso profundo se unem em seu interior Preenchido por fibrocartilagem no vivente (apesar de a parede anterior do forame possuir uma abertura para o canal pterigóideo e a parede posterior, uma abertura para o canal carótico)
Canal carótico	Temporal (parte petrosa)	A. carótida interna	Plexo carótico interno (simpático)
Hiato do canal do nervo petroso menor			N. petroso menor
Hiato do canal do nervo petroso maior			N. petroso maior
Meato acústico interno		Artéria do labirinto	N. facial N. vestibulococlear
Abertura do canalículo do vestíbulo		*(Não contém vasos ou nervos, apenas o ducto endolinfático)	
Forame mastóideo	Temporal (região do processo mastoide)	V. emissária mastóidea Ramo meníngeo da a. occipital	
Forame jugular	Temporal (parte petrosa) e occipital	Seio petroso inferior Seio sigmoide A. meníngea posterior	N. glossofaríngeo N. vago N. acessório
Canal condilar	Occipital	V. emissária condilar Ramo meníngeo da a. faríngea ascendente	
Canal do nervo hipoglosso			N. hipoglosso
Forame magno		Aa. vertebrais Plexo venoso	Bulbo (medula oblonga) N. acessório (raiz espinal)

[1]**Nota da Revisão Científica:** a artéria meníngea acessória pode ter duas origens.
A Terminologia Anatômica recomenda o termo *a. pterigomeníngea* quando ela provém da a. maxilar, e *ramo acessório da a. meníngea média* em caso de originar-se desta última.

PRINCIPAIS FORAMES E FISSURAS • *Vista Superior da Base do Crânio*

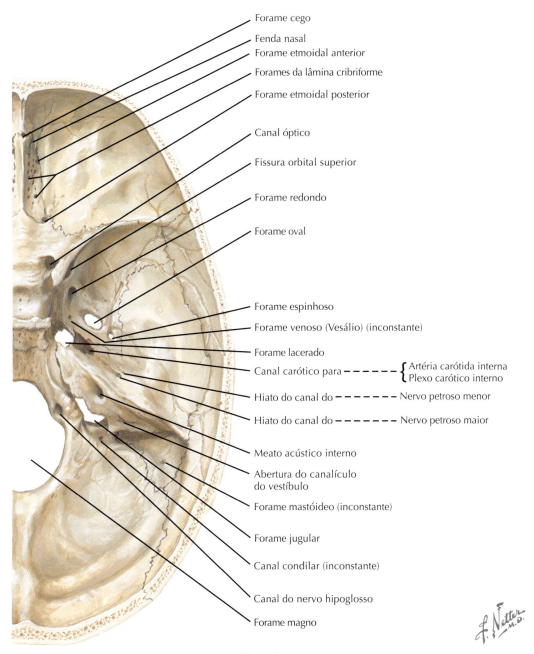

Figura 2-22

OSTEOLOGIA

PRINCIPAIS FORAMES E FISSURAS • *Vista Inferior da Base do Crânio*

Forame/Fissura	Localizado em ou Formado por	Vasos que o(a) Atravessam	Nervos que o(a) Atravessam
Forame incisivo	Maxila (processo palatino)	A. e v. esfenopalatinas	N. nasopalatino
Forame palatino maior	Palatino	A. e v. palatinas maiores	N. palatino maior
Forames palatinos menores	Palatino	Aa. e vv. palatinas menores	Nn. palatinos menores
Forame oval	Esfenoide	A. meníngea acessória[1] V. emissária	Divisão mandibular do n. trigêmeo N. petroso menor
Forame espinhoso	Esfenoide	A. e v. meníngeas médias	Ramo meníngeo da divisão mandibular do n. trigêmeo
Forame lacerado	Articulação dos ossos: • Esfenoide (asa maior e corpo) • Temporal (parte petrosa) • Occipital (parte basilar)		*Nada atravessa esse forame, porém os nervos petroso maior e petroso profundo se unem em seu interior Preenchido por fibrocartilagem no vivente (apesar de a parede anterior do forame possuir uma abertura para o canal pterigóideo e a parede posterior, uma abertura para o canal carótico)
Abertura para tuba auditiva	Temporal e esfenoide	*(Não contém vasos ou nervos, apenas a parte cartilagínea da tuba auditiva)	
Canal carótico	Temporal (parte petrosa)	A. carótida interna	Plexo carótico interno (simpático)
Canalículo timpânico	Temporal		Nervo timpânico (ramo do n. glossofaríngeo)
Forame jugular	Temporal (parte petrosa) e occipital	Seio petroso inferior Seio sigmoide A. meníngea posterior	N. glossofaríngeo N. vago N. acessório
Canalículo mastóideo	Temporal (dentro da fossa jugular)		Ramo auricular do n. vago
Fissura petrotimpânica	Temporal	A. timpânica anterior	Corda do tímpano
Forame estilomastóideo		A. estilomastóidea	N. facial
Forame mastóideo		V. emissária mastóidea Ramo meníngeo da a. occipital	
Canal do nervo hipoglosso	Occipital		N. hipoglosso
Canal condilar		V. emissária condilar Ramo meníngeo da a. faríngea ascendente	
Forame magno		Aa. vertebrais Plexo venoso	Bulbo (medula oblonga) N. acessório (raiz espinal)

[1]**Nota da Revisão Científica:** a artéria meníngea acessória pode ter duas origens. A Terminologia Anatômica recomenda o termo *a. pterigomeníngea* quando ela provém da a. maxilar, e *ramo acessório da a. meníngea média* em caso de originar-se desta última.

PRINCIPAIS FORAMES E FISSURAS • *Vista Inferior da Base do Crânio*

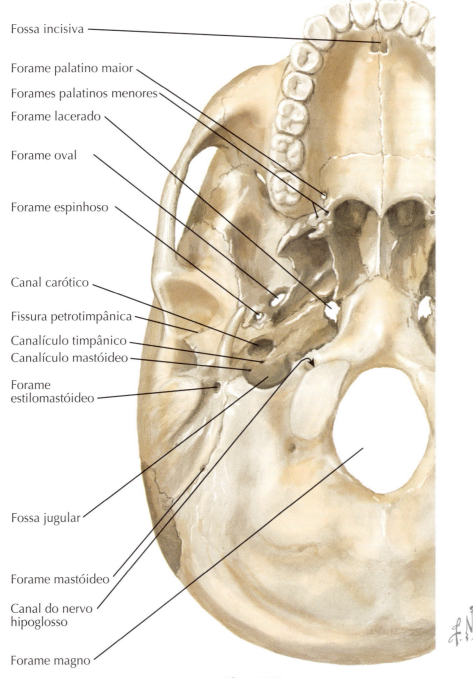

Figura 2-23

OSTEOLOGIA

VÉRTEBRAS CERVICAIS • *Informações Gerais*

- 7 vértebras cervicais (C I a C VII)
- As menores vértebras do corpo
- As vértebras cervicais I, II e VII têm formato único; as vértebras III a VI possuem formato similar

Ossos

Vértebra	Características
Atlas (C I)	Suporta o crânio Não possui corpo Não possui processo espinhoso Possui um arco anterior e um arco posterior Grandes massas laterais suportam superiormente os côndilos occipitais e articulam-se inferiormente com o áxis O forame transversário está situado no processo transverso
Áxis (C II)	O dente do áxis (processo odontoide) está localizado na região superior do corpo vertebral O forame transversário está situado no processo transverso O processo espinhoso é grande e bífido
C III-C VI	Vértebras cervicais possuem corpos pequenos Os pedículos do arco vertebral estendem-se em sentido posterior e lateral Os processos espinhosos são curtos e bífidos Os forames vertebrais são grandes e triangulares Cada processo transverso apresenta um forame transversário A a. vertebral entra no forame transversário da vértebra C VI Os processos transversos de cada uma das vértebras possui uma porção anterior e posterior denominadas tubérculos anterior e posterior, respectivamente
C VII	Também denominada "vértebra proeminente" devido a seu longo processo espinhoso notado sob a pele Possui um longo processo espinhoso que não é bífido Forame transversário localizado no processo transverso Normalmente, os vasos vertebrais não passam através do forame transversário de C VII (as veias passam com maior frequência do que as artérias)

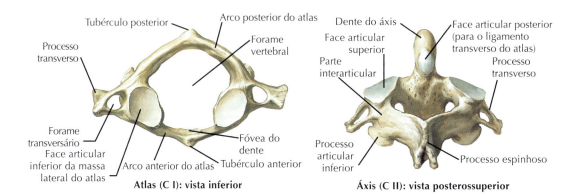

Atlas (C I): vista inferior

Áxis (C II): vista posterossuperior

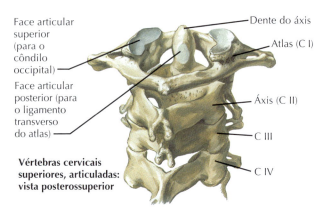

Vértebras cervicais superiores, articuladas: vista posterossuperior

Figura 2-24

VÉRTEBRAS CERVICAIS • *Informações Gerais*

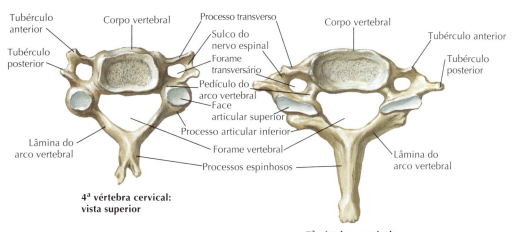

4ª vértebra cervical: vista superior

7ª vértebra cervical: vista superior

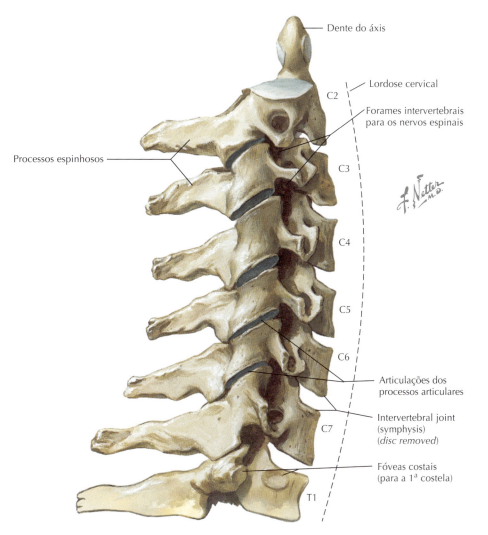

2ª vértebra cervical à 1ª vértebra torácica: vista lateral direita

Figura 2-25

OSTEOLOGIA

VÉRTEBRAS CERVICAIS • *Principais Ligamentos Externos*

Ligamento(s)/Membrana(s)	Comentários
Ligamento longitudinal anterior	Fixado nas superfícies anteriores dos corpos vertebrais, estende-se do áxis ao sacro. Superior ao áxis é contínuo com o lig. atlantoaxial anterior
Ligamento amarelo	Fixado nas superfícies anteriores das lâminas dentro do forame vertebral, estende-se do áxis à primeira vértebra sacral
Ligamento nucal	Estende-se da protuberância e crista occipitais externas até o processo espinhoso de C VII. Entre estas fixações, insere-se no tubérculo posterior do atlas e nos processos espinhosos do áxis e de C III-C VI
Membrana atlantoccipital anterior	Estende-se da margem anterior do forame magno (superiormente) ao arco anterior anterior do atlas (inferiormente). Continua lateralmente com a cápsula da articulação atlantoccipital
Membrana atlantoccipital posterior	Estende-se da margem posterior do forame magno (superiormente) à margem superior do arco posterior do atlas (inferiormente). Permite a passagem da a. vertebral na margem lateral

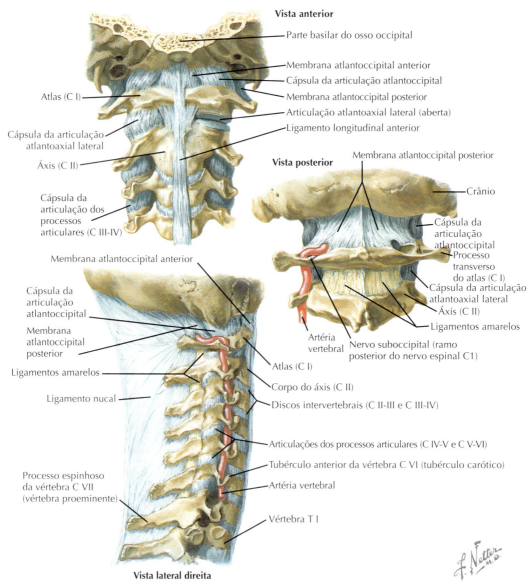

Figura 2-26

Ligamento(s)/Membrana(s)	Comentários
LIGAMENTOS/MEMBRANAS PROFUNDAS	
Ligamentos alares	Estendem-se do dente do áxis até as faces mediais dos côndilos occipitais Também conhecidos como "ligamentos de contenção" por limitarem a rotação do crânio
Ligamento do ápice do dente	Estende-se do dente à margem anterior do forame magno
Ligamento cruciforme do atlas *Fascículo longitudinal superior*	Parte do lig. transverso do atlas, que se estende superiormente para se inserir na parte basilar do osso occipital
Ligamento transverso do atlas	Espesso ligamento que se estende de um lado da superfície interna do arco anterior do atlas ao outro, mantendo o dente em contato com o arco anterior
Fascículo longitudinal inferior	Parte do lig. transverso do atlas que se estende inferiormente, fixando-se na face posterior do corpo do áxis
LIGAMENTOS/MEMBRANAS SUPERFICIAIS	
Membrana tectória	Estende-se da parte basilar do osso occipital, onde se funde com a dura-máter, até a face posterior do corpo do áxis Continua inferiormente com o lig. longitudinal posterior
Ligamento longitudinal posterior	Fixado nas faces posteriores dos corpos vertebrais, atravessa os forames vertebrais do áxis ao sacro Superiormente ao áxis é contínuo com a membrana tectória

VÉRTEBRAS CERVICAIS • *Principais Ligamentos Internos*

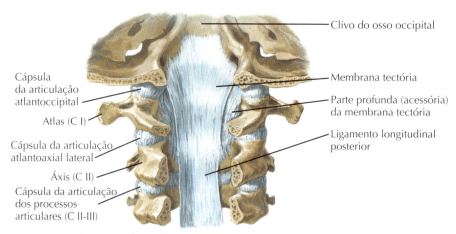

Parte superior do canal vertebral com os processos espinhosos e partes dos arcos vertebrais removidos para expor os ligamentos posteriores dos corpos vertebrais: vista posterior

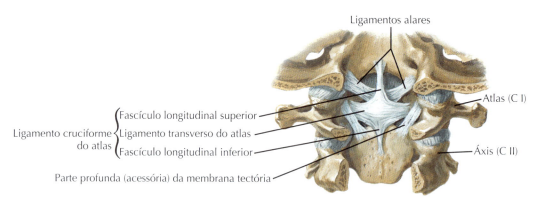

Parte principal da membrana tectória removida para expor os ligamentos profundos: vista posterior

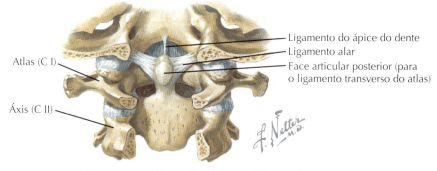

Ligamento cruciforme do atlas removido para demonstrar os ligamentos mais profundos: vista posterior

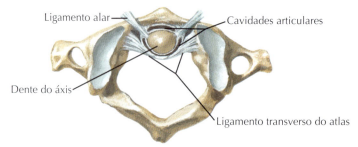

Articulação atlantoaxial mediana: vista superior

Figura 2-27

CORRELAÇÕES CLÍNICAS • *Fraturas Zigomáticas*

- O zigomático é o segundo osso em incidência de fratura na face depois do osso nasal.
- Suscetível à fratura, que geralmente é causada por impacto de um soco ou trauma relacionado a acidente automobilístico.
- Nas fraturas secundárias ao impacto de um soco, o osso zigomático esquerdo é fraturado com maior frequência do que o direito.
- A maioria das fraturas é unilateral.
- Pode haver um desvio do osso zigomático ao longo das suturas ou um deslocamento mais severo em direção posterior, medial e inferior.
- As manifestações clínicas comuns incluem:
  - Dor
  - Edema
  - Diplopia
  - Parestesia
  - Afundamento da bochecha

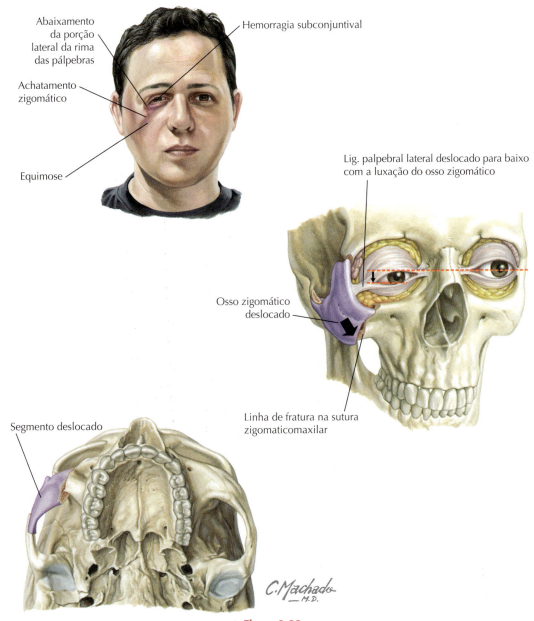

Figura 2-28

OSTEOLOGIA **61**

CORRELAÇÕES CLÍNICAS • *Fraturas de Le Fort*

- O trauma da região média da face geralmente segue um dos 3 seguintes padrões de fratura:
  - Le Fort I
  - Le Fort II
  - Le Fort III

LE FORT I
- Horizontal, estende-se da margem lateral da abertura piriforme às lâminas pterigóideas, superiormente aos ápices das raízes dos dentes.
- Promove uma separação da maxila em relação ao restante do esqueleto maxilofacial.

LE FORT II
- Com formato piramidal, estende-se da raiz do nariz, no nível da sutura frontonasal ou inferior a ela, em sentido inferior e lateral ao assoalho da órbita próximo ao forame infraorbital, através da parede anterior do seio maxilar, até as lâminas pterigóideas.

LE FORT III
- Transversa, estende-se das suturas frontonasal e frontomaxilar em sentido posterior ao longo da parede medial da órbita, através do sulco lacrimal e do etmoide, segue pela fissura orbital inferior até a parede lateral da órbita, e estende-se à sutura frontozigomática.
- Na cavidade nasal, a fratura estende-se ao longo da lâmina perpendicular do etmoide, vômer e lâminas pterigóideas.
- Em uma fratura Le Fort III, o esqueleto facial separa-se da base do crânio.

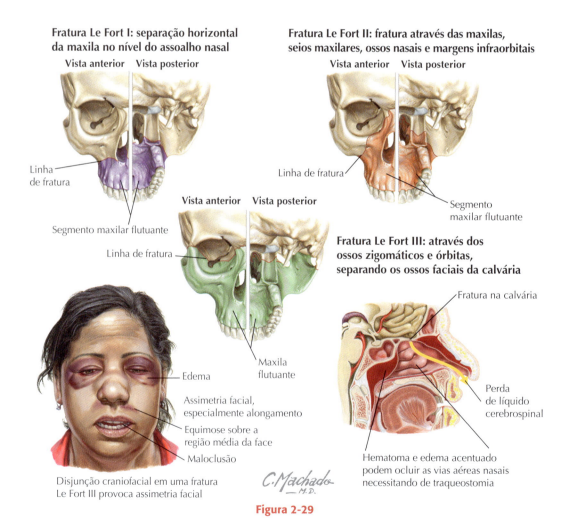

Figura 2-29

CORRELAÇÕES CLÍNICAS • Fraturas de Mandíbula

- A mandíbula é um osso que sofre fratura com frequência
- As fraturas resultam do impacto de um soco ou trauma decorrente de acidentes automobilísticos
- Locais comuns (em ordem decrescente de frequência):
  - Corpo da mandíbula
  - Ângulo da mandíbula
  - Processo condilar
  - Sínfise da mandíbula
  - Ramo da mandíbula
  - Alvéolos dentais
  - Processo coronoide
- Nas fraturas duplas de mandíbula, a segunda geralmente é contralateral

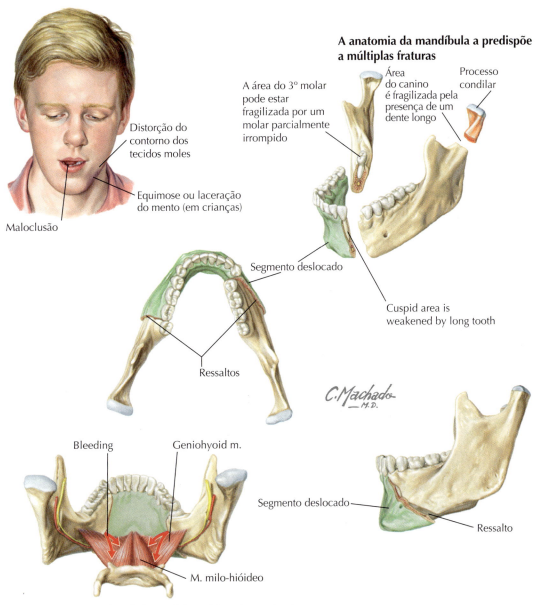

Figura 2-30

OSTEOLOGIA

CORRELAÇÕES CLÍNICAS • *Fraturas Cervicais*

- Dois tipos comuns de fraturas cervicais:
  - Fratura de Jefferson (em C I)
  - Fratura do enforcado (em C II)

FRATURA DE JEFFERSON

- Envolve o atlas
- Resulta da compressão pelo crânio devido à sobrecarga axial, causando uma explosão do atlas
- A maioria dos pacientes não apresenta alterações neurológicas, mas apresenta dor cervical intensa
- A artéria vertebral pode ser comprometida
- Classificada como estável ou instável de acordo com a preservação do ligamento transverso do atlas:
  - As *fraturas estáveis* podem ser tratadas com uma órtese como um colar cervical
  - As *fraturas instáveis* são mais problemáticas; podem necessitar de tração craniana aplicada com o uso de um halo, bem como de uma fusão cervical

FRATURA DO ENFORCADO

- Ocorre através do arco vertebral do áxis entre as faces articulares superior e inferior
- Uma espondilolistese traumática geralmente é causada pela extensão do pescoço com compressão axial, comum em acidentes automobilísticos
- A fratura histórica do homem enforcado é causada pela hiper extensão e distração do pescoço

FRATURA DO DENTE DO ÁXIS

- Envolve o áxis
- Classificada em 3 tipos:
  - Tipo I — fratura no ápice do dente do áxis
  - Tipo II — fratura na base do dente do áxis
  - Tipo III — fratura que passa através do corpo do áxis

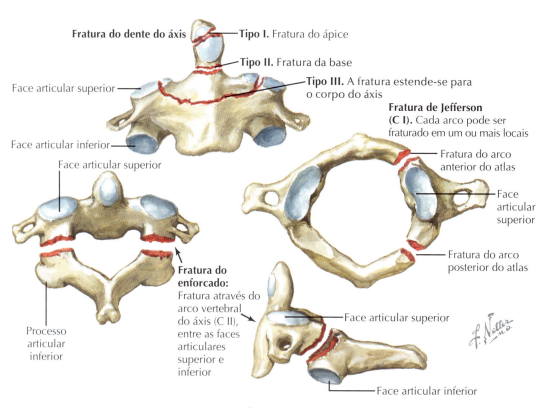

Figura 2-31

CAPÍTULO 3

NEUROANATOMIA BÁSICA E NERVOS CRANIANOS

Tecido Nervoso	**66**
Sistema Nervoso Central	**68**
Sistema Nervoso Periférico	**72**
Nervos Cranianos	**74**
Correlações Clínicas	**104**

TECIDO NERVOSO • *Informações Gerais*

- O tecido nervoso é dividido em 2 tipos principais de células:
  - Neurônios
  - Neuróglia

NEURÔNIOS

- As células estruturais e funcionais no sistema nervoso
- Respondem a um estímulo nervoso e conduzem o impulso ao longo do comprimento da célula
- O corpo celular de um neurônio é chamado de pericário
- Grupamentos de corpos celulares são classificados pela sua localização:
  - Gânglio – uma coleção de corpos celulares localizada no sistema nervoso periférico (p. ex., gânglio sensitivo de nervo espinal, gânglio trigeminal, gânglio ciliar)
  - Núcleo – uma coleção de corpos celulares localizada no sistema nervoso central (p. ex., núcleo visceral do nervo craniano III, núcleo [sensitivo] principal do nervo craniano V, núcleo [motor] do nervo craniano VII)
- Os corpos celulares neuronais contêm organelas celulares típicas em seu citoplasma:
  - Mitocôndrias
  - Núcleo
  - Nucléolo
  - Ribossomos
  - Retículo endoplasmático rugoso (corpúsculos de Nissl)
  - Neurotúbulos
  - Aparelho de Golgi
  - Lisossomos
- Os neurônios têm 2 tipos de processos que se estendem a partir do corpo celular:
  - Dendrito – processo que conduz impulsos nervosos em direção ao corpo celular da própria célula nervosa; os neurônios podem apresentar vários dendritos
  - Axônio – processo que conduz impulsos nervosos para longe do corpo celular; os neurônios possuem *apenas 1* axônio
- 3 tipos principais de neurônios:
  - Unipolar – tem apenas 1 processo a partir do corpo celular (neurônios sensitivos)
  - Bipolar – tem 2 processos a partir do corpo celular: 1 dendrito e 1 axônio (neurônios sensitivos; localizados apenas na retina, epitélio olfatório e gânglios vestibular e coclear)
  - Multipolar – tem 3 ou mais processos a partir do corpo celular: 2 ou mais dendritos e 1 axônio (neurônios motores e interneurônios)

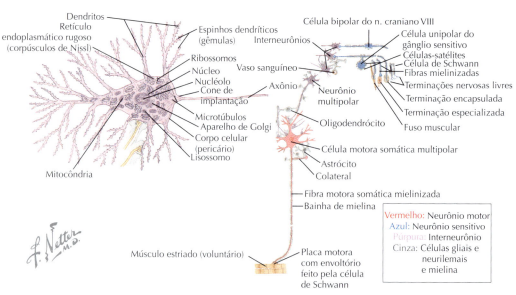

Figura 3-1

66 NETTER ATLAS DE ANATOMIA DA CABEÇA E PESCOÇO

TECIDO NERVOSO • *Neuróglia*

- A neuróglia é o tecido nervoso de suporte para os neurônios, embora as células da neuróglia também auxiliem na função neuronal
- As células da neuróglia têm apenas 1 tipo de processo
- Classificação:
  - Astrócitos – localizados no sistema nervoso central; ajudam a manter os neurônios em posição, fornecem suporte nutricional, regulam a matriz extracelular, formam parte da barreira hematoencefálica
  - Oligodendrócitos – localizados no sistema nervoso central; responsáveis pela mielinização do axônio no sistema nervoso central; 1 oligodendrócito pode mielinizar 1 segmento de vários axônios
  - Micróglia – localizada no sistema nervoso central; responsável pela fagocitose para remover resíduos
  - Células de Schwann – localizadas no sistema nervoso periférico; responsáveis pela mielinização do axônio no sistema nervoso periférico; 1 célula de Schwann pode mielinizar 1 segmento de 1 axônio
  - Células satélites – localizadas no sistema nervoso periférico; cercam os corpos celulares nos gânglios

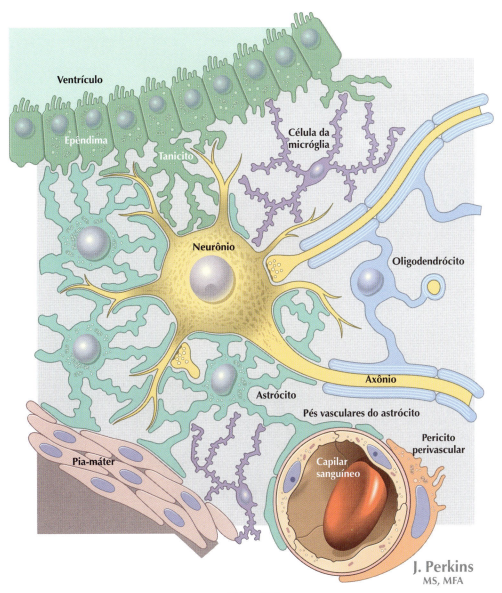

Figura 3-2

NEUROANATOMIA BÁSICA E NERVOS CRANIANOS

SISTEMA NERVOSO CENTRAL • *Informações Gerais*

- O sistema nervoso central é composto de:
    - Encéfalo
    - Medula espinal

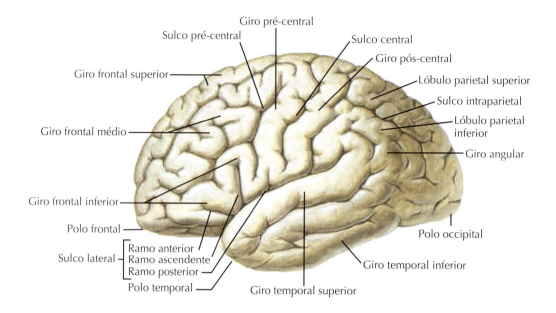

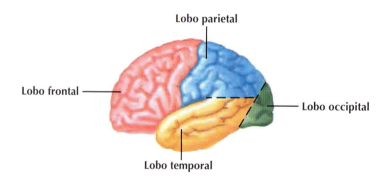

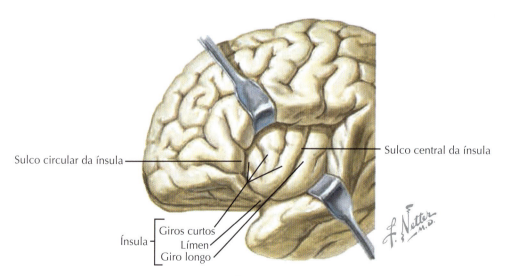

Figura 3-3

TELENCÉFALO (CÉREBRO)

- A superfície do córtex cerebral é dividida por:
  - Giros – elevações do tecido cerebral na superfície
  - Sulcos – depressões localizadas entre os giros
- Há 3 grandes sulcos que permitem dividir os hemisférios cerebrais em 4 lobos:
  - Sulco central (de Rolando) – separa o lobo frontal do lobo parietal
  - Sulco lateral (de Sylvius) – separa os lobos frontal e parietal do lobo temporal
  - Sulco parietoccipital – separa o lobo parietal do lobo occipital
- O cérebro é dividido em 5 lobos:
  - Frontal – área motora primária, área motora da fala (área de Broca), raciocínio, emoções, personalidade e solução de problemas
  - Parietal – percepção sensitiva relativa a dor, temperatura, tato e pressão, orientação e percepção espacial, parte sensorial da linguagem (área de Wernicke)
  - Temporal – percepção auditiva, aprendizado e memória
  - Occipital – visão
  - Lobo insular – associado a funções viscerais inclusive gustação

DIENCÉFALO

- Composto de 4 partes:
  - Tálamo – principal relé do sistema somatossensitivo e de partes do sistema motor
  - Hipotálamo – controla o sistema nervoso autônomo e sistema endócrino
  - Epitálamo – as principais estruturas incluem a glândula pineal (que controla o ritmo circadiano) e a habênula
  - Subtálamo – núcleo extrapiramidal do sistema motor; sua lesão resulta em hemibalismo contralateral

TRONCO ENCEFÁLICO

- Composto de 3 partes:
  - Mesencéfalo
  - Ponte
  - Bulbo (medula oblonga)

CEREBELO

- Parte do sistema motor
- Recebe influxos sensitivos de todas as formas, associadas aos seus núcleos
- Associado a:
  - Equilíbrio
  - Postura
  - Tônus muscular
  - Marcha

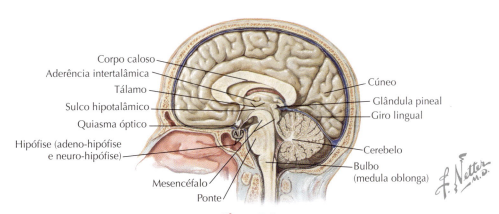

Figura 3-4

SISTEMA NERVOSO CENTRAL • Medula Espinal

- A extensão inferior do sistema nervoso central
- Começa na extremidade inferior do bulbo e termina no nível das vértebras L I-II, afilando-se para formar o cone medular
- Apresenta 2 intumescências associadas aos membros:
  - Cervical – associada aos membros superiores e encontrada entre os segmentos medulares C4 e T1
  - Lombossacral – associada aos membros inferiores e encontrada entre os segmentos medulares L1 a S2
- Composta de:
  - Substância cinzenta – localização dos corpos das células nervosas e de células neurogliais
  - Substância branca – localização dos axônios e células neurogliais
- Possui 5 partes:
  - Cervical – 8 pares de nervos espinais
  - Torácica – 12 pares de nervos espinais
  - Lombar – 5 pares de nervos espinais
  - Sacral – 5 pares de nervos espinais
  - Coccígea – 1 par de nervos espinais

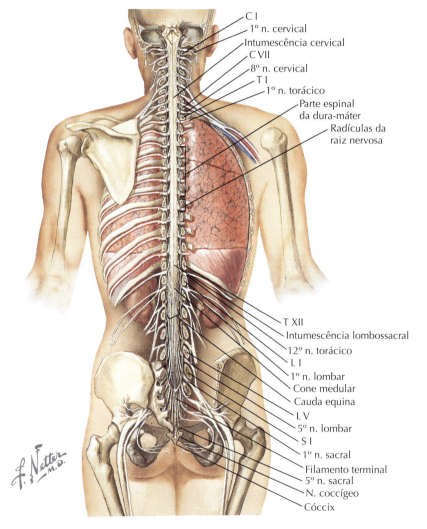

Figura 3-5

SISTEMA NERVOSO CENTRAL • *Medula Espinal*

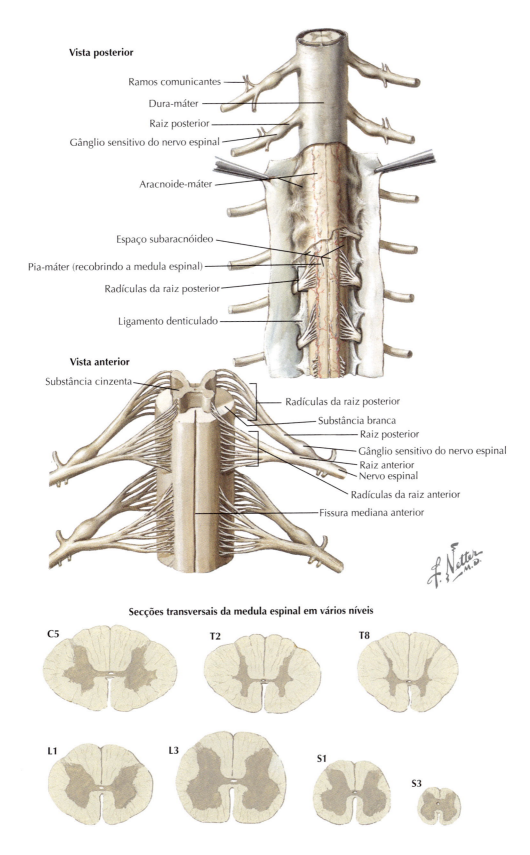

Figura 3-6

SISTEMA NERVOSO PERIFÉRICO • *Informações Gerais*

- O sistema nervoso periférico é a porção do sistema nervoso localizada fora do sistema nervoso central
- Consiste em:
    - Nervos cranianos – 12 pares
    - Nervos espinais – 31 pares
- Pode ser subdividido em:
    - Sistema nervoso somático – sistema voluntário associado às fibras aferentes (sensitivas) e eferentes (motoras)
    - Sistema nervoso autônomo – sistema involuntário associado à homeostase do organismo

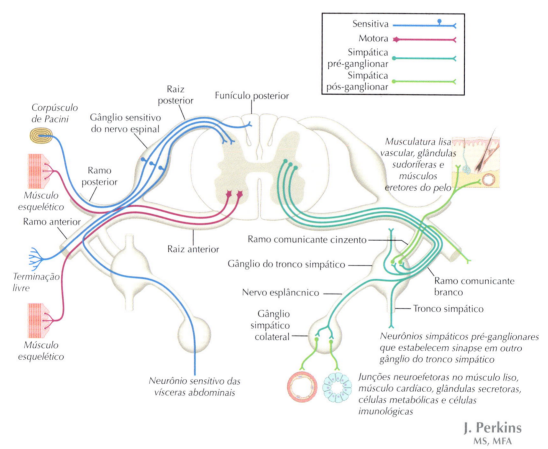

Figura 3-7

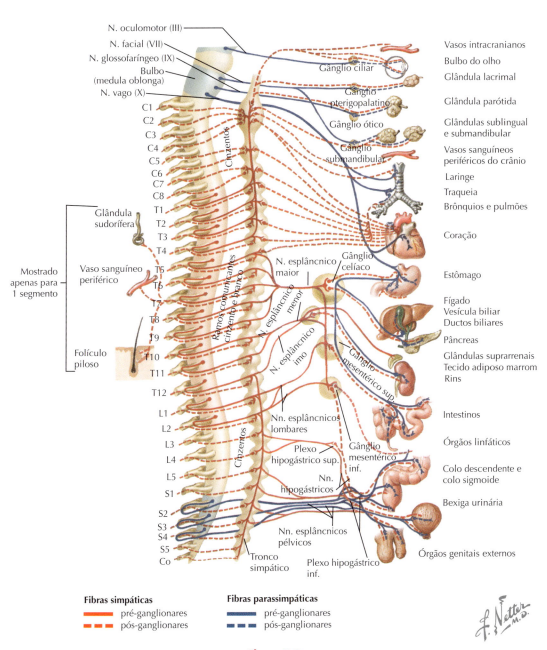

Figura 3-8

NERVOS CRANIANOS • *Informações Gerais*

- Nervos cranianos têm origem no encéfalo
- Os nervos cranianos são geralmente divididos em 12 pares:
  - I: Nervo olfatório
  - II: Nervo óptico
  - III: Nervo oculomotor
  - IV: Nervo troclear
  - V: Nervo trigêmeo
  - VI: Nervo abducente
  - VII: Nervo facial
  - VIII: Nervo vestibulococlear
  - IX: Nervo glossofaríngeo
  - X: Nervo vago
  - XI: Nervo acessório
  - XII: Nervo hipoglosso
- Devido ao alto grau de diferenciação do encéfalo humano, os nervos cranianos são mais complexos quanto à estrutura e função do que os nervos espinais

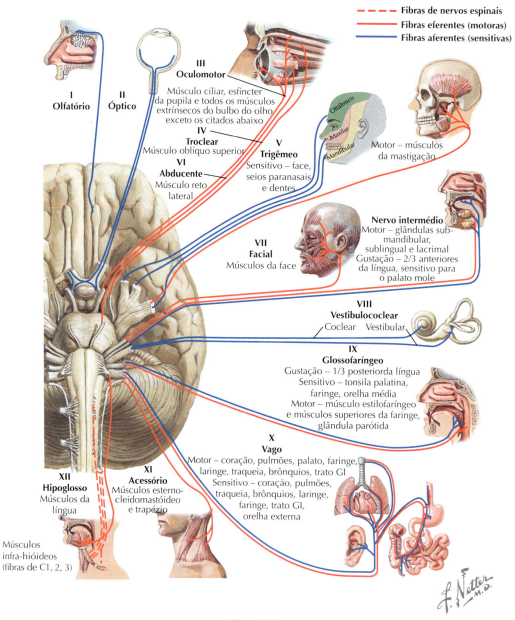

Figura 3-9

NERVOS CRANIANOS • Colunas Funcionais

- São reconhecidos 7 componentes funcionais (ou colunas funcionais) dos nervos cranianos
  - O conceito de colunas funcionais provém de estudos dos nervos espinais – funções associadas a diferentes vias neurológicas ao longo da medula espinal são associadas a "colunas" correspondentes
- Um nervo craniano pode ter 1 a 5 colunas funcionais
- As colunas funcionais são classificadas como *gerais* ou *especiais*:
  - Gerais – essas colunas funcionais têm as mesmas funções que aquelas dos nervos espinais
  - Especiais – essas colunas funcionais são específicas para nervos cranianos
- As colunas funcionais gerais e especiais são subdivididas em 2 outras categorias:
  - *Aferentes* (sensitivas) e *eferentes* (motoras)
  - *Somáticas* (relacionadas com o corpo) e *viscerais* (relacionadas com os órgãos)

RESUMO DAS FUNÇÕES*

ASG: Exteroceptores e proprioceptores (p. ex., para dor, tato e temperatura, ou nos tendões e articulações) Semelhante aos nervos espinais
ASE: Sentidos especiais no olho e orelha (visão, audição e equilíbrio)
AVG: Sensitiva para as vísceras (p. ex., intestino) Semelhante aos nervos espinais
AVE: Olfação e gustação
EVG: Sistema nervoso autônomo (inerva músculo cardíaco, músculo liso e glândulas) Semelhante aos nervos espinais
ESG: Músculos esqueléticos (somáticos) do corpo Semelhante aos nervos espinais
EVE: Músculos esqueléticos que desenvolvem a partir dos arcos faríngeos (branquiais) (homóloga a ESG)
Em cada designação: A ou E, aferente ou eferente; S ou V, somática ou visceral; G ou E, geral ou especial.

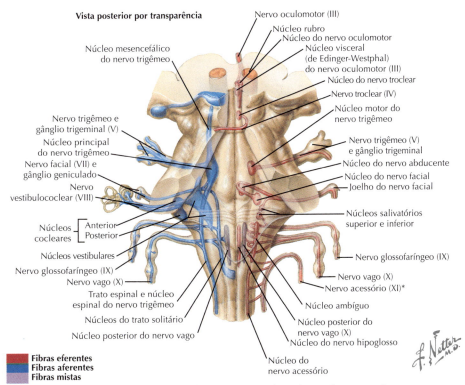

*Evidências recentes sugerem que o nervo acessório não tem uma raiz craniana e não tem conexão com o nervo vago. A confirmação deste achado requer mais investigações.

Figura 3-10

Coluna Funcional	Origem das Fibras	Terminação das Fibras	Resumo	Comentários
AVE	As fibras originam-se nas células neurossensoriais do epitélio olfatório As fibras primárias (de neurônios bipolares) seguem através da lâmina cribriforme para estabelecer sinapse com as fibras secundárias no interior do bulbo olfatório Essas fibras continuam em sentido posterior como trato olfatório até as áreas olfatórias	As fibras secundárias estabelecem sinapse nas áreas olfatórias: • Área olfatória lateral • Núcleo olfatório anterior • Área olfatória intermédia • Área olfatória medial • Amígdala • Entorhinal cortex • Córtex piriforme	As fibras AVE são responsáveis pela percepção dos odores	Tumores do lobo olfatório podem afetar o sistema olfatório Traumatismo craniano pode causar rompimento das fibras primárias ao atravessarem a lâmina cribriforme

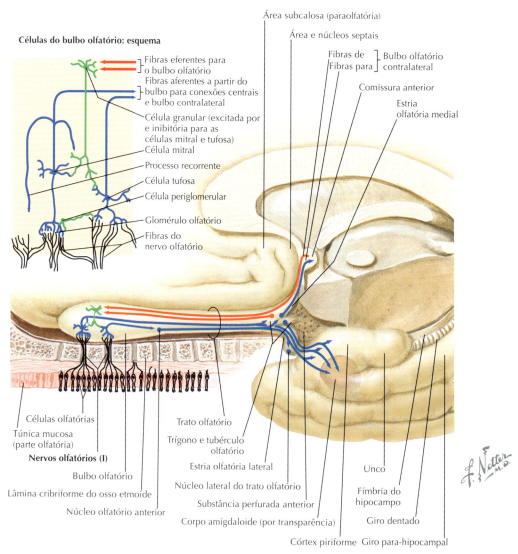

Figura 3-11

NERVOS CRANIANOS • Nervo Craniano I: Nervo Olfatório

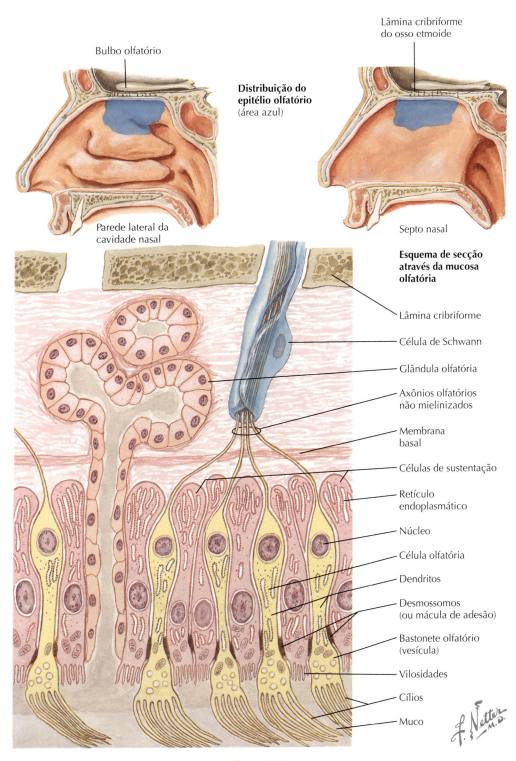

Figura 3-12

NEUROANATOMIA BÁSICA E NERVOS CRANIANOS 77

NERVOS CRANIANOS • Nervo Craniano II: Nervo Óptico

Coluna Informal	Origem das Fibras	Terminação das Fibras	Resumo	Comentários
ASE	Começam na retina com os receptores dos bastonetes e cones que estabelecem sinapse com as células bipolares, que por sua vez estabelecem sinapse com células ganglionares	Os axônios das células ganglionares formam os nervos ópticos que se encontram em um cruzamento incompleto no quiasma óptico, onde: • As fibras da retina nasal decussam para o lado oposto • As fibras da retina temporal permanecem ipsolaterais Elas formam o trato óptico que termina no núcleo do corpo geniculado lateral As fibras do corpo geniculado lateral estendem-se ao lobo occipital, onde estabelecem sinapses	As fibras ASE são responsáveis pela visão	Lesões do nervo óptico levam a cegueira Lesões do quiasma óptico levam a hemianopsia bitemporal Lesões do trato óptico levam a hemianopsia homônima

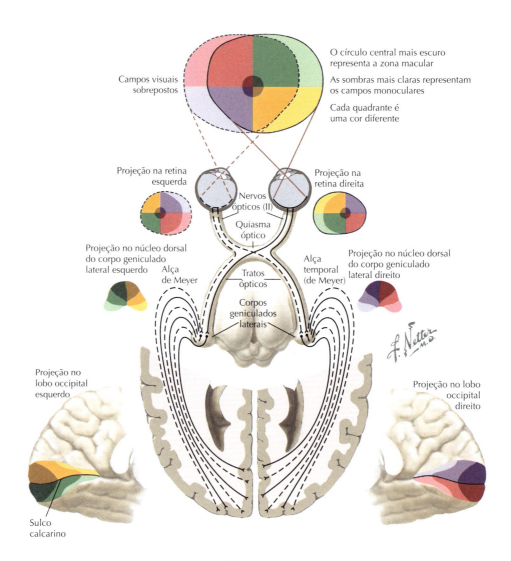

Figura 3-13

NERVOS CRANIANOS • *Nervo Craniano II: Nervo Óptico*

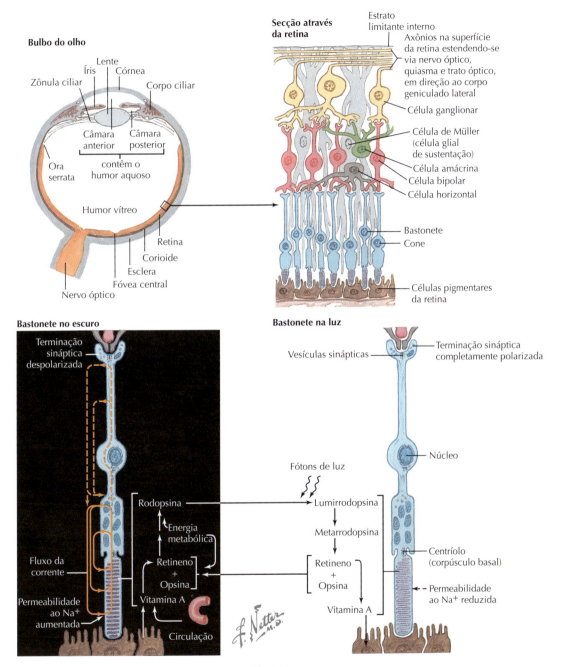

Figura 3-14

NEUROANATOMIA BÁSICA E NERVOS CRANIANOS

NERVOS CRANIANOS • Nervos Cranianos III, IV e VI: Nervos Oculomotor, Troclear e Abducente

Coluna Funcional	Origem das Fibras	Terminação das Fibras	Resumo	Comentários
NERVO OCULOMOTOR				
ESG	Começam no núcleo do nervo oculomotor (do mesencéfalo)	Entra na órbita pela fissura orbital superior e divide-se em: • Ramo superior, que inerva os mm. reto superior e levantador da pálpebra superior • Ramo inferior, que inerva os mm. reto inferior, reto medial e oblíquo inferior	As fibras ESG são responsáveis por inervar a maioria dos músculos extrínsecos do bulbo do olho	Lesões do nervo oculomotor resultam em diplopia (ESG), estrabismo lateral (ESG), ptose (EVG) e midríase (EVG)
EVG	As fibras pré-ganglionares parassimpáticas começam no núcleo visceral (de Edinger-Wwestphal) do nervo oculomotor (do mesencéfalo)	As fibras pré-ganglionares parassimpáticas estabelecem sinapses com as pós-ganglionares no gânglio ciliar. As fibras pós-ganglionares estendem-se pelos nn. ciliares curtos para inervar os mm. esfíncter da pupila e ciliar	As fibras EVG são responsáveis pela inervação parassimpática dos músculos intrínsecos do bulbo do olho: • M. ciliar • M. esfíncter da pupila	As fibras EVG utilizam 1 gânglio: • Ciliar
NERVO TROCLEAR				
ESG	Começam no núcleo do nervo troclear (do mesencéfalo)	Entra na órbita pela fissura orbital superior e inerva o m. oblíquo superior	As fibras ESG são responsáveis pela inervação de 1 músculo extrínseco do bulbo do olho: o oblíquo superior	O nervo troclear emerge do tronco nervo encefálico na região posterior Lesões do n. troclear resultam em diplopia Nas lesões do n. troclear, o olho é aduzido e elevado
NERVO ABDUCENTE				
ESG	Começam no núcleo do nervo abducente	Entra na órbita pela fissura orbital superior e inerva o m. reto lateral	As fibras ESG são responsáveis pela inervação de 1 músculo extrínseco do bulbo do olho: o reto lateral	Lesões do nervo abducente resultam em diplopia e estrabismo medial

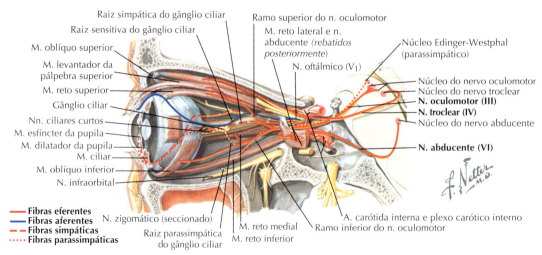

Figura 3-15

NERVOS CRANIANOS • Nervos Cranianos III, IV e VI: Nervos Oculomotor, Troclear e Abducente

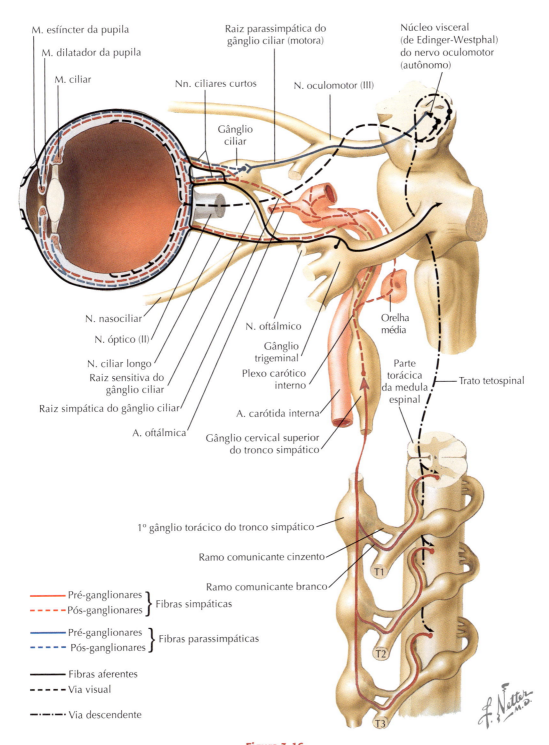

Figura 3-16

NEUROANATOMIA BÁSICA E NERVOS CRANIANOS 81

ASPECTOS GERAIS

- Consiste em uma grande raiz sensitiva e uma pequena raiz motora, a qual se incorpora à divisão mandibular no nível do forame oval
- No interior da fossa média do crânio, a raiz sensitiva é formada por 3 divisões que convergem para o gânglio trigeminal:
    - Divisão oftálmica do trigêmeo, que atravessa a fissura orbital superior (acesso à órbita)
    - Divisão maxilar do trigêmeo, que atravessa o forame redondo (acesso à fossa pterigopalatina)
    - Divisão mandibular do trigêmeo, que atravessa o forame oval (acesso à fossa infratemporal)
- Cada divisão contém neurônios primários para:
    - Dor e temperatura (o corpo do neurônio primário está localizado no gânglio trigeminal)
    - Tato discriminativo (o corpo do neurônio primário está localizado no gânglio trigeminal)
    - Propriocepção (o corpo do neurônio primário está localizado no núcleo mesencefálico do nervo trigêmeo)
- Fibras parassimpáticas utilizam as três divisões do nervo trigêmeo para alcançarem seus alvos na cabeça e no pescoço

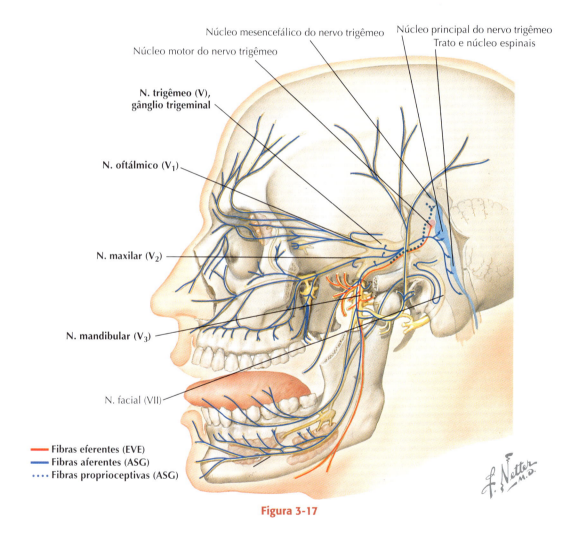

Figura 3-17

Coluna Funcional	Origem das Fibras	Terminação das Fibras	Resumo	Comentários
ASG	As fibras aferentes começam nos vários receptores (nociceptores, mecanoceptores e proprioceptores) da pele e tecidos profundos da cabeça	As fibras para dor, temperatura e tato leve terminam no núcleo espinal do nervo trigêmeo As fibras de tato discriminativo terminam no núcleo principal do nervo trigêmeo As fibras de propriocepção têm seus corpos celulares no núcleo mesencefálico do nervo trigêmeo	As fibras ASG são responsáveis pela inervação sensitiva da maior parte da cabeça As fibras ASG compõem o lemnisco trigeminal ao conduzir os impulsos sensitivos para o nível consciente	Fornece inervação sensitiva por meio de 3 divisões principais: • Nervo oftálmico • Nervo maxilar • Nervo mandibular Os corpos celulares das fibras primárias para dor, temperatura e tato estão localizados no gânglio trigeminal Os corpos celulares das fibras primárias para propriocepção estão localizados no núcleo mesencefálico
EVE	Começam no núcleo motor do nervo trigêmeo (localizado na ponte)	Inervam os músculos da mastigação: • Masseter • Temporal • Pterigóideo medial • Pterigóideo lateral Também inervam: • Milo-hióideo • Digástrico (ventre anterior) • Tensor do tímpano • Tensor do véu palatino	As fibras EVE são responsáveis pela inervação dos músculos do 1º arco faríngeo	

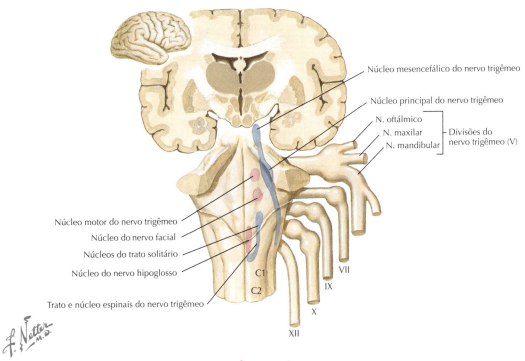

Figura 3-18

NERVOS CRANIANOS • *Nervo Craniano V: Nervo Trigêmeo*

DIVISÃO OFTÁLMICA DO NERVO TRIGÊMEO

- A divisão oftálmica (V_1), ramo do n. trigêmeo, tem função sensitiva
- Origina-se do tronco principal do nervo na fossa média do crânio
- Estende-se em sentido anterior pela parede lateral do seio cavernoso, imediatamente inferior aos nn. oculomotor e troclear, mas superior à divisão maxilar do n. trigêmeo
- Antes de entrar na órbita, emite o pequeno ramo recorrente meníngeo para o tentório do cerebelo
- Imediatamente antes de entrar na órbita, através da fissura orbital superior, divide-se em 3 ramos principais:
  - Lacrimal
  - Frontal
  - Nasociliar

Ramos na Fossa Média do Crânio

Nervo	Origem	Trajeto
Ramo recorrente meníngeo (tentorial)	Divisão oftálmica do n. trigêmeo	É recorrente por natureza e estende-se em sentido posterior para inervar pequenas partes da dura-máter: • Foice do cérebro • Tentório do cerebelo
Lacrimal	1 dos 3 principais ramos da divisão oftálmica do n. trigêmeo	Menor ramo da divisão oftálmica do n. trigêmeo Segue anteriormente para entrar na órbita através da fissura orbital superior Na órbita, segue na margem superior do m. reto lateral com a a. lacrimal Antes de alcançar a glândula lacrimal, conecta-se com o ramo zigomático da divisão maxilar do n. trigêmeo para receber fibras nervosas autônomas Penetra na glândula lacrimal inervando esta e a conjuntiva antes de penetrar no septo orbital para inervar a pele da pálpebra superior
Frontal	1 dos 3 principais ramos da divisão oftálmica do n. trigêmeo	Maior ramo da divisão oftálmica do n. trigêmeo Segue anteriormente para entrar na órbita através da fissura orbital superior Na órbita, estende-se em sentido anterior entre o periósteo da órbita e o m. levantador da pálpebra superior Aproximadamente na metade do trajeto na órbita, divide-se em 2 ramos terminais: • n. supraorbital • n. supratroclear
Supraorbital	N. frontal	1 dos 2 ramos terminais do n. frontal na órbita Estende-se entre o m. levantador da pálpebra superior e o periósteo da órbita Continua anteriormente até a incisura/forame supraorbital No nível da margem supraorbital, emite ramos para inervar o seio frontal, a pele e conjuntiva da pálpebra superior Continua em trajeto ascendente pelo couro cabeludo Divide-se em ramos medial e lateral, que se estendem superiormente até o vértice da cabeça
Supratroclear		1 dos 2 ramos terminais do n. frontal na órbita Após juntar-se à a. supratroclear na órbita, segue em sentido anterior em direção ao n. troclear Na região da tróclea frequentemente, inerva o seio frontal antes de deixar a órbita Ascende pelo couro cabeludo, inicialmente, em trajeto profundo à musculatura da região, para depois penetrar nestes músculos e fornecer a inervação cutânea
Nasociliar	1 dos 3 principais ramos da divisão oftálmica do n. trigêmeo	Estende-se em sentido anterior para entrar na órbita através de fissura orbital superior Entra na órbita lateralmente ao n. óptico Segue cruzando o n. óptico superior e medialmente até estender-se entre o m. reto medial e o m. oblíquo superior junto à parede medial da órbita Ao longo de todo o seu trajeto, dá origem a outros nervos, inclusive a raiz sensitiva do gânglio ciliar e os nn. ciliar longo e etmoidal posterior, até terminar nos nn. etmoidal anterior e infratroclear, próximo ao forame etmoidal anterior

(Continua na próxima página)

84 NETTER ATLAS DE ANATOMIA DA CABEÇA E PESCOÇO

Nervo	Origem	Trajeto
Raiz sensitiva do gânglio ciliar	N. nasociliar	Estende-se em sentido anterior junto à porção lateral do n. óptico para entrar no gânglio ciliar Contém fibras de sensibilidade geral, que são distribuídas pelos nn. ciliares curtos
• Ciliares curtos	Gânglio ciliar	Origina-se no gânglio ciliar e estende-se à superfície posterior do bulbo do olho Contém fibras sensitivas para o bulbo do olho e pós-ganglionares parassimpáticas para os mm. esfíncter da pupila e ciliar
Ciliares longos	N. nasociliar	2 a 4 ramos que se estendem em sentido anterior para entrar na porção posterior da esclera do bulbo do olho Fibras pós-ganglionares simpáticas para o m. dilatador da pupila incorporam-se aos nn. ciliares longos a fim de chegar ao bulbo do olho
Etmoidal posterior		Estende-se em posição profunda ao m. oblíquo superior para atravessar o forame etmoidal posterior Inerva o seio esfenoidal e as células etmoidais posteriores
Etmoidal anterior		Tem origem junto à parede medial da órbita Atravessa o forame etmoidal anterior e estende-se pelo canal para entrar na fossa anterior do crânio Inerva as células etmoidais anteriores e médias antes de entrar e inervar a cavidade nasal Termina como ramo nasal externo na face
• Ramo nasal externo	Ramo(s) terminal(is) do n. etmoidal anterior	Surge entre o processo lateral da cartilagem do septo nasal e a margem inferior do osso nasal Inerva a pele da asa e do ápice do nariz ao redor das narinas
• Ramos nasais internos		Ao entrar na cavidade nasal, dividem-se em ramos nasais mediais (septais) e nasais laterais, que inervam a pele do vestíbulo do nariz
Infratroclear	N. nasociliar	1 dos ramos terminais do ramo nasociliar da divisão oftálmica do n. trigêmeo Estende-se em sentido anterior junto à margem superior do m. reto medial Estende-se inferiormente à tróclea em direção ao ângulo medial do olho Inerva a pele das pálpebras e o dorso do nariz, a conjuntiva e todas as estruturas lacrimais

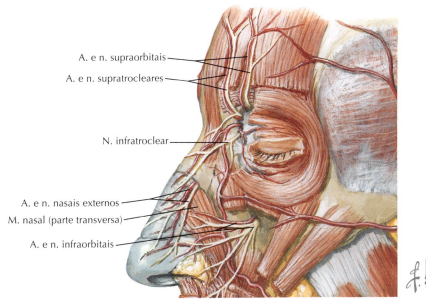

Figura 3-19

NERVOS CRANIANOS • *Nervo Craniano V: Nervo Trigêmeo*

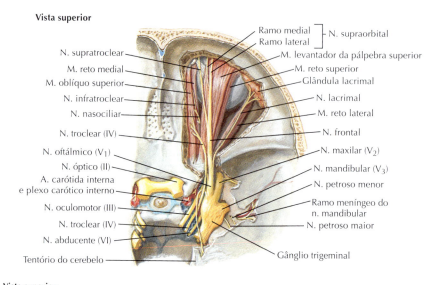

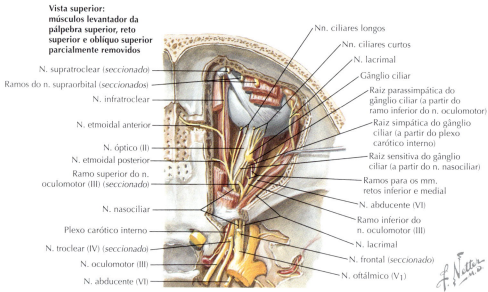

Figura 3-20

NERVOS CRANIANOS • *Nervo Craniano V: Nervo Trigêmeo* **3**

DIVISÃO MAXILAR DO NERVO TRIGÊMEO	
• A divisão maxilar (V_2), ramo do n. trigêmeo, tem função sensitiva • Ramifica-se a partir do n. trigêmeo e segue ao longo da parede lateral do seio cavernoso • Estende-se da fossa média do crânio para a fossa pterigopalatina através do forame redondo • Na fossa pterigopalatina, dá origem a 4 ramos • 1 desses nervos, o n. infraorbital, é considerado a continuação da divisão maxilar do n. trigêmeo	

Nervo	Trajeto
Ramos na Fossa Média do Crânio	
Meníngeo	Um pequeno ramo meníngeo desprende-se na fossa média do crânio O nervo supre as meninges
Ramos na Fossa Pterigopalatina	
Ramos alveolares superiores posteriores	Atravessam a fissura pterigomaxilar para entrar na fossa infratemporal Na fossa infratemporal, estendem-se sobre a superfície posterior do túber da maxila Dão origem a um ramo gengival que inerva a gengiva vestibular na região de molares superiores Entram pela superfície posterior da maxila e inervam o seio maxilar e os molares superiores, com a possível exceção da raiz mesiovestibular do 1° molar superior, além da gengiva e mucosa junto a estes dentes
Zigomático	Atravessa a fissura orbital inferior para entrar na órbita Estende-se junto à parede lateral da órbita e ramifica-se em zigomaticotemporal (inerva a pele da região temporal) e zigomaticofacial (inerva a pele da bochecha) Um ramo comunicante a partir deste nervo junta-se ao nervo lacrimal, ramo da da divisão oftálmica do nervo trigêmeo, para levar inervação autônoma à glândula lacrimal
Ramos para o gânglio pterigopalatino	Usualmente, 2 ramos ganglionares que conectam a divisão maxilar do n. trigêmeo ao gânglio pterigopalatino Contêm fibras sensitivas que atravessam o gânglio (sem estabelecer sinapses) para se distribuir com os nervos que deixam o gânglio pterigopalatino Também contêm fibras autônomas pós-ganglionares para a glândula lacrimal que atravessam o gânglio pterigopalatino (fibras parassimpáticas pré-ganglionares do n. do canal pterigóideo estabelecem sinapse com as fibras pós-ganglionares)
Infraorbital	Considerado a continuação da divisão maxilar do n. trigêmeo Atravessa a fissura orbital inferior para entrar na órbita Estende-se em sentido anterior pelo sulco infraorbital e canal infraorbital e chega à face através do forame infraorbital Em seu trajeto no canal infraorbital, emite 2 ramos: • N. alveolar superior anterior • N. alveolar superior médio
Ramos Associados ao Gânglio Pterigopalatino	
Faríngeo	Estende-se pelo canal palatovaginal (faríngeo) para entrar e inervar a parte nasal da faringe
Orbital Branches	Pequenos ramos que entram na órbita através da fissura orbital inferior Responsáveis pela inervação sensitiva da periórbita e alguns ramos estendem-se até o seio esfenoidal
Ramo nasal posterior superior	Um ramo da divisão maxilar do n. trigêmeo Deixa o gânglio pterigopalatino na fossa pterigopalatina Atravessa o forame esfenopalatino para entrar na cavidade nasal e ramifica-se em: • Ramos nasais posteriores superomediais • Ramos nasais posteriores superolaterais
Ramos nasais posteriores superolaterais	Ramo do n. nasal posterior superior que inerva a porção posterossuperior da parede lateral da cavidade nasal na região das conchas nasais média e superior

(Continua na próxima página)

NEUROANATOMIA BÁSICA E NERVOS CRANIANOS **87**

NERVOS CRANIANOS • *Nervo Craniano V: Nervo Trigêmeo*

Nervo	Trajeto
Ramos Associados ao Gânglio Pterigopalatino *Continuação*	
Ramos nasais posteriores superomediais	Sai do n. nasal posterior superior, ramo da divisão maxilar do n. trigêmeo
	Este nervo supre a porção posterior do septo nasal
Palatino maior	Estende-se pelo canal palatino maior para chegar ao palato duro através do forame palatino maior
	Inerva a gengiva e a mucosa do palato duro entre a região pré-molar e a margem posterior do palato duro até a linha mediana
Ramos nasais posteroinferiores do n. palatino maior	Enquanto desce no canal palatino maior, o n. palatino maior dá origem a ramos nasais posteroinferiores
	Inervam a porção posterior da parede lateral da cavidade nasal na região do meato nasal médio
Palatinos menores	Estendem-se pelos canais palatinos menores para entrar e inervar o palato mole depois de atravessar os forames palatinos menores
Nasopalatino	Ramifica-se a partir do gânglio pterigopalatino na fossa pterigopalatina
	Atravessa o forame esfenopalatino para entrar na cavidade nasal
	Estende-se pela porção superior da cavidade nasal em direção ao septo nasal, onde segue em sentido anteroinferior para o canal incisivo, inervando o septo nasal
	Estende-se pelo canal incisivo para inervar a gengiva e mucosa do palato duro, na região de incisivo central a canino
Ramos no Canal Infraorbital	
Ramo alveolar superior médio	Nervo variável presente em cerca de 30% dos indivíduos
	Quando presente, origina-se no nervo infraorbital no interior do canal infraorbital
	À medida que o nervo estende-se inferiormente para formar o plexo dental superior, inerva parte do seio maxilar; os pré-molares e possivelmente a raiz mesiovestibular do 1° molar; e a gengiva e a mucosa junto aos mesmos dentes
Ramos alveolares superiores anteriores	Originam-se no canal e apresentam um pequeno ramo que supre a cavidade nasal na região do meato nasal inferior, porção inferior correspondente do septo nasal e o seio maxilar
	À medida que o nervo estende-se inferiormente para formar o plexo dental superior, ele inerva parte do seio maxilar; dentes incisivo central superior, incisivo lateral e canino; e a gengiva e a mucosa junto aos mesmos dentes
Ramos do Nervo Infraorbital depois de Emergir pelo Forame Infraorbital	
Ramos labiais superiores do n. infraorbital	Inervam a pele do lábio superior
Ramos nasais do n. infraorbital	Inervam a asa do nariz
Ramos palpebrais inferiores do n. infraorbital	Inervam a pele da pálpebra inferior

NERVOS CRANIANOS • *Nervo Craniano V: Nervo Trigêmeo*

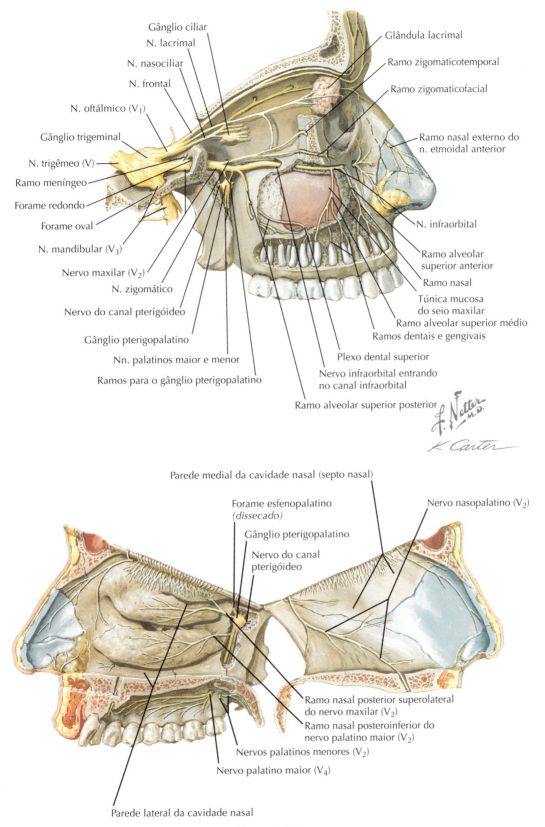

Figura 3-21

NEUROANATOMIA BÁSICA E NERVOS CRANIANOS **89**

NERVOS CRANIANOS • *Nervo Craniano V: Nervo Trigêmeo*

DIVISÃO MANDIBULAR DO NERVO TRIGÊMEO				
			Divisões	
Descrição	**Origem**	**Trajeto**	**Anterior**	**Posterior**
A divisão mandibular(V₃) é a maior das 3 divisões do n. trigêmeo Tem função motora *e* sensitiva	Formada por uma grande raiz sensitiva e uma pequena raiz motora que se unem logo após atravessarem o forame oval para entrar na fossa infratemporal	Imediatamente emite um ramo meníngeo e o nervo pterigóideo medial para, em, seguida, dar origem às divisões anterior e posterior	Menor; principalmente motora, com1 ramo sensitivo (bucal): • Massetérico • Temporais profundos anterior e posterior • Pterigóideo lateral • Bucal	Maior; principalmente sensitiva, com1 ramo motor (nervo milo-hióideo): • Auriculotemporal • Lingual • Alveolar inferior • Nervo milo-hióideo

RAMOS A PARTIR DO TRONCO DO NERVO MANDIBULAR	
Nervo	**Trajeto**
Ramo meníngeo	Depois de atravessar o forame oval, o tronco do n. mandibular, que ainda não se ramificou, encontra-se entre os mm. tensor do véu palatino e pterigóideo lateral O ramo meníngeo origina-se lateralmente a partir desse tronco Ele atravessa o forame espinhoso para entrar na fossa média do crânio e inervar a dura-máter
Pterigóideo medial	Depois de atravessar o forame oval, o tronco do n. mandibular, que ainda não se ramificou, encontra-se entre os mm. tensor do véu palatino e pterigóideo lateral O n. pterigóideo medial origina-se medialmente a partir desse tronco Continua seu trajeto para inervar os mm. tensor do véu palatino e tensor do tímpano

Divisão Anterior do Nervo Mandibular	
Nervo	**Trajeto**
Massetérico	Apresenta trajeto lateral e superior ao m. pterigóideo lateral Estende-se anteriormente à articulação temporomandibular e posteriormente ao tendão do m. temporal Cruza a incisura da mandíbula com a a. massetérica para inervar o m. masseter Também emite um pequeno ramo para a articulação temporomandibular
Temporais profundos anterior e posterior	Estendem-se superiormente ao m. pterigóideo lateral entre o crânio e o m. temporal, aprofundando-se neste músculo para inervá-lo Emitem um pequeno ramo para a articulação temporomandibular
Pterigóideo lateral	Entra no músculo por sua face profunda Muitas vezes tem origem no n. bucal
Bucal	Estende-se em sentido anterior entre as 2 cabeças do m. pterigóideo lateral Segue na parte inferior do m. temporal e emerge da margem anterior do m. masseter Inerva a pele sobre o m. bucinador antes de atravessá-lo para inervar a túnica mucosa que recobre sua superfície interna e a gengiva na região de molares superiores

(Continua na próxima página)

Divisão Posterior do Nervo Mandibular	
Nervo	**Trajeto**
Auriculotemporal	Em geral, origina-se por 2 raízes, entre as quais passa a a. meníngea média
	Estende-se em sentido posterior e inferior ao pterigóideo lateral e continua para o lado medial do colo da mandíbula
	Depois volta-se no sentido superior, junto aos vasos temporais superficiais entre o meato acústico externo e a cabeça da mandíbula, profundamente à glândula parótida
	Ao deixar a glândula parótida, passa sobre o arco zigomático e divide-se em ramos temporais superficiais
Lingual	Ocupa uma posição inferior aos músculos pterigóideo lateral e medial, e anterior ao n. alveolar inferior
	A corda do tímpano também se junta à porção posterior
	O n. lingual estende-se entre o pterigóideo medial e o ramo da mandíbula para seguir obliquamente e entrar na cavidade oral limitado pelo m. constritor superior da faringe, pterigóideo medial e mandíbula
	Inerva a túnica mucosa dos 2/3 anteriores da língua e gengiva lingual dos dentes inferiores
Alveolar inferior	O maior ramo da divisão mandibular
	Apresenta trajeto inferior junto à a. alveolar inferior, profundamente ao pterigóideo lateral e, em seguida, entre o lig. esfenomandibular e o ramo da mandíbula até entrar no forame da mandíbula
	Depois de atravessar o forame, estende-se pelo canal da mandíbula até terminar ramificando-se em nn. mentual e incisivo na região do segundo pré-molar
	Inerva todos os dentes inferiores e seus ligamentos periodontais (diretamente por seus ramos e pelo n. incisivo) e, a gengiva da região de pré-molares até a linha mediana (via n. mentual)
Milo-hióideo	Tem origem no n. alveolar inferior pouco antes de penetrar no forame da mandíbula
	Estende-se inferiormente em um sulco na face medial do ramo da mandíbula até encontrar a superfície do m. milo-hióideo
	Inerva o m. milo-hióideo e o ventre anterior do m. digástrico

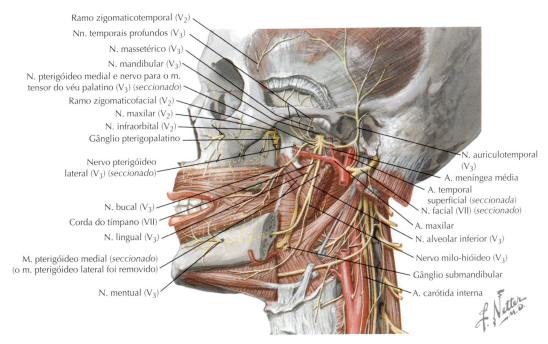

Figura 3-22

NERVOS CRANIANOS • Nervo Craniano V: Nervo Trigêmeo

VIAS TRIGEMINAIS

- Responsáveis por conduzir ao nível consciente:
  - Dor e temperatura
  - Tato leve
  - Tato discriminativo
  - Pressão
- Constituídas por um sensitivo sensorial de 3 neurônios:
  - Neurônio primário
  - Neurônio secundário
  - Neurônio terciário
- Compostas pelo trato trigeminotalâmico anterior contralateral
- Algumas fibras para tato discriminativo e pressão compõem o trato trigeminotalâmico posterior ipsilateral, mas esta contribuição é pequena
- As fibras para propriocepção são exclusivas, no sentido de que seus corpos celulares estão localizados no sistema nervoso central (núcleo mesencefálico)

Tipos de Fibras	Núcleo Trigeminal Sensitivo	Via Ascendente
Dor e temperatura Tato leve	Núcleo espinal	Trato trigeminotalâmico anterior
Tato discriminativo Pressão	Núcleo principal	Trato trigeminotalâmico anterior (o trato trigeminotalâmico posterior auxilia no trato discriminativo e pressão)
Propriocepção	Núcleo mesencefálico	Projeta-se para o núcleo motor do V a fim de controlar o reflexo mandibular e a força da mordida

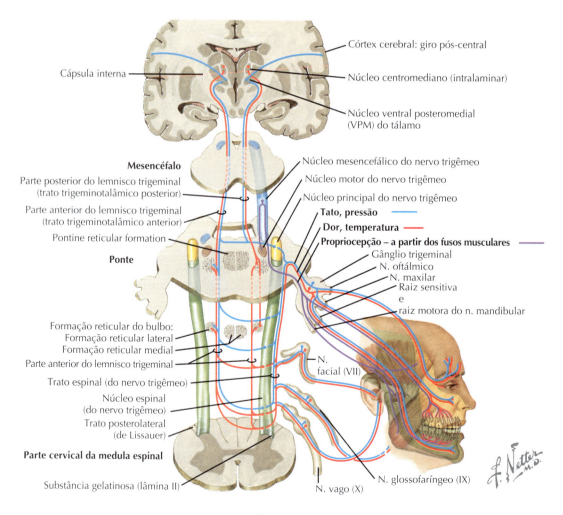

Figura 3-23

NERVOS CRANIANOS • *Nervo Craniano V: Nervo Trigêmeo*

	PRINCIPAIS VIAS TRIGEMINAIS ASCENDENTES		
Tipos de Neurônios	**Via da Dor e Temperatura**	**Via do Tato Leve**	**Via do Tato Discriminativo e Pressão**
Neurônio primário	As fibras (Ad ou C) estendem-se a partir dos receptores das divisões oftálmica, maxilar e mandibular do n. trigêmeo O corpo celular do neurônio primário está localizado no gânglio trigeminal As fibras entram na ponte As fibras descem no trato espinal localizado desde a ponte até a parte cervical superior da medula espinal As fibras estabelecem sinapse com o corpo celular do neurônio secundário	As fibras (Aβ) estendem-se desde o receptor das divisões oftálmica, maxilar e mandibular do n. trigêmeo O corpo celular do neurônio primário está localizado no gânglio trigeminal As fibras entram na ponte As fibras podem ter 2 trajetos: • Podem descer no trato espinal localizado desde a ponte até a parte cervical superior da medula espinal • Podem ascender para estabelecer sinapse com o corpo celular do neurônio secundário As fibras estabelecem sinapse com o corpo celular do neurônio secundário	As fibras (Aβ) estendem-se desde o receptor das divisões oftálmica, maxilar mandibular e do n. trigêmeo O corpo celular do neurônio primário está localizado no gânglio trigeminal As fibras entram na ponte As fibras ascendem para estabelecer sinapse com o corpo celular do neurônio secundário
Neurônio secundário	Os corpos celulares dos neurônios secundários estão situados no núcleo espinal que se estende desde a ponte até a parte cervical superior da medula espinal (parte caudal) As fibras decussam e ascendem no trato trigeminotalâmico anterior (do lemnisco trigeminal) até o tálamo As fibras estabelecem sinapse com o corpo celular do neurônio terciário	As fibras dos neurônios secundários podem alcançar o tálamo por 2 trajetos: • Podem começar no núcleo espinal (partes interpolar e oral), decussar e ascender no trato trigeminotalâmico anterior (do lemnisco trigeminal) até o tálamo • Podem começar no núcleo principal, decussar e ascender no trato trigeminotalâmico anterior (do lemnisco trigeminal) até o tálamo (*Nota*: algumas fibras ascendem no trato trigeminotalâmico posterior ipsolateral) As fibras estabelecem sinapse com o corpo celular do neurônio terciário	Os corpos celulares dos neurônios secundários estão situados no núcleo principal localizado na ponte As fibras decussam e ascendem no trato trigeminotalâmico anterior (do lemnisco trigeminal) até o tálamo (*Nota*: algumas fibras ascendem no trato trigeminotalâmico posterior ipsolateral) As fibras estabelecem sinapse com o corpo celular do neurônio terciário
Neurônio terciário	Os corpos celulares dos neurônios terciários estão situados no núcleo ventral posteromedial do tálamo (VPM) As fibras ascendem pelo ramo posterior da cápsula interna para terminarem no giro pós-central	Os corpos celulares dos neurônios terciários estão situados no VPM As fibras ascendem pelo ramo posterior da cápsula interna para terminarem no giro pós-central	Os corpos celulares dos neurônios terciários estão situados no VPM As fibras ascendem pelo ramo posterior da cápsula interna para terminarem no giro pós-central
PROPRIOCEPÇÃO DO NERVO TRIGÊMEO			

- As fibras sensitivas conduzem impulsos a partir dos fusos neuromusculares ao longo da divisão mandibular do n. trigêmeo
- Os corpos celulares desses neurônios sensitivos estão localizados no núcleo mesencefálico
- Essas fibras estendem-se ao núcleo motor do n. trigêmeo, a partir do qual fibras projetam-se para e inervar os músculos da mastigação, a fim de controlar o reflexo mandibular e a força da mordida

NEUROANATOMIA BÁSICA E NERVOS CRANIANOS **93**

NERVOS CRANIANOS • Nervo Craniano VII: Nervo Facial

Coluna Funcional	Origem das Fibras	Terminação das Fibras	Resumo	Comentários
ASG	As fibras aferentes começam nos vários receptores (nociceptores, mecanoceptores, proprioceptores) da pele, da orelha externa e membrana timpânica	As fibras de dor e temperatura terminam no núcleo espinal do nervo trigêmeo	As fibras ASG compõem a porção intermédia do nervo facial As fibras ASG são responsáveis pela inervação sensitiva de uma porção da orelha externa e membrana timpânica As fibras ASG do n. facial utilizam o lemnisco trigeminal para levar seus impulsos sensitivos ao nível consciente	O nervo facial é responsável por uma área bem pequena de distribuição de fibras ASG Os corpos celulares das fibras primárias estão localizados no gânglio geniculado
AVE	As fibras aferentes começam nos receptores gustatórios dos 2/3 anteriores da língua	As fibras aferentes primárias seguem no trato solitário e terminam nos núcleos do trato solitário	As fibras AVE compõem a porção intermédia do nervo facial As fibras AVE são responsáveis por conduzir impulsos sensitivos originados nas papilas gustatórias dos 2/3 anteriores da língua	Os corpos celulares das fibras primárias estão localizados no gânglio geniculado
AVG	As fibras aferentes começam nos vários receptores (como os nociceptores) da túnica mucosa da parte nasal da faringe	As fibras aferentes primárias seguem no trato solitário e terminam nos núcleos do trato solitário	As fibras AVG compõem a porção intermédia do n. facial As fibras AVG utilizam a mesma via que as fibras AVE	Os corpos celulares das fibras primárias estão localizados no gânglio geniculado
EVG	As fibras parassimpáticas pré-ganglionares começam no núcleo salivatório superior	As fibras parassimpáticas pós-ganglionares inervam as glândulas lacrimal, nasais, submandibular e sublingual	As fibras EVG compõem a porção intermédia do nervo facial	As fibras EVG utilizam 2 gânglios: • Pterigopalatino • Submandibular
EVE	Começam no núcleo (motor) do n. facial	Inervam os músculos da face (mímicos), estilo-hióideo, digástrico (ventre posterior) e estapédio	As fibras EVE compõem a raiz motora do n. facial As fibras EVE são responsáveis por inervar os músculos do 2° arco faríngeo	Na paralisia de Bell, o sintoma mais facilmente observável é que os músculos inervados pelas fibras EVE estão paralisados

94 NETTER ATLAS DE ANATOMIA DA CABEÇA E PESCOÇO

NERVOS CRANIANOS • Nervo Craniano VII: Nervo Facial

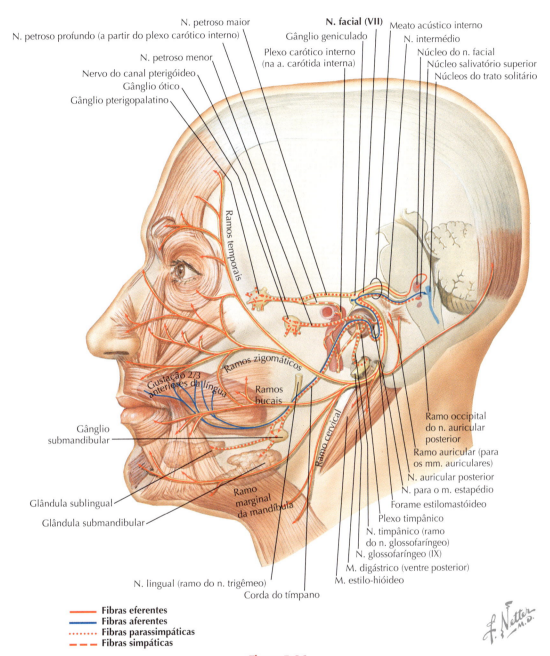

Figura 3-24

NERVOS CRANIANOS • Nervo Craniano VIII: Nervo Vestibuloclear

Coluna Funcional	Origem das Fibras	Terminação das Fibras	Resumo	Comentários
ASE	Órgão espiral (de Corti) Cristas ampulares dos ductos semicirculares Máculas do utrículo e do sáculo	Núcleos cocleares e vestibulares	As fibras ASE estendem-se a partir dos vários receptores do nervo vestibulococlear para os seus respectivos núcleos no tronco encefálico	Os nn. vestibulococlear e facial entram no meato acústico interno e podem ser afetados por tumores na região

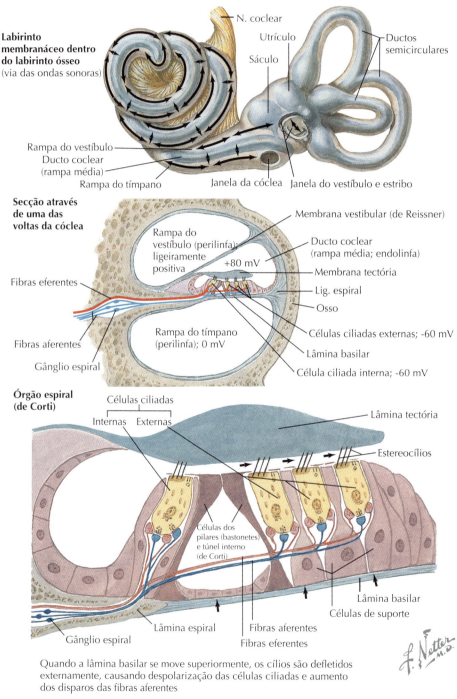

Quando a lâmina basilar se move superiormente, os cílios são defletidos externamente, causando despolarização das células ciliadas e aumento dos disparos das fibras aferentes

Figura 3-25

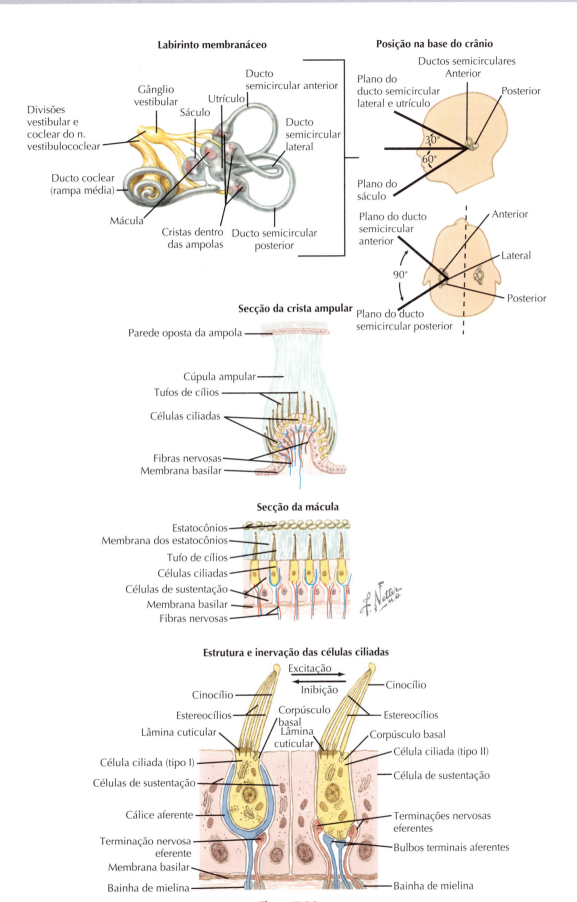
Figura 3-26

NERVOS CRANIANOS • *Nervo Craniano IX: Nervo Glossofaríngeo*

Coluna Funcional	Origem das Fibras	Terminação das Fibras	Resumo	Comentários
ASG	As fibras aferentes começam nos vários receptores da pele da orelha externa e no 1/3 posterior da língua	As fibras de dor e temperatura terminam no núcleo espinal do trigêmeo	As fibras ASG são responsáveis pela inervação sensitiva de uma pequena porção da orelha externa e do 1/3 posterior da língua As fibras ASG do n. glossofaríngeo estendem-se pelo lemnisco trigeminal para levar seus impulsos sensitivos ao nível consciente	Os corpos celulares das fibras primárias estão localizados no gânglio superior do IX
AVE	As fibras aferentes começam nos receptores gustatórios do 1/3 posterior da língua	As fibras aferentes primárias seguem no trato solitário e terminam nos núcleos do trato solitário	As fibras AVE são responsáveis por conduzir impulsos relacionados à gustação a partir das papilas circunvaladas e do 1/3 posterior da língua	Os corpos celulares das fibras primárias estão localizados no gânglio inferior do IX
AVG	As fibras aferentes começam nos vários receptores das túnicas mucosas das partes nasal e oral da faringe, orelha média, glomo carótico e seio carótico	As fibras aferentes primárias seguem no trato solitário e terminam nos núcleos do trato solitário	As fibras AVG utilizam a mesma via que as fibras AVE	Os corpos celulares das fibras primárias estão localizados no gânglio inferior do IX As fibras AVG constituem a parte predominante da porção sensitiva do plexo faríngeo
EVG	As fibras parassimpáticas pré-ganglionares começam no núcleo salivatório inferior	As fibras parassimpáticas pós-ganglionares inervam a glândula parótida	As fibras EVG são responsáveis pela inervação parassimpática da glândula parótida	As fibras EVG utilizam 1 gânglio: • Ótico
EVE	Começam no núcleo ambíguo	Inervam o m. estilofaríngeo	As fibras EVE são responsáveis pela inervação dos músculos do 3° arco faríngeo	O estilofaríngeo é o único músculo inervado pelo n. glossofaríngeo

NERVOS CRANIANOS • *Nervo Craniano IX: Nervo Glossofaríngeo*

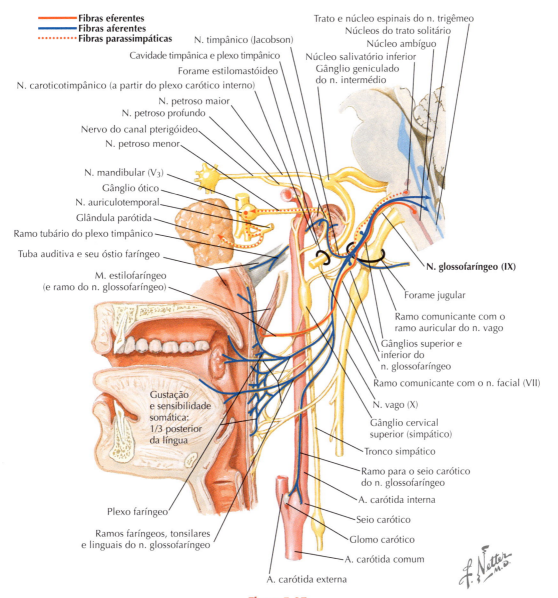

Figura 3-27

NERVOS CRANIANOS • *Nervo Craniano X: Nervo Vago*

Coluna Funcional	Origem das Fibras	Terminação das Fibras	Resumo	Comentários
ASG	As fibras aferentes começam nos vários receptores em uma pequena parte da pele na orelha externa	As fibras de dor e temperatura terminam no núcleo espinal do trigêmeo	As fibras ASG são responsáveis pela inervação sensitiva de uma pequena porção da orelha externa As fibras ASG do n. glossofaríngeo estendem-se pelo lemnisco trigeminal para levar seus impulsos sensitivos para o nível consciente	Os corpos celulares das fibras primárias estão localizados no gânglio superior do nervo vago
AVE	As fibras aferentes começam nos receptores gustatórios da região epiglótica e difusamente no palato	As fibras aferentes primárias estendem-se no trato solitário e terminam nos núcleos do trato solitário	As fibras AVE são responsáveis por conduzir impulsos relacionados à gustação a partir da região epiglótica e apresentam distribuição difusa no palato	Os corpos celulares das fibras primárias estão localizados no gânglio inferior do nervo vago
AVG	As fibras aferentes começam nos vários receptores das túnicas mucosas da parte laríngea da faringe, laringe, tórax e abdome	As fibras aferentes primárias estendem-se no trato solitário e terminam nos núcleos do trato solitário	As fibras AVG utilizam a mesma via que as fibras AVE	Os corpos celulares das fibras primárias estão localizados no gânglio inferior do nervo vago
EVG	As fibras parassimpáticas pré-ganglionares começam no núcleo posterior do n. vago	As fibras parassimpáticas pós-ganglionares inervam as vísceras torácicas e abdominais	As fibras EVG são responsáveis pela inervação parassimpática das vísceras torácicas e abdominais	As fibras EVG utilizam: • Gânglios viscerais (intramurais)
EVE	Começam no núcleo ambíguo	Inervam os músculos da faringe (via plexo faríngeo) e da laringe	As fibras EVE são responsáveis pela inervação dos músculos do 4° e 6° arcos faríngeos	As fibras EVE constituem o componente motor do plexo faríngeo (músculos da faringe) Lesões do vago paralisam os músculos da laringe do lado afetado

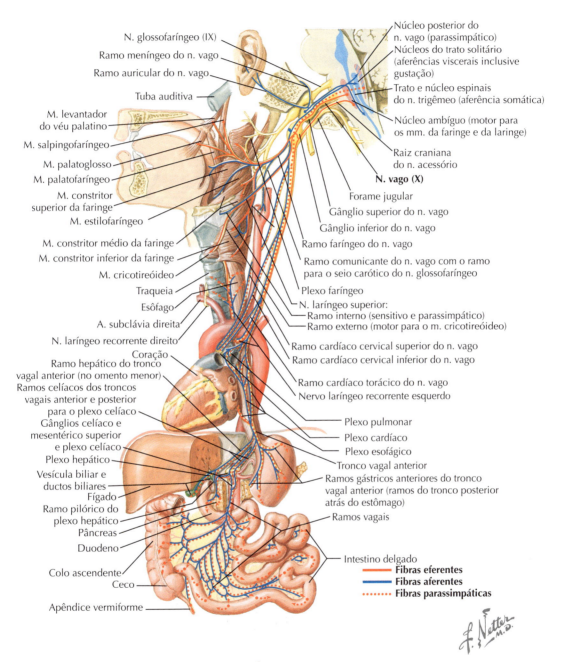

Figura 3-28

NERVOS CRANIANOS • *Nervo Craniano XI: Nervo Acessório*

ASPECTOS GERAIS

- A anatomia do nervo acessório é controversa na literatura
- Descreve-se habitualmente uma raiz craniana e outra espinal desse nervo
- Cogita-se que as fibras da raiz craniana sejam parte do nervo vago e não do acessório
- A descrição clássica é apresentada na tabela

Coluna Funcional	Origem das Fibras	Terminação das Fibras	Resumo	Comentários
EVE/ESG*	*Raiz craniana*: Começa no núcleo ambíguo *Raiz espinal*: Começa nos níveis cervicais superiores da medula espinal	Inerva os mm. trapézio e esternocleidomastóideo	Essas fibras da parte craniana estendem-se com o n. vago. A raiz espinal começa nos níveis cervicais da medula espinal e entra no crânio pelo forame magno. Uma vez no interior do crânio, o n. acessório exterioriza-se pelo forame jugular junto com os nn. glossofaríngeo e vago	As fibras das raízes craniana e espinal separam-se, de modo que aquelas da raiz craniana agregam-se ao plexo faríngeo e as da raiz espinal inervam o m. esternocleidomastóideo e atravessam o trígono cervical lateral até alcançar o m. trapézio

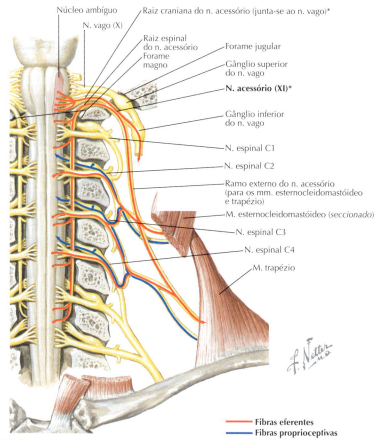

*Evidências recentes sugerem que o nervo acessório não possui uma raiz craniana e não tem conexão com o nervo vago. Discute-se se a inervação branquiomérica dos músculos trapézio e esternocleidomastóideo provém das fibras EVE ou ESG

Figura 3-29

NERVOS CRANIANOS • Nervo Craniano XII: Nervo Hipoglosso

Coluna Funcional	Origem das Fibras	Terminação das Fibras	Resumo	Comentários
ESG	Começam no núcleo do nervo hipoglosso	Inervam os mm. genioglosso, hioglosso e estiloglosso e os mm. intrínsecos da língua	As fibras ESG são responsáveis pela inervação da maior parte dos músculos da língua	Lesões do n. hipoglosso promovem um desvio da língua protruída para o lado da lesão

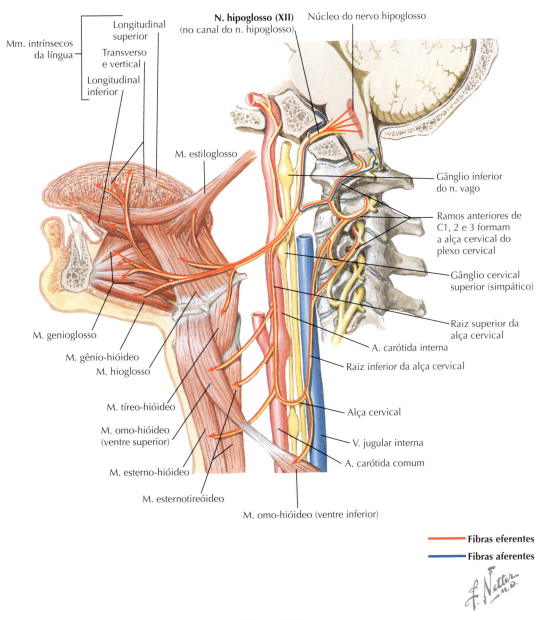

Figura 3-30

CORRELAÇÕES CLÍNICAS • *Lesões que Afetam o Nervo Acessório (Raiz Espinal)*

- O nervo acessório (raiz espinal) fornece inervação motora para os músculos esternocleidomastóideo e trapézio
- O nervo acessório (raiz espinal) estende-se próximo aos linfonodos cervicais superficiais
  - Este trajeto torna-o vulnerável a lesões durante biópsia ou esvaziamento cervical radical no trígono lateral
  - Lesões do nervo acessório também podem resultar de endarterectomia de carótida
- Em lesões localizadas no trígono lateral o músculo esternocleidomastóideo não é afetado, mas o músculo trapézio é acometido
  - O ombro "cai", ocorrendo leve afastamento da escápula (escápula alada)
  - A abdução do braço também é afetada quando o paciente tenta levantá-lo acima do plano horizontal

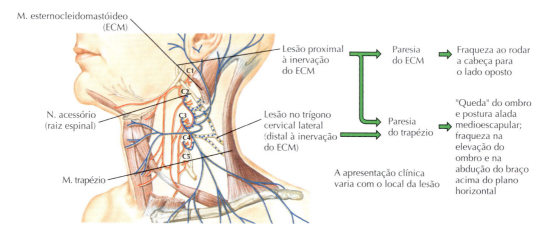

Comparação dos achados clínicos nas lesões do NC-XI e do nervo torácico longo

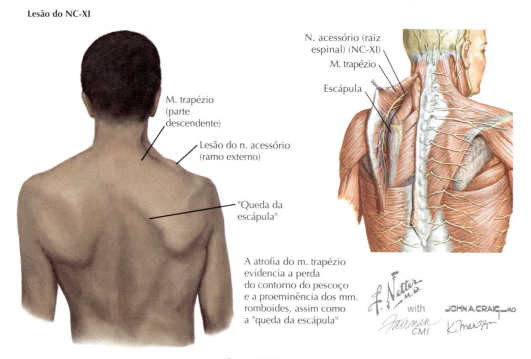

Figura 3-31

104 NETTER ATLAS DE ANATOMIA DA CABEÇA E PESCOÇO

- O nervo hipoglosso fornece a inervação motora para a maioria dos músculos da língua, inclusive:
  - Genioglosso
  - Hioglosso
  - Estiloglosso
- A protração da língua é realizada pela ação bilateral dos músculos genioglossos
- A paralisia de um dos músculos genioglossos faz com que a língua protraída desvie para o lado paralisado
- A paralisia do nervo hipoglosso pode ser causada por:
  - Tumores
  - Trauma cervical
  - Radioterapia
- Paralisia semelhante pode ser causada por um acidente vascular encefálico que afeta os neurônios motores superiores contralaterais aos músculos paralisados, devido ao cruzamento das fibras desses neurônios

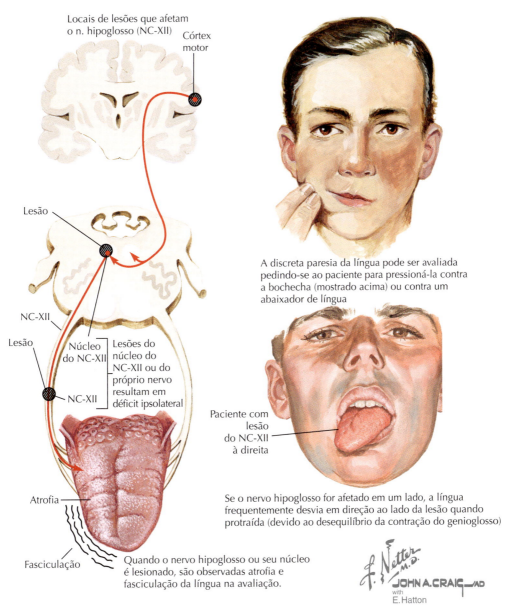

Figura 3-32

CAPÍTULO 4
O PESCOÇO

Aspectos Gerais e Anatomia Topográfica	**108**
Trígonos do Pescoço	**111**
Trígono Cervical Anterior	**111**
Trígono Cervical Lateral	**120**
Trígono Suboccipital	**122**
Conteúdo Visceral	**123**
Raiz do Pescoço	**125**
Músculos	**126**
Vascularização do Pescoço	**130**
Inervação do Pescoço	**139**
Correlações Clínicas	**148**

ASPECTOS GERAIS E ANATOMIA TOPOGRÁFICA • *Informações Gerais*

- O *pescoço* é a área entre a base do crânio, a margem inferior da mandíbula e a abertura superior do tórax.
- A parte anterior do pescoço contém as principais estruturas viscerais entre a cabeça e o tórax:
  - Faringe
  - Laringe
  - Traqueia
  - Esôfago
  - Glândulas tireoide e paratireoides
- Com finalidade descritiva, o pescoço é dividido em 2 trígonos:
  - Trígono cervical anterior
  - Trígono cervical lateral
- A pele é a estrutura mais superficial que recobre o pescoço

FÁSCIA

- O pescoço é circundado por 2 lâminas principais de fáscia cervical que podem ainda ser subdivididas em:
  - Tela subcutânea (fáscia superficial)
  - Fáscia cervical (profunda)
    - Lâmina superficial da fáscia cervical (de revestimento)
    - Lâmina média da fáscia cervical (inclui as partes muscular e visceral da lâmina pré-traqueal)
    - Lâmina profunda da fáscia cervical (inclui as lâminas pré-vertebral e a alar)
    - Bainha carótica (formada pelas outras camadas da fáscia cervical)
- O conteúdo da tela subcutânea dependerá de sua localização, mas inclui:
- Músculo platisma (e o ramo cervical do nervo facial que o inerva)
- Nervos cutâneos do plexo cervical:
  - Occipital menor
  - Auricular magno
  - Cervical transverso (a maior contribuição sensitiva)
  - Supraclaviculares
- Profundamente à tela subcutânea está a lâmina de revestimento da fáscia cervical
- A lâmina superficial (ou de revestimento) da fáscia cervical fixa-se ao longo da linha mediana posterior e estende-se anteriormente para circundar todo o pescoço
- A lâmina superficial (ou de revestimento) da fáscia cervical envolve os músculos:
  - Trapézio
  - Esternocleidomastóideo

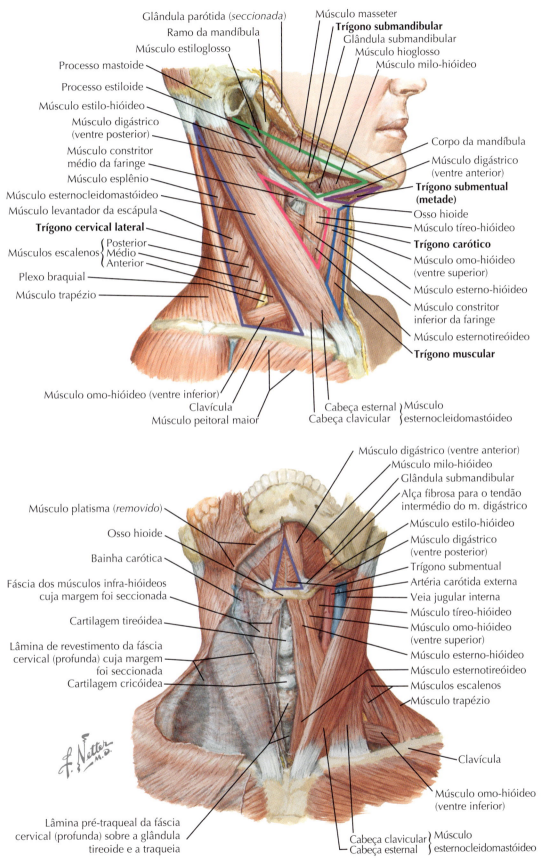

Figura 4-1

4 ASPECTOS GERAIS E ANATOMIA TOPOGRÁFICA • *Informações Gerais*

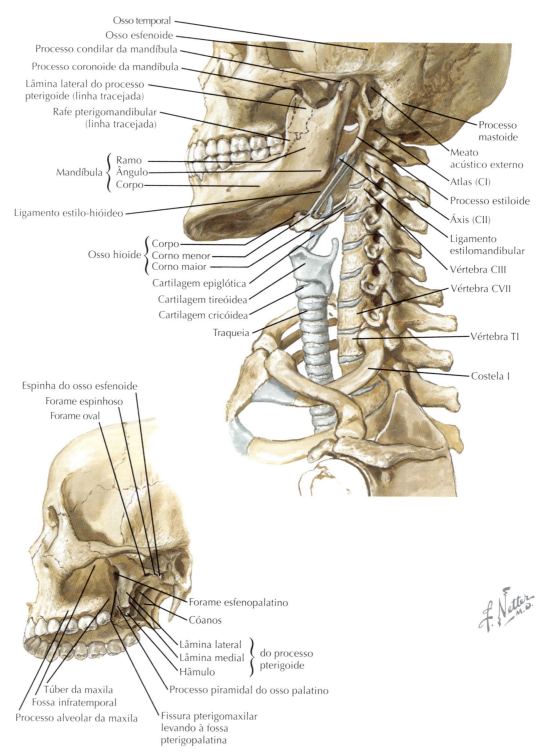

Figura 4-2

- Limites do trígono cervical anterior:
  - Margem anterior do m. esternocleidomastóideo
  - Margem inferior da mandíbula (estendendo-se por uma linha do ângulo da mandíbula ao processo mastoide)
  - Linha mediana anterior do pescoço (da mandíbula à incisura jugular do manúbrio do esterno)
- Usando-se o osso hioide como referência, os músculos omo-hióideo e digástrico subdividem o trígono cervical anterior em:
  - Trígono submentual
  - Trígono submandibular
  - Trígono carótico
  - Trígono muscular
- Todos os trígonos da região cervical anterior são pares exceto o trígono submentual que se estende dos lados direito e esquerdo do pescoço
- O osso hioide divide o trígono cervical anterior em 2 regiões: supra-hióidea e infra-hióidea
- A região *supra-hióidea* contém 4 músculos:
  - Milo-hióideo
  - Digástrico
  - Estilo-hióideo
  - Gênio-hióideo
- A região *infra-hióidea* contém 4 músculos em forma de fita:
  - Omo-hióideo
  - Esterno-hióideo
  - Esternotireóideo
  - Tíreo-hióideo

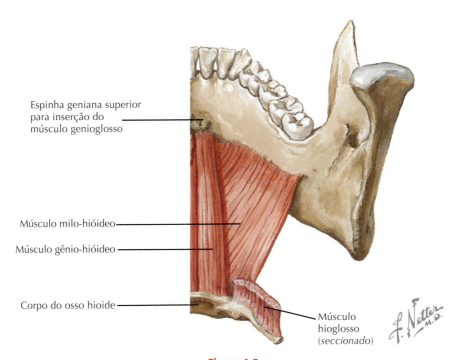

Figura 4-3

4 TRÍGONOS DO PESCOÇO • *Trígono Cervical Anterior*

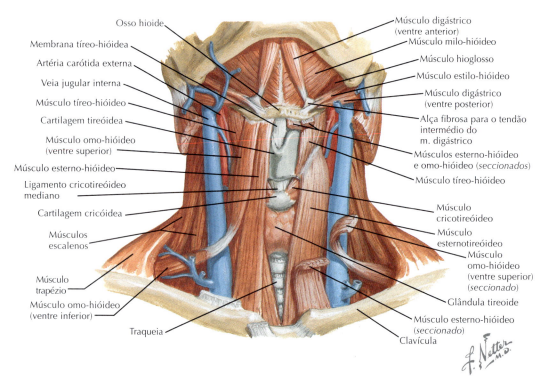

Figura 4-4

112 NETTER ATLAS DE ANATOMIA DA CABEÇA E PESCOÇO

- Limites do trígono submentual:
  - Corpo do osso hioide
  - Ventre anterior do m. digástrico à direita
  - Ventre anterior do m. digástrico à esquerda
- O assoalho do trígono é composto por:
  - M. milo-hióideo
- O teto é constituído de:
  - Pele
  - Tela subcutânea com o platisma
  - Fáscia cervical
- O trígono submentual é ímpar

CONTEÚDO DO TRÍGONO SUBMENTUAL			
Artéria	Veia	Nervo	Estruturas
	Jugular anterior		Linfonodos submentuais

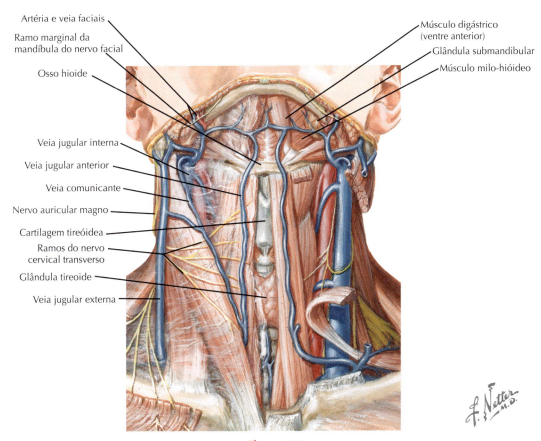

Figura 4-5

TRÍGONO CERVICAL ANTERIOR • *Trígono Submandibular*

- Frequentemente chamado de trígono digástrico
- Limites do trígono submandibular
  - Margem inferior da mandíbula (estendendo-se por uma linha do ângulo da mandíbula ao processo mastoide)
  - Digástrico (ventre posterior)
  - Digástrico (ventre anterior)
- O assoalho do trígono é composto pelos músculos:
  - Hioglosso
  - Milo-hióideo
  - Constritor médio da faringe
- O teto é constituído por:
  - Pele
  - Tela subcutânea com o platisma
  - Fáscia cervical
- O trígono submandibular é par
- Há 3 áreas triangulares de importância clínica no interior do trígono submandibular:
  - Trígono de Lesser
  - Trígono de Pirogoff
  - Trígono de Béclard
- Os 3 trígonos são pequenas subdivisões do trígono submandibular, que auxilia na identificação do nervo hipoglosso (situado superficialmente ao músculo hioglosso) e da artéria lingual (profunda ao músculo), importante pela sua ligadura durante hemorragia ou cirurgia

TRÍGONO DE LESSER

- Limites:
  - N. hipoglosso
  - M. digástrico (ventre anterior)
  - M. digástrico (ventre posterior)

TRÍGONO DE PIROGOFF

- Limites:
  - N. hipoglosso
  - M. digástrico (tendão intermédio)
  - M. milo-hióideo (margem posterior)

TRÍGONO DE BÉCLARD

- Limites:
  - Corno maior do osso hioide
  - M. digástrico (ventre posterior)
  - M. hioglosso (margem posterior)

CONTEÚDO DO TRÍGONO SUBMANDIBULAR			
Artérias	**Veias**	**Nervos**	**Estruturas**
Facial	Facial	Milo-hióideo	Glândula submandibular
Submentual	Submentual	Hipoglosso	Linfonodos submandibulares
Lingual (pequena porção)	Lingual (pequena porção)	Lingual (ocultado pela parte profunda da glândula submandibular)	Porção inferior da parótida
		Facial (ramificações dos ramos marginal da mandíbula e cervical)	

TRÍGONO CERVICAL ANTERIOR • *Trígono Submandibular*

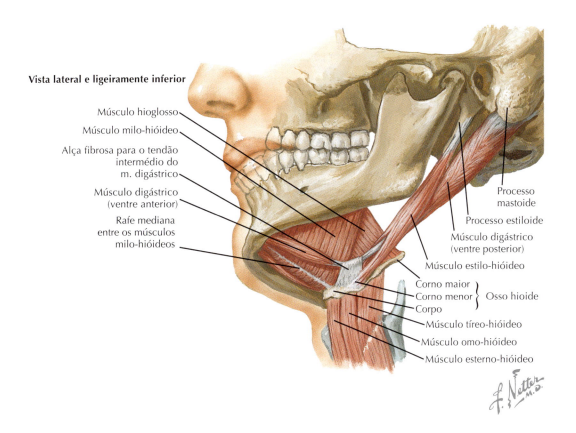

Vista lateral e ligeiramente inferior

- Músculo hioglosso
- Músculo milo-hióideo
- Alça fibrosa para o tendão intermédio do m. digástrico
- Músculo digástrico (ventre anterior)
- Rafe mediana entre os músculos milo-hióideos
- Processo mastoide
- Processo estiloide
- Músculo digástrico (ventre posterior)
- Músculo estilo-hióideo
- Corno maior
- Corno menor } Osso hioide
- Corpo
- Músculo tíreo-hióideo
- Músculo omo-hióideo
- Músculo esterno-hióideo

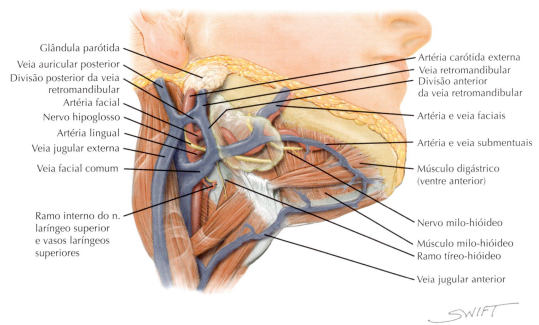

- Glândula parótida
- Veia auricular posterior
- Divisão posterior da veia retromandibular
- Artéria facial
- Nervo hipoglosso
- Artéria lingual
- Veia jugular externa
- Veia facial comum
- Ramo interno do n. laríngeo superior e vasos laríngeos superiores
- Artéria carótida externa
- Veia retromandibular
- Divisão anterior da veia retromandibular
- Artéria e veia faciais
- Artéria e veia submentuais
- Músculo digástrico (ventre anterior)
- Nervo milo-hióideo
- Músculo milo-hióideo
- Ramo tíreo-hióideo
- Veia jugular anterior

Figura 4-6

O PESCOÇO 115

TRÍGONO CERVICAL ANTERIOR • *Trígono Carótico*

- Foi assim denominado pois constitui o local onde podem ser encontradas partes das 3 artérias carótidas
- Limites do trígono carótico:
  - Margem anterior do m. esternocleidomastóideo
  - M. digástrico (ventre posterior)
  - M. omo-hióideo (ventre superior)
- O assoalho do trígono é composto pelos músculos:
  - Hioglosso
  - Tíreo-hióideo
  - Constritor médio da faringe
  - Constritor inferior da faringe
- O teto é constituído por:
  - Pele
  - Tela subcutânea com o platisma
  - Fáscia cervical
- O trígono carótico é par

CONTEÚDO DO TRÍGONO CARÓTICO			
Artérias	**Veias**	**Nervos**	**Estruturas**

Carótida comum (com glomo carótico)
• Carótida interna (com seio carótico)
• Carótida externa
  • Tireóidea superior (com a artéria laríngea superior)
  • Lingual
  • Facial
  • Faríngea ascendente
  • Occipital
	Jugular interna
	Facial comum
	Lingual
	Tireóidea superior
	Tireóidea média
		Vago
		
		• Laríngeo externo
		• Laríngeo interno
		Acessório (pequena porção)
		Hipoglosso
		Alça cervical (raiz superior)
		Tronco simpático
			Laringe (pequena porção)
			Glândula tireoide (pequena porção)
			Linfonodos

116 NETTER ATLAS DE ANATOMIA DA CABEÇA E PESCOÇO

TRÍGONO CERVICAL ANTERIOR • *Trígono Carótico*

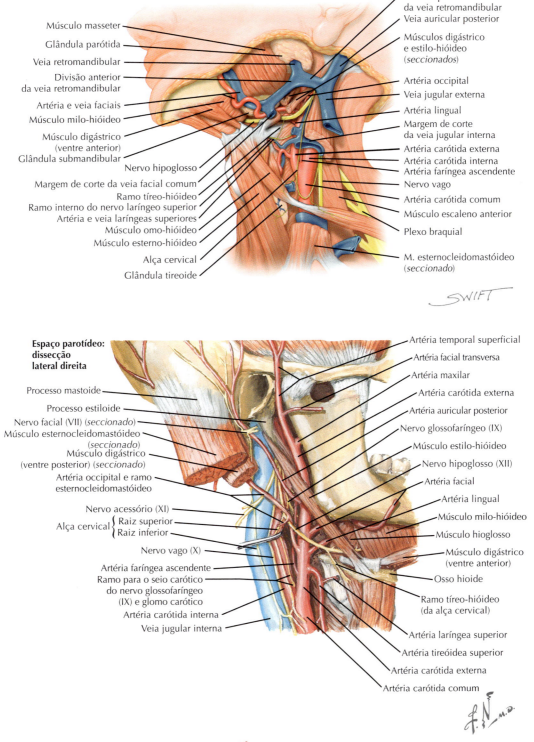

Figura 4-7

TRÍGONO CERVICAL ANTERIOR • *Trígono Muscular*

- Limites do trígono muscular:
  - Margem anterior do esternocleidomastóideo
  - Ventre superior do m. omo-hióideo
  - Linha mediana anterior
- O assoalho do trígono é composto pelos músculos:
  - Esterno-hióideo
  - Esternotireóideo
- O teto é formado pela:
  - Pele
  - Tela subcutânea com o platisma
  - Fáscia cervical profunda
- O trígono muscular é par

CONTEÚDO DO TRÍGONO MUSCULAR			
Artéria	**Veias**	**Nervo**	**Estruturas**
Tireóidea superior	Tireóidea superior Tireóidea inferior Jugular anterior	Alça cervical	Músculos infra-hióideos: • Esterno-hióideo • Esternotireóideo • Tíreo-hióideo Glândula tireoide Glândula paratireoide Laringe Traqueia Esôfago Linfonodos

TRÍGONO CERVICAL ANTERIOR • *Trígono Muscular*

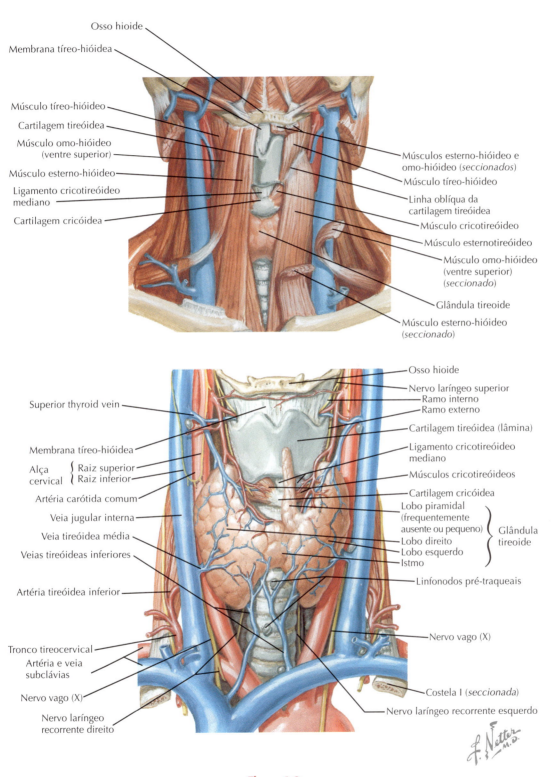

Figura 4-8

O PESCOÇO

TRÍGONO CERVICAL LATERAL • *Informações Gerais*

- Limites do trígono cervical lateral:
  - Margem posterior do esternocleidomastóideo
  - Terço médio da clavícula
  - Margem anterior do trapézio
- Localizado na região lateral do pescoço, curvando-se superior e posteriormente no pescoço
- É subdividido em 2 trígonos pelo m. omo-hióideo:
  - Omoclavicular (também chamado de trígono supraclavicular)
  - Occipital
- O teto do trígono cervical lateral inclui:
  - Pele
  - Tela subcutânea com o platisma
  - Lâmina superficial (de revestimento) da fáscia cervical
- O assoalho do trígono cervical lateral inclui os músculos:*:
  - Semiespinal da cabeça
  - Esplênio da cabeça
  - Levantador da escápula
  - Escaleno posterior
  - Escaleno médio
  - Escaleno anterior
- O trígono cervical lateral é par

*Estes músculos são recobertos pela lâmina pré-vertebral da fáscia cervical.

CONTEÚDO DO TRÍGONO CERVICAL LATERAL			
Artérias	**Veias**	**Nervos**	**Estruturas**
Terceira parte da subclávia Occipital (ocasionalmente) Supraescapular Cervical transversa Dorsal da escápula (geralmente)	Jugular externa (e tributárias) Occipital (ocasionalmente) Suprascapular Cervical transversa	Plexo cervical (ramos sensitivos): • Occipital menor • Cervical transverso • Auricular magno • Supraclaviculares Acessório Ramos e troncos do plexo braquial • Dorsal da escápula • Torácico longo • Supraescapular Frênico	Linfonodos

120 NETTER ATLAS DE ANATOMIA DA CABEÇA E PESCOÇO

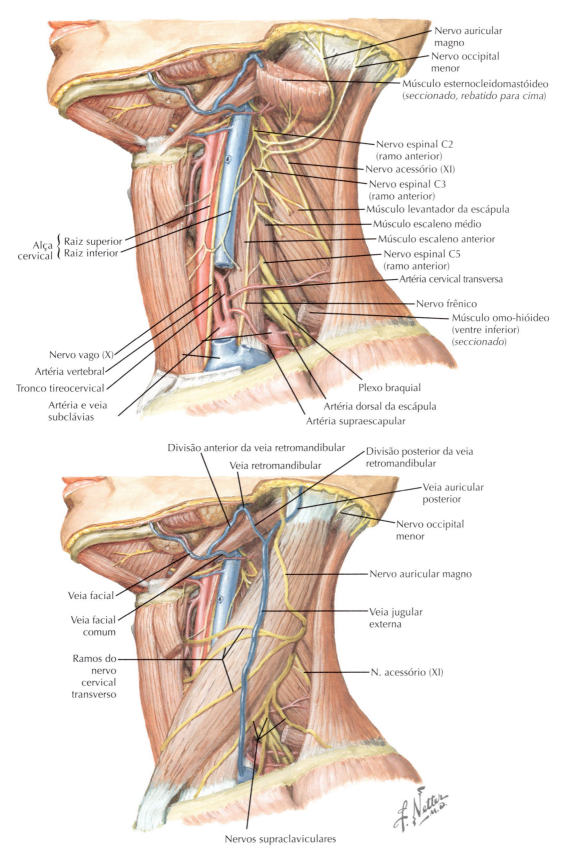

Figura 4-9

TRÍGONO SUBOCCIPITAL • *Informações Gerais*

- Limites do trígono suboccipital:
  - M. oblíquo superior da cabeça
  - M. oblíquo inferior da cabeça
  - M. reto posterior maior da cabeça
- O teto do trígono suboccipital inclui:
  - Tecido conectivo denso
- O assoalho do trígono suboccipital inclui:
  - Membrana atlantoccipital posterior
  - Arco posterior do atlas
- O trígono suboccipital é par

ARTÉRIAS VERTEBRAIS

- Estes vasos entram pelo forame transversário da 6ª vértebra cervical, emergindo acima da 1ª vértebra cervical para entrar no trígono suboccipital
- Curvam-se medialmente e estendem-se em um sulco no arco posterior do atlas
- Atravessam a membrana atlantoccipital para entrar no canal vertebral

CONTEÚDO DO TRÍGONO SUBOCCIPITAL			
Artéria	**Veia**	**Nervos**	**Estruturas**
Vertebral	Vertebral (formada por tributárias do plexo venoso vertebral interno) Plexo suboccipital	Occipital maior Suboccipital	Músculos: • Reto posterior maior da cabeça • Reto posterior menor da cabeça • Oblíquo superior da cabeça • Oblíquo inferior da cabeça

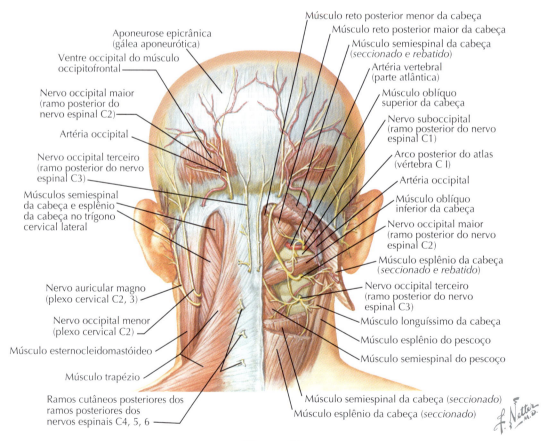

Figura 4-10

CONTEÚDO VISCERAL • *Glândula Tireoide, Glândulas Paratireoides, Laringe*

GLÂNDULA TIREOIDE

- Órgão altamente vascularizado localizado nas faces anterior e lateral do pescoço
- Constituída de lobos direito e esquerdo interconectados na linha mediana por um istmo
- Está situada aproximadamente no nível entre a 5ª vértebra cervical e a 1ª vértebra torácica
- O istmo cruza anteriormente a 2ª e 3ª cartilagens traqueais
- Muitas vezes, um lobo piramidal origina-se do istmo e estende-se superiormente
- É irrigada pelas artérias tireóideas superior e inferior, com a maior parte proveniente da artéria tireóidea inferior
- A artéria tireóidea ima pode irrigar a tireoide originando-se do tronco braquiocefálico ou como um ramo direto da aorta
- A drenagem venosa ocorre por um plexo na superfície da tireoide e em seguida para as veias tireóideas superior, média e inferior
- Sob o aspecto microscópico, a tireoide é constituída por:
  - Células epiteliais foliculares que secretam os hormônios tireóideos (tiroxina e triiodotironina)
  - Parafoliculares ou células C (que secretam calcitonina e se desenvolvem a partir da 4ª bolsa faríngea)

GLÂNDULAS PARATIREOIDES

- Em geral, as paratireoides são 4 pequenas glândulas endócrinas localizadas na face posterior dos lobos da glândula tireoide
- Sua função principal é regular os níveis de cálcio no corpo
- As paratireoides superiores são irrigadas pela artéria tireóidea superior e as paratireoides inferiores pela artéria tireóidea inferior
- Sob o aspecto microscópico, suas células estão organizadas em cordões
- Há 2 tipos fundamentais de células na glândula paratireoide:
  - Células principais (que secretam o hormônio paratireóideo)
  - Células oxifílicas
- Desenvolvem-se a partir da 3ª (paratireoide inferior) e 4ª (paratireoide superior) bolsas faríngeas, cuja posição final se altera em decorrência da migração

LARINGE

- Conexão entre a faringe e a traqueia
- Evita que corpos estranhos penetrem nas vias aéreas inferiores
- Projetada para a produção de som (fonação)
- Mais curta nas mulheres e nas crianças
- Constituída de 9 cartilagens: 3 pares e 3 ímpares
- Localizada no plano mediano em oposição às vértebras cervicais III–VI

O PESCOÇO **123**

CONTEÚDO VISCERAL • *Glândula Tireoide, Glândulas Paratireoides, Laringe*

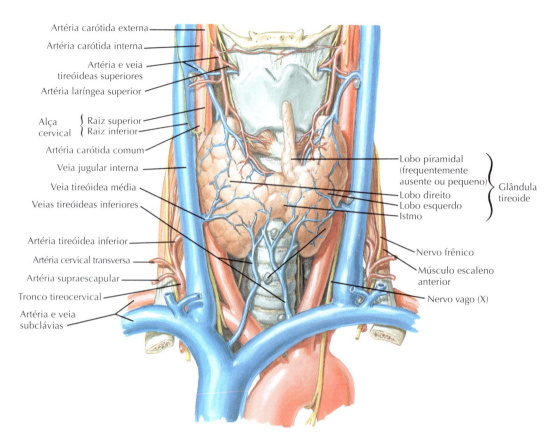

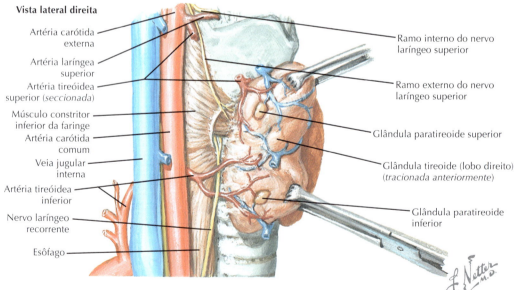

Figura 4-11

RAIZ DO PESCOÇO • *Informações Gerais*

- A raiz do pescoço conecta as estruturas do pescoço com a cavidade torácica
- A abertura superior do tórax é limitada por:
  - Manúbrio do esterno
  - Primeira costela e cartilagem costal
  - Primeira vértebra torácica
- O ápice de cada pulmão se estende até a raiz do pescoço na região lateral da abertura superior do tórax

CONTEÚDO DA RAIZ DO PESCOÇO			
Artérias	**Veias**	**Nervos**	**Estruturas**
Carótida comum Subclávia Vertebral Tronco tireocervical • Tireóidea inferior • Cervical transversa • Supraescapular • Cervical ascendente	Jugular interna Subclávia Braquiocefálica Tireóidea inferior Vertebral	Vago Laríngeo recorrente Frênico Tronco simpático Plexo braquial	Traqueia Esôfago Ducto torácico Ducto linfático direito Linfonodos

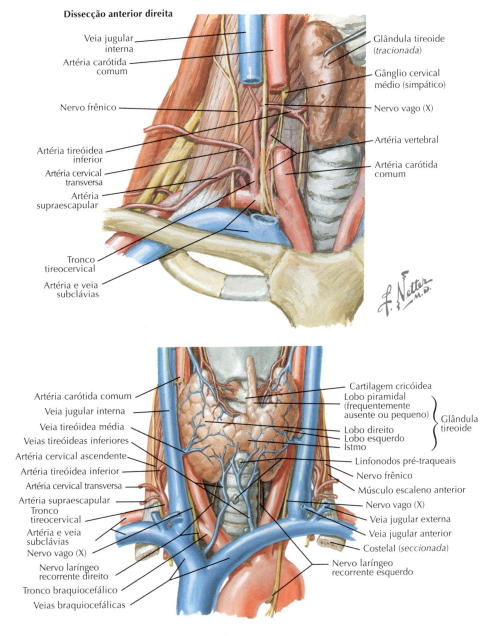

Figura 4-12

O PESCOÇO 125

MÚSCULOS • Principais Bordas e Subdivisões

Principais Limites dos Trígonos

Músculo	Inserção Proximal	Inserção Distal	Ações	Inervação
Trapézio	Protuberância occipital externa Linha nucal superior Ligamento nucal Processo espinhoso de C7 Processo espinhoso de T1-7	Espinha da escápula Acrômio 1/3 lateral da clavícula	Levanta a escápula Retrai a escápula Abaixa a escápula	Nervo acessório e também recebe ramos de C3 e C4 que provavelmente sejam proprioceptivos
Esternocleidomastóideo	Processo mastoide do osso temporal Linha nucal superior	Manúbrio do esterno 1/3 medial da clavícula	Ação unilateral: • Roda a cabeça para o lado oposto • Inclina a cabeça para o mesmo lado Ação bilateral: • Flete a cabeça	Nervo acessório

Músculos que Subdividem os Trígonos

Músculo	Inserção Posterior	Inserção Anterior	Ações	Inervação
Digástrico (ventres posterior e anterior conectados por um tendão ligado ao osso hioide)	Processo mastoide	Fossa digástrica da mandíbula	Levanta o osso hioide. Ajuda a abaixar e a retruir a mandíbula	Nervo facial (para o ventre posterior) Nervo trigêmeo (para o ventre anterior)
Omo-hióideo (ventres superior e inferior conectados por um tendão)	Margem superior da escápula	Corpo do osso hioide	Abaixa o osso hioide Ajuda a abaixar a laringe	Alça cervical

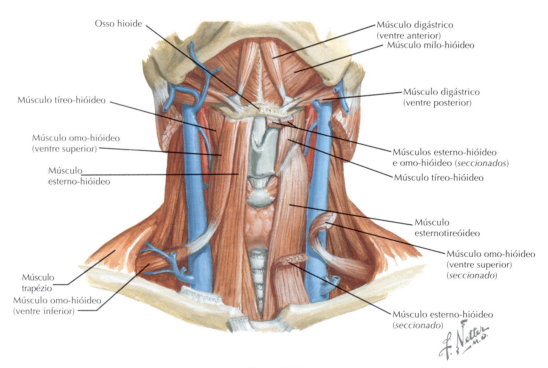

Figura 4-13

Músculos Supra-hióideos

Músculo	Inserção Superior	Inserção Inferior	Ação	Inervação
Estilo-hióideo	Processo estiloide	Corpo do osso hioide	Levanta o hioide Retrai o hioide	Nervo facial
Milo-hióideo	Linha milo-hióidea da mandíbula	Milo-hióideo do lado oposto na rafe Corpo do osso hioide	Levanta o hioide Levanta o assoalho da cavidade oral	Nervo trigêmeo (divisão mandibular)
Digástrico (ventres posterior e anterior conectados por um tendão ligado ao osso hioide)	Processo mastoide	Fossa digástrica da mandíbula	Levanta o hioide Ajuda a a retruir e a abaixar a mandíbula	Nervo facial (para o ventre posterior) Nervo trigêmeo (para o ventre anterior – a partir da divisão mandibular)
Gênio-hióideo	Espinha geniana inferior	Corpo do osso hioide	Ajuda a protrair o hioide e a língua	C1 (ramo anterior, que acompanha o nervo hipoglosso)

Músculos Infra-hióideos

Músculo	Inserção Inferior	Inserção Superior	Ação	Inervação
Omo-hióideo (ventres superior e inferior conectados por um tendão)	Margem superior da escápula	Corpo do osso hioide	Abaixa o hioide	Alça cervical
Esterno-hióideo	Manúbrio do esterno	Corpo do osso hioide	Abaixa o hioide	
Esternotireóideo	Manúbrio do esterno	Linha oblíqua da cartilagem tireóidea	Abaixa a laringe	
Tíreo-hióideo	Linha oblíqua da cartilagem tireóidea	Corno maior do osso hioide	Abaixa o hioide	C1 (ramo anterior, que acompanha o nervo hipoglosso)

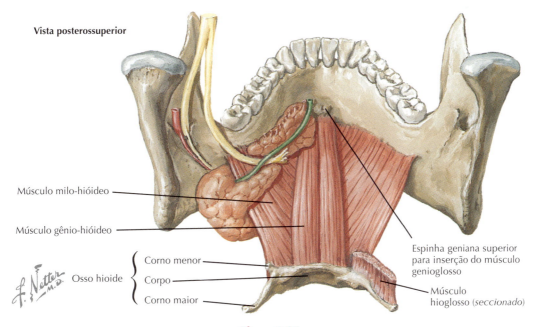

Vista posterossuperior

Músculo milo-hióideo
Músculo gênio-hióideo
Osso hioide { Corno menor, Corpo, Corno maior }
Espinha geniana superior para inserção do músculo genioglosso
Músculo hioglosso (seccionado)

Figura 4-14

MÚSCULOS • Músculos Pré-vertebrais

Músculo	Inserção Inferior / Proximal	Inserção Superior / Distal	Ação	Inervação
Longo do pescoço			Bilateral: • Flexão do pescoço Unilateral: • Rotação ipsolateral da cabeça • Flexão ipsolateral da cabeça	Ramos anteriores de C2 a C8
Porção oblíqua superior	Processos transversos de C III–V	Arco anterior do atlas		
Porção oblíqua inferior	Corpos vertebrais de T I–III	Processo transverso de C V–VI		
Porção vertical	Corpos vertebrais de C V–VII e T I–III	Corpos vertebrais de C II–IV		
Longo da cabeça	Processos transversos de C III–VI	Parte basilar do osso occipital	Bilateral: • Flexão da cabeça Unilateral: • Rotação ipsolateral da cabeça • Flexão ipsolateral da cabeça	Ramos anteriores de C1 a C3
Reto anterior da cabeça	Massa lateral do atlas Processo transverso do atlas			Ramos anteriores de C1 e C2
Reto lateral da cabeça	Processo transverso do atlas	Processo jugular do osso occipital	Flexão lateral da cabeça	
Escaleno anterior	Processos transversos de C III–VI	Tubérculo do músculo escaleno anterior (na costela I)	Levanta a costela I Flexão lateral do pescoço	Ramos anteriores de C4 a C6
Escaleno médio	Processos transversos de C II–VII	Costela I	Flexão lateral do pescoço	Ramos anteriores de C5 a C8
Escaleno posterior	Processos transversos de C V–VII	Costela II		Ramos anteriores de C6 a C8

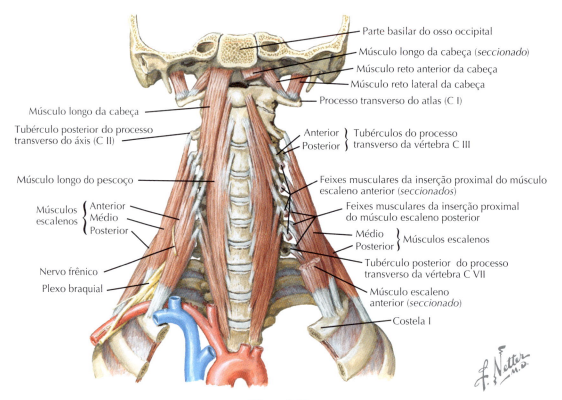

Figura 4-15

MÚSCULOS • Músculos do Trígono Suboccipital

Músculo	Inserção Inferior	Inserção Superior	Ação	Inervação
Oblíquo superior da cabeça	Processo transverso do atlas	Osso occipital	Bilateral: • Extensão da cabeça Unilateral: • Flexão ipsilateral da cabeça	Nervo suboccipital (ramos posteriores de C1)
Oblíquo inferior da cabeça	Processo espinhoso do áxis	Processo transverso do atlas	Rotação da cabeça para o mesmo lado	
Reto posterior maior da cabeça		Linha nucal inferior (parte lateral) do osso occipital	Bilateral: • Extensão da cabeça Unilateral: • Rotação ipsilateral da cabeça	
Reto posterior menor da cabeça	Arco posterior do atlas	Linha nucal inferior (parte medial) do osso occipital	Estende a cabeça	

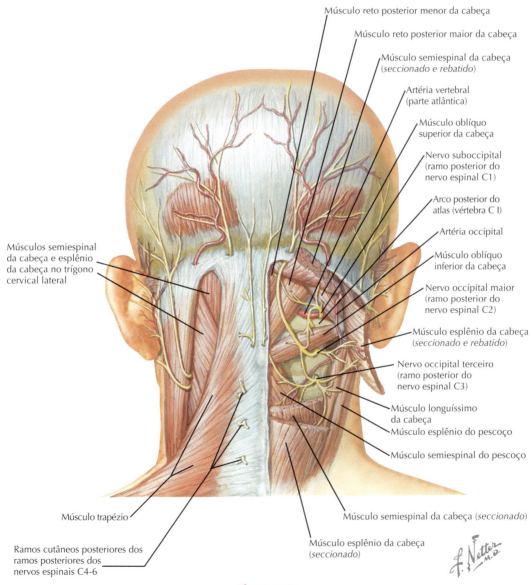

Figura 4-16

O PESCOÇO 129

VASCULARIZAÇÃO DO PESCOÇO • *Irrigação*

- As artérias principais do pescoço são as artérias carótida comum e subclávia

SUBCLÁVIA
- Tronco tireocervical
- Tronco costocervical
- Vertebral
- Dorsal da escápula (usualmente)
- (A artéria torácica interna está localizada no tórax)

CARÓTIDA COMUM
- Carótida interna
- Carótida externa
  - Tireóidea superior
  - Lingual
  - Facial
  - Faríngea ascendente
  - Occipital
- (As artérias auricular posterior, maxilar e temporal superficial estão localizadas na cabeça)

IRRIGAÇÃO DO PESCOÇO PELA SUBCLÁVIA		
Artéria	**Origem**	**Comentários**
Subclávia	A artéria subclávia direita é ramo do tronco braquiocefálico; a artéria subclávia esquerda é ramo direto do arco da aorta	Ambas as artérias subclávias estendem-se lateralmente à traqueia até a raiz do pescoço, passando entre os músculos escalenos anterior e médio Divididas em 3 partes conforme sua relação com o músculo escaleno anterior: • 1ª parte – estende-se do início da subclávia à margem medial do escaleno anterior; todos os ramos da artéria subclávia se originam dessa parte, exceto o tronco costocervical esquerdo, que frequentemente é ramo da 2ª parte • 2ª parte – localizada posteriormente ao escaleno anterior • 3ª parte – estende-se da margem lateral do escaleno anterior até a margem lateral da costela I, onde se torna artéria axilar
Tronco tireocervical	Ramo da 1ª parte da subclávia na região medial ao músculo escaleno anterior	Imediatamente se divide em 3 ramos: • A. tireóidea inferior – estende-se junto à margem medial do escaleno anterior, em situação posterior à bainha carótica e anterior à artéria vertebral, até a glândula tireoide, acompanhada pelo nervo laríngeo recorrente; dá origem à artéria laríngea inferior para a laringe e à cervical ascendente, que ajuda a irrigar os músculos da região e emite ramos que se anastomosam com a artéria vertebral • A. supraescapular – estende-se no sentido inferior e lateral através do músculo escaleno anterior e do nervo frênico, profundamente ao músculo esternocleidomastóideo, e segue pelo trígono cervical lateral até a escápula, onde passa superiormente ao ligamento transverso superior da escápula • A. cervical transversa – estende-se pelo trígono cervical lateral até a margem anterior do músculo trapézio
Tronco costocervical	Ramo da 1ª parte da artéria subclávia direita e da 2ª parte da artéria subclávia esquerda	Divide-se em 2 ramos: • A. cervical profunda – estende-se em sentido superior pela região cervical posterior sobretudo para ajudar a irrigar os músculos • A. intercostal suprema – estende-se para irrigar o 1° e 2° espaços intercostais
Vertebral	1ª parte da artéria subclávia	Ascende para entrar no forame transversário de C VI Curva-se em torno do atlas e em seguida atravessa o forame magno para entrar no crânio, onde se une com a vertebral oposta para formar a artéria basilar na face anterior da ponte
Dorsal da escápula	2ª ou 3ª parte da artéria subclávia	Origina-se da artéria subclávia em cerca de 70% a 75% das pessoas e da artéria cervical transversa nos 25% a 30% restantes Quando se origina da artéria subclávia, estende-se em sentido posterior por entre os troncos do plexo braquial para seguir pelo trígono cervical lateral até a margem anterior do músculo trapézio

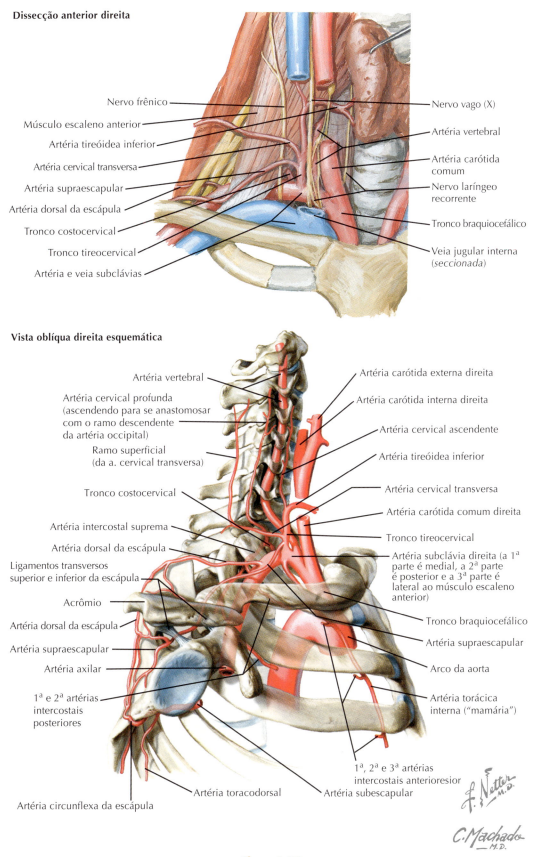

Figura 4-17

VASCULARIZAÇÃO DO PESCOÇO • *Irrigação*

IRRIGAÇÃO DO PESCOÇO PELAS CARÓTIDAS		
Artéria	**Origem**	**Comentários**
Carótida comum	A artéria carótida comum direita é ramo do tronco braquiocefálico; a artéria carótida comum esquerda é ramo direto do arco da aorta	Ambas as carótidas comuns ascendem em posição posterior à articulação esternoclavicular e bifurcam-se no nível da margem superior da cartilagem tireóidea e de C III dando origem à • Artéria carótida externa • Artéria carótida interna Não há ramos da artéria carótida comum no pescoço *Glomo carótico:* Quimiorreceptor localizado junto à artéria carótida comum Usualmente recebe inervação sensitiva do ramo para o seio carótico do nervo glossofaríngeo
Carótida interna	Esses 2 ramos da artéria carótida comum originam-se no nível da margem superior da cartilagem tireóidea e de C III	Não há ramos da artéria carótida interna no pescoço No pescoço, estende-se em sentido superior dentro da bainha carótica junto com a veia jugular interna e o nervo vago, em situação anterior aos processos transversos das vértebras cervicais superiores *Seio carótido:* Barorreceptor localizado em uma dilatação no início da artéria carótida interna Usualmente recebe inervação sensitiva do ramo para o seio carótico do nervo glossofaríngeo
Carótida externa		Dá origem à maioria dos ramos do pescoço Localizada externamente à bainha carótica, estende-se em sentido anterossuperior no pescoço em posição posterior à mandíbula e profunda aos músculos digástrico (ventre posterior) e estilo-hióideo para entrar na glândula parótida
• *Tireóidea superior*	Primeiro ramo da artéria carótida externa; surge no trígono carótico	Estende-se em sentido inferior junto ao músculo constritor inferior da faringe em direção à glândula tireoide A artéria laríngea superior origina-se da artéria tireóidea superior e atravessa a membrana tíreo-hióidea para irrigar a laringe
• *Lingual*	Artéria carótida externa; origina-se no interior do trígono carótico	Estende-se obliquamente no sentido superomedial, em direção corno maior do osso hioide, e forma uma alça seguindo um trajeto anteroinferior enquanto segue superficialmente ao músculo constritor médio da faringe Quando forma a alça, a artéria é cruzada superficialmente pelo nervo hipoglosso A artéria lingual está situada profundamente aos músculos digástrico (ventre posterior) e estilo-hióideo, em seu trajeto anterior Nesta região, ela origina o ramo supra-hióideo que se estende junto à margem superior do osso hioide para irrigar os músculos da região Estende-se profundamente ao músculo hioglosso, em sentido anterior entre este e o genioglosso, para irrigar a língua
• *Facial*	Artéria carótida externa no trígono carótico	Estende-se superiormente, em posição profunda aos músculos digástrico (ventre posterior) e estilo-hióideo Passa adjacente à glândula submandibular e emite a artéria submentual que ajuda a irrigar a glândula Estende-se em sentido superior sobre o corpo da mandíbula e adjacente ao músculo masseter em um padrão tortuoso para irrigar a face

Continua na próxima página

VASCULARIZAÇÃO DO PESCOÇO • *Irrigação* 4

IRRIGAÇÃO DO PESCOÇO PELAS CARÓTIDAS *(cont.)*		
Artéria	**Origem**	**Comentários**
• *Faríngea ascendente*	Ramo posterior da artéria carótida externa, próximo à bifurcação da artéria carótida comum	O menor ramo da carótida externa Ascende entre a parede lateral da faringe e a artéria carótida interna Possui uma série de ramos: 3 a 4 ramos faríngeos suprem os músculos constritores superior e médio da faringe O ramo mais superior atravessa uma abertura acima do músculo constritor superior da faringe Dá origem à artéria timpânica inferior, que irriga a cavidade timpânica Dá origem à artéria meníngea posterior, que irriga os ossos da fossa posterior do crânio e a dura-máter
• *Occipital*	Artéria carótida externa no trígono carótico	Emite ramos junto à margem inferior dos músculos digástrico (ventre posterior) e estilo-hióideo O nervo hipoglosso forma uma alça sob a artéria occipital desde a parte posterior do vaso, continuando anteriormente Estende-se em sentido posterior junto ao processo mastoide, criando um sulco no osso Perfura a fáscia que conecta a inserção do trapézio com o músculo esternocleidomastóideo Ascende na camada de tecido conectivo do couro cabeludo, dando origem a vários ramos Anastomosa-se com as artérias auricular posterior e temporal superficial A parte terminal da artéria é acompanhada pelo nervo occipital maior

O PESCOÇO **133**

4 VASCULARIZAÇÃO DO PESCOÇO • *Irrigação*

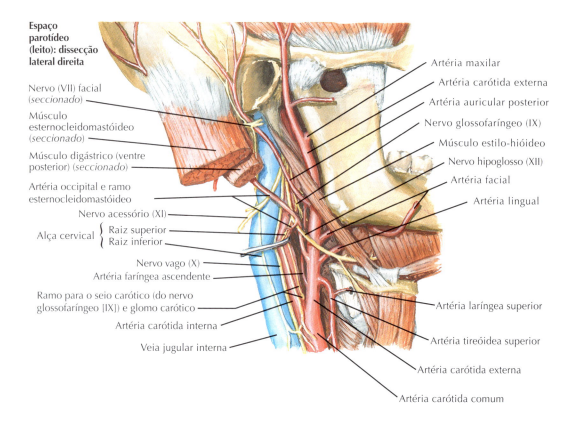

Espaço parotídeo (leito): dissecção lateral direita

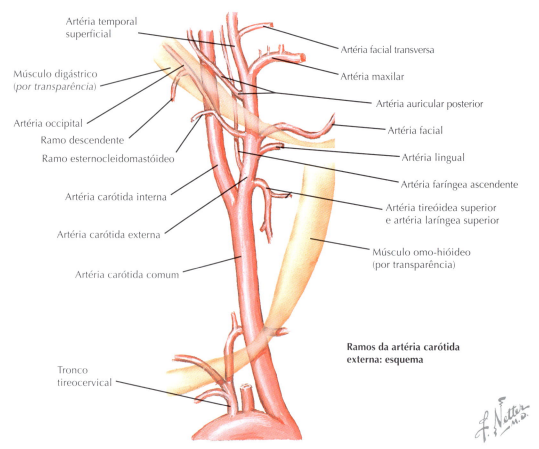

Ramos da artéria carótida externa: esquema

Figura 4-18

134 NETTER ATLAS DE ANATOMIA DA CABEÇA E PESCOÇO

VASCULARIZAÇÃO DO PESCOÇO • *Drenagem Venosa* 4

- Altamente variável com drenagem inconsistente

VEIAS DO PESCOÇO

- Jugular interna
  - Occipital
  - Facial comum
    - Facial
  - Lingual
  - Faríngea
  - Tireóidea superior
  - Tireóidea média
- Subclávia
  - Vertebral
  - Jugular externa
    - Cervical transversa
    - Supraescapular
    - Jugular anterior
- Braquiocefálica
  - Tireóidea inferior

DRENAGEM VENOSA JUGULAR DO PESCOÇO	
Veia	**Comentários**
Jugular interna	Contínua com o seio sigmoide na cavidade do crânio Inicia-se na base do crânio como uma dilatação denominada bulbo superior da veia jugular Situa-se posteriormente à artéria carótida interna e aos nervos glossofaríngeo, vago e acessório no início de seu trajeto descendente Estende-se em posição lateral à artéria carótida interna no interior da bainha carótica com o nervo vago situado posteriormente aos vasos Une-se com a veia subclávia para formar a veia braquiocefálica na raiz do pescoço Recebe uma série de tributárias
Occipital	Inicia-se na porção posterior do couro cabeludo Passa de superficial a profunda ao atravessar a inserção do músculo esternocleidomastóideo Possui uma emissária mastóidea que a conecta ao seio transverso O término da veia é variável, mas geralmente estende-se em sentido inferior para terminar na veia jugular interna
Facial comum	No trígono submandibular, a veia facial une-se à divisão anterior da retromandibular para formar a veia facial comum A veia facial comum drena para a veia jugular interna
• *Facial*	Não possui válvulas para permitir o fluxo sanguíneo retrógrado Inicia-se como veia angular Estende-se em sentido inferior ao lado do nariz, recebendo as veias nasais externas Continua em trajeto posterior e inferior através do ângulo da boca até a bochecha, recebendo as veias labiais superior e inferior Durante seu percurso em direção à mandíbula, a veia facial está conectada pela veia facial profunda ao plexo pterigóideo No trígono submandibular, a veia facial une-se à divisão anterior da retromandibular para formar a veia facial comum
Lingual	Estende-se com a artéria lingual, profundamente ao músculo hioglosso, e termina na veia jugular interna A veia acompanhante do nervo hipoglosso inicia-se no ápice da língua e termina na veia lingual ou acompanha o nervo hipoglosso até desembocar na veia facial comum, drenando para a veia jugular interna

Continua na próxima página

O PESCOÇO **135**

VASCULARIZAÇÃO DO PESCOÇO • *Drenagem Venosa*

DRENAGEM VENOSA JUGULAR DO PESCOÇO *(cont.)*	
Veia	**Comentários**
Faríngea	As veias faríngeas estendem-se do plexo (venoso) faríngeo situado junto à parede posterior da faringe Terminam na veia jugular interna
Tireóidea superior	Forma um plexo venoso na glândula tireoide com as veias tireóideas média e inferior antes de estender-se à veia jugular interna
Tireóidea média	Forma um plexo venoso na glândula tireoide com as veias tireóideas superior e inferior antes de estender-se à veia jugular interna
Jugular externa	Formada pela união da divisão posterior da veia retromandibular com a veia auricular posterior no interior da glândula parótida Apresenta trajeto descendente vertical em posição profunda ao músculo platisma, porém superficial ao músculo esternocleidomastóideo Estende-se pelo trígono cervical lateral, onde drena para a veia subclávia imediatamente lateral ao músculo escaleno anterior
Cervical transversa	Estende-se da margem anterior do músculo trapézio pelo trígono cervical lateral para terminar na veia jugular externa
Supraescapular	Origina-se logo acima do ligamento transverso superior da escápula e atravessa o trígono cervical lateral para terminar na veia jugular externa
Jugular anterior	Origina-se pela junção de diversas veias superficiais na região submentual Estende-se inferiormente em posição anterior ao músculo esternocleidomastóideo e, em seguida, profundamente a ele antes de terminar na jugular externa ou na subclávia
Braquiocefálica	As vv. braquiocefálicas direita e esquerda são formadas posteriormente às articulações esternoclaviculares direita e esquerda pela união das vv. jugular interna e subclávia de seus respectivos lados
Tireóidea inferior	Na glândula tireoide, forma um plexo venoso com as vv. tireóideas superior e média Em geral, as vv. tireóideas inferiores direita e esquerda drenam para as vv. braquiocefálicas direita e esquerda, respectivamente
Subclávia	A continuação da veia axilar Localizada ao longo da margem lateral da costela I até se unir com a veia jugular interna Estende-se anteriormente ao músculo escaleno anterior
Vertebral	Inicia-se por um plexo no trígono suboccipital e estende-se inferiormente através do forame transversário de todas as vértebras cervicais antes de terminar na subclávia ou, mais comumente, na veia braquiocefálica

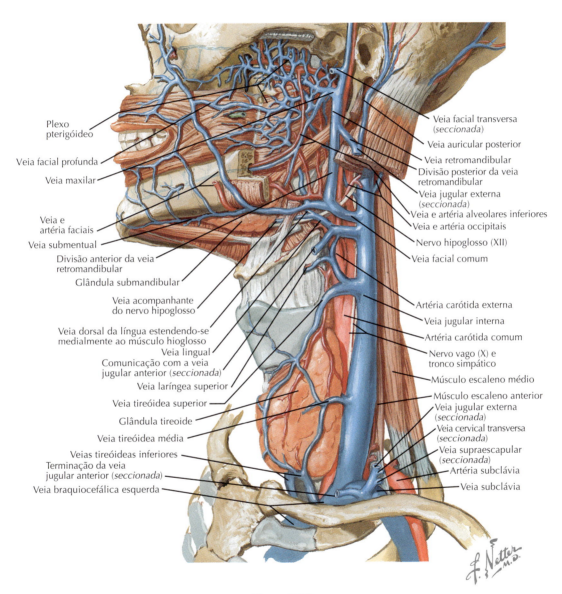

Figura 4-19

VASCULARIZAÇÃO DO PESCOÇO • *Drenagem Venosa*

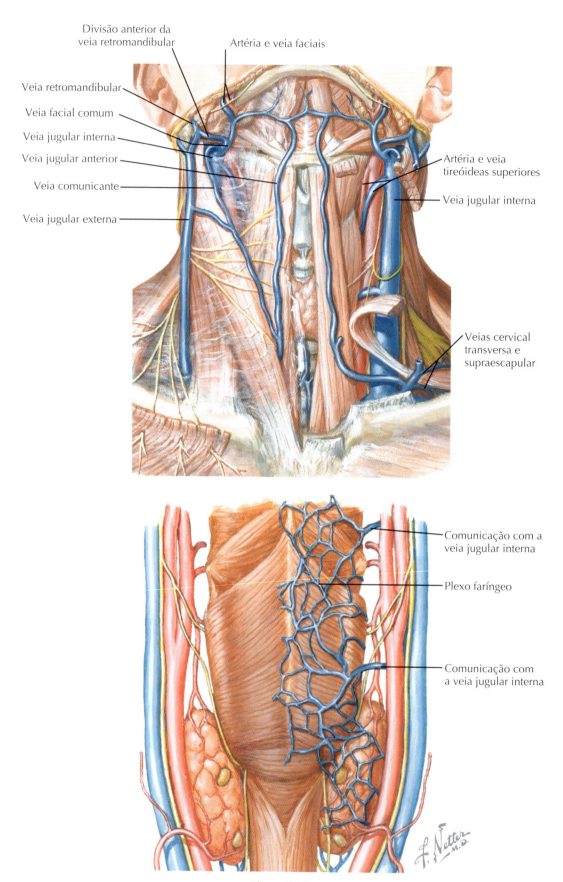

Figura 4-20

INERVAÇÃO DO PESCOÇO • *Informações Gerais* **4**

- O suprimento nervoso do pescoço é extenso; ele é constituído por:
  - Nervos cranianos
    - Glossofaríngeo
    - Vago
    - Acessório
    - Hipoglosso
  - Plexo cervical
  - Plexo braquial
    - Dorsal da escápula
    - Torácico longo
    - Supraescapular
  - Frênico
  - Outros ramos cervicais anteriores

Nervos Cranianos do Pescoço

NERVO GLOSSOFARÍNGEO
• Também conhecido como nervo craniano IX
• Origina-se-se a partir do bulbo e atravessa forame jugular com os nervos vago e acessório
• Logo após atravessar esse forame, dá origem ao nervo timpânico
• Ao atravessar o forame jugular, o glossofaríngeo passa entre a artéria carótida interna e a veia jugular interna estendendo-se em sentido inferior
• Dá origem ao ramo para o seio carótico que se estende entre as artérias carótidas interna e externa até o glomo carótico e o seio carótico
• O nervo glossofaríngeo continua seu trajeto inferior e emite os ramos faríngeos, que são os nervos sensitivos do plexo faríngeo, os quais perfuram os músculos da faringe e inervam as túnicas mucosas (principalmente da parte oral da faringe)
• Ainda em seu trajeto descendente, estende-se posteriormente ao músculo estilofaríngeo e o inerva
• Estende-se anteriormente com o estilofaríngeo por entre os músculos constritores superior e médio da faringe para aproximar-se das tonsilas palatinas
• Emite pequenos ramos linguais que distribuem as fibras aferentes somáticas gerais (ASG) para a túnica mucosa do terço posterior da língua, além das fauces, e fibras aferentes viscerais especiais (AVE) para as papilas linguais

NERVO VAGO
• Também conhecido como nervo craniano X
• Origina-se a partir do bulbo (medula oblonga) e atravessa o forame jugular com os nervos glossofaríngeo e acessório
• O nervo vago atravessa esse forame entre a artéria carótida interna e a veia jugular interna
• O nervo vago emite vários ramos à medida que se estende pelo pescoço a partir da base do crânio: ramos auricular, faríngeo, laríngeo superior, laríngeo recorrente e cardíacos

Ramo Auricular
• Origina-se do gânglio superior, segue posteriormente à veia jugular interna, e estende-se junto ao osso temporal para entrar no canalículo mastóideo, e dá origem a ramos que inervam a pele da parte posterior da orelha e a porção posterior do meato acústico externo

Ramo Faríngeo
• Origina-se da parte superior do gânglio inferior do nervo vago, e constitui o componente motor do plexo faríngeo

Nervo Laríngeo Superior
• Apresenta trajeto inferior, em posição posterior artéria carótida interna e lateral à faringe, e divide-se em:
• Ramo laríngeo interno – estende-se em sentido inferior até a laringe através da membrana tíreo-hióidea, junto com os vasos laríngeos superiores, para emitir fibras ASG à raiz da língua na região epiglótica, e à túnica mucosa da laringe até as pregas vestibulares; e fibras AVE às papilas linguais da região
• Ramo laríngeo externo – estende-se inferiormente junto ao músculo constritor inferior da faringe para inervar sua porção inferior e o músculo cricotireóideo

Continua na próxima página

O PESCOÇO **139**

Nervo Laríngeo Recorrente
• Origina-se do nervo vago em locais diferentes, dependendo do lado do corpo
• O nervo laríngeo recorrente direito forma uma alça sob a artéria subclávia direita, enquanto o nervo laríngeo recorrente esquerdo forma uma alça posteriormente ao ligamento arterial e sob a aorta
• Ascende adjacente à superfície lateral da traqueia até a faringe, onde passa profundamente ao músculo constritor inferior da faringe para chegar à laringe e inervar a túnica mucosa abaixo das pregas vestibulares e todos os músculos intrínsecos da laringe exceto o cricotireóideo

Ramos Cardíacos
• Estendem-se em sentido inferior para formar a porção parassimpática do plexo cardíaco

NERVO ACESSÓRIO
• Também conhecido como nervo craniano XI
• Constituído de 2 raízes: craniana e espinal

Raiz Craniana
• Inicia-se no núcleo ambíguo do bulbo (medula oblonga) como 4 a 5 radículas imediatamente inferiores às raízes do nervo vago e estende-se lateralmente até o forame jugular, onde se une com as fibras da raiz espinal do nervo acessório
• Unida por uma distância curta, também está conectada por 1 ou 2 ramos com o gânglio inferior do nervo vago
• Atravessa o forame jugular, separa-se da raiz espinal, e continua sobre o gânglio inferior do nervo vago para distribuir-se principalmente aos ramos faríngeos do vago e formar a porção motora do plexo faríngeo, que inerva músculos da faringe, do palato mole e 1 músculo da língua

Raiz Espinal
• Inicia-se nos níveis cervicais superiores da medula espinal e depois de separar-se da raiz craniana inerva o músculo esternocleidomastóideo e estende-se obliquamente pelo trígono cervical lateral para inervar o músculo trapézio

NERVO HIPOGLOSSO
• Também conhecido como nervo craniano XII
• Origina-se como uma série de radículas no bulbo (medula oblonga) e atravessa o canal do nervo hipoglosso
• Estende-se em sentido inferior por entre a artéria carótida interna e a veia jugular interna
• Estende-se em sentido anterior à medida que contorna a artéria occipital inferiormente ao ventre posterior do músculo digástrico
• Passa superficialmente à artéria carótida externa e à alça da artéria lingual em seu trajeto anterior
• Passa profundamente aos músculos digástrico (ventre posterior) e estilo-hióideo e ocupa posição superficial ao músculo hioglosso com a veia acompanhante do nervo hipoglosso
• Passa profundamente ao músculo milo-hióideo e estende-se em sentido anterior no músculo genioglosso
• Emite ramos musculares que inervam todos os músculos intrínsecos da língua e os músculos hioglosso, genioglosso e estiloglosso

INERVAÇÃO DO PESCOÇO • *Nervos Cranianos do Pescoço*

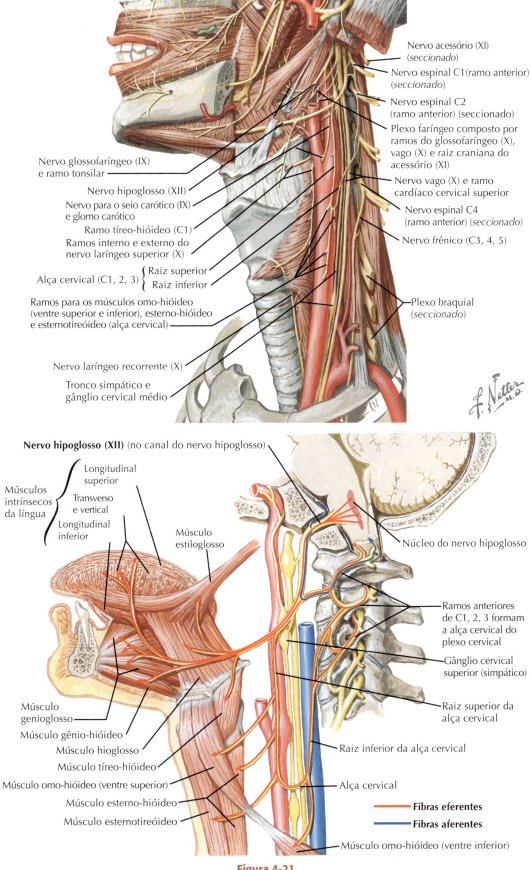

Figura 4-21

O PESCOÇO **141**

INERVAÇÃO DO PESCOÇO • *Inervação Sensitiva do Pescoço*

- A pele do pescoço recebe a inervação sensitiva de ramos posteriores e anteriores
- O ramo posterior de C1 não possui fibras sensitivas e não contribui para a inervação sensitiva do pescoço
- Os ramos posteriores de C6 a C8 não possuem fibras sensitivas e não contribuem para a inervação sensitiva do pescoço
- Os ramos anteriores contribuem com a maior parte da inervação sensitiva para o pescoço por intermédio dos ramos sensitivos do plexo cervical

PLEXO CERVICAL

- Formado pelos ramos anteriores de C1 a C4
- Origina-se profundamente ao m. esternocleidomastóideo
- Os ramos sensitivos passam ao longo da margem posterior do músculo no ponto de Erb e estendem-se a seus destinos

RAMOS ANTERIORES		
Nervo	**Origem**	**Comentários**
Occipital menor	Plexo cervical pelas contribuições do ramo anterior de C2	Passa posteriormente ao músculo esternocleidomastóideo no ponto de Erb Ascende em posição posterior ao esternocleidomastóideo pela região posterior da cabeça Continua na cabeça posteriormente à orelha para inervar a a pele na região
Auricular magno	Plexo cervical formado pelas contribuições dos ramos anteriores de C2 e C3	Passa posteriormente ao músculo esternocleidomastóideo no ponto de Erb Ascende adjacente ao esternocleidomastóideo, dividindo-se em ramos anterior e posterior: • O ramo anterior inerva a pele da face sobre a glândula parótida • O ramo posterior inerva a pele sobre o processo mastoide, a porção posterior da orelha, e a parte inferior da concha e o lóbulo
Cervical transverso		Passa posteriormente ao músculo esternocleidomastóideo no ponto de Erb Cruza anteriormente o esternocleidomastóideo, dividindo-se em ramos superiores e inferiores Os ramos superiores e inferiores perfuram o músculo platisma para inervar a pele do pescoço entre a mandíbula e o manúbrio do esterno
Supraclavicular	Plexo cervical formado pelas contribuições dos ramos anteriores de C3 e C4	Passa posteriormente ao músculo esternocleidomastóideo no ponto de Erb Estende-se inferiormente em direção oblíqua pelo trígono cervical lateral *Divide-se em 3 ramos principais:* • Supraclaviculares mediais – inervam a pele até a linha mediana anterior • Supraclaviculares intermédios – inervam a pele sobre a região dos músculos peitoral maior e deltoide • Supraclaviculares laterais – inervam a pele sobre o músculo deltoide e região anterior do trapézio
RAMOS POSTERIORES		
Occipital maior	Ramo posterior de C2	Ascende depois de emergir do trígono suboccipital obliquamente por entre os músculos oblíquo inferior e semiespinal da cabeça Atravessa o músculo trapézio e ascende para inervar a pele da parte posterior do couro cabeludo até o vértice
Occipital terceiro	Ramo posterior (ramo medial) de C3 profundamente ao músculo trapézio	Atravessa o músculo trapézio e ascende na pele da parte posteroinferior da cabeça próximo à linha mediana posterior
Ramo posterior de C4	Ramo posterior de C4 profundamente ao músculo trapézio	Atravessa o músculo trapézio e ascende na pele da parte posteroinferior da cabeça próximo à linha mediana posterior
Ramo posterior de C5	Ramo posterior de C5 profundamente ao músculo trapézio	Atravessa o músculo trapézio e ascende na pele da parte posteroinferior da cabeça próximo à linha mediana posterior

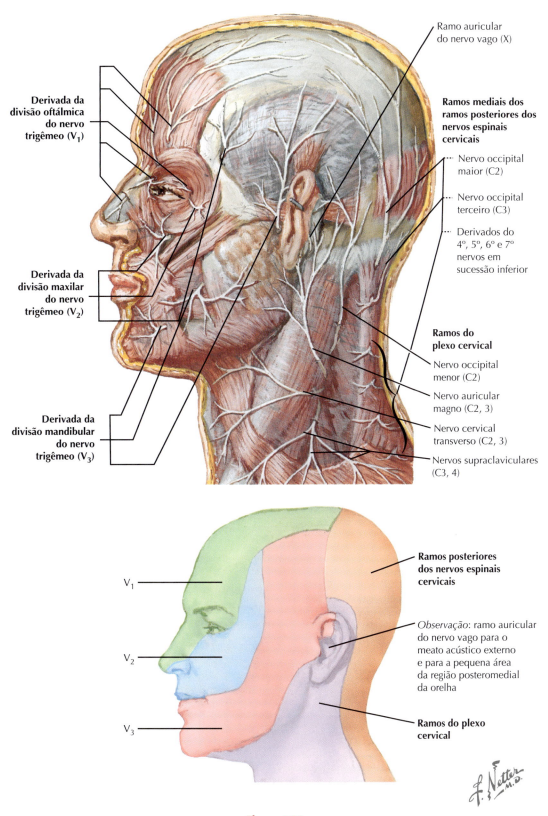

Figura 4-22

INERVAÇÃO DO PESCOÇO • *Plexo Cervical do Pescoço*

- Formado a partir dos ramos anteriores de C1 a C4
- Dividido em 2 partes:
  - Alça cervical (componente motor)
  - Ramos cutâneos (componente sensitivo)
    - Occipital menor
    - Cervical transverso
    - Auricular magno
    - Supraclavicular

ALÇA CERVICAL	
Origem	**Comentários**

Ramos anteriores de C1 a C3	Componente motor do plexo cervical
	Inerva os músculos:
	• Omo-hióideo
	• Esterno-hióideo
	• Esternotireóideo
	Divisões:
	Raiz superior (hipoglosso descendente)
	  Origina-se do ramo anterior de C1, cujas fibras estendem-se em sentido anterior e unem-se às do nervo hipoglosso sem se misturar
	  À medida que o nervo hipoglosso segue anteriormente em direção à língua, algumas fibras de C1 estendem-se inferiormente para formar a raiz superior da alça cervical
	  A raiz superior une-se à raiz inferior junto à margem lateral da bainha carótica
	  Algumas fibras de C1 continuam a acompanhar o nervo hipoglosso para inervar os músculos gênio-hióideo e tíreo-hióideo
	Raiz inferior (cervical descendente)
	  Origina-se dos ramos anteriores de C2 e C3
	Estes ramos se unem para formar a raiz inferior que se une com a raiz superior junto à margem lateral da bainha carótica

RAMOS CUTÂNEOS		
Nervo	**Origem**	**Comentários**
Occipital menor	Plexo cervical pelas contribuições do ramo anterior de C2	Passa posteriormente ao músculo esternocleidomastóideo no ponto de Erb Ascende em posição posterior ao esternocleidomastóideo pela região posterior da cabeça Continua na cabeça, posteriormente à orelha, para inervar a pele na região
Auricular magno	Plexo cervical formado pelas contribuições dos ramos anteriores de C2 e C3	Passa posteriormente ao músculo esternocleidomastóideo no ponto de Erb Ascende adjacente ao esternocleidomastóideo dividindo-se nos ramos anterior e posterior: • O ramo anterior inerva a pele da face acima da glândula parótida • O ramo posterior inerva a pele sobre o processo mastoide, a porção posterior da orelha, a parte inferior da concha e o lóbulo
Cervical transverso		Passa posteriormente ao músculo esternocleidomastóideo no ponto de Erb Cruza anteriormente o esternocleidomastóideo dividindo-se nos ramos superiores e inferiores Os ramos superiores e inferiores perfuram o platisma para inervar a pele do pescoço entre a mandíbula e o manúbrio do esterno
Supraclavicular	Plexo cervical formado pelas contribuições dos ramos anteriores de C3 e C4	Passa posteriormente ao músculo esternocleidomastóideo no ponto de Erb Estende-se inferiormente em direção oblíqua pelo trígono cervical lateral *Divide-se em 3 ramos principais:* • Supraclaviculares mediais – inervam a pele até a linha mediana anterior • Supraclaviculares intermédios – inervam a pele sobre a região dos músculos peitoral maior e deltoide • Supraclaviculares laterais – inervam a pele sobre o músculo deltoide e região anterior do trapézio

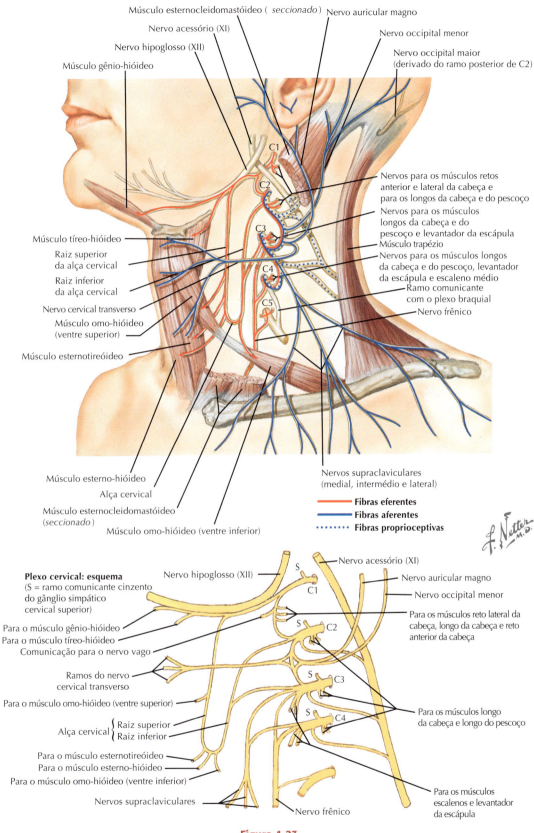

Figura 4-23

INERVAÇÃO DO PESCOÇO • Ramos Anteriores dos Nervos Cervicais

Nervo	Origem	Comentários
Frênico	Origina-se dos ramos anteriores de C3 a C5	Estende-se em sentido inferior sobre a face anterior do músculo escaleno anterior. Por fim, atravessa o tórax para inervar o diafragma
Plexo braquial	Os ramos anteriores de C5 a C8 e T1 formam o plexo braquial responsável pela inervação sensitiva e motora do membro superior	Estes ramos passam entre os músculos escaleno anterior e médio. Os ramos anteriores de C5 e C6 unem-se para formar o tronco superior. O ramo anterior de C7 continua como tronco médio. Os ramos anteriores de C8 e T1 formam o tronco inferior. Estes troncos continuam para formar as divisões do plexo braquial que entram na axila. 3 ramos do plexo braquial estão contidos no trígono cervical lateral: • Dorsal da escápula – origina-se de C5 e perfura o escaleno médio antes de estender-se obliquamente ao m. levantador da escápula, o qual inerva (junto com os músculos romboides maior e menor). • Torácico longo – origina-se dos ramos anteriores C5 a C7 para perfurar o m. escaleno médio antes de estender-se inferiormente ao m. serrátil anterior, o qual inerva • Supraescapular – origina-se do tronco superior e atravessa o trígono cervical lateral para inervar os músculos supraespinal e infraespinal depois de passar sob o ligamento transverso superior da escápula.

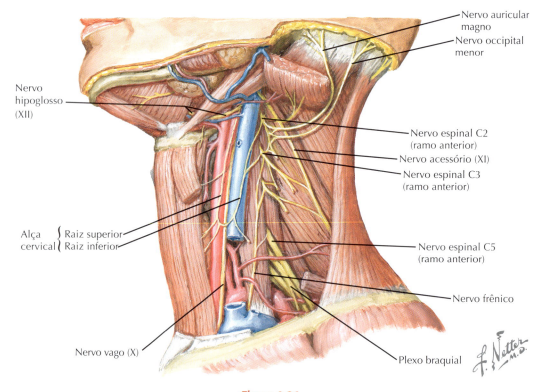

Figura 4-24

146 NETTER ATLAS DE ANATOMIA DA CABEÇA E PESCOÇO

INERVAÇÃO DO PESCOÇO • Ramos Simpáticos no Pescoço

- O tronco simpático estende-se no pescoço a partir do tórax
- No pescoço, o tronco simpático apresenta geralmente 3 gânglios:
  - Gânglio cervical superior – localizado na base do crânio
  - Gânglio cervical médio – localizado no nível de C VI
  - Gânglio cervical inferior – localizado imediatamente posterior à artéria vertebral próximo à origem do vaso
- O gânglio cervical inferior une-se com frequência ao 1° gânglio torácico para formar o gânglio cervicotorácico (estrelado)
- Os neurônios simpáticos para cabeça e pescoço originam-se no núcleo intermediolateral da coluna intermédia da medula espinal de T1 a T4
- Estas fibras pré-ganglionares ascendem pelo tronco simpático para atingir os gânglios cervicais e fazer sinapse com os neurônios pós-ganglionares
- Os neurônios pós-ganglionares podem seguir 2 trajetos:
  - Até os nervos espinais por intermédio do ramo comunicante cinzento
  - Acompanhar as artérias até os órgãos efetores da cabeça

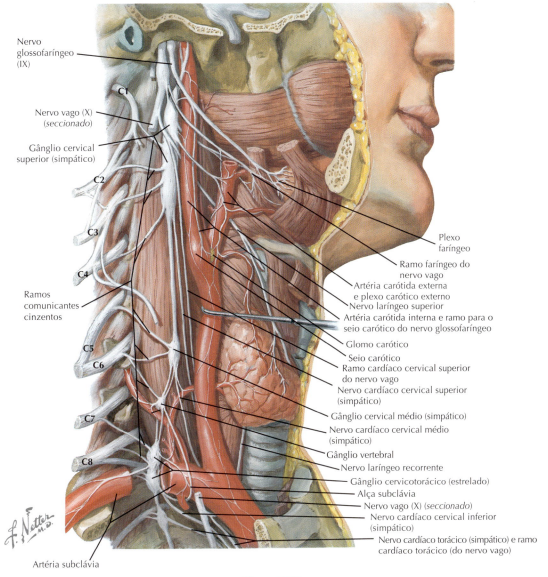

Figura 4-25

O PESCOÇO 147

CORRELAÇÕES CLÍNICAS • *Torcicolo*

- O torcicolo, também conhecido como "pescoço duro", é um distúrbio no qual os músculos do pescoço estão contraídos, alongados ou torcidos em posição anormal
- O esternocleidomastóideo é o músculo mais afetado
- O pescoço tipicamente gira para um lado, levando a movimentos e posturas anormais da cabeça
- No torcicolo muscular congênito, o pescoço inclinado é causado pela rigidez do m. esternocleidomastóideo de um lado do corpo
- O tratamento precoce é importante na prevenção das deformidades permanentes
- Certas drogas, tais como os agentes neurolépticos, podem causar *distonia*, distúrbio em que ocorre contração muscular involuntária no pescoço, no dorso e no tronco

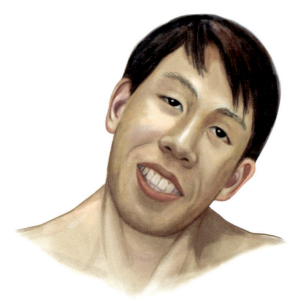

Rapaz com torcicolo muscular. A cabeça inclinada para a esquerda com o queixo levemente virado para a direita decorre da contratura do músculo esternocleidomastóideo esquerdo.

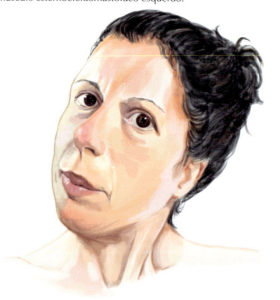

Torcicolo não tratado em mulher de meia-idade Faixas grossas, fibróticas e tendíneas substituíram o músculo esternocleidomastóideo, fazendo a cabeça parecer travada na clavícula. As 2 cabeças do músculo esternocleidomastóideo esquerdo estão proeminentes

Figura 4-26

Causas não Musculares do Torcicolo
Subluxação rotatória e fixação atlantoaxial (segundo Fielding e Hawkins)

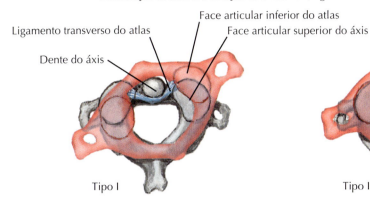
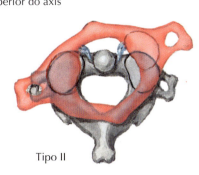

Tipo I — Subluxação rotatória do atlas em torno do dente do áxis, porém com ligamento transverso intacto. Sem deslocamento anterior

Tipo II — Uma face articular subluxada, a outra atua como pivô; ligamento transverso defeituoso. Deslocamento anterior de 3-5 mm

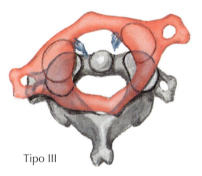
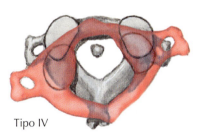

Tipo III — Ambas as faces articulares subluxadas, ligamento transverso defeituoso. Deslocamento anterior >5 mm

Tipo IV — Subluxação rotatória posterior (rara). Dente do áxis ausente ou defeituoso

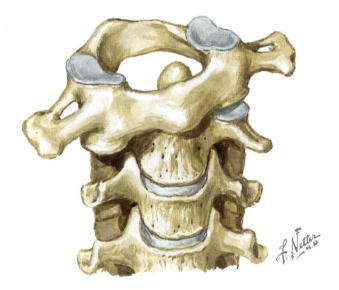

Subluxação rotatória tipo I
Figura 4-27

CORRELAÇÕES CLÍNICAS • *Torcicolo*

- Situação na qual a glândula tireoide não produz hormônios tireóideos suficientes
- A hipófise regula a produção normal da tireoide no que diz respeito aos hormônios tiroxina e triiodotironina
- A falta dos hormônios leva a um alentecimento geral das atividades físicas e mentais
- O hipotireoidismo congênito é conhecido como cretinismo

CAUSAS

- Tireoidite de Hashimoto – o sistema imunológico do corpo ataca a glândula
- Irradiação da glândula
- Remoção cirúrgica da glândula
- Defeitos congênitos

FATORES DE RISCO

- Obesidade
- Idade superior a 50 anos
- Sexo feminino

MANIFESTAÇÕES CLÍNICAS

- Fadiga
- Fraqueza
- Pulso lento
- Edema de face
- Sensações de frio
- Pele seca e áspera
- Voz rouca

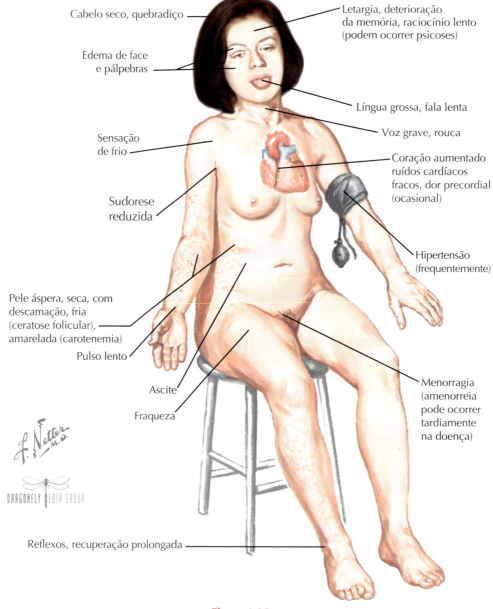

Figura 4-28

150 NETTER ATLAS DE ANATOMIA DA CABEÇA E PESCOÇO

CORRELAÇÕES CLÍNICAS • *Hipertiroidismo*

- Distúrbio caracterizado pelo hipermetabolismo e pelos níveis elevados de hormônios tireóideos
- Pode levar a tireotoxicose, distúrbio tóxico causado pelo excesso de hormônios tireóideos independentemente da causa

CAUSAS

- Doença de Graves – causa mais comum (em mais de 80% de todos os casos de hipertireoidismo), na qual o corpo produz anticorpos que estimulam a tireoide a sintetizar hormônios tireóideos em excesso
- Aumentos benignos da tireoide ou da hipófise
- Tireoidite
- Ingestão de hormônios tireóideos ou de iodo em excesso
- Tumores gonadais

MANIFESTAÇÕES CLÍNICAS

- Perda de peso
- Inquietação
- Nervosismo
- Apetite aumentado
- Fadiga
- Bócio

TRATAMENTO

- Iodo radioativo – no entanto, em excesso, pode levar ao hipotireoidismo
- Cirurgia
- Agentes antitireóideos

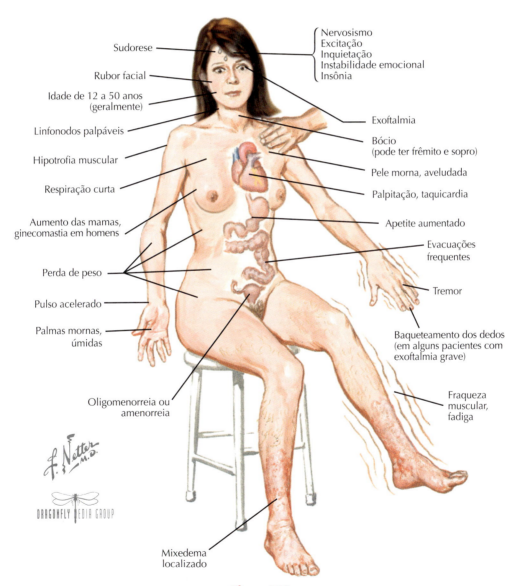

Figura 4-29

CAPÍTULO 5

O COURO CABELUDO E OS MÚSCULOS DA FACE

Aspectos Gerais e Anatomia Topográfica	**154**
Aspectos Gerais do Couro Cabeludo	**156**
Vascularização do Couro Cabeludo	**157**
Inervação do Couro Cabeludo	**159**
Aspectos Gerais dos Músculos da Face	**161**
Vascularização da Face	**170**
Inervação da Face	**177**
Correlações Clínicas	**183**

ASPECTOS GERAIS E ANATOMIA TOPOGRÁFICA • *Informações Gerais*

COURO CABELUDO

- Área delimitada pela fronte, parte superior do crânio e área occipital imediatamente superior à linha nucal superior
- A porção lateral do couro cabeludo mescla-se com a região temporal porque se estende inferiormente até o arco zigomático
- A anatomia do couro cabeludo é importante devido aos traumas frequentes nesta região

FACE

- Área delimitada pela linha capilar anterior, margem anterior das orelhas e mento
- Conteúdo principal: olhos, nariz, boca, músculos da face, músculos da mastigação, glândula parótida, nervo trigêmeo e nervo facial
- Não há fáscia profunda na face
- A tela subcutânea da face possui quantidade variável de tecido adiposo
- O sistema musculoaponeurótico superficial (SMAS) é profundo à tela subcutânea e estabelece um plano de clivagem para a cirurgia da face
- A pele, a tela subcutânea e o SMAS formam uma estrutura anatômica similar ao couro cabeludo propriamente dito
- A pele está ancorada ao osso subjacente por ligamentos de retenção, presentes em locais específicos da face
- A liberação dos ligamentos de retenção é importante durante cirurgias faciais a fim de se obter o resultado estético desejado

OSSOS

- Ossos do esqueleto facial:
  - Frontal
  - Zigomático
  - Maxila
  - Palatino
  - Osso nasal
  - Mandíbula
- Além do nasal, o osso do esqueleto facial que apresenta maior frequência de fratura é o zigomático

MÚSCULOS DA FACE

- Os músculos da face também são denominados músculos da mímica ou da expressão facial
- Inervados pelo nervo facial
- Derivados do 2° arco faríngeo
- Originam-se no osso ou na fáscia e inserem-se na pele
- O SMAS estabelece um plano anatômico para os músculos da face e é manipulado em uma ritidectomia (*lifting* da face)

ASPECTOS GERAIS E ANATOMIA TOPOGRÁFICA • *Informações Gerais*

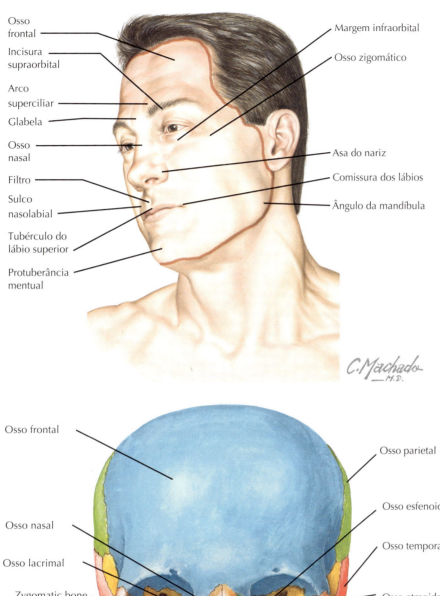

Figura 5-1

O COURO CABELUDO E OS MÚSCULOS DA FACE

5 ASPECTOS GERAIS DO COURO CABELUDO • *Informações Gerais*

Camada	Descrição
Pele	Camada mais espessa do couro cabeludo Contém os folículos pilosos
Tecido conectivo	Altamente vascularizado As artérias, as veias e os nervos do couro cabeludo estão localizados nesta camada As veias emissárias conectam esta camada aos seios venosos da dura-máter, constituindo uma via para propagação de infecções As lesões da cabeça que rompem a pele e o tecido conectivo sangram profusamente Contínua com a tela subcutânea da parte posterior do pescoço
Aponeurose epicrânica	Também denominada gálea aponeurótica Contínua com o músculo occipitofrontal: anteriormente com o frontal, posteriormente com o occipital Funde-se lateralmente com a fáscia temporal Sua manipulação cirúrgica é importante na cirurgia estética As lesões da cabeça que rompem as camadas de pele, tecido conectivo e aponeurose sangram e mantêm-se abertas pela tração dos 2 ventres do m. occipitofrontal A pele, o tecido conectivo e a aponeurose estão aderidas e são frequentemente chamadas de "couro cabeludo propriamente dito"
Tecido conectivo areolar frouxo	Delgado e móvel Ajuda a formar a camada subaponeurótica que se estende dos supercílios até a linha nucal superior e a protuberância occipital externa Permite a passagem livre de substâncias como bactérias e sangue Separa-se com a avulsão do couro cabeludo
Periósteo do crânio	Cobre a superfície externa do crânio

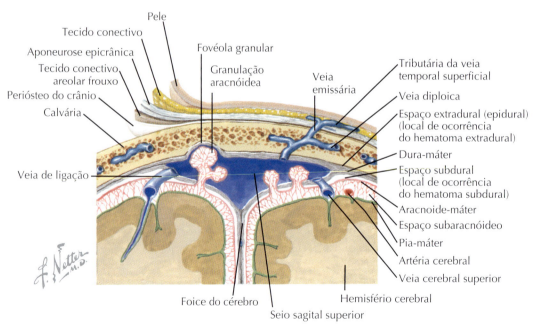

Figura 5-2

VASCULARIZAÇÃO DO COURO CABELUDO • *Informações Gerais* **5**

- Altamente vascularizado; os vasos anastomosam-se livremente no couro cabeludo
- As artérias são derivadas das artérias carótidas externa e interna
- O suprimento neurovascular tem origem nas regiões anterior, lateral e posterior do couro cabeludo

FORNECIMENTO ARTERIAL		
Artéria	**Origem**	**Trajeto**
Supratroclear	Artéria oftálmica, ramo da artéria carótida interna	Sai da órbita no ângulo superomedial acompanhada pelo nervo supratroclear Ascende no couro cabeludo Anastomosa-se com as artérias supraorbital e supratroclear contralaterais
Supraorbital		Origina-se da artéria oftálmica onde esta cruza o nervo óptico Estende-se em posição medial aos músculos levantador da pálpebra superior e reto superior para acompanhar o nervo supraorbital Atravessa o forame (incisura) supraorbital e ascende pelo couro cabeludo Anastomosa-se com as artérias supratroclear e temporal superficial
Temporal superficial	1 dos 2 ramos terminais da artéria carótida externa	Inicia-se posteriormente ao colo da mandíbula e estende-se em sentido superior como continuação da artéria carótida externa Acompanhada pelo nervo auriculotemporal Anastomosa-se com a maioria dos outros ramos que irrigam o couro cabeludo
Auricular posterior	Artéria carótida externa	Tem origem no interior da glândula parótida Estende-se superiormente entre o processo mastoide e a cartilagem da orelha Anastomosa-se com as artérias temporal superficial e occipital
Occipital		Tem origem junto à margem inferior dos músculos digástrico (ventre posterior) e estilo-hióideo O nervo hipoglosso a contorna por baixo no sentido posteroanterior Estende-se em sentido posterior sobre o processo mastoide, formando um sulco no osso Perfura a fáscia que une as inserções dos mm. trapézio e esternocleidomastóideo Ascende na camada de tecido conectivo do couro cabeludo, dando origem a vários ramos Sua parte terminal é acompanhada pelo nervo occipital maior Anastomosa-se com as artérias auricular posterior e temporal superficial

DRENAGEM VENOSA	
Veia	**Trajeto**
Supratroclear	Inicia-se na região frontal, onde se anastomosa com a veia temporal superficial Estende-se em sentido inferior junto à fronte e paralelamente à veia do lado oposto No ângulo superomedial da órbita une-se às veias supraorbital e angular
Supraorbital	Inicia-se na região frontal, onde se anastomosa com a veia temporal superficial Estende-se em sentido inferior, superficialmente ao músculo frontal, e une-se à veia supratroclear, no ângulo superomedial da órbita, e à veia angular
Temporal superficial	Desce posteriormente à raiz posterior do arco zigomático no osso temporal junto ao nervo auriculotemporal para entrar na glândula parótida Une-se à veia maxilar para formar a veia retromandibular
Auricular posterior	Inicia-se na região lateral do couro cabeludo, posteriormente à orelha Estende-se em sentido inferior e une-se à divisão posterior da veia retromandibular para formar a veia jugular externa
Occipital	Inicia-se na região posterior do couro cabeludo, no vértice A partir da superfície, torna-se profunda ao atravessar a inserção do músculo esternocleidomastóideo no crânio Há uma veia emissária mastóidea que a conecta ao seio transverso A terminação da veia é variável, mas em geral estende-se em sentido inferior até a veia jugular interna

O COURO CABELUDO E OS MÚSCULOS DA FACE **157**

5 VASCULARIZAÇÃO DO COURO CABELUDO • *Drenagem Venosa*

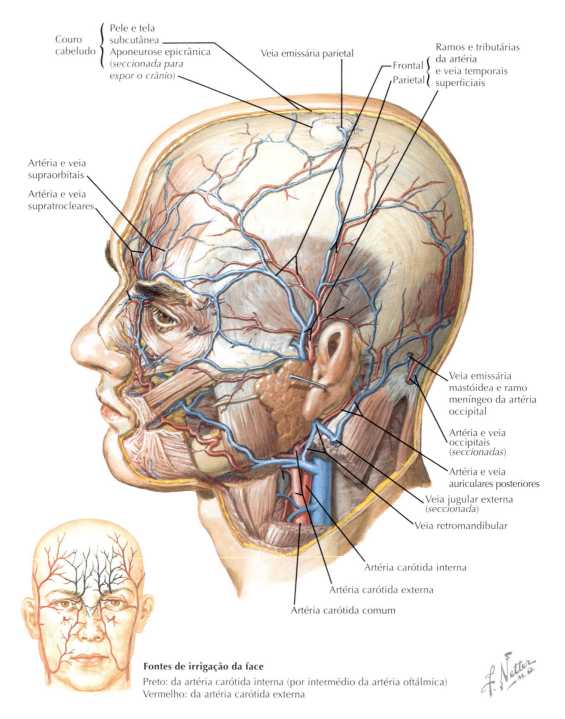

Fontes de irrigação da face
Preto: da artéria carótida interna (por intermédio da artéria oftálmica)
Vermelho: da artéria carótida externa

Figura 5-3

INERVAÇÃO DO COURO CABELUDO • *Drenagem Sensitiva*

- A inervação sensitiva provém das 3 divisões do nervo trigêmeo, de ramos do plexo cervical e dos ramos posteriores dos nervos cervicais superiores
- Estes nervos estendem-se pela camada de tecido conectivo do couro cabeludo

NERVOS SENSITIVOS DO COURO CABELUDO		
Nervo	**Origem**	**Trajeto**
Supratroclear	Divisão oftálmica do nervo trigêmeo	O nervo frontal estende-se anteriormente na órbita após originar-se da divisão oftálmica do nervo trigêmeo O nervo frontal divide-se em nervos supratroclear e supraorbital Estende-se anteriormente em direção à tróclea uma vez que a artéria supratroclear se une a ele dentro da órbita Nas proximidades da tróclea, inerva frequentemente o seio frontal antes de deixar a órbita Ascende pelo couro cabeludo, profundamente à musculatura da região, antes de perfurá-la para inervar a pele do couro cabeludo
Supraorbital		1 dos 2 ramos terminais do n. frontal na órbita Passa entre o músculo levantador da pálpebra superior e a periórbita Continua anteriormente em direção ao forame (incisura) supraorbital No nível da margem supraorbital, o nervo supraorbital inerva o seio frontal, a pele e a túnica conjuntiva da pálpebra superior Continua e ascende pelo couro cabeludo Divide-se nos ramos medial e lateral que seguem para o vértice do couro cabeludo
Zigomaticotemporal	Divisão maxilar do nervo trigêmeo	Ramo do nervo zigomático, o qual se origina na fossa pterigopalatina, atravessa a fissura orbital inferior e estende-se junto à parede lateral da órbita para dividir-se nos ramos zigomaticotemporal e zigomaticofacial Estende-se adjacente à parede lateral da órbita em um sulco e em seguida através de um forame no osso zigomático para entrar na fossa temporal No interior da fossa temporal, estende-se em sentido superior, entre o osso e o músculo temporal, para perfurar a fáscia temporal acima do arco zigomático Estende-se pela pele da porção lateral do couro cabeludo
Auriculotemporal	Divisão mandibular do nervo trigêmeo	Normalmente se origina como 2 raízes, entre as quais passa a artéria meníngea média Estende-se em sentido posterior, inferiormente ao músculo pterigóideo lateral, até a região medial ao colo da mandíbula Ao cursar em posição posterior à mandíbula, emite ramos sensitivos para a articulação temporomandibular Curva-se em sentido superior com os vasos temporais superficiais, entre a orelha e a cabeça da mandíbula, na parte profunda da glândula parótida Ao deixar a glândula parótida, ascende sobre o arco zigomático e ramifica-se ao longo do couro cabeludo
Occipital menor	Origina-se no plexo cervical a partir do ramo anterior de C2	Contorna e segue superiormente a margem posterior do músculo esternocleidomastóideo Na cabeça, passa através da lâmina superficial (de revestimento) da fáscia cervical e continua, superiormente, posterior à orelha para suprir a pele desta região
Occipital maior	Ramo posterior de C2	Ascende entre os músculos oblíquo inferior da cabeça e semiespinal da cabeça no trígono suboccipital Passa através dos músculos semiespinal da cabeça e trapézio próximo às suas inserções Ascende na parte posterior da cabeça com a artéria occipital para inervar o couro cabeludo até o vértice da cabeça
Occipital terceiro	Ramo posterior de C3	Origina-se profundamente ao músculo trapézio, atravessa-o, e ascende na pele da região posteroinferior da cabeça próximo à linha mediana

O COURO CABELUDO E OS MÚSCULOS DA FACE

INERVAÇÃO DO COURO CABELUDO • *Drenagem Sensitiva*

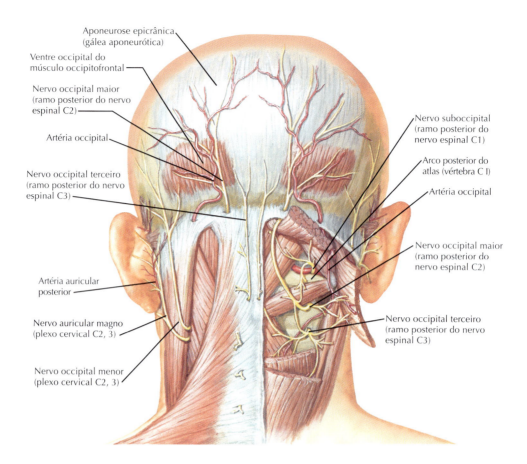

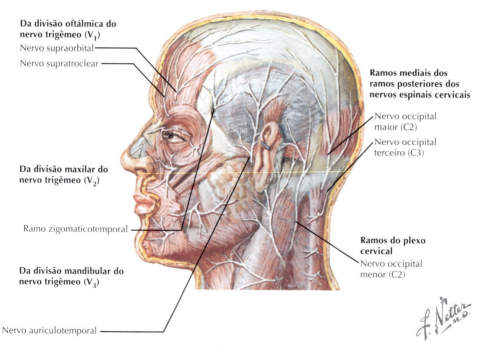

Figura 5-4

ASPECTOS GERAIS DOS MÚSCULOS DA FACE • *Informações Gerais*

- Inervados pelo nervo facial
- Derivados do 2° arco faríngeo
- Inserem-se na pele para permitir o movimento
- A maioria dos músculos da face está localizada em torno dos orifícios faciais
- Não há fáscia profunda na face

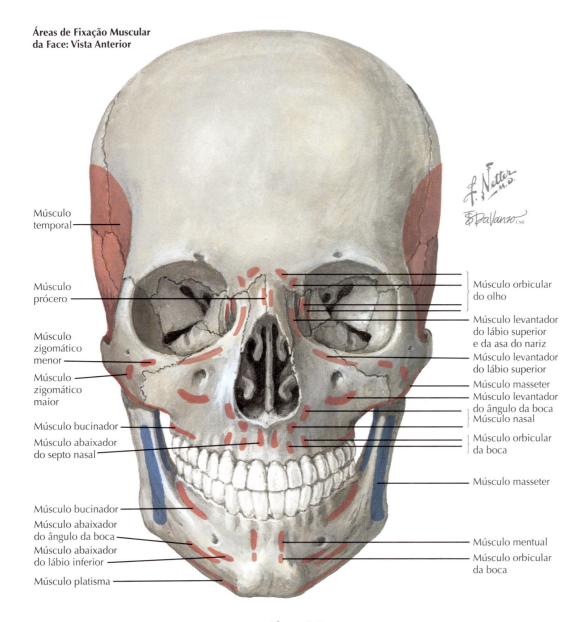

Figura 5-5

5 ASPECTOS GERAIS DOS MÚSCULOS DA FACE • *Informações Gerais*

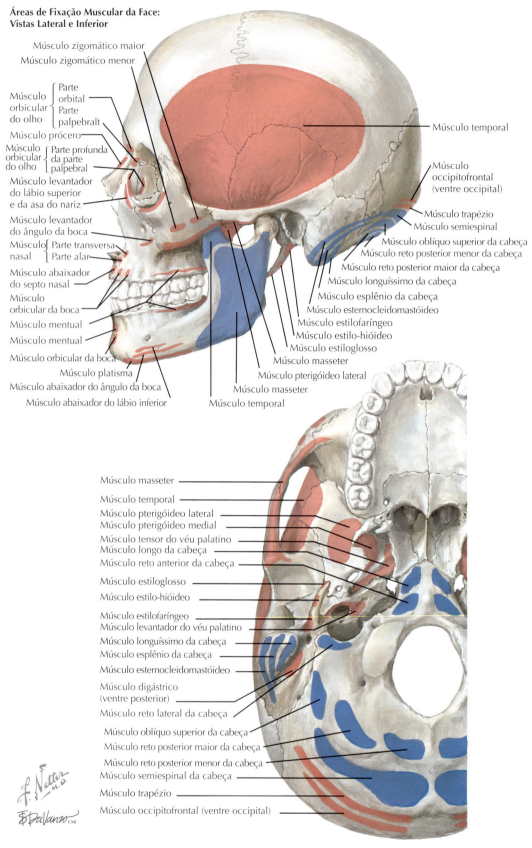

Figura 5-6

ASPECTOS GERAIS DOS MÚSCULOS DA FACE • *Grupo Oral*

Músculo	Origem	Inserção	Ações	Nervo	Comentários
Orbicular da boca	*Óssea*: linha mediana anterior da maxila e da mandíbula *Muscular*: ângulo da boca, onde as fibras mesclam-se com os músculos levantador do ângulo da boca, abaixador do ângulo da boca, zigomático maior e risório	Pele dos lábios	Fecha a rima da boca Protrai os lábios Franze os lábios	Facial (ramos bucais e marginal da mandíbula)	Esfíncter da boca As fibras musculares circundam a rima da boca
Abaixador do ângulo da boca	Linha oblíqua da mandíbula	Ângulo da boca Algumas fibras mesclam-se e servem de origem para o músculo orbicular da boca As fibras sobrepõem-se às do músculo abaixador do lábio inferior	Abaixa lateralmente o ângulo da boca	Facial (ramo marginal da mandíbula)	Apresenta ação antagônica à do músculo levantador do ângulo da boca
Levantador do ângulo da boca	Fossa canina da maxila (inferiormente ao forame infraorbital)	Ângulo da boca Algumas fibras mesclam-se e servem de origem para o músculo orbicular da boca	Eleva o ângulo da boca (p. ex., ao sorrir) Acentua o sulco nasolabial	Facial (ramos zigomáticos e bucais)	Em uma injeção infraorbital, a agulha é posicionada entre os músculos levantador do ângulo da boca e levantador do lábio superior
Zigomático maior	Zigomático (anteriormente à sutura temporozigomática)		Eleva o ângulo da boca lateralmente (p. ex., em amplo sorriso)		Pequenas fossas ("covinhas") normalmente são causadas por deformidades nesse músculo (p. ex., quando ele é bífido) Comumente denominado "músculo do riso" devido à sua ação
Zigomático menor	Zigomático (anteriormente ao músculo zigomático maior)	Parte lateral do lábio superior (imediatamente medial à inserção do músculo zigomático maior)	Ajuda a elevar o lábio superior		Insere-se entre os músculos levantador do lábio superior e zigomático maior

Continua na próxima página

ASPECTOS GERAIS DOS MÚSCULOS DA FACE • *Grupo Oral*

Músculo	Origem	Inserção	Ações	Nervo	Comentários
Levantador do lábio superior	Maxila (superiormente ao forame infraorbital na margem infraorbital)	Parte lateral do lábio superior Algumas fibras mesclam-se e servem de origem para o músculo orbicular da boca	Eleva o lábio superior	Facial (ramos zigomáticos e bucais)	Em uma injeção infraorbital, a agulha é posicionada entre os músculos levantador do ângulo da boca e levantador do lábio superior
Levantador do lábio superior e da asa do nariz	Maxila (próximo à raiz do nariz)	Cartilagem nasal Parte lateral do lábio superior (mescla-se com os mm. orbicular da boca e levantador do lábio superior)	Eleva o lábio superior Dilata a narina		Também chamado de parte angular do levantador do lábio superior
Risório	Fáscia que recobre a glândula parótida	Ângulo da boca	Traciona lateralmente o ângulo da boca (p. ex., ao sorrir discretamente ou não)	Facial (ramos bucais)	Comumente chamado de "músculo do sorriso sarcástico"
Abaixador do lábio inferior	Mandíbula (inferiormente ao forame mentual)	Lábio inferior As fibras mesclam-se e servem de origem para o músculo orbicular da boca	Abaixa o lábio inferior (p. ex., ao "fazer beiço")	Facial (ramo marginal da mandíbula)	As fibras do músculo abaixador do ângulo da boca sobrepõem-se às fibras do músculo abaixador do lábio inferior
Mentual	Fossa mentual da mandíbula	Pele do lábio inferior	Eleva o lábio inferior Protrai o lábio inferior (p. ex., no ato de beber)		Usado no "fazer beiço"
Bucinador	Rafe pterigomandibular Margens alveolares da maxila e da mandíbula	Algumas fibras mesclam-se e servem de origem para o orbicular da boca Algumas fibras mesclam-se com as dos lábios superior e inferior	Ajuda na mastigação mantendo o bolo alimentar entre os dentes Ajuda na expiração forçada Ajuda no ato de sucção	Facial (ramos bucais)	Compõe a estrutura da bochecha

164 NETTER ATLAS DE ANATOMIA DA CABEÇA E PESCOÇO

ASPECTOS GERAIS DOS MÚSCULOS DA FACE • *Grupo Oral*

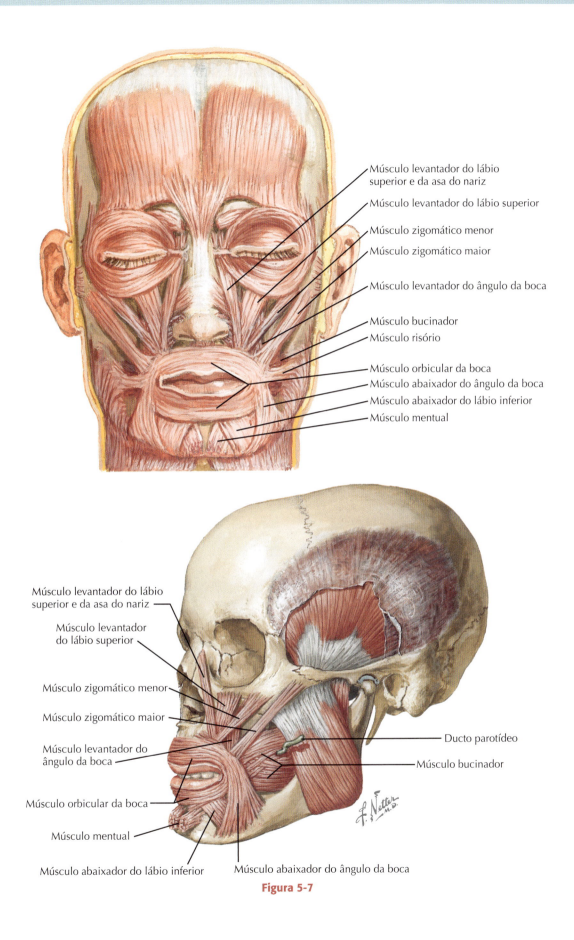

Figura 5-7

O COURO CABELUDO E OS MÚSCULOS DA FACE

ASPECTOS GERAIS DOS MÚSCULOS DA FACE • *Grupos Nasais e Orbitais*

GRUPO NASAL

Músculo		Origem	Inserção	Ações	Nervo	Comentários
Nasal	Parte transversa	Maxila	Parte transversa do músculo nasal do lado oposto	Comprime a narina	Nervo facial: ramos bucais	Antagonista da parte alar
	Parte alar		Cartilagem nasal	Dilata a narina		Permite o batimento de asas do nariz
Abaixador do septo nasal			Septo nasal	Traciona o septo anteriormente para constringir a narina		Variável e ocasionalmente ausente
Prócero		Osso nasal (parte inferior) Processo lateral da cartilagem do septo nasal	Pele entre os supercílios	Aproxima a pele entre suas fixações produzindo rugas transversais entre os supercílios (p. ex., ao franzir a testa)	Nervo facial: ramos temporais e zigomáticos	Parcialmente removido em alguns procedimentos de *lifting* facial (ritidectomia) Área comum para injeções de Botox

GRUPO ORBITAL

Músculo		Origem	Inserção	Ações	Nervo	Comentários
Orbicular do olho	Orbital	Processo frontal da maxila Parte nasal do osso frontal Ligamento palpebral medial	Em torno da órbita	Fechamento forçoso do olho	Nervo facial: ramos temporais e zigomáticos	A gordura que se acumula em torno do olho pelo envelhecimento pode ser removida cirurgicamente (blefaroplastia) As fixações do músculo orbicular do olho são extremamente importantes, já que movimenta a pele em torno do olho
	Profunda (lacrimal)	Osso lacrimal	Fáscia lacrimal em torno dos canalículos lacrimais	Traciona medialmente a papila lacrimal e as pálpebras para facilitar o fluxo de lágrimas		
	Palpebral	Ligamento palpebral medial	Rafe palpebral lateral	Fechamento delicado da rima das pálpebras (como ao adormecer e piscar)		
Corrugador do supercílio		Osso frontal (extremidade medial do arco superciliar)	Parte média do supercílio	Traciona o supercílio medial e inferiormente (como ao franzir o cenho)	Nervo facial: ramos temporais	Suas fibras estão situadas profundamente ao músculo orbicular do olho

166 NETTER ATLAS DE ANATOMIA DA CABEÇA E PESCOÇO

ASPECTOS GERAIS DOS MÚSCULOS DA FACE • *Grupo Nasal*

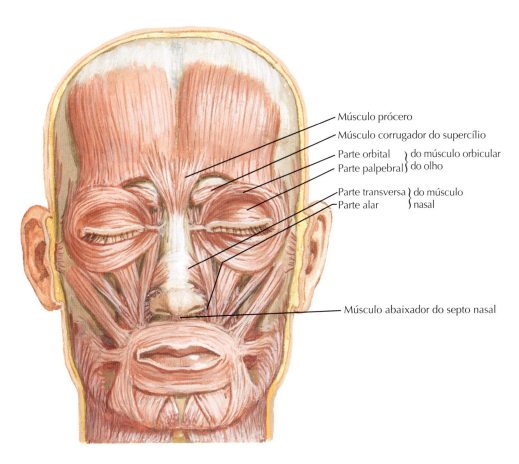

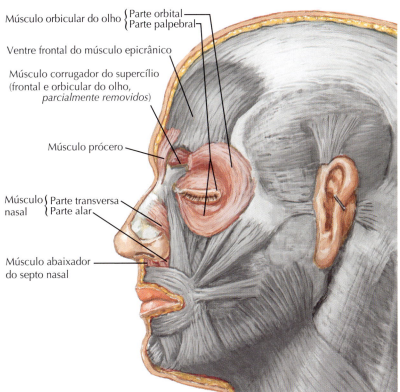

Figura 5-8

ASPECTOS GERAIS DOS MÚSCULOS DA FACE • *Auricular, Couro Cabeludo, Pescoço*

GRUPO AURICULAR

Músculo		Origem	Inserção	Ações	Nervo	Comentários
Auricular	Anterior	Aponeurose epicrânica	Hélice	Traciona a orelha anteriormente	Nervo facial: ramos temporais	Estes músculos usualmente causam pouco movimento e tendem a nem sempre ser voluntários
	Superior		Parte superior da orelha	Traciona a orelha superiormente		
	Posterior	Processo mastoide	Parte posterior da orelha	Traciona a orelha posteriormente	Nervo facial: nervo auricular posterior	

GRUPO DO COURO CABELUDO (OCCIPITOFRONTAL)

Músculo	Origem	Inserção	Ações	Nervo	Comentários
Frontal	Pele e tela subcutânea ao longo do supercílio e dos músculos da face adjacentes (corrugador do supercílio, orbicular do olho e prócero)	Aponeurose epicrânica	Levanta os supercílios Enruga a fronte	Nervo facial: ramos temporais	Não possui fixação óssea A manipulação cirúrgica é importante na cirurgia estética
Occipital	Linha nucal superior Processo mastoide		Enruga a parte posterior da cabeça	Nervo facial: nervo auricular posterior	

GRUPO DO PESCOÇO

Músculo	Origem	Inserção	Ações	Nervo	Comentários
Platisma	Fáscia da parte superior dos músculos peitoral maior e do deltoide	Margem inferior da mandíbula Algumas fibras fixam-se na pele do pescoço e região inferior da face	Tensiona a pele do pescoço (p. ex., formando pregas cutâneas) Traciona inferiormente a pele da região inferior da face	Nervo facial: ramo cervical	A veia jugular externa está situada profundamente ao músculo platisma

ASPECTOS GERAIS DOS MÚSCULOS DA FACE • *Auricular, Couro Cabeludo, Pescoço*

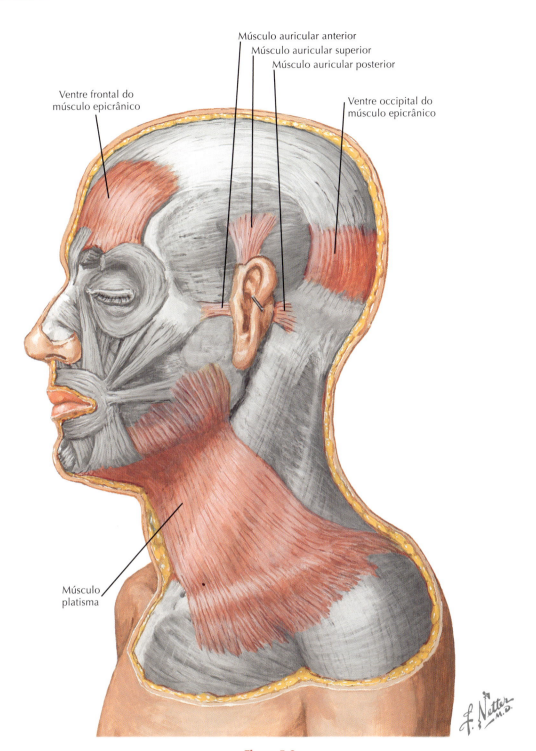

Figura 5-9

O COURO CABELUDO E OS MÚSCULOS DA FACE

VASCULARIZAÇÃO DA FACE • *Informações Gerais*

- A maior parte da irrigação da face provém da artéria temporal superficial e dos ramos faciais da artéria carótida externa
- O ramo maxilar da artéria carótida externa irriga a maior parte das regiões não irrigadas pelos ramos da artéria temporal superficial e da artéria facial
- A artéria carótida interna irriga a parte anterior da fronte e o dorso do nariz via ramos da artéria oftálmica
- As artérias da face anastomosam-se livremente

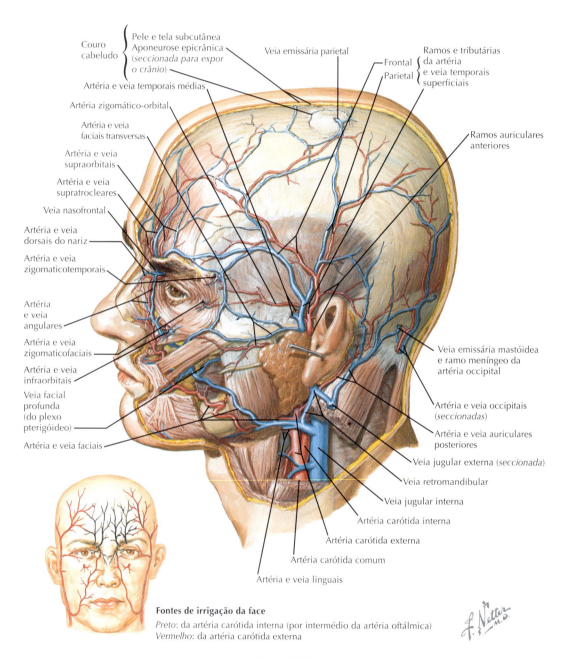

Fontes de irrigação da face
Preto: da artéria carótida interna (por intermédio da artéria oftálmica)
Vermelho: da artéria carótida externa

Figura 5-10

VASCULARIZAÇÃO DA FACE • *Irrigação* 5

ARTÉRIA CARÓTIDA EXTERNA E SEUS RAMOS		
Artéria	**Origem**	**Trajeto**
Facial	Artéria carótida externa	Origina-se no trígono carótico do pescoço Estende-se superior e profundamente ao ventre posterior do músculo digástrico e ao músculo estilo-hióideo Estende-se adjacente à glândula submandibular, dando origem à artéria submentual que ajuda a irrigá-la Estende-se em sentido superior, sobre o corpo da mandíbula, junto ao músculo masseter Continua em sentido anterossuperior pela bochecha até o ângulo da boca, dando origem às *artérias labiais superior e inferior* Estende-se superiormente ao lado do nariz, dando origem ao *ramo nasal lateral* Continua ao lado do nariz como artéria angular e termina no ângulo medial do olho Tortuosa
Labial superior	Artéria facial	Irriga o lábio superior Dá origem ao ramo do septo nasal que se estende até o septo nasal
Labial inferior		Irriga o lábio inferior
Nasal lateral		Irriga a asa e o dorso do nariz
Angular		Ramo terminal da artéria facial Estende-se superiormente para terminar no ângulo superomedial da órbita
Temporal superficial	Artéria carótida externa	1 dos 2 ramos terminais da carótida externa Origina-se posteriormente ao colo da mandíbula e segue em sentido superior como continuação da artéria carótida externa Acompanhada pelo nervo auriculotemporal
Facial transversa	Artéria temporal superficial	Estende-se em sentido transversal antes de sair da glândula parótida Estende-se sobre o músculo masseter pela face logo acima do ducto parotídeo
Maxilar	Artéria carótida externa	1 dos 2 ramos terminais da artéria carótida externa Dá origem a uma série de ramos; somente 3 irrigam a face: a artéria *infraorbital*, a artéria *bucal* e o ramo *mentual* da a. alveolar inferior
Infraorbital	Artéria maxilar	Continuação da 3ª parte da artéria maxilar Acompanhada pelo nervo e veia infraorbitais Estende-se em sentido anterior pelo sulco infraorbital, canal infraorbital e sai pelo forame infraorbital Ao sair pelo forame infraorbital, está situada entre os músculos levantador do lábio superior e levantador do ângulo da boca e segue o padrão de ramificação do nervo: Palpebral inferior (irriga a pálpebra inferior) Nasal (irriga a parte lateral do nariz) Labial superior (irriga o lábio superior)
Bucal		Ramo da 2ª parte da artéria maxilar Artéria pequena que se estende obliquamente em sentido anterior entre o músculo pterigóideo medial e a inserção do músculo temporal até que atinja a face externa do músculo bucinador para irrigá-lo e também irrigar a face
Ramo mentual		Ramo terminal da artéria alveolar inferior, que se origina da 1ª parte da artéria maxilar Emerge pelo forame mentual para irrigar a região mentual

O COURO CABELUDO E OS MÚSCULOS DA FACE **171**

VASCULARIZAÇÃO DA FACE • Irrigação

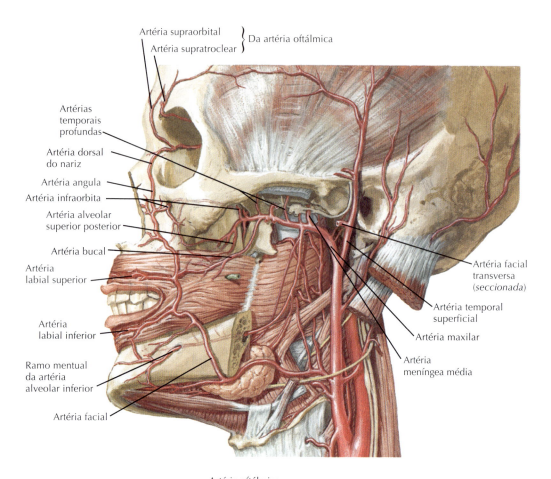

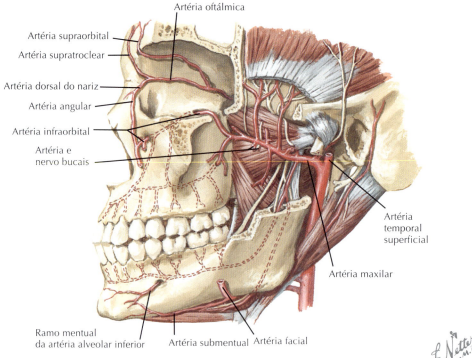

Figura 5-11

VASCULARIZAÇÃO DA FACE • *Irrigação*

ARTÉRIA OFTÁLMICA E SEUS RAMOS	
Artéria	**Trajeto**
Oftálmica	Ramo da carótida interna Entra na órbita através do canal óptico imediatamente inferior e lateral ao nervo óptico Cruza o nervo óptico para chegar à região medial da órbita Dentro da órbita, além dos ramos orbitais, dá origem a 5 ramos principais que irrigam a face (diretamente ou indiretamente): • Supratroclear • Supraorbital • Lacrimal • Etmoidal anterior • Dorsal do nariz
Supratroclear	Sai da órbita no ângulo superomedial acompanhada pelo nervo supratroclear Ascende no couro cabeludo, fazendo anastomose com as artérias supraorbital e supratroclear do lado oposto
Supraorbital	Origina-se onde a oftálmica cruza o nervo óptico Estende-se em posição medial aos músculos levantador da pálpebra superior e reto superior para acompanhar o nervo supraorbital Atravessa o forame (incisura) supraorbital e ascende pelo couro cabeludo Faz anastomose com as artérias supratroclear e temporal superficial
Lacrimal	Origina-se próximo ao canal óptico Um dos maiores ramos da artéria oftálmica Acompanha o nervo lacrimal ao longo da margem superior do músculo reto lateral do olho para chegar à glândula lacrimal e irrigá-la Dá origem a uma série de ramos terminais que se estendem às pálpebras e à túnica conjuntiva Dá origem a um ramo zigomático que se divide nas artérias zigomaticotemporal e zigomaticofacial, para irrigar estas regiões
Ramo nasal externo	Ramo terminal da artéria etmoidal anterior Irriga a superfície externa do nariz na junção do osso nasal e do processo lateral da cartilagem do septo nasal
Dorsal do nariz	Um dos maiores ramos da artéria oftálmica Sai da órbita ao longo do ângulo superomedial junto com o nervo infratroclear Irriga a superfície do dorso do nariz

O COURO CABELUDO E OS MÚSCULOS DA FACE **173**

VASCULARIZAÇÃO DA FACE • *Irrigação*

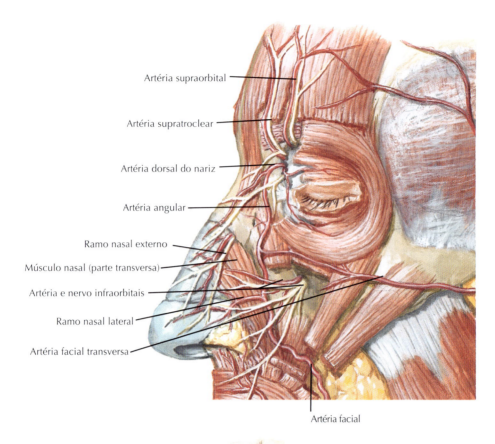

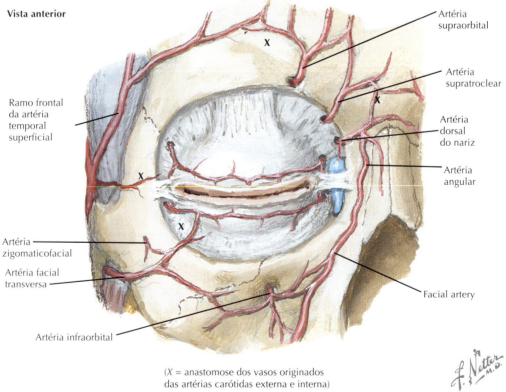

(X = anastomose dos vasos originados das artérias carótidas externa e interna)

Figura 5-12

- As veias da face possuem um padrão de distribuição similar ao das artérias
- Altamente variável
- 4 veias importantes conectam as veias superficiais do nariz, bochechas e lábio superior aos vasos profundos (plexo pterigóideo e seio cavernoso) para formar o "triângulo perigoso da face" – via de disseminação de infecções para o seio cavernoso (trombose do seio cavernoso)

VEIAS SUPERFICIAIS	
Veia	Trajeto
Facial	Inicia-se como veia angular Estende-se inferiormente ao lado do nariz, recebendo as veias nasais externas Continua em sentido posteroinferior através do ângulo da boca até a bochecha, recebendo as veias labiais superior e inferior No seu trajeto em direção à mandíbula, a veia facial profunda a conecta ao plexo pterigóideo No trígono submandibular, une-se à divisão anterior da veia retromandibular para formar a veia facial comum Não possui válvulas, o que pode permitir o fluxo sanguíneo retrógrado
Labial superior	Drena o lábio superior e termina na veia facial
Labial inferior	Drena o lábio inferior e termina na veia facial
Nasais externas	Drenam a asa e o dorso do nariz e terminam na facial
Angular	Forma-se da confluência das veias supraorbital e supratroclear na região medial do olho Estende-se pela região lateral ao nariz para se tornar a veia facial
Supraorbital	Inicia-se na região frontal, onde se anastomosa com as veias temporais superficiais Estende-se em sentido inferior, superficialmente ao músculo frontal, e une-se à veia supratroclear no ângulo superomedial da órbita para formar a veia angular
Supratroclear	Inicia-se na região frontal, onde se anastomosa com as veias temporais superficiais Estende-se em sentido inferior pela região frontal, paralelamente à veia do lado oposto No ângulo superomedial da órbita, une-se à veia supraorbital para formar a veia angular
Temporal superficial	Estende-se em sentido inferior, posteriormente ao arco zigomático do temporal, adjacente ao nervo auriculotemporal para entrar na glândula parótida Une-se à veia maxilar para formar a veia retromandibular
Facial transversa	Estende-se em sentido posterior para entrar na glândula parótida e terminar na veia temporal superficial
Bucal	Drena a bochecha e termina no plexo pterigóideo
Mentual	Drena o mento e termina no plexo pterigóideo

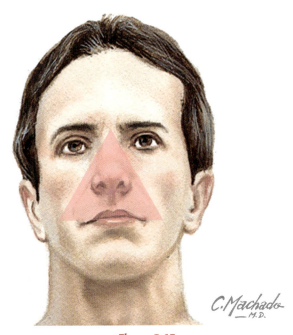

Figura 5-13

VASCULARIZAÇÃO DA FACE • Drenagem Venosa

VEIAS COMUNICANTES	
Veia	**Trajeto**
Oftálmica superior	Recebe sangue do teto da órbita e do couro cabeludo
	Estende-se posteriormente para se comunicar com o plexo pterigóideo e com o seio cavernoso
Oftálmica inferior	Recebe sangue do assoalho da órbita
	Estende-se posteriormente com a veia infraorbital, que atravessa a fissura orbital inferior para se anastomosar com o plexo pterigóideo e com o seio cavernoso
Infraorbital	Recebe sangue da porção média da face proveniente da pálpebra inferior, da região lateral do nariz e do lábio superior
	Por fim, anastomosa-se com o plexo pterigóideo
Facial profunda	Conecta a veia facial com o plexo pterigóideo

VEIAS COMUNICANTES	
Veia	**Trajeto**
Seio cavernoso	Estrutura venosa trabeculada situada lateralmente ao corpo do esfenoide
	Drena posteriormente para os seios petrosos inferior e superior
	Recebe sangue das veias oftálmicas superior e inferior
	Os nervos oculomotor e troclear e as divisões oftálmica e maxilar do nervo trigêmeo estendem-se pela parede lateral do seio
	O nervo abducente e a artéria carótida interna estendem-se no interior seio
Plexo pterigóideo	Extensa rede de veias adjacentes à 2ª e 3ª partes da artéria maxilar
	Recebe tributárias que correspondem aos ramos da artéria maxilar
	As tributárias do plexo pterigóideo finalmente convergem para formar a curta veia maxilar
	Comunica-se com o seio cavernoso, com o plexo venoso faríngeo, com a veia facial por intermédio da veia facial profunda e com as veias oftálmicas

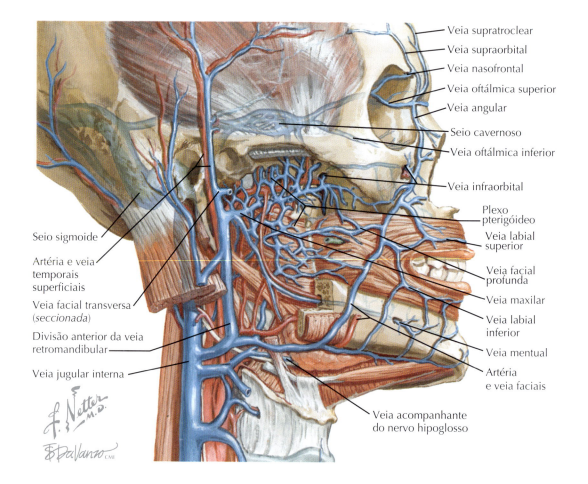

Figura 5-14

INERVAÇÃO DA FACE • *Informações Gerais* 5

- Muitos nervos motores e sensitivos inervam a face
- Todos os nervos motores derivam do nervo facial e inervam os músculos da face
- Os nervos sensitivos da face são derivados principalmente das 3 divisões do nervo trigêmeo (V_1, V_2, V_3)
- Alguns ramos sensitivos derivam do plexo cervical

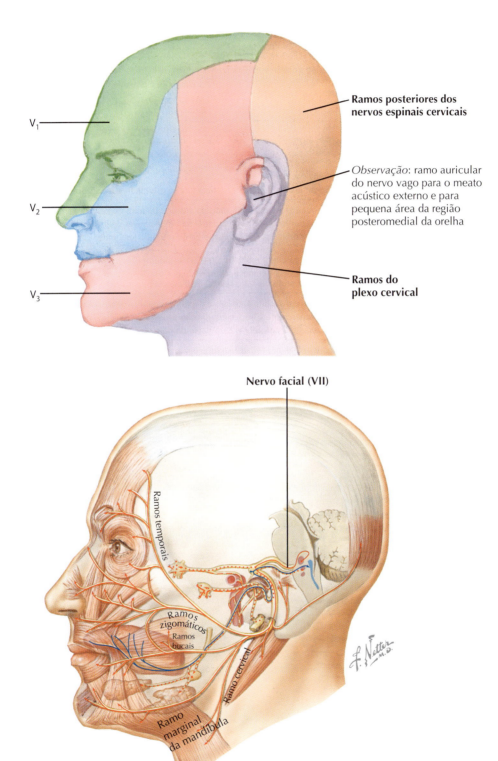

Figura 5-15

O COURO CABELUDO E OS MÚSCULOS DA FACE 177

INERVAÇÃO DA FACE • *Inervação Sensitiva*

NERVO TRIGÊMEO: DIVISÃO OFTÁLMICA		
Nervo	**Origem**	**Trajeto**
Divisão oftálmica	Nervo trigêmeo na fossa média do crânio	Estende-se em sentido anterior na parede lateral do seio cavernoso, imediatamente inferior aos nervos oculomotor e troclear
		Imediatamente antes de entrar na órbita, através da fissura orbital superior, divide-se em 3 ramos principais: *lacrimal, frontal* e *nasociliar*
Supratroclear	Da divisão oftálmica; os 2 são ramos terminais do nervo frontal na órbita	1 dos 2 ramos terminais do nervo frontal na órbita
		Continua anteriormente em direção à tróclea, uma vez que a artéria supratroclear junta-se a ele no interior da órbita
		Na região troclear, frequentemente inerva o seio frontal antes de sair da órbita
		Ascende pelo couro cabeludo, profundamente à musculatura da região, antes de perfurá-la para inervar a pele do couro cabeludo
Supraorbital		1 dos 2 ramos terminais do nervo frontal na órbita
		Passa entre o músculo levantador da pálpebra superior e a periórbita
		Continua anteriormente até o forame (incisura) supraorbital
		No nível da margem supraorbital, emite ramos para o seio frontal, pele e túnica conjuntiva da pálpebra superior
		Continua e ascende pelo couro cabeludo
		Divide-se nos ramos medial e lateral que se estendem até o vértice do couro cabeludo
Lacrimal	O menor ramo da divisão oftálmica	É o menor dos 3 ramos principais da divisão oftálmica do nervo trigêmeo
		Estende-se anteriormente para entrar na órbita através da fissura orbital superior
		Segue pela órbita na margem superior do músculo reto lateral com a artéria lacrimal
		Antes de chegar à glândula lacrimal, comunica-se com o ramo zigomático da divisão maxilar do nervo trigêmeo para receber fibras nervosas autônomas
		Entra na glândula lacrimal para inervá-la e, além disso, inerva as túnicas conjuntivas e, depois de perfurar o septo orbital, a pele da pálpebra superior
Infratroclear	Um dos ramos terminais do nervo nasociliar	Estende-se em sentido anterior na margem superior do músculo reto medial
		Passa inferiormente à tróclea em direção ao ângulo medial do olho
		Inerva a pele das pálpebras e do dorso do nariz, as túnicas conjuntivas e todas as estruturas lacrimais
Nasal externo	Origina-se do nervo etmoidal anterior (do nervo nasociliar)	Ramo terminal do nervo etmoidal anterior
		Emerge entre o processo lateral da cartilagem do septo nasal e a margem inferior do osso nasal
		Inerva a pele da asa e do ápice do nariz em torno das narinas

178 NETTER ATLAS DE ANATOMIA DA CABEÇA E PESCOÇO

NERVO TRIGÊMEO: DIVISÃO MAXILAR		
Nervo	**Origem**	**Trajeto**
Divisão maxilar	Nervo trigêmeo na fossa média do crânio	Estende-se pela parede lateral do seio cavernoso Antes de sair da fossa média do crânio, dá origem a um ramo meníngeo que inerva a dura-máter Passa da fossa média do crânio para a fossa pterigopalatina pelo forame redondo No interior da fossa pterigopalatina, dá origem a 4 ramos: *ramos alveolares superiores posteriores, nervo zigomático, ramos para o gânglio pterigopalatino*, e *nervo infraorbital*
Ramo zigomaticotemporal	Nervo zigomático da divisão maxilar	Origina-se do nervo zigomático, o qual da fossa pterigopalatina atravessa a fissura orbital inferior para entrar na órbita e dividir-se em zigomaticotemporal e zigomaticofacial Estende-se adjacente à parede lateral da órbita em um sulco e em seguida através de um forame no osso zigomático para entrar na fossa temporal Na fossa temporal, estende-se superiormente entre o osso e o músculo temporal para perfurar a fáscia temporal acima do arco zigomático Continua pela pele da região lateral do couro cabeludo
Ramo zigomaticofacial	Nervo zigomático da divisão maxilar	Estende-se adjacente à parede lateral da órbita antes de emergir na face através do forame zigomaticofacial do osso zigomático Inerva a pele da região zigomática
Infraorbital	Continuação da divisão maxilar do nervo trigêmeo	Atravessa a fissura orbital inferior para entrar na órbita e, em seguida, estende-se anteriormente pelo sulco e canal infraorbitais, para emergir na face pelo forame infraorbital No interior do canal infraorbital emite os ramos alveolares superiores anteriores e alveolar superior médio Sai na face e divide-se em 3 ramos terminais: • Palpebral inferior (inerva a pele da pálpebra inferior) • Nasais (inervam a asa do nariz) • Labial superior (inerva a pele do lábio superior)

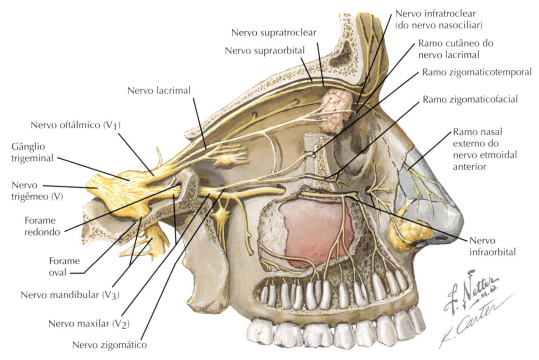

Figura 5-16

INERVAÇÃO DA FACE • Inervação Sensitiva

NERVO TRIGÊMEO: DIVISÃO MANDIBULAR		
Nervo	**Origem**	**Trajeto**
Divisão mandibular	Nervo trigêmeo na fossa média do crânio	A maior das 3 divisões do nervo trigêmeo
		Constituída por uma grande raiz sensitiva e por uma pequena raiz motora que se unem logo depois de atravessar forame oval para entrar na fossa infratemporal
		Imediatamente dá origem a 4 ramos – *meníngeo, pterigóideo medial, para o músculo tensor do tímpano,* e *para o músculo tensor do véu palatino* – antes de bifurcar em divisões anterior e posterior
		• Divisão anterior – menor e principalmente motora, com 1 ramo sensitivo (nervo bucal)
		• Divisão posterior – maior e principalmente sensitiva, com 1 ramo motor (nervo milo-hióideo)
Auriculotemporal	Parte posterior da divisão mandibular	Normalmente origina-se por 2 raízes, entre as quais passa a artéria meníngea média
		Estende-se em sentido posterior, inferiormente ao músculo pterigóideo lateral, até a região medial ao colo da mandíbula
		Ao cursar em posição posterior à mandíbula, emite ramos sensitivos para a articulação temporomandibular
		Curva-se em sentido superior com os vasos temporais superficiais entre a orelha e a cabeça da mandíbula na parte profunda da glândula parótida
		Ao sair desta glândula passa sobre o arco zigomático e divide-se nos ramos temporais superficiais
Bucal	Parte anterior da divisão mandibular	Estende-se em sentido anterior por entre as 2 cabeças do músculo pterigóideo lateral
		Desce ao longo da parte inferior do músculo temporal para emergir profundamente à margem anterior do músculo masseter
		Inerva a pele sobre o músculo bucinador antes de perfurá-lo para inervar a túnica mucosa que reveste sua face interna e a gengiva vestibular adjacente aos molares inferiores
Mentual	1 dos 2 ramos terminais do nervo alveolar inferior	Emerge através do forame mentual da mandíbula na região do 2° pré-molar inferior
		Inerva a pele do lábio inferior e do mento, e a gengiva vestibular anterior até a região do 2° pré-molar inferior

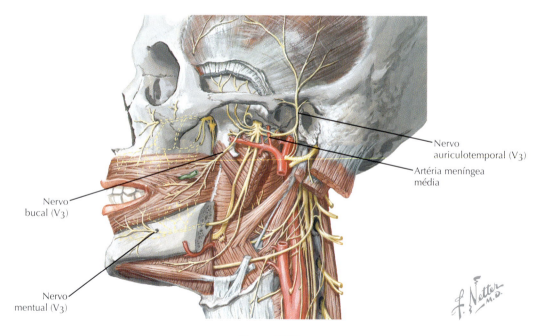

Figura 5-17

INERVAÇÃO DA FACE • *Inervação Sensitiva*

PLEXO CERVICAL		
Nervo	**Origem**	**Trajeto**
Auricular magno	Origina-se do plexo cervical formado por contribuições dos ramos C2 e C3	Passa posteriormente ao músculo esternocleidomastóideo no ponto de Erb.
		Ascende ao longo do músculo esternocleidomastóideo dividindo-se nos ramos anterior e posterior
		O ramo anterior continua superficialmente à parte inferior da glândula parótida
		Inerva as partes superficial e inferior da glândula parótida
Cervical transverso		Passa posteriormente ao músculo esternocleidomastóideo no ponto de Erb.
		Cruza o músculo esternocleidomastóideo em direção à região anterior do pescoço
		Perfura a lâmina superficial (de revestimento) da fáscia cervical dividindo-se profundamente ao músculo platisma nos ramos superiores e inferiores
		Inerva a pele da região anterior e lateral do pescoço e a parte inferior da face em torno da mandíbula

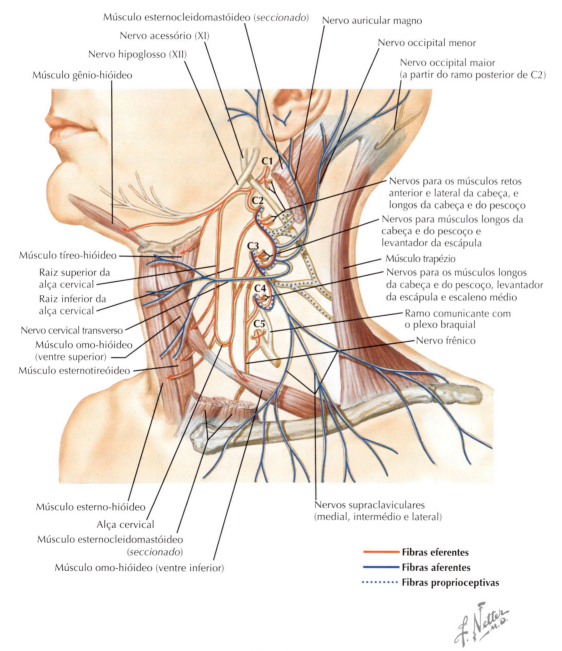

Figura 5-18

O COURO CABELUDO E OS MÚSCULOS DA FACE   181

INERVAÇÃO DA FACE • Inervação Motora

Nervo	Trajeto
Facial	Sai pelo forame estilomastóideo e dá origem ao nervo auricular posterior Entra no espaço parotídeo passando entre o músculo estilo-hióideo e o ventre posterior do músculo digástrico Pequenos ramos musculares inervam o músculo estilo-hióideo, o ventre posterior do músculo digástrico e os músculos auriculares Uma vez na fossa, ele divide a glândula parótida em parte superficial e parte profunda conectadas por um istmo No interior da glândula divide-se nos troncos temporofacial e cervicofacial Os troncos formam uma alça anterior à glândula, superficialmente ao ducto parotídeo, a partir da qual originam-se 5 grupos principais de ramos antes de emergirem da glândula: *temporais, zigomáticos, bucais, marginal da mandíbula* e *cervical*
Ramos temporais	Saem da porção superior da glândula parótida a partir do tronco temporofacial Cruzam o arco zigomático e estendem-se pela fossa temporal para inervar a região frontal
Ramos zigomáticos	Os ramos zigomáticos do tronco temporofacial estendem-se sobre o osso zigomático em direção à região lateral da órbita Inerva os músculos da região
Ramos bucais	Originam-se dos troncos temporofacial e cervicofacial Inervam os músculos da bochecha
Ramo marginal da mandíbula	Origina-se do tronco cervicofacial e estende-se em sentido anterior Inerva os músculos do lábio inferior e do mento
Ramo cervical	Origina-se do tronco cervicofacial e estende-se em sentido anteroinferior para inervar o músculo platisma

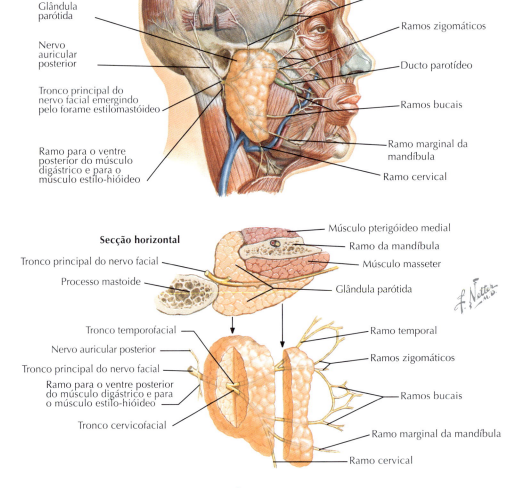

Figura 5-19

CORRELAÇÕES CLÍNICAS • *Neuralgia do Trigêmeo* 5

- Também chamada de tique doloroso (*tic douloureux*)
- Em geral, afeta a divisão maxilar (V_2) ou mandibular (V_3) do nervo trigêmeo; raramente afeta a divisão oftálmica (V_1)
- O envolvimento bilateral sugere outros fatores tais como a esclerose múltipla
- É mais comum na 5ª e 6ª décadas de vida
- A causa é desconhecida – as teorias envolvem irritação nervosa por vascularidade anormal, compressão por tumor ou lesão nervosa

MANIFESTAÇÕES CLÍNICAS

- Períodos de dor paroxística intensa (durando de 1 a 2 minutos) ao longo de uma das divisões do nervo trigêmeo
- Usualmente unilateral
- A dor normalmente é iniciada por um estímulo sensitivo em particular, tal como o tato leve (colocar maquiagem, lavar o rosto, fazer a barba, uma brisa leve), a mastigação, ou escovar os dentes

TRATAMENTO

- Na maioria das vezes a neuralgia do trigêmeo é tratada farmacologicamente com anticonvulsivantes, tais como a carbamazepina (Tegretol)
- Se o tratamento com drogas fracassa, a neurocirurgia pode ser necessária, tal como a rizotomia percutânea com radiofrequência do nervo, a injeção de glicerol no gânglio trigeminal, ou a descompressão nervosa
- Tratamentos medicinais alternativos e complementares têm incluído acupuntura e meditação

CORRELAÇÕES CLÍNICAS • *Neuralgia do Trigêmeo*

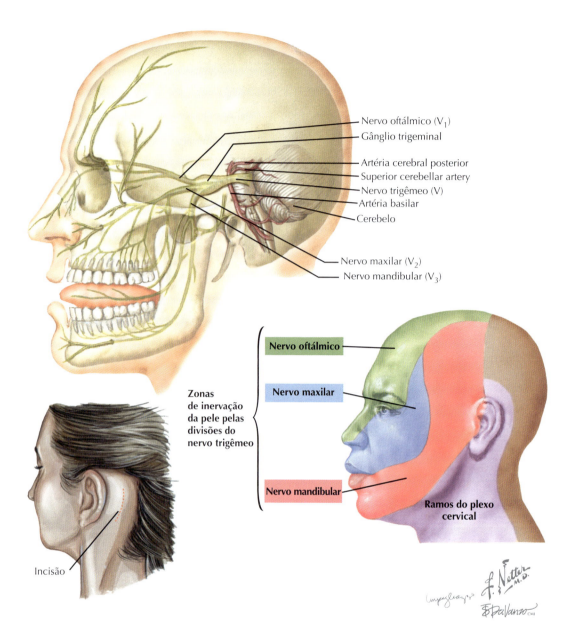

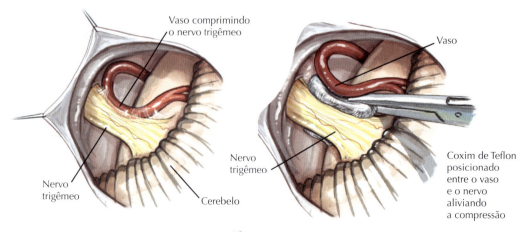

Figura 5-20

CORRELAÇÕES CLÍNICAS • Síndrome do Seio Cavernoso

- Condição patológica associada ao seio cavernoso, frequentemente causada por trombose, tumor, aneurisma, fístula ou trauma
- Quando causada por trombose, a síndrome usualmente ocorre em decorrência de *sepsis* da porção central da face ou dos seios paranasais por sua conexão com o seio cavernoso
- Antes do advento de antibióticos, a morte era o desfecho normal da *sepsis*
- Ela afeta o conteúdo do seio cavernoso, incluindo:
  - Nervo craniano III
  - Nervo craniano IV
  - Nervo craniano V_1
  - Nervo craniano V_2
  - Nervo craniano VI
- As manifestações clínicas comuns incluem:
  - Oftalmoplegia com reflexos pupilares à luz diminuídos
  - Congestão venosa levando a edema periorbital
  - Exoftalmia

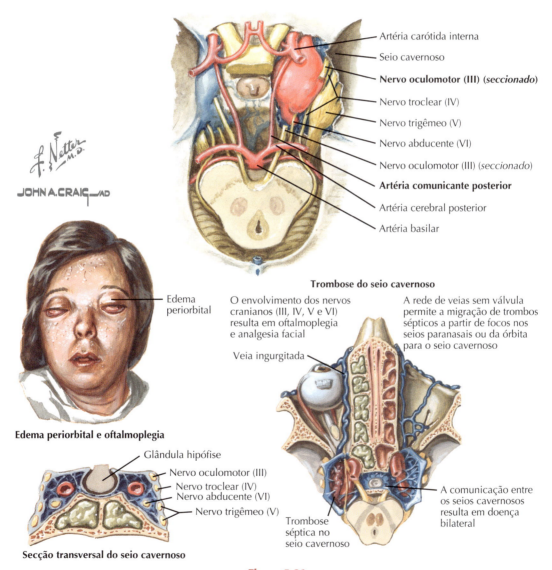

Figura 5-21

O COURO CABELUDO E OS MÚSCULOS DA FACE

CAPÍTULO 6
ESPAÇO PAROTÍDEO E GLÂNDULA PARÓTIDA

Aspectos Gerais e Anatomia Topográfica	**188**
Recesso do Espaço Parotídeo	**189**
Conteúdo do Espaço Parotídeo	**190**
Correlações Clínicas	**199**

ASPECTOS GERAIS E ANATOMIA TOPOGRÁFICA • *Informações Gerais*

- É a maior de todas as glândulas salivares e pesa cerca de 25 g
- Responsável por 20% a 25% da saliva secretada pelas glândulas salivares
- Sua secreção é completamente serosa
- Apresenta formato piramidal, com até 5 processos (ou extensões)
- A cápsula da glândula é uma extensão bastante densa da lâmina superficial da fáscia cervical (embora as evidências mostrem que a porção superficial é contínua com a fáscia do platisma e classificada como parte do sistema musculoaponeurótico superficial [SMAS])

Pontos de Referência Anatômicos

- Aproximadamente 75% ou mais da glândula parótida se superpõem ao músculo masseter; o restante é retromandibular
- O nervo facial entra no espaço parotídeo passando entre o músculo estilo-hióideo e o ventre posterior do músculo digástrico, e então divide a glândula em uma parte superficial e outra profunda, interconectadas por um istmo
- A parte profunda tem localização adjacente ao espaço laterofaríngeo — portanto, tumores nessa região da glândula são evidenciados como intumescências na parte oral da faringe
- A artéria facial transversa estende-se paralelamente ao ducto parotídeo, um pouco superior a ele
- Os ramos bucais e zigomáticos do nervo facial formam uma anastomose superficialmente ao ducto parotídeo

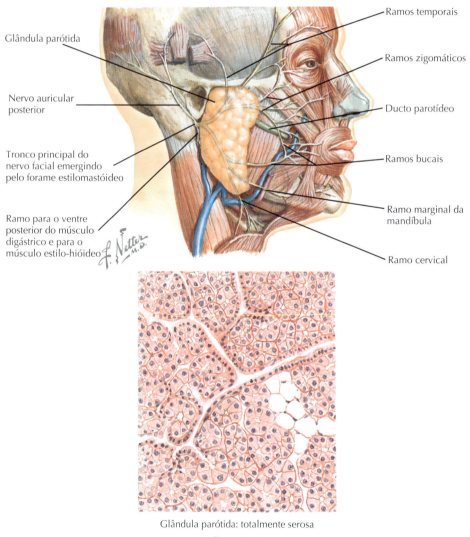

Glândula parótida: totalmente serosa

Figura 6-1

RECESSO DO ESPAÇO PAROTÍDEO • Limites e Estruturas

Limites	Estruturas
Anterior	M. masseter Ramo da mandíbula
Anteromedial	M. pterigóideo medial Ligamento estilomandibular
Medial	Processo estiloide superomedialmente Processo transverso do atlas inferomedialmente
Posteromedial	M. estilo-hióideo Ventre posterior do m. digástrico
Posterior	Processo mastoide do osso temporal M. esternocleidomastóideo
Lateral	Extensão da lâmina superficial (de revestimento) da fáscia cervical, que contribui para formação da cápsula
Superior	Meato acústico externo Cabeça da mandíbula articulando na fossa mandibular
Inferior	Trato angular de Eisler entre o ângulo da mandíbula e o m. esternocleidomastóideo

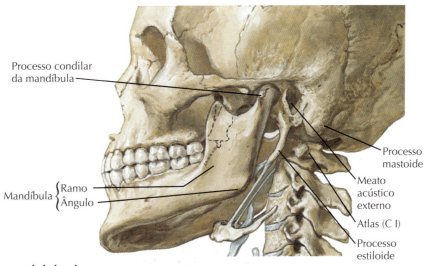

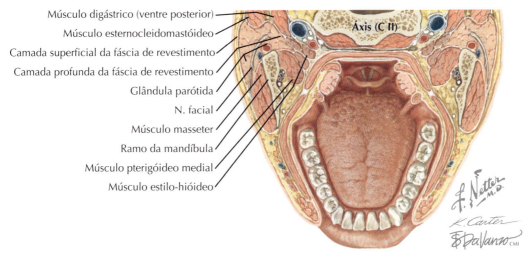

Secção transversal abaixo da língula da mandíbula (vista superior) demonstrando o espaço (leito) parotídeo

Figura 6-2

ESPAÇO PAROTÍDEO E GLÂNDULA PARÓTIDA

CONTEÚDO DO ESPAÇO PAROTÍDEO • *Principais Estruturas*

Estrutura	Características
Glândula parótida	É a maior de todas as glândulas salivares, sua secreção é completamente serosa
	Apresenta formato piramidal, com até 5 processos (ou extensões)
	A cápsula da glândula é extensão da lâmina superficial da fáscia cervical
	Aproximadamente 75% ou mais da glândula parótida superpõem-se ao músculo masseter; o restante é retromandibular
Nervo facial	O n. facial emerge pelo forame estilomastóideo e dá origem ao n. auricular posterior
	Entra no espaço parotídeo passando entre o m. estilo-hióideo e o ventre posterior do m. digástrico
	Pequenos ramos musculares inervam o m. estilo-hióideo, o ventre posterior do m. digástrico e os músculos auriculares
	Uma vez na fossa, divide a glândula parótida em partes superficial e profunda, interconectadas por um istmo
	A parte profunda da glândula parótida é adjacente ao espaço laterofaríngeo
	No interior da glândula, o n. facial divide-se em troncos temporofacial e cervicofacial
	Os troncos formam uma alça anterior à glândula, superficialmente ao ducto parotídeo, e dão origem a 5 grupos principais de ramos antes de emergirem da glândula:
	• Temporais
	• Zigomáticos
	• Bucais
	• Marginal da Mandíbula
	• Cervical
	Apesar de atravessar a glândula parótida, o n. facial não a inerva
	Os ramos bucais e zigomáticos do n. facial formam uma anastomose superficialmente ao ducto parotídeo
Ducto parotídeo	Também conhecido como ducto de Stensen
	Forma-se na parte profunda da glândula, cruza superficialmente a margem anterior do m. masseter e perfura o m. bucinador para abrir-se na cavidade oral no nível do 2° molar superior
	A glândula parótida acessória geralmente está situada junto ao ducto parotídeo
Artéria carótida externa	A artéria carótida externa estende-se pelo interior da glândula parótida onde emite os ramos:
	• A. auricular posterior
	• A. maxilar
	• A. temporal superficial
	• A. facial transversa
Veia retromandibular	A veia retromandibular é superficial à artéria carótida externa no interior da glândula parótida
	A veia retromandibular é formada pela união da:
	• V. temporal superficial (recebe uma pequena v. facial transversa)
	• V. maxilar
	Normalmente, a veia retromandibular emerge pelo ápice da glândula parótida e bifurca-se em:
	• Divisão anterior (que se une à v. facial para formar a v. facial comum)
	• Divisão posterior (que se une à v. auricular posterior para formar a v. jugular externa)

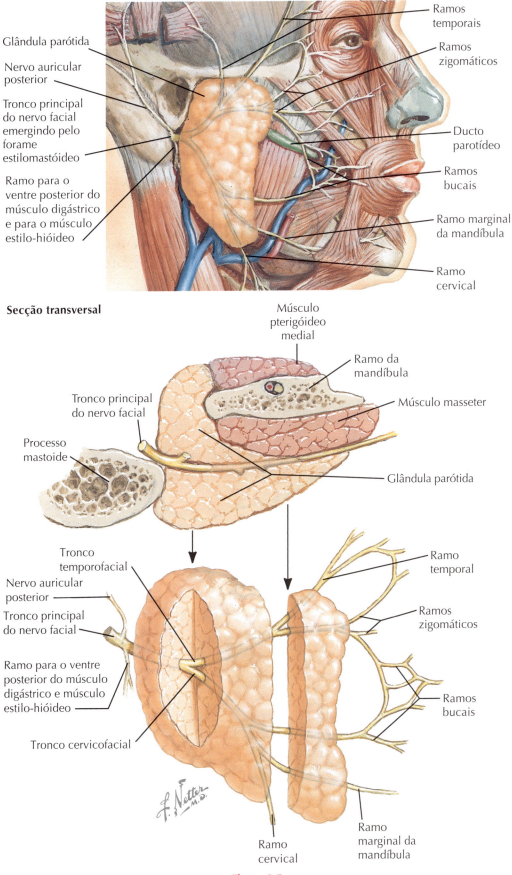

Figura 6-3

ESPAÇO PAROTÍDEO E GLÂNDULA PARÓTIDA

CONTEÚDO DO ESPAÇO PAROTÍDEO • *Vascularização*

IRRIGAÇÃO

Artéria	Origem	Trajeto
Carótida externa	Bifurcação da a. carótida comum (mais comumente localizada no nível da vértebra C III)	Ascende em posição posterior à mandíbula e profunda ao ventre posterior do m. digástrico e m. estilo-hióideo para entrar na glândula parótida No interior da glândula parótida, dá origem à a. auricular posterior e ramos para a própria glândula A seguir, ramifica-se em aa. temporal superficial e maxilar, no interior da glândula A a. facial transversa origina-se da a. temporal superficial no interior da glândula
Auricular posterior	A. carótida externa no interior da glândula parótida	Estende-se superiormente entre o processo mastoide e a cartilagem da orelha
Maxilar	Os 2 ramos terminais da a. carótida externa no interior da glândula parótida	Inicia-se posteriormente ao colo da mandíbula e estende-se em sentido anteromedial entre o lig. esfenomandibular e o ramo da mandíbula Ao sair da glândula parótida, estende-se superficial ou profundamente ao músculo pterigóideo lateral
Temporal superficial		Inicia-se posteriormente ao colo da mandíbula e estende-se em sentido superior como uma continuação da carótida externa Acompanhada pelo n. auriculotemporal
• *Facial transversa*	A. temporal superficial antes de sair da glândula parótida	Estende-se em direção transversal para sair da glândula Segue imediatamente superior ao ducto parotídeo cruzando superficialmente o masseter e a face

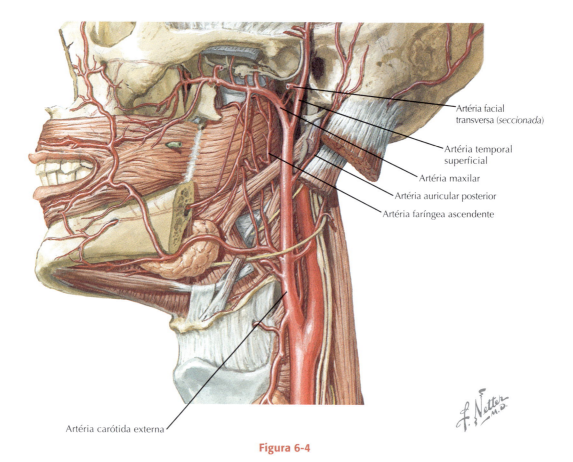

Figura 6-4

192 NETTER ATLAS DE ANATOMIA DA CABEÇA E PESCOÇO

DRENAGEM VENOSA	
Veia	**Trajeto**
Temporal superficial	Desce posteriormente ao processo zigomático do osso temporal acompanhando o n. auriculotemporal para entrar na glândula parótida Une-se com a v. maxilar para formar a v. retromandibular
Facial transversa	Estende-se posteriormente para entrar na glândula parótida e unir-se com a v. temporal superficial
Maxilar	Veia curta, algumas vezes pareada, formada pela convergência das tributárias do plexo pterigóideo Entra na glândula parótida estendendo-se posteriormente entre o lig. esfenomandibular e o colo da mandíbula Une-se com a v. temporal superficial para formar a v. retromandibular
Retromandibular	Origina-se da união das veias temporal superficial e maxilar no interior da glândula parótida Desce superficialmente à a. artéria carótida externa na glândula, onde se bifurca em: • Divisão anterior (que se une à v. facial para formar a v. facial comum) • Divisão posterior (que se une à v. auricular posterior para formar a v. jugular externa)
Divisão anterior da retromandibular	1 das divisões terminais da veia retromandibular Em geral, origina-se depois que a veia retromandibular emerge inferiormente da glândula parótida Une-se à v. facial para formar a v. facial comum, que drena para a v. jugular interna
Divisão posterior da retromandibular	1 das divisões terminais da veia retromandibular Em geral, origina-se depois que a veia retromandibular emerge inferiormente da glândula parótida Une-se à v. auricular posterior (que se origina de um plexo venoso formado pelas vv. occipital e temporal superficial) para formar a v. jugular externa, que drena para a v. subclávia

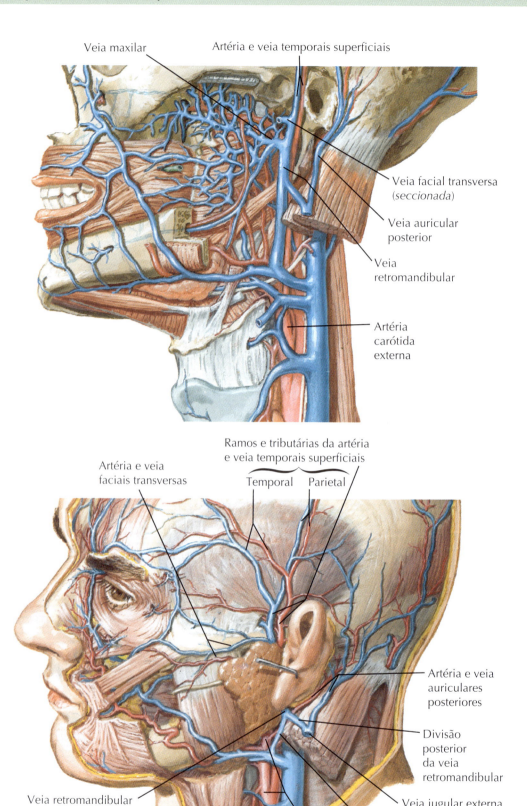

Figura 6-5

CONTEÚDO DO ESPAÇO PAROTÍDEO • Inervação

\multicolumn{3}{c	}{NERVOS SENSITIVOS DA PARÓTIDA}
Nervo	**Origem**	**Trajeto**
Auriculotemporal	Divisão mandibular do n. trigêmeo	Geralmente origina-se como 2 raízes que circundam a a. meníngea média e se unem Passa inferiormente ao m. pterigóideo lateral em direção ao colo da mandíbula Passa posteriormente ao colo da mandíbula para ascender com a a. temporal superficial Inerva as partes profunda e superior da glândula parótida
Auricular magno	Plexo cervical; formado por contribuições dos ramos anteriores de C2 e C3	Depois de passar posteriormente ao esternocleidomastóideo, ascende junto a ele até dividir-se em ramos anterior e posterior O ramo anterior continua superficialmente à parte inferior da glândula parótida Ajuda a inervar a cápsula da glândula parótida

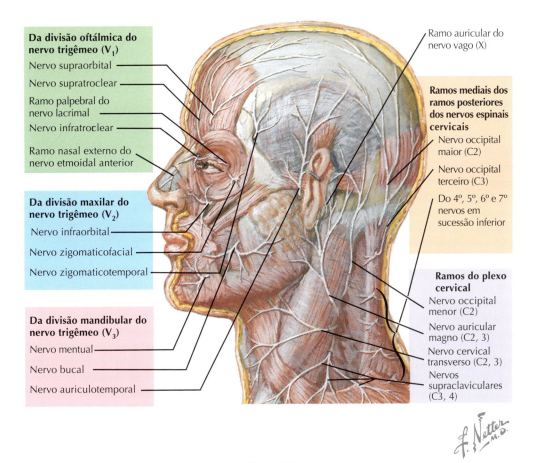

Figura 6-6

ESPAÇO PAROTÍDEO E GLÂNDULA PARÓTIDA

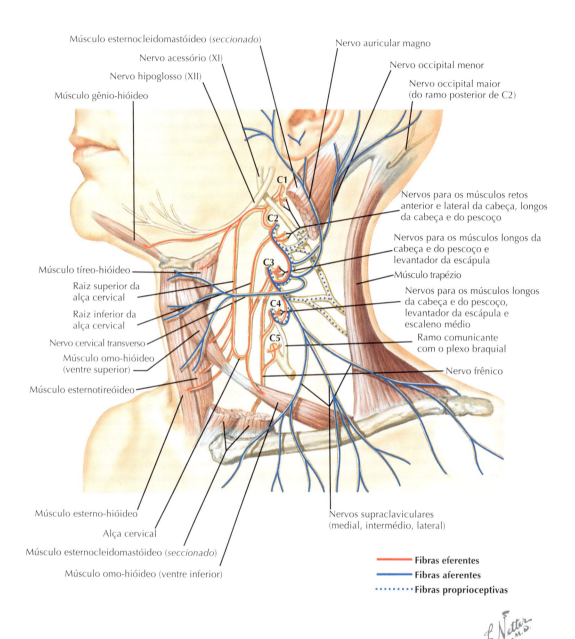

Figura 6-7

CONTEÚDO DO ESPAÇO PAROTÍDEO • *Inervação*

VIAS ANATÔMICAS PARASSIMPÁTICAS PARA A GLÂNDULA PARÓTIDA			
Tipo de Neurônio	**Localização do Corpo Celular**	**Características do Corpo**	**Celular Trajeto do Neurônio**
Neurônio pré-ganglionar	Núcleo salivatório inferior	Coleção de corpos celulares localizados no bulbo (medula oblonga)	As fibras parassimpáticas pré-ganglionares originam-se no núcleo salivatório inferior do bulbo (medula oblonga) Estas fibras seguem pelo n. glossofaríngeo (IX) e saem pelo forame jugular Dão origem ao nervo timpânico, ramo do nervo IX, que entra novamente no crânio via canalículo timpânico O nervo timpânico, ramo do nervo glossofaríngeo, forma o plexo timpânico sobre o promontório da cavidade timpânica Continua como n. petroso menor, normalmente saindo pelo forame oval para entrar na fossa infratemporal O n. petroso menor termina no gânglio ótico
Neurônio pós-ganglionar	Gânglio ótico	Coleção de corpos celulares localizados inferiormente ao forame oval e medialmente à divisão mandibular do n. trigêmeo	As fibras parassimpáticas pós-ganglionares originam-se no gânglio ótico Estas fibras ingressam no ramo auriculotemporal do n. trigêmeo O n. auriculotemporal estende-se à glândula parótida As fibras parassimpáticas pós-ganglionares inervam a glândula parótida

VIAS ANATÔMICAS SIMPÁTICAS PARA A GLÂNDULA PARÓTIDA			
Tipo de Neurônio	**Localização do Corpo Celular**	**Características do Corpo**	**Celular Trajeto do Neurônio**
Neurônio pré-ganglionar	Núcleo intermediolateral do corno lateral	Coleção de corpos celulares localizados no núcleo do corno lateral da medula espinal entre os segmentos medulares T1 e T3 (e possivelmente T4)	Essas fibras originam-se no núcleo intermediolateral de T1 a T3(4) Estendem-se a partir da medula espinal pela raiz anterior do nervo espinal Entram no tronco simpático pelos ramos comunicantes brancos Uma vez no tronco simpático, as fibras pré-ganglionares para a parótida ascendem e estabelecem sinapses com os neurônios pós-ganglionares no gânglio cervical superior
Neurônio pós-ganglionar	Gânglio cervical superior	Coleção de corpos celulares localizados no gânglio cervical superior, situado na base do crânio	Originam-se no gânglio cervical superior As fibras pós-ganglionares acompanham a a. carótida externa A partir da artéria carótida externa, as fibras nervosas acompanham as artérias que irrigam a glândula parótida

ESPAÇO PAROTÍDEO E GLÂNDULA PARÓTIDA **197**

CONTEÚDO DO ESPAÇO PAROTÍDEO • *Inervação*

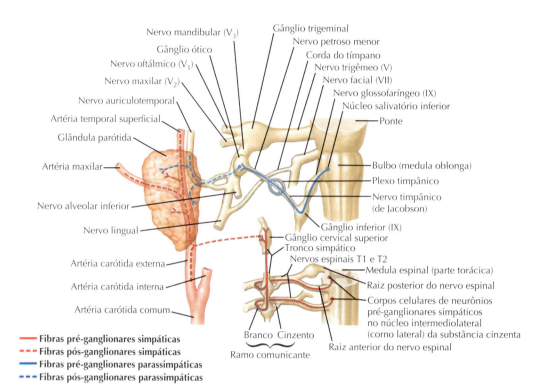

— Fibras pré-ganglionares simpáticas
--- Fibras pós-ganglionares simpáticas
— Fibras pré-ganglionares parassimpáticas
--- Fibras pós-ganglionares parassimpáticas

Vista lateral

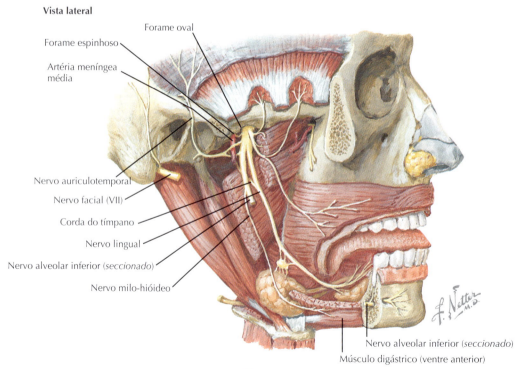

Figura 6-8

198 NETTER ATLAS DE ANATOMIA DA CABEÇA E PESCOÇO

CORRELAÇÕES CLÍNICAS • *Paralisia de Bell*

- Paralisia facial unilateral pela lesão do nervo facial (VII nervo craniano)

CAUSAS
- Aproximadamente 80% dos casos têm etiologia desconhecida
- As evidências sugerem que a infecção pelo vírus do herpes simples (HSV-1) seja uma causa
  - *Mecanismo sugerido*: Se a inflamação ocorrer no canal do nervo facial quando o vírus se tornar ativo, o espaço limitado para expansão resulta na compressão do nervo
- As infecções bacterianas também podem ter implicação
  - Em alguns casos de otite média, bactérias podem entrar no canal do nervo facial, e qualquer resposta inflamatória consequente pode comprimir o nervo facial
- A paralisia temporária de Bell pode resultar de procedimentos dentários, se o bloqueio anestésico do nervo alveolar inferior for inadequadamente realizado no espaço parotídeo; sinais e sintomas desaparecem quando cessam os efeitos anestésicos

PROGNÓSTICO
- Casos brandos determinam uma neuropraxia facial; o prognóstico para recuperação completa é muito bom, geralmente entre 2 a 3 semanas
- Nos casos moderados, pode ocorrer uma axonotmese, produzindo degeneração walleriana; a recuperação total pode levar entre 2 e 3 meses
- Em uma pequena percentagem de casos, não há recuperação total da função

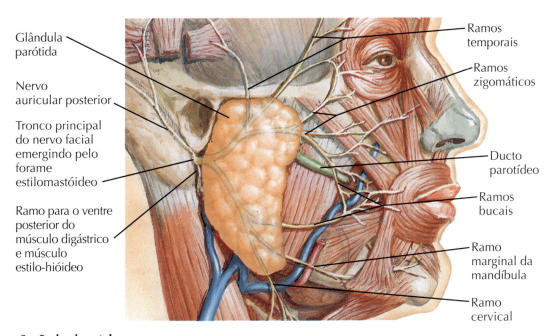

Seção horizontal

ESPAÇO PAROTÍDEO E GLÂNDULA PARÓTIDA

CORRELAÇÕES CLÍNICAS • *Paralisia de Bell*

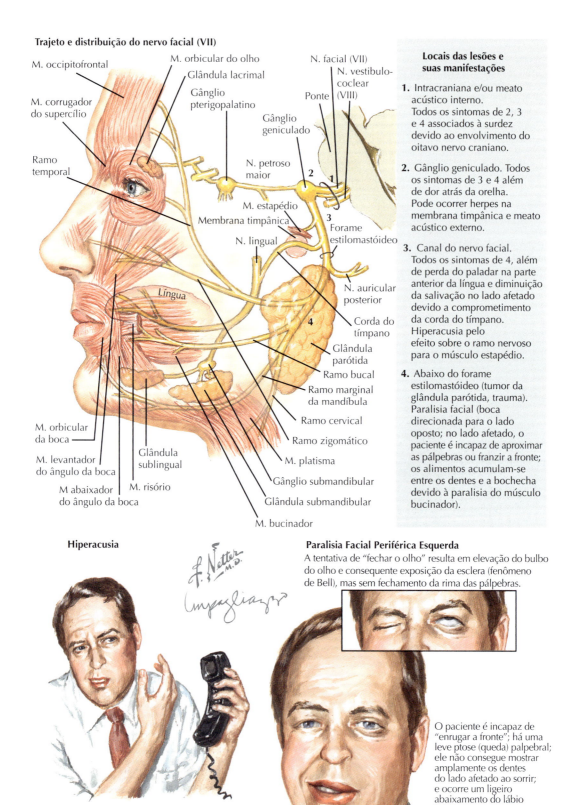

Figura 6-9

CORRELAÇÕES CLÍNICAS • *Síndrome de Frey*

- Causada pela regeneração anormal das fibras autônomas auriculotemporais, que passam a inervar as glândulas sudoríferas próximo à glândula parótida após uma parotidectomia
- Os sintomas incluem sudorese e hiperemia (vermelhidão) na área de distribuição do nervo auriculotemporal durante a alimentação
- O diagnóstico é feito pelo teste iodo-amido de Minor, que, se positivo, gera uma mancha escura sobre a área gustatória sudoreica
- O tratamento inclui neurectomia timpânica (secção do componente parassimpático) e uso de glicopirrolato anticolinérgico tópico (Robinul)

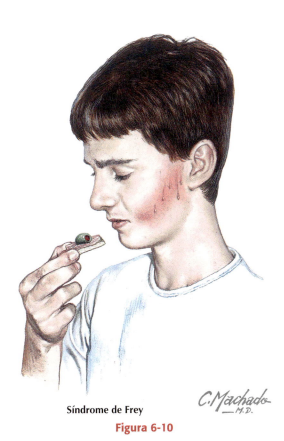

Síndrome de Frey

Figura 6-10

CORRELAÇÕES CLÍNICAS • *Tumores da Glândula Parótida*

- 80% dos tumores da glândula parótida são benignos
- O tumor benigno mais comum é o adenoma pleomórfico, que, se presente por muitos anos, pode evoluir para um carcinoma altamente maligno
- Quando os adenomas pleomórficos se estendem através da cápsula, devem ser removidos para diminuir a recorrência
- Devido à proximidade, estes tumores podem se estender para o espaço laterofaríngeo
- A remoção do tumor com sua cápsula e tecido circundante é importante para a redução da frequência de recidiva
  - Sob o aspecto histológico, os adenomas pleomórficos apresentam extensões através da cápsula do tumor para o tecido adjacente, de modo que a simples enucleação permitirá a recidiva a partir das células tumorais desprezadas

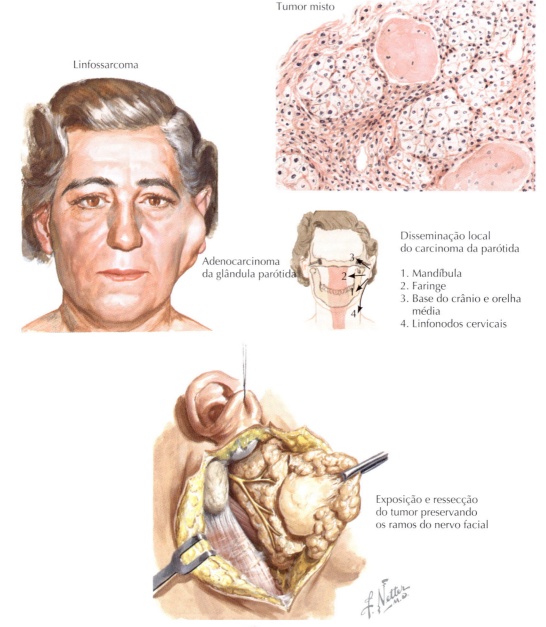

Linfossarcoma

Tumor misto

Adenocarcinoma da glândula parótida

Disseminação local do carcinoma da parótida
1. Mandíbula
2. Faringe
3. Base do crânio e orelha média
4. Linfonodos cervicais

Exposição e ressecção do tumor preservando os ramos do nervo facial

Figura 6-11

CORRELAÇÕES CLÍNICAS • *Parotidite/Caxumba*

- Inflamação da glândula parótida geralmente causada por infecção bacteriana ou viral
- Também pode ser causada por outras doenças, como a síndrome de Sjögren, tuberculose e infecção pelo vírus da imunodeficiência humana (HIV)
- A dor ao movimento mandibular é o resultado da compressão da parte profunda da glândula pelo ramo da mandíbula

PAROTIDITE BACTERIANA
- Menos comum desde a introdução dos antibióticos, hidratação apropriada e melhor higiene oral
- A taxa de mortalidade no século XIX foi de até 70% a 80%
- A maioria dos casos atualmente é observada em pacientes que utilizam medicamentos anticolinérgicos, especialmente idosos, pois inibem o fluxo salivar, permitindo que as bactérias sejam transportadas de modo retrógrado ao longo do ducto parotídeo até a glândula, onde podem se instalar e causar uma infecção

PAROTIDITE VIRAL
- Conhecida como caxumba
- O agente causal é um paramixovírus que infecta diferentes partes do corpo, em especial as glândulas parótidas
- Em geral, dissemina-se pela saliva, tosse e espirros
- As glândulas parótidas geralmente ficam edemaciadas, tornando-se muito dolorosas
- Com a introdução da vacinação contra a caxumba na década de 1970, a doença tornou-se rara na maioria das nações desenvolvidas

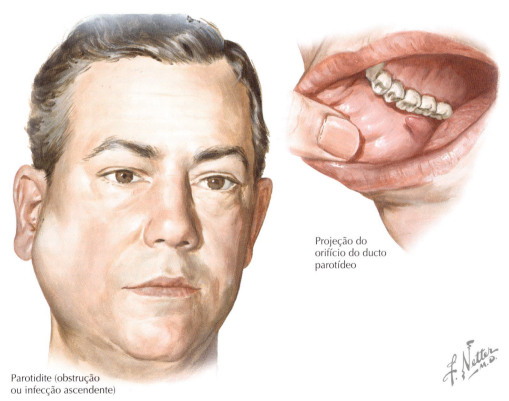

Projeção do orifício do ducto parotídeo

Parotidite (obstrução ou infecção ascendente)

Figura 6-12

ESPAÇO PAROTÍDEO E GLÂNDULA PARÓTIDA **203**

CORRELAÇÕES CLÍNICAS • *Xerostomia*

- *Xerostomia:* "boca seca"
- A boca seca é um sintoma que aumenta a suscetibilidade à cárie dental
- Pode ser causada por qualquer medicamento que diminua o fluxo salivar; dentre os mais comuns estão diversos anti-histamínicos, antidepressivos, agentes quimioterápicos (incluindo radioterapia), anti-hipertensivos e analgésicos
- Ocorre em processos patológicos como depressão, estresse, distúrbios endócrinos, síndrome de Sjögren e nutrição inadequada
- Pode levar à formação de sialólitos, cálculos que se formam no ducto ou na glândula, apesar de estarem mais comumente associados a infecções da glândula submandibular do que da glândula ou do ducto parotídeo

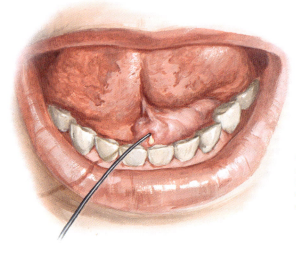

Cálculo no ducto submandibular. Sonda inserida e gota de exsudato purulento

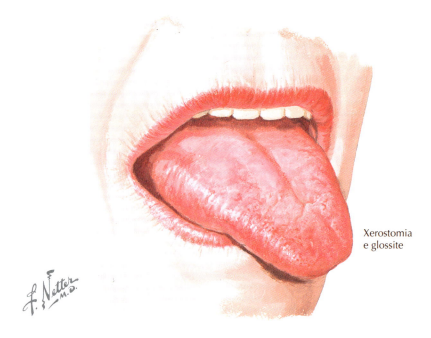

Xerostomia e glossite

Figura 6-13

- *Fístula parotídea:* comunicação entre a pele e a glândula parótida ou ducto parotídeo que pode levar à formação de uma sialocele, um cisto repleto de saliva mucoide nos tecidos que circundam a glândula

CAUSAS

- As fístulas e as sialoceles geralmente ocorrem em decorrência de traumas
- Também podem ser causadas por:
  - Corte ou lesão do ducto ou um de seus ramos durante cirurgia para câncer de bochecha ou face
  - Remoção dos tumores de parótida, especialmente aqueles da glândula parótida acessória
  - Tumores malignos primários e secundários que ulcerem a pele
  - Incisão e drenagem nas parotidites bacterianas agudas
  - Ulceração e infecção associada a grandes cálculos salivares
  - Fístulas que podem se desenvolver após uma cirurgia do mastoide ou cirurgia de fenestração
  - Congênitas
  - Infecção (actinomicose, tuberculose, sífilis, cancro oral)

TRATAMENTO

- Fístulas que se abrem diretamente na cavidade oral não necessitam de tratamento
- Fístulas na pele podem necessitar ou não de tratamento cirúrgico
- Anticolinérgicos são agentes úteis na diminuição da salivação durante o tratamento
- As sialoceles geralmente desaparecem com a aspiração ou compressão e normalmente não necessitam de colocação de dreno
- A lesão da glândula ou do ducto parotídeo deve ser reparada para impedir a formação de fístulas e sialoceles

REPAROS COMUNS

- Reparo do ducto com o uso de um *stent*
- Ligadura do ducto
- Criação de uma fístula do ducto para a cavidade oral

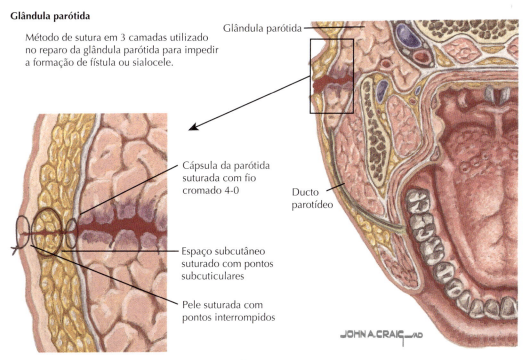

Figura 6-14

ESPAÇO PAROTÍDEO E GLÂNDULA PARÓTIDA

CAPÍTULO 7
FOSSAS TEMPORAL E INFRATEMPORAL

Aspectos Gerais e Anatomia Topográfica	**208**
Limites da Fossa Temporal	**209**
Conteúdo da Fossa Temporal	**210**
Limites da Fossa Infratemporal	**214**
Conteúdo da Fossa Infratemporal	**216**

ASPECTOS GERAIS E ANATOMIA TOPOGRÁFICA • *Informações Gerais*

- A área temporal abrange 2 fossas separadas pelo arco zigomático

FOSSA TEMPORAL
- Relacionada com a têmpora da cabeça
- Comunica-se com a fossa infratemporal profundamente ao arco zigomático

FOSSA INFRATEMPORAL
- Fossa de formato irregular situada inferior e medialmente ao arco zigomático
- Comunica-se com a fossa pterigopalatina pela fissura pterigomaxilar

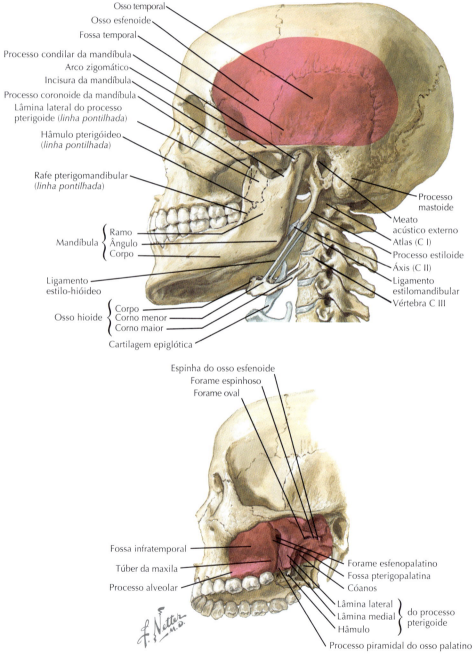

Figura 7-1

LIMITES DA FOSSA TEMPORAL • Aspectos Gerais

Limite	Estruturas
Superior	Linha temporal superior Linha temporal inferior
Inferior	Arco zigomático (lateralmente) Crista infratemporal da asa maior do esfenoide (medialmente)
Anterior	Processo frontal do osso zigomático Processo zigomático do osso frontal
Posterior	Crista supramastóidea Segmento posterior da linha temporal superior (que se curva inferiormente até a crista supramastóidea)
Medial	Frontal Asa maior do esfenoide Parte escamosa do osso temporal Parietal
Lateral	Fáscia temporal

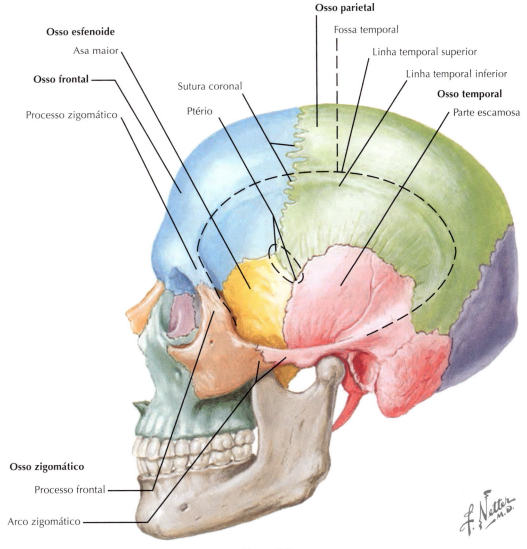

Figura 7-2

FOSSAS TEMPORAL E INFRATEMPORAL 209

CONTEÚDO DA FOSSA TEMPORAL • *Vascularização*

IRRIGAÇÃO		
Artéria	**Origem**	**Trajeto**
Temporal superficial	Ramo terminal da a. carótida externa que se origina na glândula parótida	No interior da glândula parótida, origina a a. facial transversa Emerge da parte superior da glândula parótida imediatamente posterior à articulação temporomandibular e anterior ao meato acústico externo Atravessa superficialmente a raiz do arco zigomático em posição anterior ao n. auriculotemporal e meato acústico externo Imediatamente superior à raiz do arco zigomático, dá origem a a. temporal média que perfura a fáscia temporal e o músculo temporal Continuando seu trajeto superior, divide-se em ramos frontal e parietal
Temporal média	A. temporal superficial depois de cruzar a raiz do arco zigomático em sentido superior	Estende-se profundamente na fáscia e músculo temporais, onde faz anastomose com as artérias temporais profundas anterior e posterior
Temporais profundas anterior e posterior	Ramos da segunda parte da a. maxilar	Estendem-se entre o crânio e o m. temporal Inervam o m. temporal por todo seu trajeto Durante sua ascensão, fazem anastomoses com a. temporal média

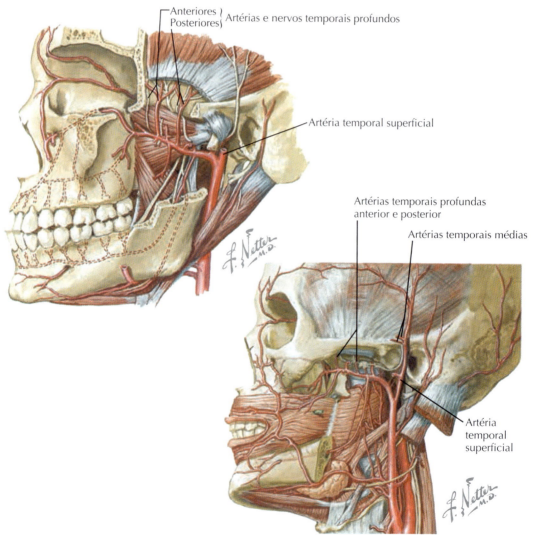

Figura 7-3

CONTEÚDO DA FOSSA TEMPORAL • *Vascularização*

DRENAGEM VENOSA	
Veia	**Trajeto**
Temporal superficial	Origina-se no vértice e face lateral do crânio
	Forma um plexo venoso ao longo do couro cabeludo pela comunicação com as veias supraorbital, auricular posterior e occipital, além das veias correspondentes no lado oposto
	As veias frontal e parietal unem-se à v. temporal superficial e estendem-se em posição imediatamente anterior às artérias de mesmo nome
	Uma v. temporal média une-se à veia temporal superficial antes do vaso passar inferiormente à raiz do arco zigomático
	Entra na glândula parótida, onde recebe a v. facial transversa
	Une-se à v. maxilar para formar a v. retromandibular
Temporal média	Origina-se no interior do músculo e fáscia temporais
	Dentro do músculo e fáscia temporais, faz anastomoses com os vasos temporais profundos anterior e posterior
	Une-se à v. temporal superficial imediatamente antes de se estender pela região inferior à raiz do arco zigomático
Temporais profundas anterior e posterior	Drenam para o plexo pterigóideo
	Além disso, comunicam-se com a v. temporal média

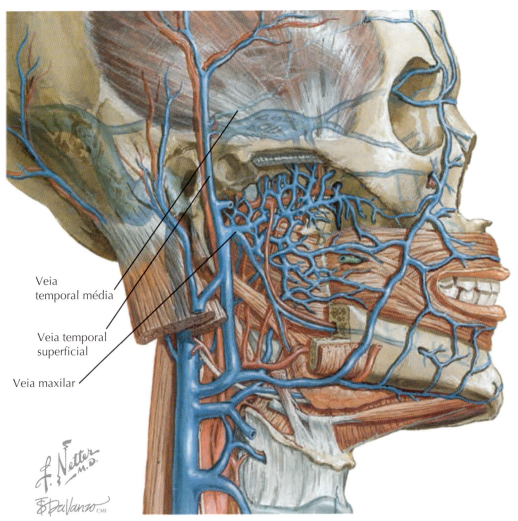

Figura 7-4

FOSSAS TEMPORAL E INFRATEMPORAL **211**

CONTEÚDO DA FOSSA TEMPORAL • *Inervação*

Nervo	Origem	Trajeto
Mandibular (V₃)	A maior das 3 divisões do n. trigêmeo Constituído de uma grande raiz sensitiva e uma pequena raiz motora que se unem após passarem pelo forame oval para entrar na fossa infratemporal	Imediatamente dá origem ao ramo meníngeo e, ao nervo pterigóideo medial antes de se dividir em divisões anterior e posterior A divisão anterior é menor e principalmente motora, com 1 ramo sensitivo (n. bucal) A divisão posterior é maior e principalmente sensitiva, com 1 ramo motor (n. milo-hióideo)
Temporais profundos anterior e posterior	Originam-se da divisão anterior do n. mandibular (V₃)	Estendem-se superiormente ao m. pterigóideo lateral para inervar o m. temporal à medida que passa entre ele e o crânio
Auriculotemporal	Origina-se da divisão posterior do n. mandibular (V₃)	Normalmente se origina a partir de 2 raízes, entre as quais passa a a. meníngea média Estende-se posteriormente, em posição inferior ao m. pterigóideo lateral, até a face medial do colo da mandíbula Ao cursar em posição posterior à mandíbula, emite ramos sensitivos para a articulação temporomandibular Curva-se em sentido superior com os vasos temporais superficiais entre o meato acústico externo e a cabeça da mandíbula, profundamente na glândula parótida Ao deixar glândula parótida, ascende sobre o arco zigomático e divide-se em ramos temporais superficiais
Ramos temporais do n. facial	Ramos motores que se originam no interior da glândula parótida	Cruzam o arco zigomático em direção à região temporal Inervam os músculos da região, incluindo os mm. auriculares anterior e superior, o m. frontal, o m. orbicular do olho e o m. corrugador do supercílio

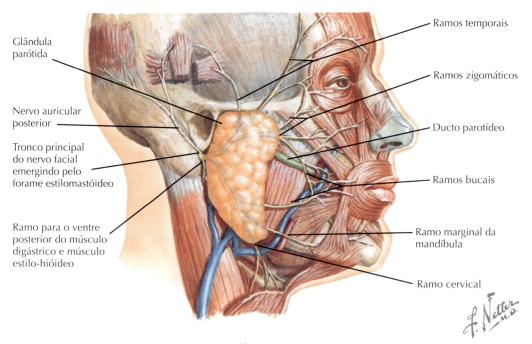

Figura 7-5

CONTEÚDO DA FOSSA TEMPORAL • *Inervação*

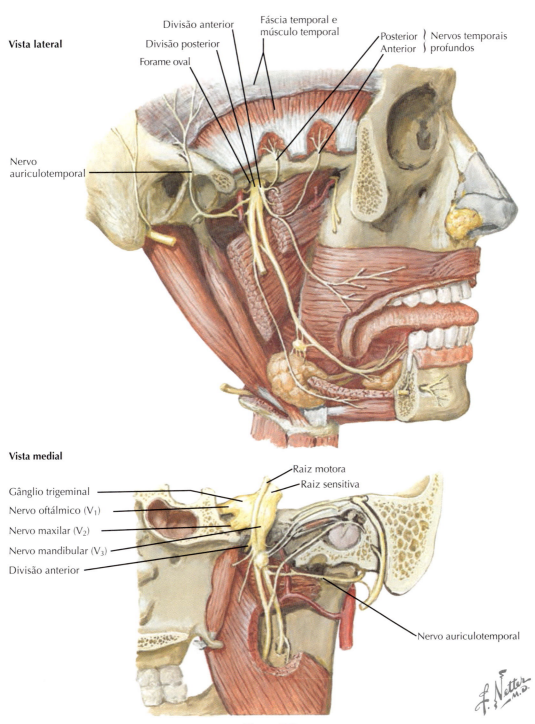

Figura 7-6

FOSSAS TEMPORAL E INFRATEMPORAL

LIMITES DA FOSSA INFRATEMPORAL • Aspectos Gerais

Limites	Estruturas
Superior	Face infratemporal da asa maior do esfenoide (com o forame oval e forame espinhoso) Face infratemporal do osso temporal
Inferior	Não há um assoalho anatômico como limite da fossa onde o m. pterigóideo medial se fixa na mandíbula
Lateral	Ramo da mandíbula (face medial)
Medial	Lâmina lateral do processo pterigoide do osso esfenoide (face lateral) Processo piramidal do osso palatino
Anterior	Porção posterior da maxila
Posterior	Processo estiloide Processo condilar da mandíbula

MÚSCULOS
- Temporal
- Pterigóideo lateral
- Pterigóideo medial

ARTÉRIAS
- Maxilar e seus ramos

VEIAS
- Plexo pterigóideo e tributárias

NERVOS
- Mandibular (V_3) e seus ramos
- Ramos alveolares superiores posteriores do nervo maxilar (V_2)
- Corda do tímpano do n. facial
- Gânglio ótico
- Petroso menor

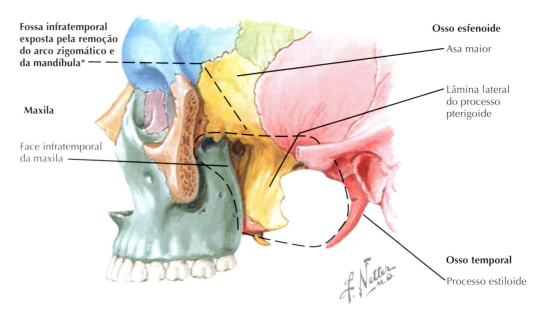

*Superficialmente, o processo mastoide forma o limite posterior

Figura 7-7

LIMITES DA FOSSA INFRATEMPORAL • *Aspectos Gerais*

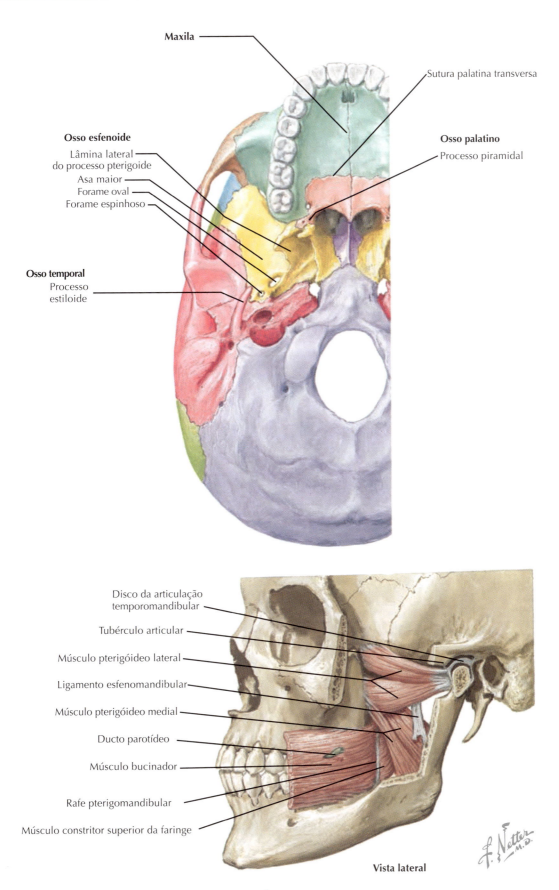

Figura 7-8

CONTEÚDO DA FOSSA INFRATEMPORAL • *Vascularização*

ARTÉRIA MAXILAR

• O maior dos 2 ramos terminais da a. carótida externa (a. temporal superficial é o outro ramo)
• Origina-se em posição posterior ao colo da mandíbula dentro da glândula parótida
• Deixa a glândula parótida e estende-se em sentido anterior entre o ramo da mandíbula e o lig. esfenomandibular dentro da fossa infratemporal
• Segue um trajeto que pode ser superficial ou profundo ao m. pterigóideo lateral até atingir a fossa pterigopalatina através da fissura pterigomaxilar
• Irriga as estruturas profundas da face e pode ser dividida em 3 partes em seu trajeto medial através da fossa infratemporal:
  • 1ª parte – parte mandibular
  • 2ª parte – parte pterigóidea
  • 3ª parte – parte pterigopalatina

Artéria Maxilar: 1ª Parte (Parte Mandibular)

Artéria	Trajeto
1ªparte (parte mandibular)	Estende-se por entre o ramo da mandíbula e o lig. esfenomandibular Localizada em paralelo e inferiormente ao n. auriculotemporal Cruza o n. alveolar inferior e estende-se junto à margem inferior do m. pterigóideo lateral Dá origem a 5 ramos: *a. timpânica anterior, a. auricular profunda, a. meníngea média, a. meníngea acessória e a. alveolar inferior*
Auricular profunda	Originada na mesma área da a. timpânica anterior Localizada na glândula parótida, posteriormente à articulação temporomandibular, onde emite ramos para irrigar a articulação temporomandibular e continua ao longo das partes óssea e cartilagínea da tuba auditiva, as quais irriga, além de uma pequena parte da membrana timpânica
Timpânica anterior	Originada na mesma área da a. auricular profunda Estende-se em sentido superior imediatamente posterior à articulação temporomandibular, onde emite ramos para irrigar a articulação temporomandibular Entra na cavidade timpânica através da fissura petrotimpânica e auxilia na irrigação da membrana timpânica, juntamente com ramos da a. auricular posterior, artéria do canal pterigóideo a. auricular profunda, e aa. caroticotimpânicas ramos da a. carótida interna
Meníngea média	Estende-se em sentido superior por entre o lig. esfenomandibular e o m. pterigóideo lateral e entre as 2 raízes do n. auriculotemporal para o forame espinhoso do osso esfenoide Na fossa média do crânio, estende-se anteriormente em um sulco na asa maior do esfenoide, dividindo-se em ramos frontal e parietal
Meníngea acessória	Origina-se na a. maxilar ou na a. meníngea média Entra no crânio através do forame oval para irrigar o gânglio trigeminal e a dura-máter
Alveolar inferior	Apresenta trajeto descendente acompanhando o n. alveolar inferior para entrar no forame da mandíbula

Artéria Maxilar: 2ª Parte (Parte Pterigóidea)

Artéria	Trajeto
2ª parte (parte pterigóidea)	Estende-se em sentido oblíquo e anterossuperior por entre o ramo da mandíbula e a inserção do m. temporal A seguir, estende-se pela superfície do m. pterigóideo lateral para cursar entre as 2 cabeças do músculo Possui 5 ramos: *aa. temporais profundas anterior* e *posterior, a. massetérica, ramos pterigóideos* e *a. bucal*
Temporais profundas anterior e posterior	Estendem-se por entre o crânio e o m. temporal Irrigam o m. temporal por todo seu trajeto Durante sua ascensão, estas artérias fazem anastomoses com a a. temporal média da a. temporal superficial
Massetérica	Pequena; estende-se em sentido lateral através da incisura da mandíbula para irrigar a parte profunda do m. masseter
Ramos pterigóideos	Artérias em quantidade variável que inervam os músculos pterigóideos lateral e medial
Bucal	Pequena artéria que se estende obliquamente em sentido anterior por entre o m. pterigóideo medial e a inserção do m. temporal até atingir a superfície externa do m. bucinador para inervá-lo e fazer anastomose com ramos das aa. infraorbital e facial

CONTEÚDO DA FOSSA INFRATEMPORAL • *Vascularização*   7

ARTÉRIA MAXILAR	
Artéria Maxilar: 3ª Parte (Parte Pterigopalatina)	
Artéria	**Trajeto**
3ª parte (parte pterigopalatina)	Passa da fossa infratemporal para a fossa pterigopalatina através da fissura pterigomaxilar
	Antes de atravessar a fissura pterigomaxilar, dá origem à a. alveolar superior posterior (a única artéria da 3ª parte da artéria maxilar que normalmente não se origina dentro da fossa pterigopalatina)
A. alveolar superior posterior	Origina-se na fossa infratemporal
	Estende-se em sentido inferior pelo túber da maxila para entrar na superfície posterior da maxila e irrigar os molares e pré-molares, o revestimento do seio maxilar e as gengivas

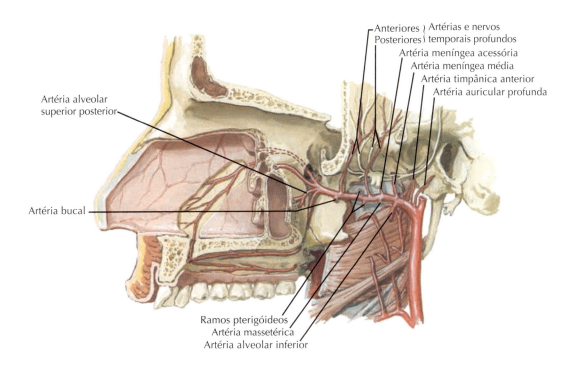

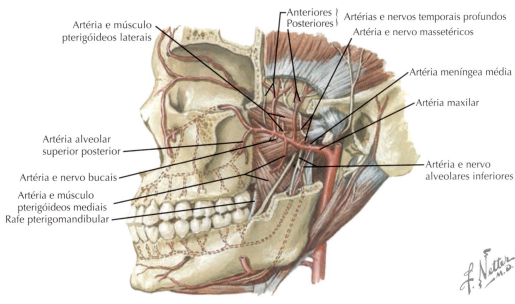

Figura 7-9

FOSSAS TEMPORAL E INFRATEMPORAL **217**

CONTEÚDO DA FOSSA INFRATEMPORAL • *Vascularização*

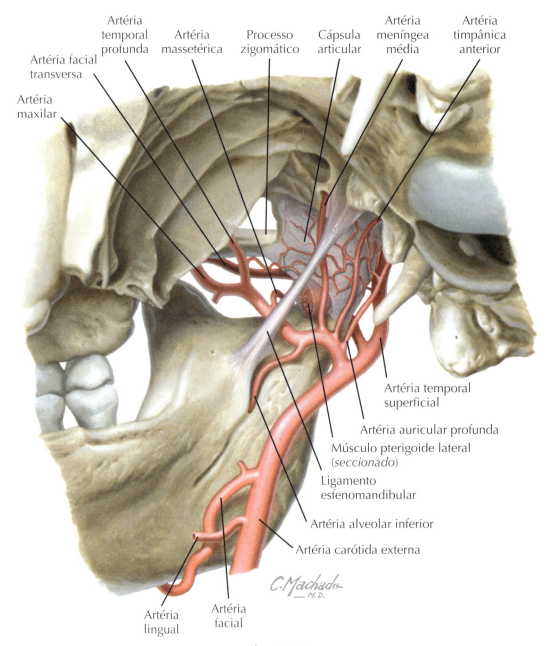

Figura 7-10

CONTEÚDO DA FOSSA INFRATEMPORAL • *Vascularização*

DRENAGEM VENOSA	
Veia	**Trajeto**
Plexo pterigóideo	Extensa rede de veias adjacentes à 2ª e à 3ª parte da a. maxilar Recebe tributárias que correspondem aos ramos da a. maxilar As tributárias do plexo pterigóideo convergem para formar as curtas vv. maxilares Comunica-se com o seio cavernoso, plexo faríngeo, v. facial através da v. facial profunda e veias oftálmicas
Facial profunda	Conecta a v. facial ao plexo pterigóideo
Maxilar	Veia curta e ocasionalmente pareada, formada pela convergência das tributárias do plexo pterigóideo Entra na glândula parótida ao estender-se posteriormente por entre o lig. esfenomandibular e o colo da mandíbula Une-se com a v. temporal superficial para formar a v. retromandibular

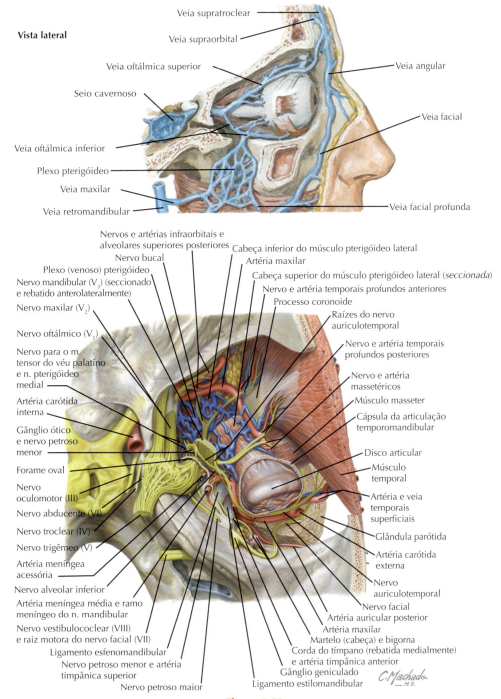

Figura 7-11

FOSSAS TEMPORAL E INFRATEMPORAL **219**

CONTEÚDO DA FOSSA INFRATEMPORAL • *Estruturas Nervosas*

NERVO MANDIBULAR
• A maior das 3 divisões do n. trigêmeo (V)
• Possui funções motora e sensitiva
• Formado por uma grande raiz sensitiva e uma pequena raiz motora que se unem logo após passarem pelo forame oval para entrar na fossa infratemporal
• Imediatamente dá origem a um ramo meníngeo e ao nervo pterigóideo medial para, em seguida, bifurcar-se em divisões anterior e posterior

Ramos do Tronco Principal

Ramos	Trajeto
Ramo meníngeo	Depois de atravessar o forame oval, o tronco principal do n. mandibular está localizado entre os músculos tensor do véu palatino e pterigóideo lateral
	Em seguida, o tronco do nervo emite um ramo lateral denominado ramo meníngeo
	Esse ramo atravessa o forame espinhoso para entrar na fossa média do crânio e inervar a dura-máter
Pterigóideo medial	Depois de atravessar o forame oval, o tronco principal do n. mandibular está localizado entre os músculos tensor do véu palatino e pterigóideo lateral
	Em seguida, o tronco do nervo emite um ramo medial para o músculo pterigóideo medial
	Esse ramo continua para inervar os músculos tensor do véu palatino e tensor do tímpano

Divisão Anterior

• Menor, principalmente motora com 1 ramo sensitivo (n. bucal):
  • N. massetérico
  • Nn. temporais profundos anterior e posterior
  • N. pterigóideo medial
  • N. pterigóideo lateral
  • N. bucal

Divisão Posterior

• Maior, principalmente sensitiva com 1 ramo motor (n. milo-hióideo):
  • N. auriculotemporal
  • N. lingual
  • N. alveolar inferior
  • N. milo-hióideo

Divisão Anterior do Nervo Mandibular

Ramos	Trajeto
N. massetérico	Estende-se em sentido lateral, superiormente ao n. pterigóideo lateral
	Ocupa posição anterior à articulação temporomandibular e posterior ao tendão do m. temporal
	Cruza a incisura da mandíbula com a a. massetérica para inervar o m. masseter
	Também emite um pequeno ramo para a articulação temporomandibular
Nn. temporais profundos anterior e posterior	Passam superiormente ao m. pterigóideo lateral por entre o crânio e o m. temporal para inervá-lo
	Emitem um pequeno ramo para a articulação temporomandibular
N. pterigóideo lateral	Entra na face profunda do músculo
	Geralmente se origina do n. bucal
N. bucal	Estende-se anteriormente por entre as 2 cabeças do m. pterigóideo lateral
	Estende-se em sentido inferior, adjacente à parte inferior do m. temporal, para emergir na margem anterior do m. masseter
	Inerva a pele sobre o m. bucinador antes atravessá-lo para inervar a túnica mucosa que reveste sua superfície interna e a gengiva adjacente aos molares inferiores

220 NETTER ATLAS DE ANATOMIA DA CABEÇA E PESCOÇO

NERVO MANDIBULAR

Divisão Posterior do Nervo Mandibular

Ramos	Trajeto
N. auriculotemporal	Normalmente se origina a partir de 2 raízes, entre as quais passa a a. meníngea média
	Estende-se posteriormente, em posição inferior ao m. pterigóideo lateral, até a face medial do colo da mandíbula
	Ao cursar em posição posterior à mandíbula, emite ramos sensitivos para a articulação temporomandibular
	A seguir curva-se em sentido superior com os vasos temporais superficiais, entre o meato acústico externo e a cabeça da mandíbula, profundamente na glândula parótida
	Ao sair da glândula parótida, ascende sobre o arco zigomático e divide-se em ramos temporais superficiais
N. lingual	Ocupa posição inferior ao m. pterigóideo lateral e anteromedial ao n. alveolar inferior
	A corda do tímpano logo se une a ele em sua margem posterior
	O n. lingual estende-se por entre o m. pterigóideo medial e o ramo da mandíbula para entrar obliquamente na cavidade oral limitado pelo m. constritor superior da faringe, m. pterigóideo medial e a mandíbula.
	Inerva a túnica mucosa dos 2/3 anteriores da língua e a gengiva lingual adjacente aos dentes inferiores
N. alveolar inferior	O maior ramo do nervo mandibular
	Estende-se em sentido inferior, acompanhando a a. alveolar inferior em direção ao m. pterigóideo lateral e, finalmente, por, entre o lig. esfenomandibular e o ramo da mandíbula até entrar pelo forame da mandíbula
	Inerva todos os dentes inferiores e a gengiva vestibular da região de pré-molares até à linha mediana
N. milo-hióideo	Ramo emitido pelo n. alveolar inferior imediatamente antes deste entrar pelo forame da mandíbula
	Estende-se inferiormente em um sulco na face medial do ramo da mandíbula até atingir a superfície do m. milo-hióideo
	Inerva o m. milo-hióideo e o ventre anterior do m. digástrico

NERVO MAXILAR

Ramos	Trajet
Alveolares superiores posteriores	Atravessam a fissura pterigomaxilar para entrar na fossa infratemporal
	Na fossa infratemporal, estendem-se pela face infratemporal (posterior) da maxila sobre o túber da maxila
	Emitem ramos gengivais superiores que inervam a gengiva adjacente aos molares superiores
	Entram pela face infratemporal da maxila e inervam o seio maxilar e os molares superiores com a possível exceção da raiz mesiovestibular do 1° molar superior

CONTEÚDO DA FOSSA INFRATEMPORAL • *Estruturas Nervosas*

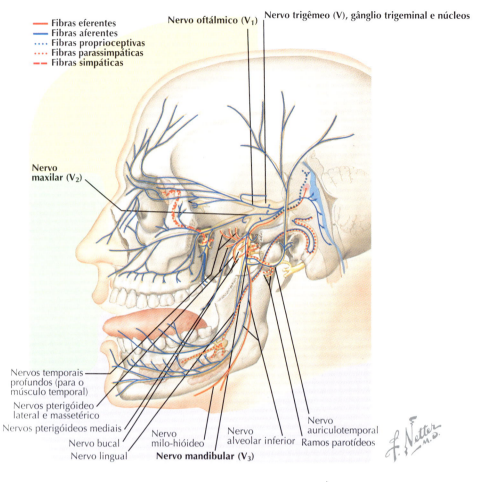

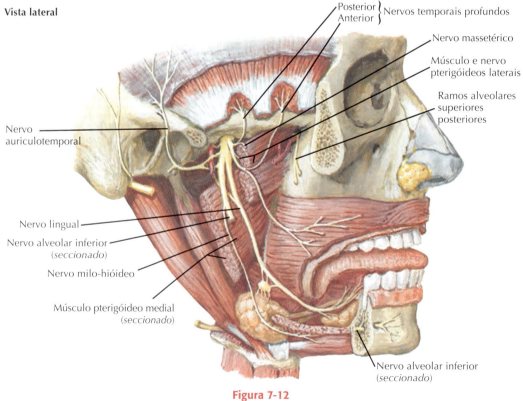

Figura 7-12

CONTEÚDO DA FOSSA INFRATEMPORAL • *Estruturas Nervosas*

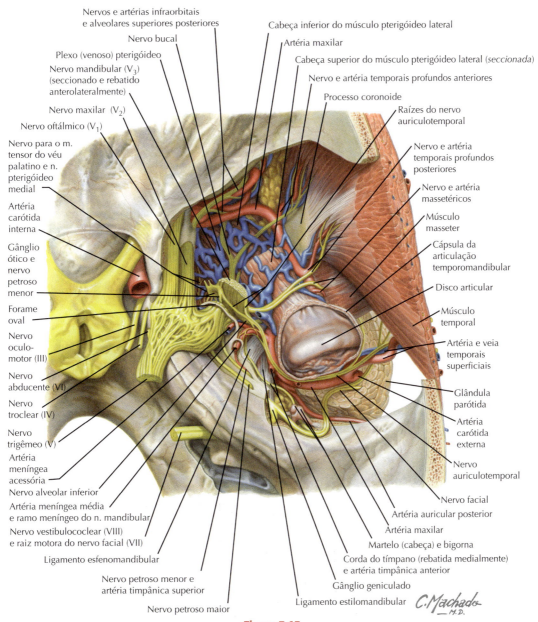

Figura 7-13

FOSSAS TEMPORAL E INFRATEMPORAL 223

CONTEÚDO DA FOSSA INFRATEMPORAL • *Estruturas Nervosas*

CORDA DO TÍMPANO, NERVO PETROSO MENOR E GÂNGLIO ÓTICO		
Nervo	**Origem**	**Trajeto**
Corda do tímpano	Ramo do n. facial na cavidade timpânica	Contém fibras parassimpáticas pré-ganglionares para o gânglio submandibular e fibras gustatórias para os 2/3 anteriores da língua
		Estende-se em sentido anterior para entrar na cavidade timpânica e localiza-se adjacente à membrana timpânica e ao martelo até sair pela fissura petrotimpânica
		Ao sair pela fissura petrotimpânica, une-se à margem posterior do n. lingual na fossa infratemporal
		O n. lingual é distribuído para os 2/3 anteriores da língua e as fibras AVE* da corda do tímpano estendem-se às papilas linguais desta região
Petroso menor	O plexo timpânico ao longo do promontório da cavidade timpânica reorganiza-se como n. petroso menor	Forma-se na cavidade timpânica da orelha média
		Contém fibras parassimpáticas pré-ganglionares (do n. timpânico, ramo do n. glossofaríngeo IX) e simpáticas pós-ganglionares (dos ramos caroticotimpânicos do plexo carótico interno) que se estendem à glândula parótida
		O nervo estende-se pelo sulco do n. petroso menor, na parte petrosa do osso temporal, em direção ao forame oval
		Normalmente entra na fossa infratemporal pelo forame oval
		Une-se ao gânglio ótico
Localização do Corpo Celular	**Características do Corpo Celular**	**Trajeto**
Gânglio ótico	Coleção de corpos celulares localizados na fossa infratemporal	Fibras parassimpáticas pós-ganglionares originam-se no gânglio ótico e estendem-se ao nervo auriculotemporal, ramo do n. mandibular
	Este pequeno gânglio de formato estrelado ocupa posição inferior ao forame oval e medial ao nervo mandibular, uma das divisões do nervo trigêmeo	O n. auriculotemporal estende-se à glândula parótida
		As fibras parassimpáticas pós-ganglionares inervam a:
		• Glândula parótida – secreção da saliva

*AVE, aferente visceral especial. Veja no Capítulo 3 uma discussão sobre a AVE e outras colunas funcionais.

CONTEÚDO DA FOSSA INFRATEMPORAL • *Estruturas Nervosas*

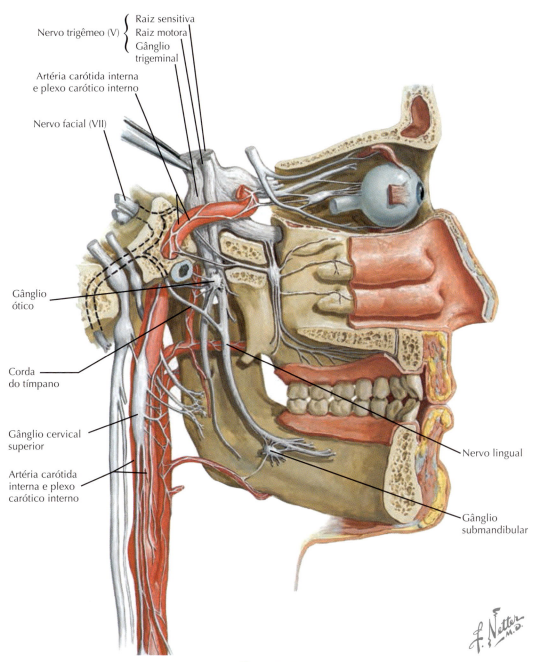

Figura 7-14

FOSSAS TEMPORAL E INFRATEMPORAL **225**

CONTEÚDO DA FOSSA INFRATEMPORAL • *Estruturas Nervosas*

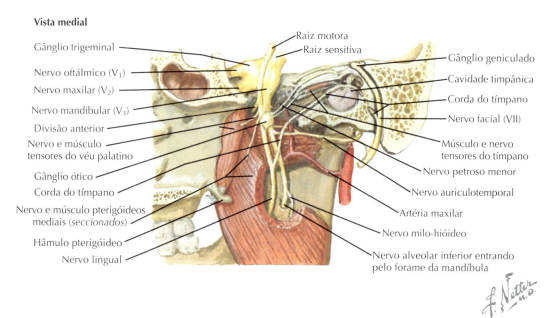

Figura 7-15

VIAS ANATÔMICAS PARASSIMPÁTICAS PARA A GLÂNDULA PARÓTIDA			
Tipo de Neurônio	**Localização do Corpo Celular**	**Características do Corpo Celular**	**Trajeto do Neurônio**
Neurônio pré-ganglionar	Núcleo salivatório inferior	Coleção de corpos de células nervosas localizada no bulbo (medula oblonga)	Fibras parassimpáticas pré-ganglionares que se originam no núcleo salivatório inferior no bulbo (medula oblonga)
			Estendem-se pelo n. glossofaríngeo (IX) e saem pelo forame jugular
			O n. glossofaríngeo (IX) dá origem ao nervo timpânico que entra no crânio através do canalículo timpânico
			O nervo timpânico forma o plexo timpânico sobre o do promontório da cavidade timpânica
			O plexo timpânico reorganiza-se como n. petroso menor, que geralmente sai pelo forame oval para entrar na fossa infratemporal
			O n. petroso menor une-se ao gânglio ótico
Neurônio pós-ganglionar	Gânglio ótico	Coleção de corpos de células nervosas	Fibras parassimpáticas pós-ganglionares originam-se no gânglio ótico
		Este pequeno gânglio de formato estrelado ocupa posição inferior ao forame oval e medial ao n. mandibular, uma das divisões do n. trigêmeo	Estas fibras estendem-se ao nervo auriculotemporal, ramo do n. mandibular
			O n. auriculotemporal estende-se à glândula parótida
			As fibras parassimpáticas pós-ganglionares inervam a:
			• Glândula parótida – secreção da saliva

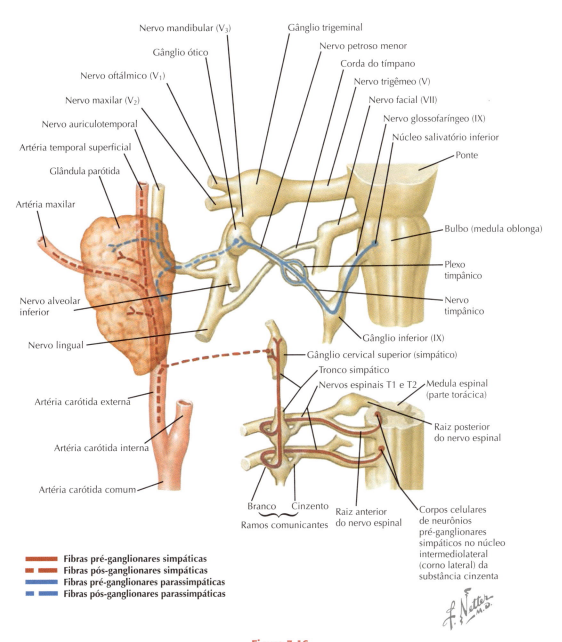

Figura 7-16

CAPÍTULO 8
MÚSCULOS DA MASTIGAÇÃO

Aspectos Gerais e Anatomia Topográfica	**230**
Músculos da Mastigação	**231**
Vascularização	**234**
Inervação	**237**
Correlações Clínicas	**239**

ASPECTOS GERAIS E ANATOMIA TOPOGRÁFICA • *Informações Gerais*

- A *mastigação* é o processo pelo qual o alimento é preparado para a deglutição e digestão
- Todos os músculos da mastigação se originam no crânio e inserem-se na mandíbula
- Todos os músculos da mastigação são inervados pelo n. mandibular, uma das divisões do n. trigêmeo
- Todos os músculos da mastigação são derivados do 1° arco faríngeo
- Os movimentos da mandíbula são classificados como:
  - Elevação
  - Abaixamento
  - Propulsão
  - Retrusão
  - Lateralidade

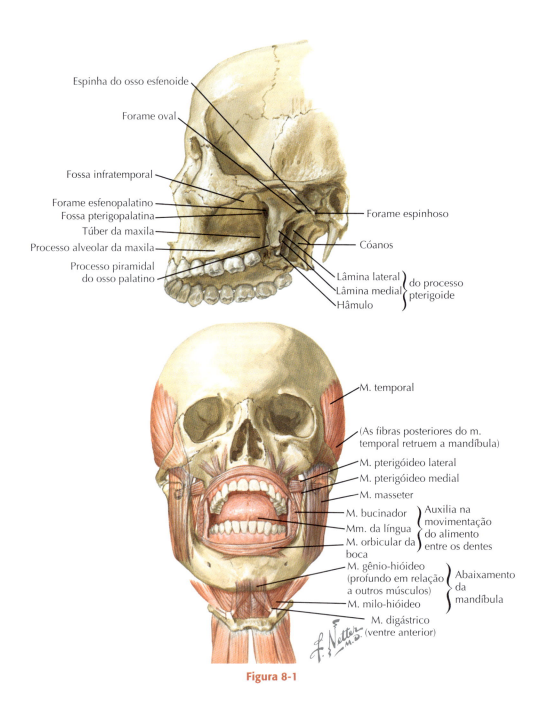

Figura 8-1

230 NETTER ATLAS DE ANATOMIA DA CABEÇA E PESCOÇO

MÚSCULOS DA MASTIGAÇÃO • *Aspectos Gerais*

			MASSETER		
Músculo	**Origem**	**Inserção**	**Principais Ações**	**Inervação**	**Comentários**
Parte superficial (maior parte)	Margem inferior dos 2/3 anteriores do arco zigomático Processo maxilar do osso zigomático	Ângulo da mandíbula Parte inferior da face lateral do ramo da mandíbula	Eleva a mandíbula Propulsiona a mandíbula (parte superficial) Ajuda na lateralidade da mandíbula	Nervo massetérico, ramo do n. mandibular, uma divisão do n. trigêmeo	As fibras da parte superficial estendem-se no sentido posteroinferior O ducto parotídeo, a artéria facial transversa e ramos do n. facial passam superficialmente em relação ao m. masseter Evidências indicam a presença de um fibras médias, que corresponde a um feixe da tradicionalmente descrita parte profunda do masseter
Parte profunda (menor parte)	Face medial do arco zigomático Margem inferior do 1/3 posterior arco zigomático	Parte superior da face lateral do ramo da mandíbula Processo coronoide			
			TEMPORAL		
	Em toda a fossa temporal: ao longo da linha temporal inferior, inclusive na fáscia temporal	Processo coronoide: ao longo do ápice, margens anterior e posterior, e face medial, estendendo-se inferiormente pela margem anterior do ramo da mandíbula (crista temporal) até o 3° molar	Eleva a mandíbula Retrui a mandíbula (fibras posteriores) Ajuda na lateralidade da mandíbula	Nn. temporais profundos (anteriores e posteriores), ramos do n. mandibular, uma divisão do n. trigêmeo (O n. temporal profundo anterior pode se originar no n. bucal e o n. temporal profundo posterior no n. massetérico)	Principal músculo postural – mantém a mandíbula em posição de repouso
			PTERIGÓIDEO MEDIAL		
Cabeça profunda	Face medial da lâmina lateral do processo pterigoide	Face medial do ramo e ângulo da mandíbula (tuberosidades pterigóideas)	Eleva a mandíbula Propulsiona a mandíbula Lateralidade da mandíbula (movimentos laterolaterais) (a ação muscular unilateral promove o desvio da mandíbula para o lado oposto, com rotação em torno do eixo criado pela cabeça da mandíbula contralateral, importante na trituração ipsilateral)	N. pterigóideo medial, ramo do n. mandibular do trigêmeo (antes de originar as divisões anterior e posterior)	O mais profundo músculo da mastigação Forma a alça pterigomassetérica com o m. masseter
Cabeça superficial	Túber da maxila Processo piramidal do palatino				
			PTERIGÓIDEO LATERAL		
Cabeça superior	Crista infratemporal da asa maior do esfenoide	Porção anteromedial do disco articular Cápsula da articulação temporomandibular Fóvea pterigóidea (porção superior)	Propulsiona a mandíbula Abaixa a mandíbula (em decorrência da propulsão) Lateralidade da mandíbula (movimentos laterolaterais) (a ação muscular unilateral promove o desvio da mandíbula para o lado oposto, com rotação em torno do eixo criado pela cabeça da mandíbula contralateral, importante na trituração ipsilateral)	N. pterigóideo lateral (ramos para cada cabeça), ramo da divisão mandibular do n. trigêmeo, que sai pelo forame oval, e ocupa posição medial ao pterigóideo lateral (muitas vezes, esse nervo origina-se do n. bucal, ramo do n. trigêmeo)	A artéria maxilar cursa superficial ou profundamente a este músculo Envolvido pelo plexo pterigóideo O nervo bucal, ramo, do n. trigêmeo, passa entre as 2 cabeças
Cabeça inferior	Face lateral da lâmina lateral do processo pterigoide	Fóvea pterigóidea no colo do processo condilar da mandíbula			

MÚSCULOS DA MASTIGAÇÃO **231**

MÚSCULOS DA MASTIGAÇÃO • *Aspectos Gerais*

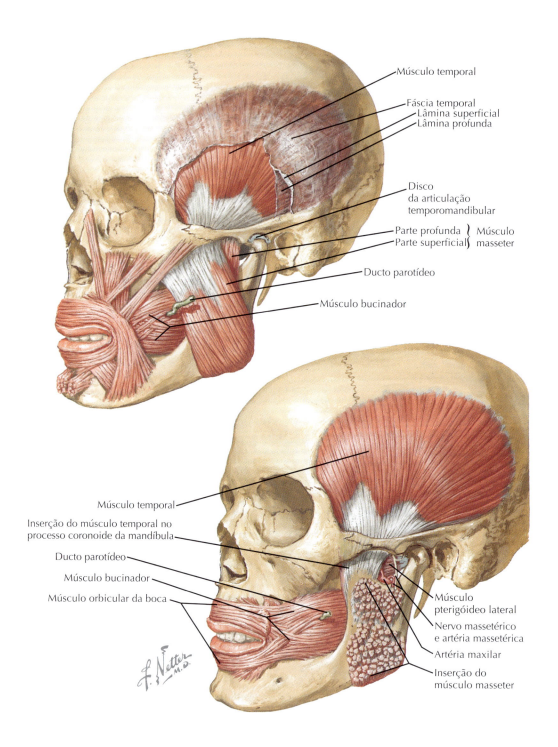

Figura 8-2

MÚSCULOS DA MASTIGAÇÃO • *Aspectos Gerais*

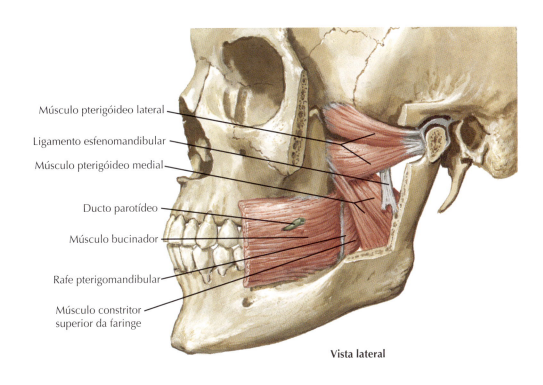

Vista lateral

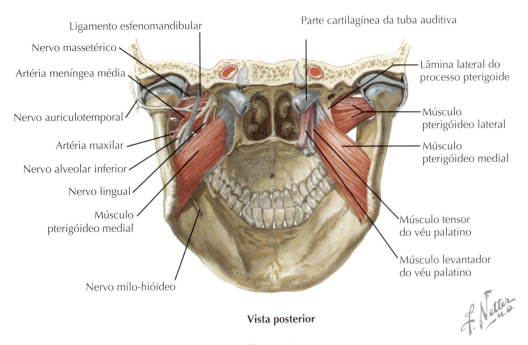

Vista posterior

Figura 8-3

VASCULARIZAÇÃO · *Irrigação*

Artéria	Origem	Trajeto
Maxilar	Maior dos 2 ramos terminais da a. carótida externa (a a. temporal superficial é o outro ramo terminal)	Origina-se posteriormente ao colo da mandíbula, dentro da glândula parótida Sai da glândula parótida e estende-se em sentido anterior por entre o ramo da mandíbula e o ligamento esfenomandibular dentro da fossa infratemporal Segue um trajeto superficial ou profundo ao m. pterigóideo lateral até alcançar a fossa pterigopalatina através da fissura pterigomaxilar Irriga as estruturas profundas da face e é dividida em 3 partes à medida que se estende medialmente pela fossa infratemporal: • 1ª parte: mandibular • 2ª parte: pterigóidea • 3ª parte: pterigopalatina A 1ª e 3ª partes não irrigam os músculos da mastigação A 2ª parte também irriga o m. bucinador, que não é um músculo da mastigação
2ª parte (parte pterigóidea)	A. carótida externa	Estende-se obliquamente em sentido anterossuperior por entre o ramo da mandíbula e a inserção do m. temporal Segue pela face superficial do m. pterigóideo lateral, passando entre suas 2 cabeças Emite ramos para os músculos da mastigação e m. bucinador Origina 5 ramos: *aa. temporais profundas anterior* e *posterior, a. massetérica, ramos pterigóideos* e *a. bucal*
Temporais profundas anterior e posterior	Parte pterigóidea (2ª parte) da a. maxilar	Estendem-se por entre o crânio e o m. temporal Irrigam o m. temporal ao longo de seu trajeto Na ascensão, anastomosam-se com a a. temporal média ramo da a. temporal superficial
Massetérica		Surge normalmente entre o colo da mandíbula e o ligamento esfenomandibular Estende-se em sentido lateral, com o nervo de mesmo nome, sobre a incisura da mandíbula Irriga a parte profunda do m. masseter
Ramos pterigóideos		Quantidade variável de ramos que suprem os mm. pterigóideos medial e lateral
Bucal		Pequena artéria que se estende obliquamente em sentido anterior por entre o m. pterigóideo medial e a inserção do m. temporal até alcançar a superfície externa do m. bucinador, que é irrigado por esta artéria Ocasionalmente, nota-se um pequeno ramo lingual que acompanha o n. lingual até a cavidade oral
Temporal média	A. temporal superficial depois que esta cruza a raiz do arco zigomático no sentido inferossuperior	Segue profundamente à fáscia temporal e m. temporal Anastomosa-se com os vasos temporais profundos anteriores e posteriores
Facial transversa	A. temporal superficial antes de deixar a glândula parótida	Segue trajeto transversal para deixar a glândula parótida Estende-se em posição imediatamente superior ao ducto parotídeo, sobre o m. masseter e a face, irrigando as estruturas ao longo do trajeto

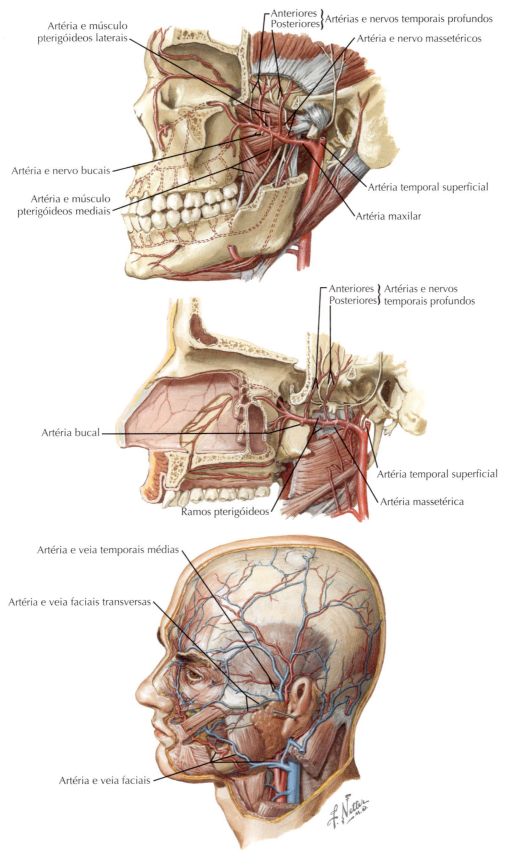

Figura 8-4

VASCULARIZAÇÃO • Drenagem Venosa

Veia	Trajeto
Plexo pterigóideo	Extensa rede de veias adjacente às 2ª e 3ª partes da a. maxilar Recebe tributárias que possuem correspondentes nos ramos da a. maxilar Tributárias do plexo pterigóideo convergem para formar uma pequena v. maxilar Comunica-se com o seio cavernoso, plexo faríngeo, v. facial através da v. facial profunda e vv. oftálmicas
Maxilar	Formada pela convergência do plexo pterigóideo É uma veia curta que cursa em paralelo com a 1ª parte da a. maxilar Estende-se em sentido posterior por entre o colo da mandíbula e o ligamento esfenomandibular para o interior da glândula parótida Na glândula parótida, une-se à v. temporal superficial para formar a v. retromandibular
Temporal média	Surge do interior do músculo e fáscia temporais, onde se anastomosa com os vasos temporais profundos anterior e posterior Termina na v. temporal superficial imediatamente antes desta transpor a raiz do arco zigomático no sentido superoinferior
Facial transversa	Estende-se em sentido posterior para entrar na glândula parótida e terminar nas v. temporal superficial
Temporais profundas anterior e posterior	Confluem para o plexo pterigóideo Além disso, anastomosam-se com a v. temporal média
Massetérica	Confluem para o plexo pterigóideo
Pterigóidea	
Bucal	

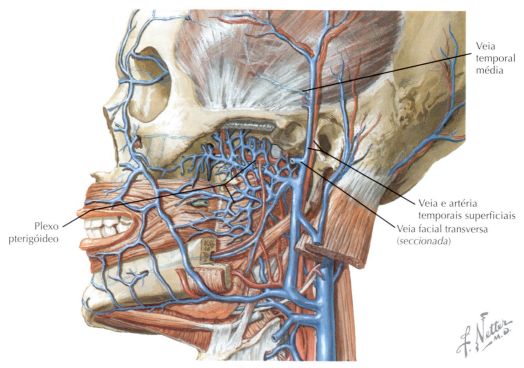

Figura 8-5

INERVAÇÃO • *Inervação Motora dos Músculos da Mastigação*

NERVO MANDIBULAR (V₃)

- A maior das 3 divisões do n. trigêmeo
- Formado por uma grande raiz sensitiva e uma pequena raiz motora que se unem logo após passarem pelo forame oval para entrar na fossa infratemporal
- Depois de atravessar o forame oval, o n. mandibular situa-se entre o m. pterigóideo lateral (lateral ao nervo) e o m. tensor do véu palatino (medial ao nervo)
- Imediatamente dá origem a 2 ramos:
  - meníngeo (sensitivo para a dura-máter)
  - n. pterigóideo medial, que emite ramos para os músculos:
    - tensor do véu palatino
    - tensor do tímpano
- O n. mandibular bifurca-se em divisões anterior e posterior
  - Divisão anterior (menor) – principalmente motora com 1 ramo sensitivo (n. bucal)
  - Divisão posterior (maior) – principalmente sensitiva com 1 ramo motor (n. milo-hióideo)
- A divisão posterior é responsável pela inervação motora da maior parte dos músculos da mastigação

RAMO MOTOR DO TRONCO DO N. MANDIBULAR	
Ramo	**Trajeto**
N. pterigóideo medial	Atravessa o gânglio ótico para realizar a inervação motora e proprioceptiva do m. pterigóideo medial
	Estende-se em sentido anteroinferior para entrar no m. pterigóideo medial
	Continua para inervar os mm. tensor do véu palatino e tensor do tímpano

DIVISÃO ANTERIOR DO N. MANDIBULAR	
Ramos	**Trajeto**
Nn. temporais profundos anterior e posterior	Originam-se da divisão anterior do n. mandibular
	Ocasionalmente, o n. temporal profundo anterior tem origem no n. bucal
	Cursam em posição superior ao m. pterigóideo lateral por entre o crânio e o m. temporal
	Inervam o m. temporal
	O n. temporal profundo posterior também colabora discretamente para inervar a articulação temporomandibular
N. massetérico	Tem origem na divisão anterior do n. mandibular, mas, algumas vezes, origina-se por um ramo comum com o n. temporal profundo posterior
	Cursa em posição superior ao m. pterigóideo lateral e continua sobre a face lateral deste músculo à medida que se aproxima da mandíbula
	Ocupa posição anterior à articulação temporomandibular e posterior ao tendão do m. temporal
	Cruza a incisura da mandíbula com os vasos massetéricos
	Penetra na face profunda do m. masseter para inervá-lo
	Também inerva a articulação temporomandibular
N. pterigóideo lateral	Origina-se da divisão anterior do n. mandibular, mas, algumas vezes, pode ser um ramo do n. bucal
	Seus ramos, 1 para cada cabeça muscular, penetram na face profunda do m. pterigóideo lateral para inervá-lo
	Ocasionalmente, recebe inervação de um ramo do n. bucal

MÚSCULOS DA MASTIGAÇÃO **237**

INERVAÇÃO • Inervação Motora dos Músculos da Mastigação

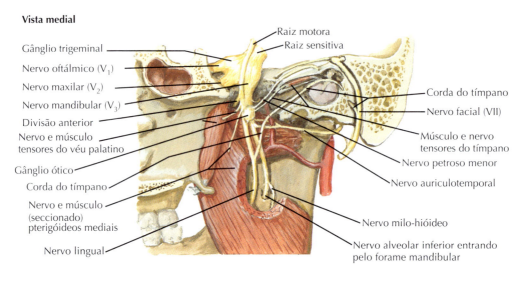

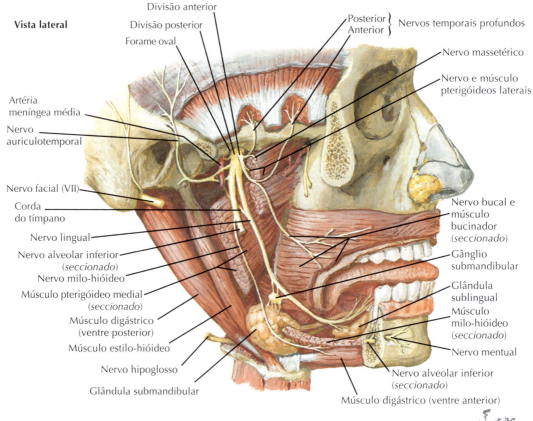

Figura 8-6

- A mastigação prepara o alimento para a deglutição e digestão
- É o primeiro passo na quebra dos alimentos por:
  - Reduzir o tamanho dos pedaços (aumentando assim a área de contato para a digestão)
  - Ajudar a amolecer e lubrificar o alimento com a saliva

OSSOS ENVOLVIDOS

- Base do crânio e mandíbula
- Conectam-se na articulação temporomandibular (entre a parte escamosa do osso temporal [crânio] e a cabeça da mandíbula)

MÚSCULOS ENVOLVIDOS

- 4 músculos da mastigação:
  - Masseter
  - Temporal
  - Pterigóideo medial
  - Pterigóideo lateral
- Todos os músculos da mastigação são inervados pelo n. mandibular (V_3), uma divisão do n. trigêmeo (V) (nervo do 1° arco faríngeo)
- A mastigação envolve o uso dos 4 músculos da mastigação para movimentar a mandíbula em 1 de 3 planos de modo antagônico:
  - Elevação/abaixamento
  - Propulsão/retrusão
  - Lateralidade
- Embora o bucinador não seja um músculo da mastigação, ele ajuda a manter o bolo alimentar em contato com os dentes, auxiliando a mastigação

CORRELAÇÕES CLÍNICAS • *Mastigação*

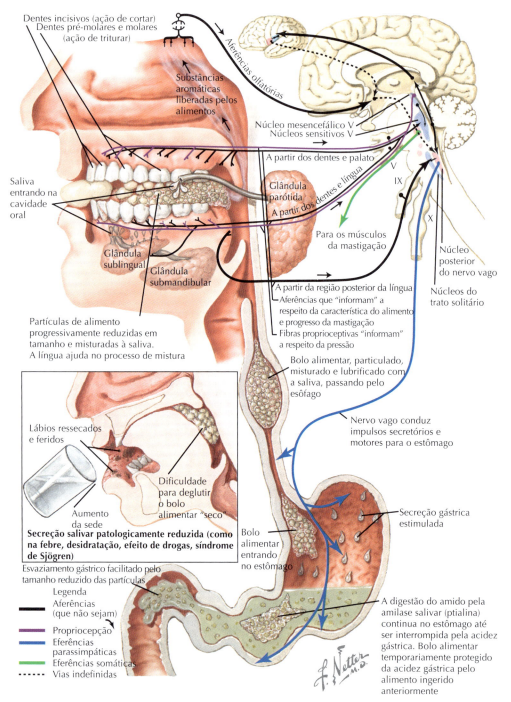

Figura 8-7

CAPÍTULO 9
ARTICULAÇÃO TEMPOROMANDIBULAR

Aspectos Gerais e Anatomia Topográfica	**242**
Anatomia	**243**
Vascularização	**248**
Inervação	**250**
Correlações Clínicas	**251**

- A *articulação temporomandibular* (ATM) é a conexão entre a parte escamosa do osso temporal e a cabeça da mandíbula
- É uma articulação ginglimoartroidal, pois proporciona movimentos de dobradiça e deslizamento

COMPONENTES ESTRUTURAIS

- A ATM compreende 2 tipos funcionais de articulações sinoviais – *dobradiça* e *deslizamento* – e consiste em:
  - Parte escamosa do osso temporal
  - Disco articular (dentro da ATM)
  - Cabeça da mandíbula
  - Ligamentos (servem como limites)

DISFUNÇÃO DA ATM

- Afeta cerca de 33% da população e pode ser grave
- As causas incluem artrite, trauma, infecção, bruxismo e luxação do disco
- Mais comum em mulheres

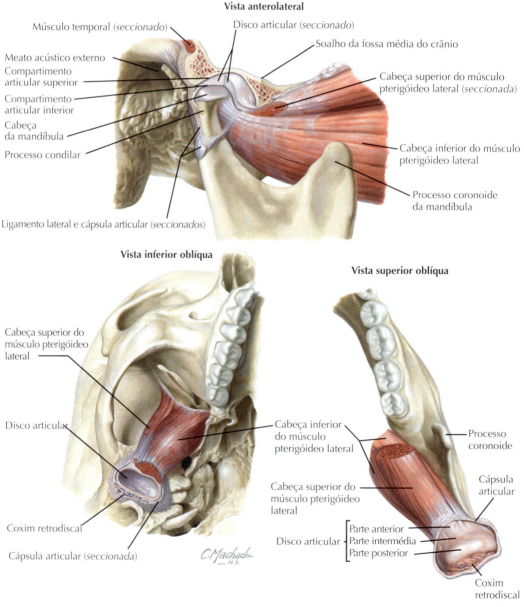

Figura 9-1

ESTRUTURAS ÓSSEAS

Parte Escamosa do Osso Temporal

- A ATM está situada na parte escamosa do osso temporal
- Possui uma face articular avascular composta principalmente de tecido conectivo fibroso e certa quantidade de fibrocartilagem em vez de cartilagem hialina
- As principais áreas de suporte de carga estão localizadas na região lateral da parte escamosa, cabeça da mandíbula e disco articular
- O tecido conectivo fibroso denso é mais espesso nas áreas de suporte de carga
- Relações da parte escamosa do osso temporal:
  - Anterior – eminência articular
  - Média – fossa mandibular
  - Posterior – parte timpânica que se afila em direção ao processo retroarticular

Estrutura	Comentários
Eminência articular	Proeminência óssea marcante na raiz do processo zigomático
Tubérculo articular	Localizado na parte lateral da eminência articular, local de fixação para a cápsula articular e para o ligamento lateral
Fossa mandibular	Depressão em que se localiza a cabeça da mandíbula Superiormente a esta fina lâmina de osso está situada a fossa média do crânio O limite anterior da fossa mandibular é a eminência articular O limite posterior da fossa mandibular é a parte timpânica do osso temporal A fossa mandibular pode ser dividida em 2 partes pela fissura timpanoescamosa (lateralmente) e fissura petrotimpânica (medialmente): • Área articular anterior – parte escamosa do osso temporal (face que compõe a articulação) • Área não articular posterior – parte timpânica do osso temporal (pode receber uma extensão da glândula parótida)
Parte timpânica do osso temporal	Lâmina vertical localizada anteriormente ao meato acústico externo
Processo retroarticular	Projeção inferior da parte escamosa do osso temporal Compõe a região posterior da fossa mandibular Local de fixação para a cápsula articular e o coxim retrodiscal

Cabeças da Mandíbula

- Articulam-se com os discos articulares
- Formato ovoide:
  - Mediolateral – 20 mm
  - Anteroposterior – 10 mm
- A face articular é composta por tecido conectivo fibroso avascular em vez de cartilagem hialina
- As principais áreas de suporte de carga estão localizadas na região lateral

ANATOMIA • Características Anatômicas

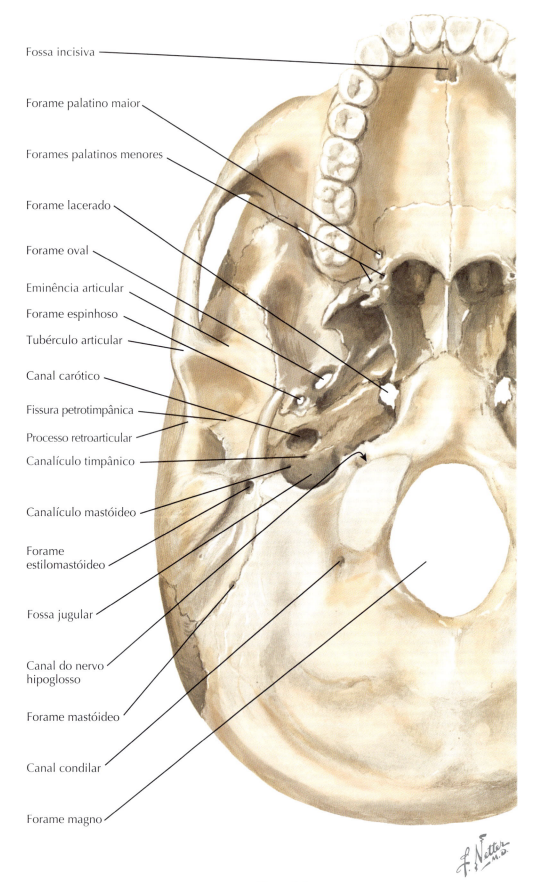

Figura 9-2

DISCO ARTICULAR

- Composto por tecido conectivo fibroso denso
- Localizado entre a parte escamosa do osso temporal e a cabeça da mandíbula
- É avascular e não é inervado em sua parte central, mas é vascular e inervado nas áreas periféricas, onde a sustentação de carga é mínima
- As principais áreas de suporte de carga estão localizadas na região lateral; esta é uma área potencial de perfuração
- Funde-se à cápsula articular em sua periferia
- Dividido em três porções:
  - Anterior – esta espessa porção é anterior à cabeça da mandíbula quando a boca está fechada
  - Média – esta porção, a mais delgada, situa-se adjacente à eminência articular quando a boca está fechada
  - Posterior – esta espessa porção é superior à cabeça da mandíbula quando a boca está fechada
- Fixações adicionais:
  - Medial/lateral – os resistentes ligamentos medial e lateral ancoram o disco articular à cabeça da mandíbula
  - Anterior – o disco articular está fixado à cápsula articular e cabeça superior do m. pterogóideo lateral, mas não à cabeça da mandíbula, podendo assim rodar sobre essa cabeça em direção anteroposterior
  - Posterior – o disco articular é contíguo à zona bilaminar que se funde com a cápsula articular

ZONA BILAMINAR (COMPLEXO DE INSERÇÃO POSTERIOR)

- Estrutura bilaminar localizada posteriormente ao disco articular
- Bastante deformável, em particular durante a abertura da boca
- Composta de:
  - Lâmina superior – contém fibras elásticas e ancora a face superior da porção posterior do disco articular à cápsula articular e ao osso temporal no processo retroarticular e parte timpânica
  - Coxim retrodiscal – porção altamente vascularizada e inervada da ATM, formado por colágeno, fibras elásticas, tecido adiposo, nervos e vasos sanguíneos (um grande plexo venoso enche-se de sangue quando a cabeça da mandíbula se move em sentido anterior)
  - Lâmina inferior – contém principalmente fibras colágenas e ancora a face inferior da porção posterior do disco articular ao processo condilar da mandíbula

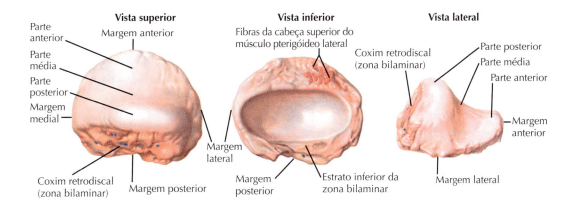

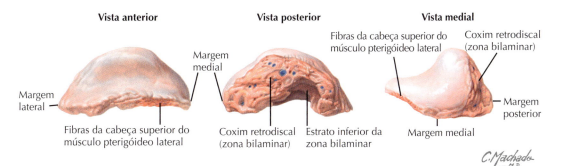

Figura 9-3

ANATOMIA • Características Anatômicas

COMPARTIMENTOS DA ATM	

• O disco articular divide a ATM em compartimentos superior e inferior
• A superfície interna de ambos os compartimentos contém células endoteliais especializadas que formam um revestimento sinovial responsável por produzir líquido sinovial, caracterizando a ATM como uma articulação sinovial
• O líquido sinovial atua como:
  • Um lubrifi cante
  • Um meio que fornece as necessidades metabólicas para as faces articulares da ATM	

Compartimento superior	Entre a parte escamosa do osso temporal e o disco articular Volume – 1,2 mL Permite o movimento de translação da ATM
Compartimento inferior	Entre o disco articular e a cabeça da mandíbula Volume – 0,9 mL Permite o movimento rotacional da ATM

CÁPSULA E LIGAMENTOS	
Cápsula	

• Circunda completamente as faces articulares do osso temporal e da cabeça da mandíbula
• Composta de tecido conectivo fibroso
• Reforçada nas faces medial e lateral por ligamentos
• Revestida por uma membrana sinovial altamente vascularizada
• Possui diversos receptores sensitivos incluindo nociceptores
• Fixações:
  • Superior – na margem da face articular do osso temporal
  • Inferior – ao redor do colo da mandíbula
  • Medial – funde-se com o lig. medial
  • Lateral – funde-se com o lig. lateral
  • Anterior – funde-se com a cabeça superior do m. pterigóideo lateral
  • Posterior – no coxim retrodiscal	

Ligamentos	
Ligamentos colaterais	• Consistem em 2 ligamentos: *Ligamento medial* – conecta a margem medial do disco articular ao polo medial da cabeça da mandíbula *Ligamento lateral* – conecta a margem lateral do disco articular ao polo lateral da cabeça da mandíbula • Muitas vezes denominados ligamentos discais • Compostos de tecido conectivo colagenoso; consequentemente não se alongam

Ligamento (lateral) temporomandibular	Ligamento espesso na face lateral da cápsula articular
	Impede o deslocamento lateral e posterior da cabeça da mandíbula
	Composto por 2 porções separadas:
	  Parte oblíqua externa – maior porção; inserida no tubérculo articular; estende-se em sentido posteroinferior para se fixar em uma região imediatamente inferior à cabeça da mandíbula; isto limita a abertura da boca
	  Parte horizontal interna – menor porção; inserida no tubérculo articular, estende-se horizontalmente para se fixar na extremidade lateral da cabeça da mandíbula e disco articular; isto limita o movimento posterior do disco articular e da cabeça da mandíbula

Ligamento estilomandibular	Formado por um espessamento da fáscia cervical Estende-se do processo estiloide à margem posterior do ângulo e ramo da mandíbula Ajuda a limitar a propulsão da mandíbula
Ligamento esfenomandibular	Remanescente da cartilagem de Meckel Estende-se da espinha do osso esfenoide até a língula da mandíbula Pode ajudar atuando como eixo em relação à mandíbula pela manutenção da mesma quantidade de tensão durante a abertura e o fechamento da boca Pode ajudar a limitar a propulsão da mandíbula É o ligamento lesionado com maior frequência durante o bloqueio do nervo alveolar infeirior

ANATOMIA • Características Anatômicas

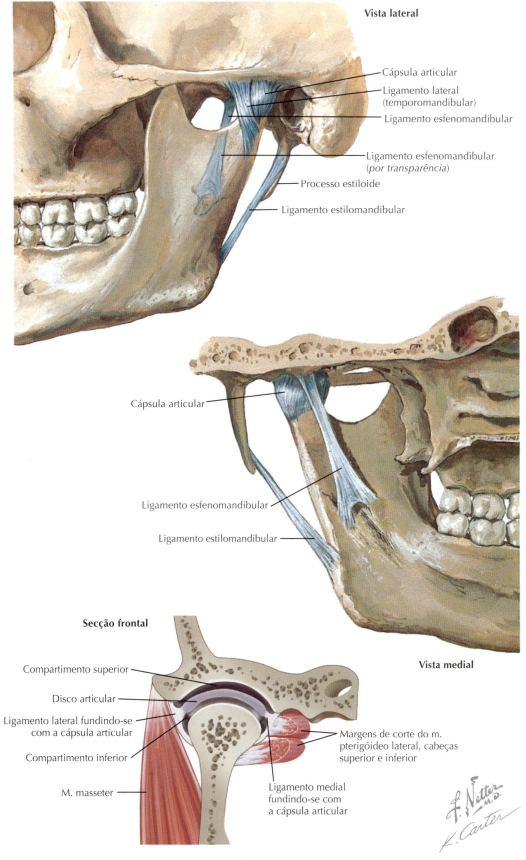

Figura 9-4

ARTICULAÇÃO TEMPOROMANDIBULAR

VASCULARIZAÇÃO • Irrigação

Artéria	Origem	Trajeto
Temporal superficial	Ramo terminal da a. carótida externa	Começa na glândula parótida e, no início, está localizada posteriormente à mandíbula, onde emite pequenos ramos para a ATM
Auricular profunda	A. maxilar	Surge na mesma região da a. timpânica anterior Situada no interior da glândula parótida e posterior à ATM, emite ramos para essa articulação
Timpânica anterior		Surge na mesma região da a. auricular profunda Estende-se em sentido superior por trás da ATM para entrar na cavidade timpânica através da fissura petrotimpânica, onde emite ramos para essa articulação

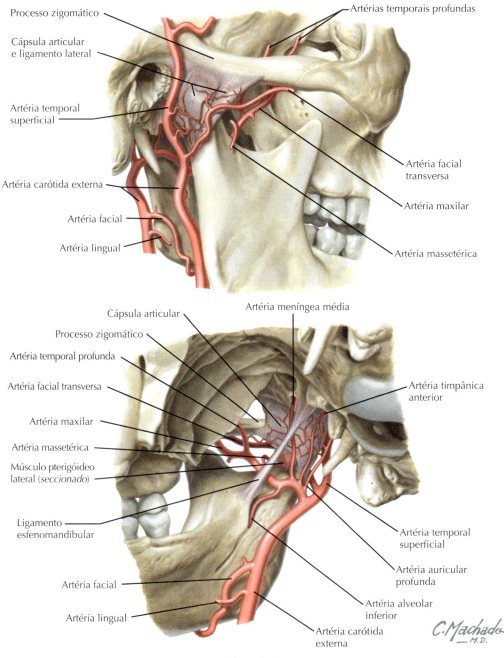

Figura 9-5

VASCULARIZAÇÃO • *Drenagem Venosa*

Veias	Trajeto
Temporal superficiail	Recebe algumas tributárias da ATM A seguir, une-se à v. maxilar para formar a v. retromandibular
Maxilar	Recebe algumas tributárias da ATM Une-se à v. temporal superficial para formar a v. retromandibular

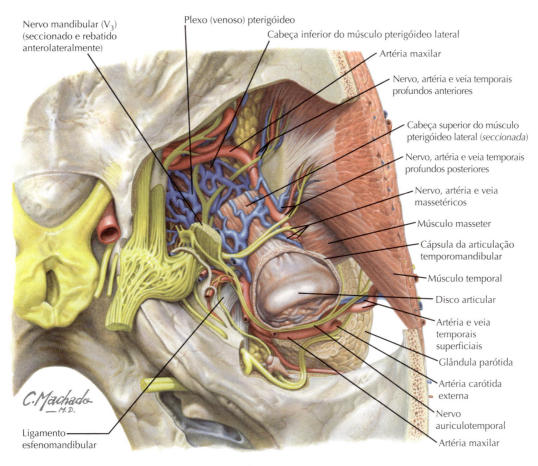

Figura 9-6

ARTICULAÇÃO TEMPOROMANDIBULAR **249**

INERVAÇÃO • Inervação Sensitiva

Nervo	Origem	Comentários
Auriculotemporal	N. mandibular uma das 3 divisões do n. trigêmeo	Origina-se da divisão posterior do n. mandibular, ramo do n. trigêmeo
		Divide-se ao redor da a. meníngea média e passa entre o lig. esfenomandibular e o colo da mandíbula
		Emite ramos sensitivos para a cápsula articular
		Sensitivo, mas contém fibras autônomas para a glândula parótida
Massetérico	Divisão anterior do n. mandibular	Situado anteriormente à ATM e emite ramos para a articulação antes de passar sobre a incisura da mandíbula para atingir o m. masseter
		Ramos sensitivos auxiliam o n. auriculotemporal
Temporal profundo posterior		Situado anteriormente à ATM e emite ramos para a articulação antes de inervar o m. temporal
		Ramos sensitivos auxiliam o n. auriculotemporal a inervar a parte anterior da ATM
		Principalmente motor, mas auxilia na inervação sensitiva da ATM

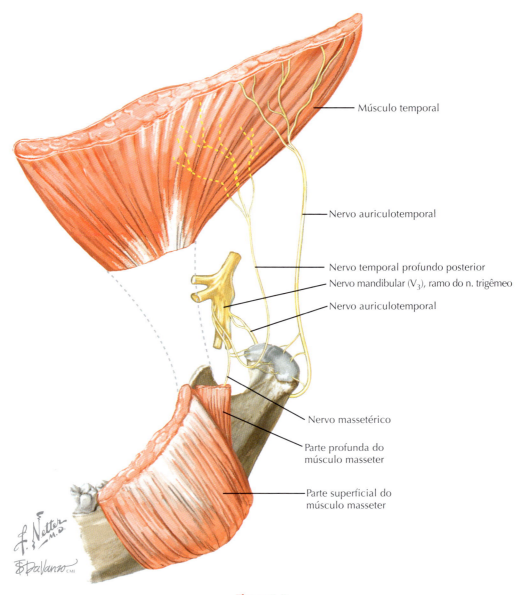

Figura 9-7

CORRELAÇÕES CLÍNICAS • Perfurações do Disco Articular

- Até 33% dos adultos apresentam problemas relacionados à ATM
- Perfurações de disco articular normalmente ocorrem nos últimos estágios da disfunção de ATM
- Mulheres têm maior prevalência de perfurações de disco do que os homens
- Vários fatores podem contribuir para as alterações discais:
  - Bruxismo
  - Trauma
  - Atividade anormal do músculo pterigóideo lateral
  - Sobrecarga
- A maioria das perfurações de disco ocorre em suas partes lateral ou posterior e apresenta tamanhos variados
- Crepitações e cliques à abertura da boca são manifestações clínicas comuns
- Luxação anterior do disco também é comum

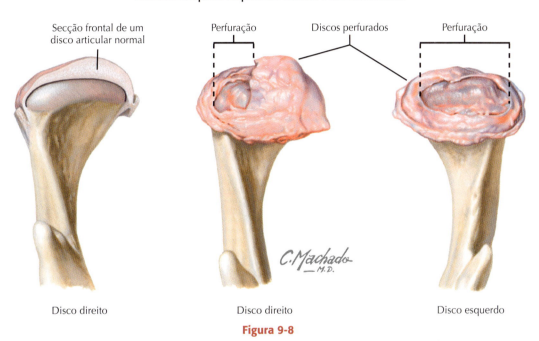

Vista anterossuperior do processo condilar e discos articulares

Secção frontal de um disco articular normal — Disco direito

Perfuração — Discos perfurados — Disco direito

Perfuração — Disco esquerdo

Figura 9-8

ARTICULAÇÃO TEMPOROMANDIBULAR

CORRELAÇÕES CLÍNICAS • Luxação Mandibular

- A *luxação mandibular* (ou subluxação da ATM) ocorre quando a cabeça da mandíbula desloca-se para a posição anterior à eminência articular
    - Com a luxação, a boca parece "aberta"
    - Como a cabeça da mandíbula está luxada anteriormente, uma depressão pode ser palpada posteriormente a ela
- Luxações espontâneas podem ocorrer após uma variedade de ações que variam de um tratamento dentário prolongado a um simples bocejo
- Como a mandíbula está luxada, o paciente tem uma grande dificuldade de verbalizar sua situação
- A redução envolve o reposicionamento da cabeça da mandíbula posteriormente à eminência articular

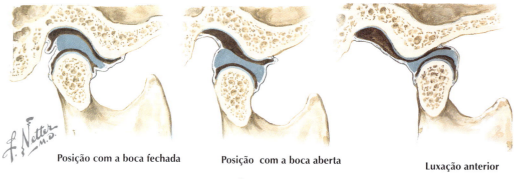

Posição com a boca fechada   Posição com a boca aberta   Luxação anterior

Figura 9-9

- A abertura da boca envolve uma série complexa de movimentos
- O movimento inicial é *rotacional*, que ocorre no compartimento inferior da ATM:
    - O m. pterigóideo lateral (cabeça inferior) inicia a abertura da boca (a cabeça superior do m. pterigóideo lateral é descrita como ativa durante a elevação da mandíbula em um "movimento de força")
    - Durante o abaixamento da mandíbula, os ligamentos lateral e medial fixam firmemente a cabeça da mandíbula no disco articular, permitindo somente o movimento rotacional
    - Com a ATM rígida, não ocorre mais rotação da cabeça da mandíbula
    - Normalmente, o movimento rotacional continua até que os dentes superiores e inferiores estejam a uma distância aproximada de 20 mm entre si
- Para movimentos adicionais da mandíbula, deve ocorrer um movimento de *translação*:
    - O movimento de translação ocorre no compartimento superior da ATM e propicia a maior parte da abertura da boca
    - Neste movimento, os complexos disco-cabeça da mandíbula deslizam inferiormente nas eminências articulares, permitindo o -abaixamento máximo da mandíbula

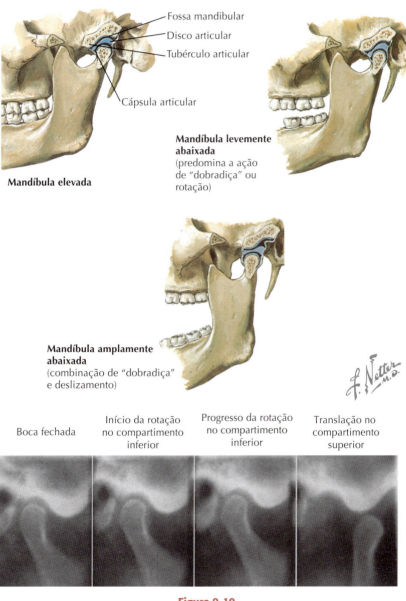

Figura 9-10

9 CORRELAÇÕES CLÍNICAS • Abertura da Boca

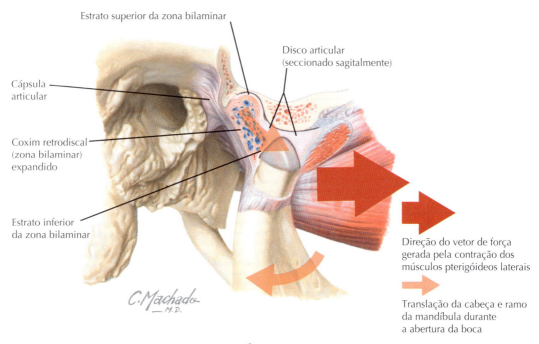

Figura 9-11

ARTRITE

- A *artrite* é a causa mais comum de alterações patológicas na ATM
- Quando ocorre a artrite reumatoide, geralmente ambas as ATMs estão afetadas, e outras articulações tendem a ser acometidas antes da ATM
- Imagens radiográficas no estágio *inicial* da doença demonstram uma diminuição da cavidade articular sem alterações ósseas
- Imagens radiográficas no estágio *avançado* da doença demonstram uma diminuição da cavidade articular com alterações ósseas e possível anquilose
- Na osteoartrite, as causas incluem o desgaste normal, trauma e bruxismo, e as manifestações clínicas podem variar de leves a graves

ANQUILOSE

- A *anquilose* é uma obliteração da cavidade da ATM com tecido ósseo de características morfológicas anormais, que geralmente ocorre como resultado de trauma ou infecção
- Classificada como verdadeira (intracapsular) ou falsa (extracapsular; condição geralmente associada a um processo coronoide ou arco zigomático anormalmente grandes)
- O tratamento varia de acordo com a causa, mas pode incluir uma artroplastia ou condilectomia

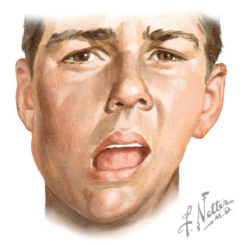

Anquilose unilateral

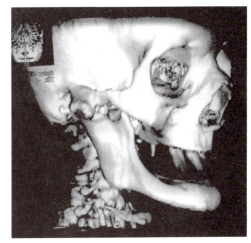

Anquilose

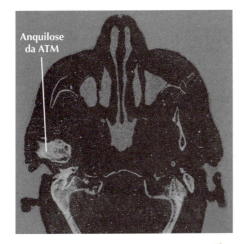

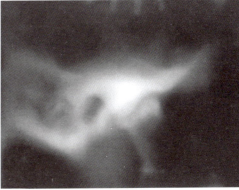

Osteoartrite

Figura 9-12

CAPÍTULO 10
FOSSA PTERIGOPALATINA

Aspectos Gerais e Anatomia Topográfica	**258**
Limites e Aberturas	**259**
Conteúdo da Fossa Pterigopalatina	**262**
Imagens	**273**

- A *fossa pterigopalatina* tem formato piramidal e está situada na face lateral do crânio entre a face infratemporal da maxila e o processo pterigoide do osso esfenoide
- Está localizada inferiormente ao ápice da órbita
- Está disposta entre a fossa infratemporal e a cavidade nasal
- Constitui uma via importante de disseminação de infecções e tumores da cabeça e do pescoço para a base do crânio
- Permite a comunicação entre fossa infratemporal, fossa média do crânio, parte nasal da faringe, cavidade nasal, cavidade orbital e cavidade oral
- Contém importantes vasos e nervos:
  - Nervo maxilar (ramo do n. trigêmeo) e seus ramos
  - Gânglio pterigopalatino (esfenopalatino ou de Meckel)
  - 3ª parte da artéria maxilar, seus ramos e veias correspondentes
- Muitas vezes, a fossa pterigopalatina é dividida clinicamente em:
  - Compartimento anterior (vascular) – local da 3ª parte da artéria maxilar e seus ramos
  - Compartimento posterior (neural) – local do nervo maxilar do trigêmeo, gânglio pterigopalatino e nervo do canal pterigóideo
- 7 aberturas (forames/fissuras/canais) permitem a passagem de nervos e vasos

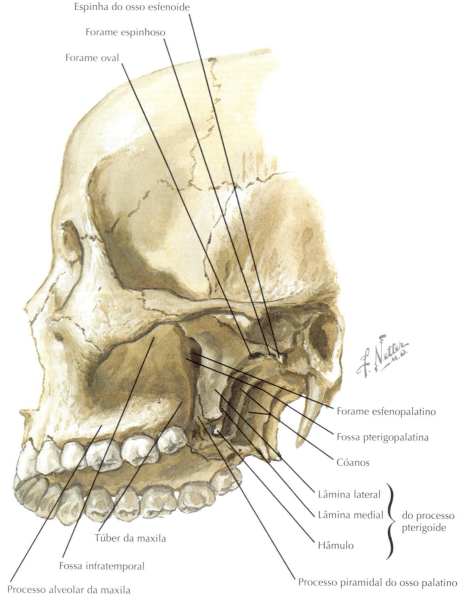

Figura 10-1

LIMITES E ABERTURAS • Limites

Limite	Estruturas	Abertura(s)
Anterior	Face infratemporal da maxila	
Posterior	Processo pterigoide do osso esfenoide	Forame redondo Canal pterigóideo (vidiano) Canal palatovaginal (faríngeo)
Medial	Lâmina perpendicular do osso palatino	Forame esfenopalatino
Lateral	Fissura pterigomaxilar	Fissura pterigomaxilar
Superior	Face infratemporal do osso esfenoide e processo orbital do osso palatino	Fissura orbital inferior
Inferior	Processo piramidal do osso palatino	Canal palatino maior

Aberturas

Abertura	Localização	Comunica com	Estruturas que a Atravessam
Fissura pterigomaxilar	Parte lateral da fossa pterigopalatina	Fossa infratemporal	Ramos alveolares superiores posteriores da fossa pterigopalatina para a fossa infratemporal 3ª parte da a. maxilar da fossa infratemporal para a fossa pterigopalatina Uma rede variável de veias, como a v. esfenopalatina, para o plexo pterigóideo
Forame esfenopalatino	Parede medial da fossa pterigopalatina Em geral, localizado posteriormente à concha nasal média	Cavidade nasal	N. nasopalatino Ramos nasais posteriores superiores (mediais e laterais) do n. maxilar Vasos esfenopalatinos
Fissura orbital inferior	Parte superior da fossa pterigopalatina Continua posteriormente com a parte superior da fissura pterigomaxilar	Órbita	N. infraorbital, ramo do n. maxilar do trigêmeo N. zigomático, ramo do n. maxilar do trigêmeo Artéria e veia infraorbitais Ramos orbitais do n. maxilar do trigêmeo V. oftálmica inferior que se anastomosa com o plexo pterigóideo
Canal palatino maior	Parte inferior da fossa pterigopalatina Termina nos forames palatinos maior e menores	Cavidade oral	Nervo palatino maior e vasos palatinos maiores (através do forame palatino maior) para o palato duro Nervos e vasos palatinos menores (através dos forames palatinos menores) para o palato mole
Forame redondo	Parte posterolateral da fossa pterigopalatina	Fossa média do crânio	N. maxilar, ramo do n. trigêmeo
Canal pterigóideo (vidiano)	Parte posterior da fossa pterigopalatina Entre a fossa pterigopalatina e o forame lacerado Inferior e medial ao forame redondo	Fossa média do crânio	Nervo do canal pterigóideo (n. vidiano) Artéria (e veia) do canal pterigóideo
Canal palatovaginal (faríngeo)	Parte posteromedial da fossa pterigopalatina Medial ao canal pterigóideo	Parte nasal da faringe	N. faríngeo A. e v. faríngeas

FOSSA PTERIGOPALATINA **259**

10 LIMITES E ABERTURAS • *Aberturas*

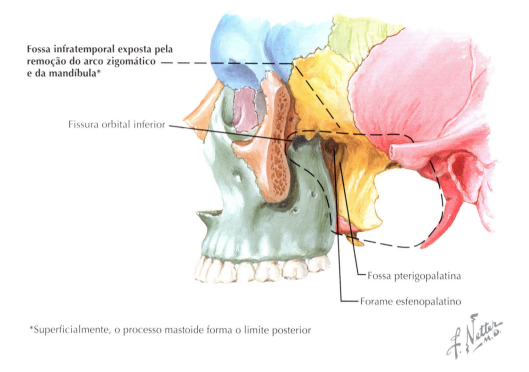

*Superficialmente, o processo mastoide forma o limite posterior

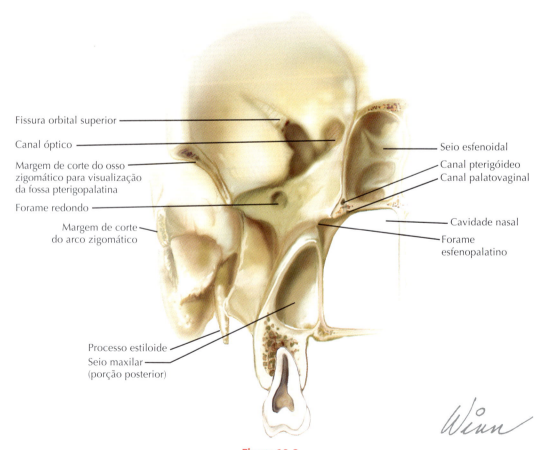

Figura 10-2

260 NETTER ATLAS DE ANATOMIA DA CABEÇA E PESCOÇO

LIMITES E ABERTURAS • *Aberturas*

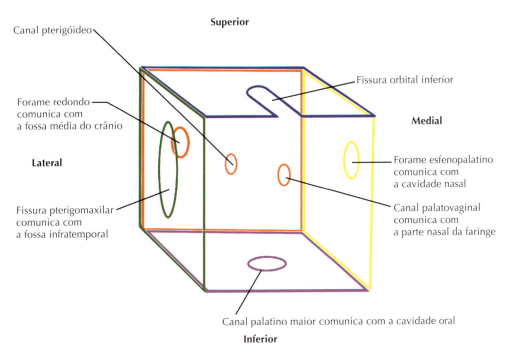

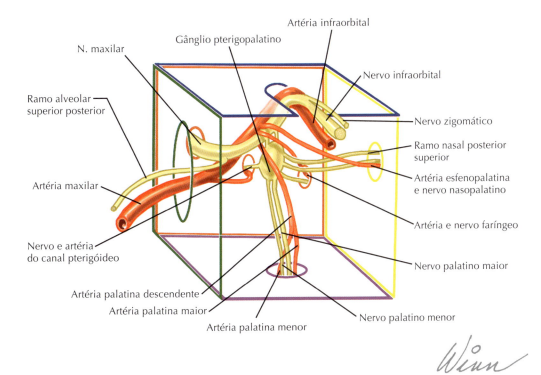

Figura 10-3

FOSSA PTERIGOPALATINA

CONTEÚDO DA FOSSA PTERIGOPALATINA • *Vascularização*

IRRIGAÇÃO		
Artéria	**Origem**	**Trajeto**
Maxilar (3ª parte)	Artéria carótida externa	Estende-se da fossa infratemporal para a fossa pterigopalatina através da fissura pterigomaxilar
		Antes de passar pela fissura pterigomaxilar, emite a a. alveolar superior posterior (único ramo da 3ª parte da a. maxilar que normalmente não se ramifica dentro da fossa pterigopalatina)
Infraorbital	Continuação da 3ª parte da a. maxilar	Acompanhada pelo nervo e veia infraorbitais
		A artéria estende-se em sentido anterior no sulco e canal infraorbitais, e sai pelo forame infraorbital
		No canal infraorbital, emite vários ramos para a órbita que auxiliam na irrigação da glândula lacrimal e músculos extrínsecos do bulbo do olho
		No canal infraorbital, também emite as artérias alveolares superiores anteriores e média (se presente) que irrigam os dentes superiores, dos incisivos centrais até os pré-molares (onde fazem anastomoses com a a. alveolar superior posterior), e túnica mucosa do seio maxilar
		Ao emergir pelo forame infraorbital, a artéria está situada entre os músculos levantador do lábio superior e levantador do ângulo da boca, acompanhando o padrão de ramificação do nervo:
		• Ramo palpebral inferior (irriga a pálpebra inferior)
		• Ramo nasal (irriga a face lateral do nariz)
		• Ramo labial superior (irriga o lábio superior)
Palatina descendente	3ª parte da a. maxilar	Desce pelo canal palatino maior
		No interior do canal, ramifica-se em artérias palatinas maior e menores
		A a. palatina maior sai pelo forame palatino maior e estende-se anteriormente em direção ao forame incisivo e irriga a gengiva, mucosa e glândulas salivares do palato duro, fazendo anastomose com o ramo terminal da a. esfenopalatina que sai pelo forame incisivo
		As aa. palatinas menores irrigam o palato mole e a tonsila palatina
Artéria do canal pterigóideo		Estende-se em sentido posterior para o canal pterigóideo acompanhando o nervo do canal pterigóideo (n. vidiano)
		Ajuda a irrigar a tuba auditiva e o seio esfenoidal
Ramo faríngeo		Estende-se posteromedialmente para o canal palatovaginal
		Ajuda a irrigar a tuba auditiva e a parte nasal da faringe
Esfenopalatina		Estende-se medialmente em direção ao forame esfenopalatino para entrar na cavidade nasal
		A seguir, emite as artérias nasais posteriores laterais e os ramos septais posteriores, que irrigam as conchas nasais, as túnicas mucosas e o septo nasal
		A a. esfenopalatina continua ao longo do septo nasal para entrar no palato duro através do canal incisivo

CONTEÚDO DA FOSSA PTERIGOPALATINA • *Vascularização*

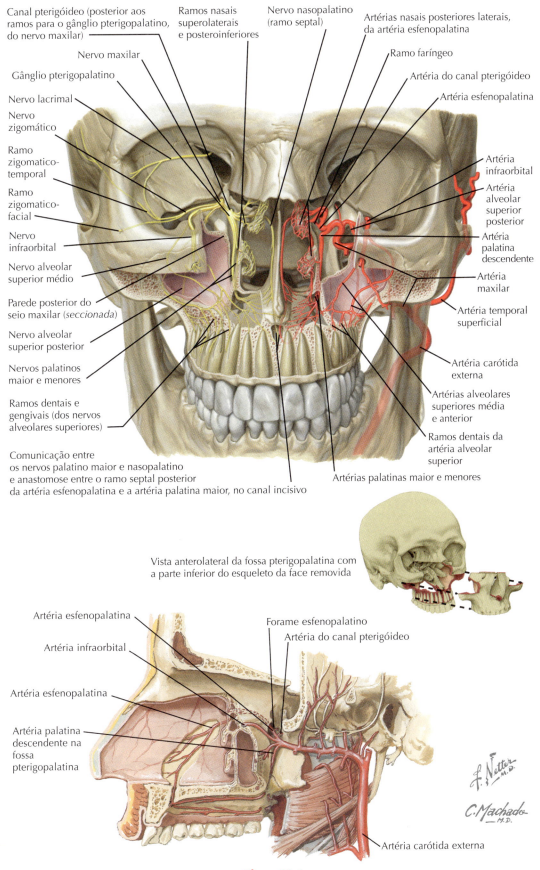

Figura 10-4

FOSSA PTERIGOPALATINA

CONTEÚDO DA FOSSA PTERIGOPALATINA • *Vascularização*

DRENAGEM VENOSA		
Veia	**Trajeto**	
Alveolar superior posterior	Recebe sangue dos dentes posteriores e tecidos moles	Por fim, comunica-se com o plexo pterigóideo
Faríngeas	Recebem sangue da parte nasal da faringe	
Palatina descendente	Recebe sangue dos palatos duro e mole	
Infraorbital	Recebe sangue da região média da face e pálpebra inferior, face lateral do nariz e lábio superior	
Esfenopalatina	Recebe sangue da cavidade nasal e septo nasal	
Veia do canal pterigóideo	Recebe sangue da região do forame lacerado e seio esfenoidal	
Oftálmica inferior	Recebe sangue da parede inferior da órbita Ramifica-se em 2 partes A 1ª divisão estende-se em sentido posterior com a v. infraorbital que atravessa a fissura orbital inferior para comunicar-se com o plexo pterigóideo e o seio cavernoso A divisão principal estende-se em sentido posterior para comunicar-se com a veia oftálmica superior na fissura orbital superior ou continua posteriormente na fissura para terminar no seio cavernoso	
Plexo pterigóideo	Extensa rede de veias adjacente às 2ª e 3ª partes da a. maxilar As tributárias do plexo pterigóideo finalmente convergem para formar uma curta v. maxilar	

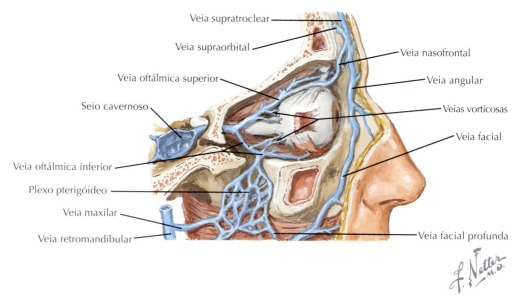

Figura 10-5

CONTEÚDO DA FOSSA PTERIGOPALATINA • *Inervação*

NERVO MAXILAR (V2)		
Nervo	**Origem**	**Trajeto**
Maxilar, divisão do n. trigêmeo	N. trigêmeo	Função sensitiva Estende-se pela parede lateral do seio cavernoso Antes de sair da fossa média do crânio, emite um ramo meníngeo que inerva a dura-máter Passa da fossa média do crânio para a fossa pterigopalatina através do forame redondo No interior da fossa pterigopalatina, emite 4 ramos: • Ramo alveolar superior posterior • N. zigomático • Ramos para o gânglio pterigopalatino • N. infraorbital
Ramos alveolares superiores posteriores	Nervo maxilar, divisão do n. trigêmeo, na fossa pterigopalatina	Atravessam a fissura pterigomaxilar para entrar na fossa infratemporal Na fossa infratemporal, estendem-se sobre o túber da maxila, na face infratemporal (posterior) deste osso Emitem um ramo gengival superior que inerva a gengiva vestibular adjacente aos molares superiores Entram na face infratemporal da maxila e inervam o seio maxilar e molares superiores com a possível exceção da raiz mesiovestibular do primeiro molar
Zigomático		Atravessa a fissura orbital inferior para entrar na órbita Estende-se junto à parede lateral da órbita e divide-se em ramos zigomaticotemporal e zigomaticofacial Um ramo comunicante conecta-o ao n. lacrimal, ramo do nervo oftálmico do trigêmeo, para conduzir impulsos autônomos à glândula lacrimal
Ramos para o gânglio pterigopalatino		Geralmente 1 ou 2 ramos conectam o nervo maxilar com o gânglio pterigopalatino Contêm fibras sensitivas que atravessam o gânglio pterigopalatino (sem estabelecer sinapse) para serem distribuídas com os nervos que se originam desse gânglio Também contêm fibras autônomas pós-ganglionares para a glândula lacrimal que atravessam o gânglio pterigopalatino (as fibras pré-ganglionares parassimpáticas que se estendem pelo nervo do canal pterigóideo estabelecem sinapses nesse gânglio com as fibras pós-ganglionares)
Infraorbital	Considerado a continuação do nervo maxilar, divisão do nervo trigêmeo	Atravessa a fissura orbital inferior para entrar na órbita Estende-se em sentido anterior no sulco e canal infraorbitais e emerge para a face através do forame infraorbital No interior do canal infraorbital dá origem a: • Ramos alveolares superiores anteriores (inervam o seio maxilar; incisivos centrais, incisivos laterais e caninos superiores; gengiva e mucosa vestibulares na região dos mesmos dentes) • Um pequeno ramo proveniente do alveolar superior anterior (inerva a cavidade nasal) • Ramo alveolar superior médio (presente em aproximadamente 30% dos indivíduos; inerva o seio maxilar, pré-molares superiores e geralmente a raiz mesiovestibular do primeiro molar superior, além da gengiva e mucosa vestibulares adjacentes aos mesmos dentes)

FOSSA PTERIGOPALATINA **265**

CONTEÚDO DA FOSSA PTERIGOPALATINA • *Inervação*

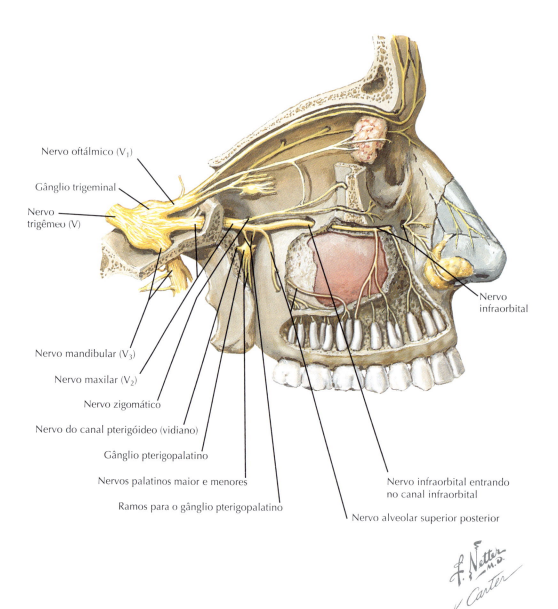

Figura 10-6

CONTEÚDO DA FOSSA PTERIGOPALATINA · *Inervação*

RAMOS DO NERVO MAXILAR, DIVISÃO DO NERVO TRIGÊMEO, ASSOCIADOS AO GÂNGLIO PTERIGOPALATINO

Um gânglio parassimpático é assim denominado por ser uma coleção de corpos de neurônios pós-ganglionares parassimpáticos na parte periférica do sistema nervoso

Os ramos para o gânglio pterigopalatino originam-se do nervo maxilar, uma divisão do nervo trigêmeo, e atravessam esse gânglio

O nervo do canal pterigóideo (nervo vidiano) faz conexão com o gânglio pterigopalatino

3 conjuntos de fibras nervosas cursam através do gânglio pterigopalatino:

- Fibras sensitivas gerais do nervo trigêmeo (sem estabelecer sinapses)
- Fibras simpáticas pós-ganglionares (conduzidas ao gânglio pterigopalatino pelo nervo do canal pterigóideo, sem estabelecer sinapses)
- Fibras parassimpáticas pré-ganglionares (conduzidas ao gânglio pterigopalatino pelo nervo do canal pterigóideo e estabelecem sinapses no gânglio pterigopalatino com fibras pós-ganglionares parassimpáticas)

Todos os ramos provenientes do gânglio pterigopalatino conduzem estes 3 conjuntos de fibras para as áreas onde terminam

Os seguintes ramos do nervo maxilar cursam através do gânglio pterigopalatino:

- Nervo nasopalatino
- Ramos nasais superiores posteriores
- Nervo palatino maior
- Nervos palatinos menores
- Nervo faríngeo
- Ramos orbitais

Ramo(s)	Origem	Trajeto
Nervo do canal pterigóideo (nervo vidiano)	Formado pelos nervos petrosos maior e profundo	Um nervo autônomo: • O nervo petroso maior contém as fibras pré-ganglionares parassimpáticas • O nervo petroso profundo contém fibras pós-ganglionares simpáticas Faz comunicação com o gânglio pterigopalatino, o qual permite que os impulsos autônomos sejam distribuídos por qualquer nervo conectado ao gânglio
Nasopalatino	Ramo do nervo maxilar do trigêmeo, originado a partir do gânglio pterigopalatino na fossa pterigopalatina	Atravessa o forame esfenopalatino para entrar na cavidade nasal Estende-se pela porção superior da cavidade nasal para o septo nasal; a seguir cursa anteroinferiormente para o canal incisivo Sai pelo forame incisivo no palato duro e inerva a gengiva e mucosa palatinas da região de incisivos e caninos
Ramos nasais superiores posteriores		Atravessam o forame esfenopalatino para entrar na cavidade nasal, onde se dividem em 2 nervos: • Ramos nasais posteriores superolaterais (inervam a parede lateral da cavidade nasal) • Ramos nasais posteriores superomediais (inervam a porção posterossuperior do septo nasal)
Palatino maior		Estende-se pelo canal palatino maior para entrar no palato duro através do forame palatino maior Inerva a gengiva e mucosa palatinas entre a região pré-molar e a margem posterior do palato duro até a linha mediana
Palatinos menores		Estendem-se pelos canais palatinos menores e, através dos forames palatinos menores, entram no palato mole para inervá-lo
Faríngeo		Estende-se pelo canal palatovaginal (faríngeo) e entra na parte nasal da faringe para inervá-la
Orbitais	Vários ramos que se originam no nervo maxilar do trigêmeo e distribuem-se a partir do gânglio pterigopalatino na fossa pterigopalatina	Atravessam a fissura orbital inferior para entrar na órbita (inervam a periórbita) e algumas fibras continuam até atravessar o forame etmoidal posterior e inervar o seio esfenoidal e as células etmoidais posteriores

FOSSA PTERIGOPALATINA **267**

10 CONTEÚDO DA FOSSA PTERIGOPALATINA • *Inervação*

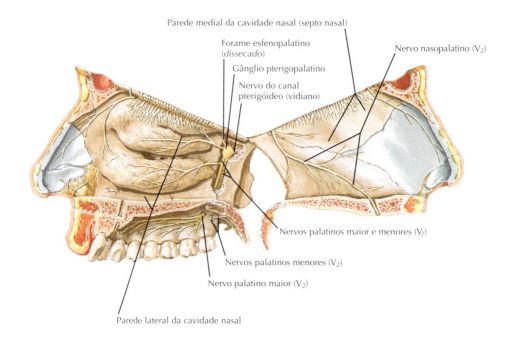
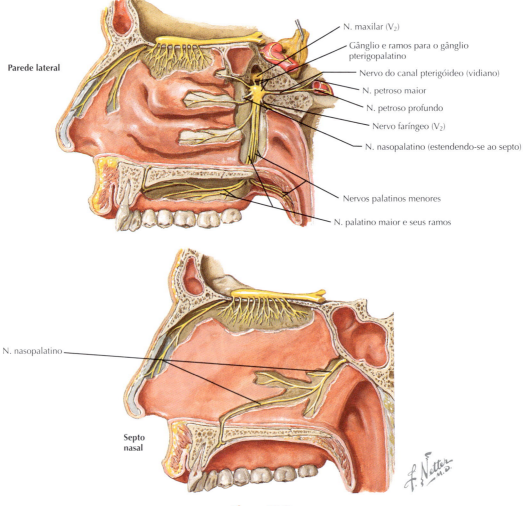

Figura 10-7

268 NETTER ATLAS DE ANATOMIA DA CABEÇA E PESCOÇO

CONTEÚDO DA FOSSA PTERIGOPALATINA • *Inervação*

FIBRAS AUTÔNOMAS QUE ATRAVESSAM A FOSSA PTERIGOPALATINA			
Tipo de Neurônio	**Localização do Corpo Celular**	**Características do Corpo Celular**	**Trajeto do Neurônio**
Via Anatômica para Fibras Parassimpáticas Associadas ao Nervo Maxilar, Divisão do Nervo Trigêmeo			
Neurônio pré-ganglionar	Núcleo salivatório superior	Uma coleção de corpos de células nervosas localizada na ponte Estendem-se pelo nervo intermédio, componente do nervo facial (VII), para o meato acústico interno No canal do nervo facial, o VII nervo emite 2 ramos parassimpáticos: • N. petroso maior • Corda do tímpano	**Nervo Petroso Maior** O nervo petroso maior sai pelo hiato do canal do n. petroso maior em direção ao forame lacerado, onde se une com o n. petroso profundo (simpático) para formar o nervo do canal pterigóideo (n. vidiano) O nervo do canal pterigóideo estende-se pelo canal que lhe denomina e entra na fossa pterigopalatina, onde termina no gânglio pterigopalatino
Neurônio pós-ganglionar	Gânglio pterigopalatino	O gânglio pterigopalatino é uma coleção de corpos de células nervosas localizado na fossa pterigopalatina Fibras pós-ganglionares parassimpáticas que se originam no gânglio pterigopalatino se distribuem pelos ramos dos nervos oftálmico e maxilar, divisões do n. trigêmeo, para: • Glândula lacrimal • Glândulas nasais (no epitélio respiratório) • Glândulas dos seios paranasais (no epitélio respiratório) • Glândulas palatinas • Glândulas faríngeas	**Distribuição do Nervo Oftálmico** Fibras pós-ganglionares estendem-se pelo nervo zigomático, ramo do n. maxilar, por uma pequena distância para entrar na órbita Um pequeno ramo comunicante une-se ao n. lacrimal, ramo do nervo oftálmico do trigêmeo Estas fibras inervam a glândula lacrimal e estimulam a secreção de lágrimas **Distribuição do Nervo Maxilar** As fibras pós-ganglionares que se estendem pelo nervo maxilar, divisão do n. trigêmeo, distribuem-se por seus ramos localizados na cavidade nasal, seios paranasais, cavidade oral e faringe (p. ex., n. nasopalatino, n. palatino maior) Estas fibras inervam: • Glândulas nasais • Glândulas dos seios paranasais • Glândulas palatinas • Glândulas faríngeas

FOSSA PTERIGOPALATINA **269**

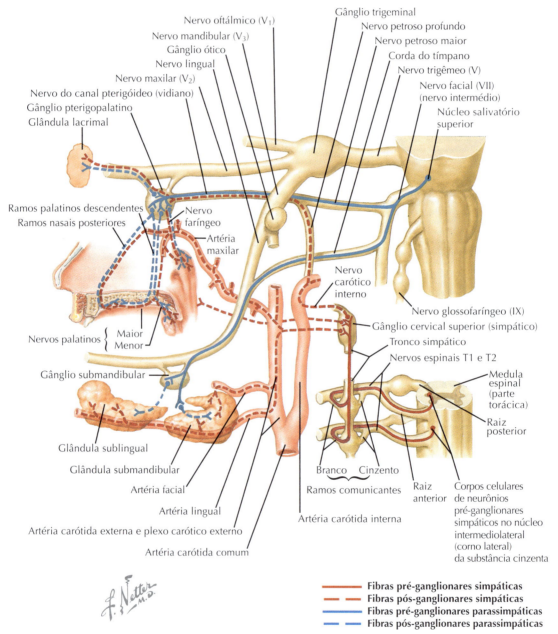

Figura 10-8

CONTEÚDO DA FOSSA PTERIGOPALATINA • *Inervação* 10

FIBRAS AUTÔNOMAS QUE ATRAVESSAM A FOSSA PTERIGOPALATINA			
Tipo de Neurônio	Localização do Corpo Celular	Características do Corpo Celular	Trajeto do Neurônio
Via Anatômica para Fibras Simpáticas Associadas ao Nervo Maxilar, Divisão do Nervo Trigêmeo			
Neurônio pré-ganglionar	Núcleo intermediolateral (corno lateral)	Coleção de corpos de células nervosas localizados no núcleo intermediolateral do corno lateral da medula espinal entre os segmentos medulares T1 e T3 (e possivelmente T4)	Origina-se nos núcleos do corno lateral de T1 a T3 (ou T4) A partir da medula espinal estende-se pela raiz anterior do n. espinal Entra no tronco simpático pelos ramos comunicantes brancos No tronco simpático, as fibras pré-ganglionares para o olho ascendem e estabelecem sinapse com as fibras pós-ganglionares no gânglio cervical superior
Neurônio pós-ganglionar	Gânglio cervical superior	Coleção de corpos de células nervosas localizados no gânglio cervical superior, situado na base do crânio Fibras pós-ganglionares simpáticas acompanham as artérias carótida interna ou carótida externa para passar próximo aos respectivos órgãos efetores: • Cavidade nasal • Seios paranasais • Palato • Glândula lacrimal	**Cavidade Nasal, Seios Paranasais e Palato** • Fibras pós-ganglionares simpáticas acompanham ambas as artérias *carótidas interna e externa* • Fibras pós-ganglionares que acompanham a a. carótida interna formam o n. carótico interno, o qual se estende junto à mesma artéria e dá origem ao plexo carótico interno • Fibras pós-ganglionares simpáticas do plexo carótico interno formam o n. petroso profundo na região do forame lacerado • O n. petroso profundo une-se com o n. petroso maior (parassimpático) para formar o nervo do canal pterigóideo (vidiano) • Fibras pós-ganglionares simpáticas estendem-se pelos ramos do n. maxilar, divisão do n. trigêmeo, associados ao gânglio pterigopalatino para serem distribuídas por seus ramos á cavidade nasal, aos seios paranasais e ao palato • Fibras pós-ganglionares simpáticas compõem os nervos caróticos externos que, ao longo da a. carótida externa, ramificam-se e acompanham a a. maxilar • Estas fibras estendem-se pelos ramos da a. maxilar para serem distribuídas à cavidade nasal, aos seios paranasais e ao palato **Glândula Lacrimal** • Fibras pós-ganglionares simpáticas acompanham a a. carótida interna • Fibras pós-ganglionares que acompanham a a. carótida interna formam o n. carótico interno, o qual se estende junto à mesma artéria e dá origem ao plexo carótico interno • Fibras pós-ganglionares simpáticas do plexo carótico interno formam o n. petroso profundo na região do forame lacerado • O n. petroso profundo une-se com o n. petroso maior (parassimpático) para formar o nervo do canal pterigóideo (vidiano) • Fibras pós-ganglionares estendem-se pelo nervo zigomático, ramo do n. maxilar, por uma curta distância para entrar na órbita • Um curto ramo comunicante o conecta ao nervo lacrimal da divisão oftálmica do n. trigêmeo • Essas fibras distribuem-se à glândula lacrimal

FOSSA PTERIGOPALATINA **271**

CONTEÚDO DA FOSSA PTERIGOPALATINA • *Inervação*

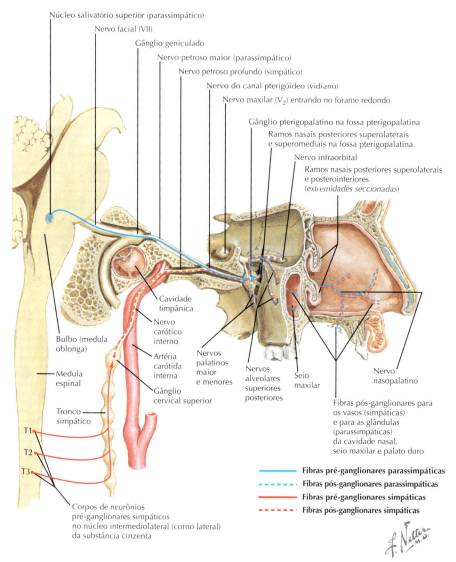

Figura 10-9

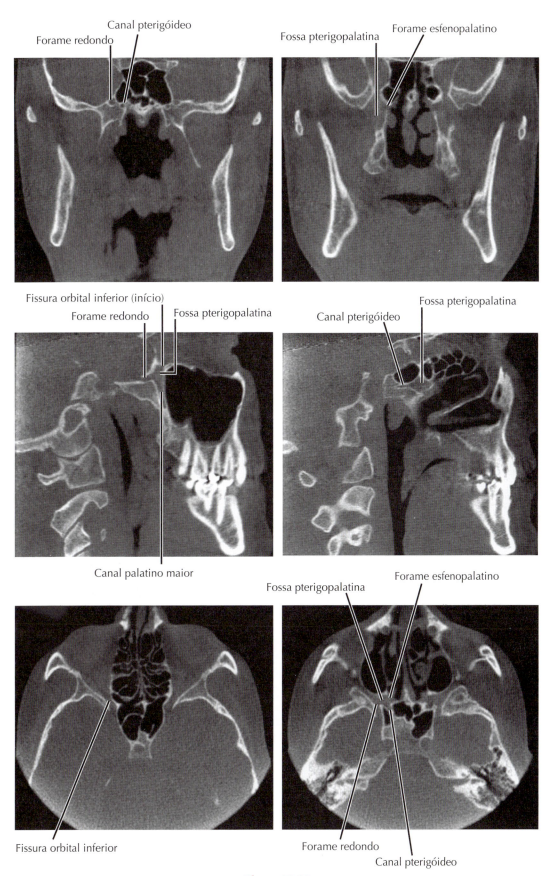

Figura 10-10

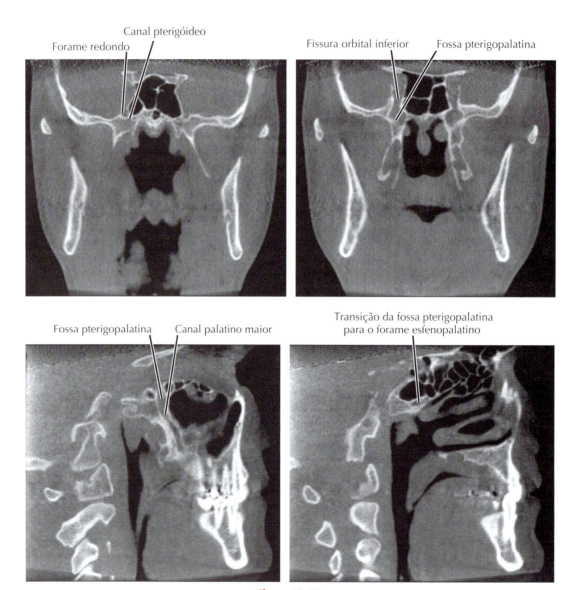

Figura 10-11

CAPÍTULO 11
NARIZ E CAVIDADE NASAL

Aspectos Gerais e Anatomia Topográfica	**276**
Nariz	**278**
Cavidade Nasal	**286**
Correlações Clínicas	**304**
Imagens	**308**

NARIZ
- Proeminente estrutura anatômica localizada inferior e medialmente aos olhos
- Ajuda na respiração e na olfação

CAVIDADE NASAL
- Câmara complexa localizada posteriormente ao vestíbulo do nariz

EPITÉLIO RESPIRATÓRIO
- Epitélio colunar pseudoestratificado com cílios
- Altamente vascularizado e facilmente congestionado
- Quando este tecido é irritado, os vasos sanguíneos reflexamente se dilatam e as glândulas secretam, normalmente levando aos espirros

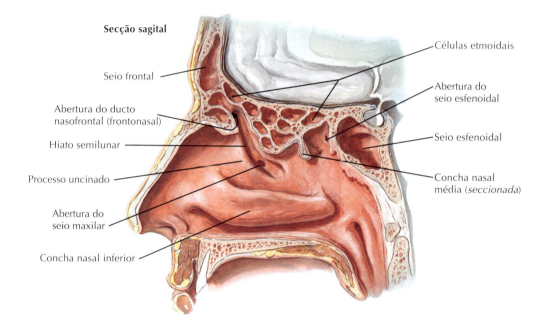

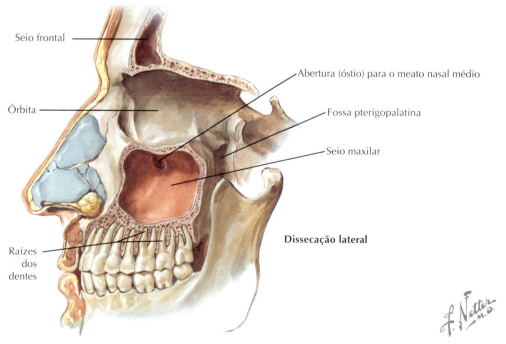

Figura 11-1

ASPECTOS GERAIS E ANATOMIA TOPOGRÁFICA • *Informações Gerais*

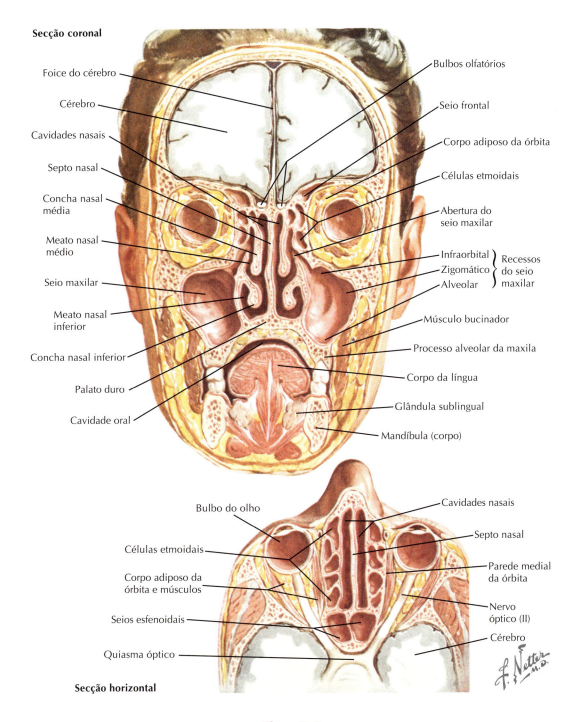

Figura 11-2

NARIZ E CAVIDADE NASAL

- O nariz tem formato piramidal
- Fraturas dos ossos nasais são comuns – são os ossos com maior incidência de fraturas na face
- A abertura nasal anterior no crânio é a abertura piriforme, delimitada por 2 ossos pares:
  - Nasal
  - Maxila
- 3 pares de *ossos* formam a raiz do nariz:
  - Frontal (parte nasal)
  - Maxila (processo frontal)
  - Nasal
- Como a raiz do nariz é formada por ossos, ela é fixa
- 3 diferentes tipos de grandes *cartilagens* formam o dorso e o ápice do nariz:
  - Cartilagem do septo nasal
  - Processos laterais da cartilagem do septo nasal (superiormente)
  - Cartilagens alares maiores (inferiormente)
- As pequenas cartilagens que completam o nariz são:
  - Alar menor (3 a 4 cartilagens)
  - Vomeronasal
- Como o dorso e o ápice do nariz são cartilaginosos, o nariz é bastante móvel
- A porção da cavidade nasal oposta às cartilagens alares é chamada de vestíbulo do nariz e revestida por pelos esparsos denominados vibrissas
- A pele do nariz é composta de epitélio pavimentoso (escamoso) estratificado queratinizado
- A depressão superior ao vestíbulo do nariz é o átrio do meato médio
- Próximo ao ápice do nariz existem 2 narinas, separadas pelo septo nasal que conecta o ápice ao filtro do lábio superior
- Tecido fibroso ajuda a conectar as cartilagens entre si e posteriormente à maxila
- A drenagem linfática primária do nariz é direcionada para os linfonodos submandibulares

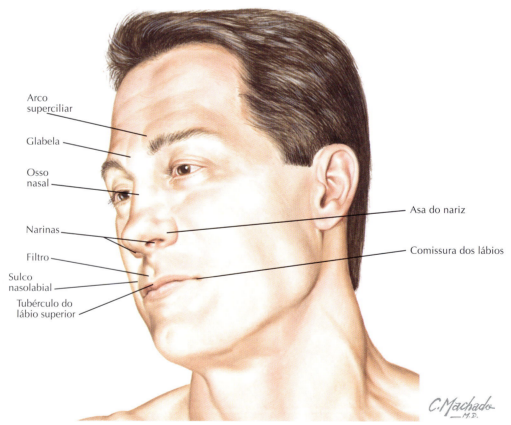

Figura 11-3

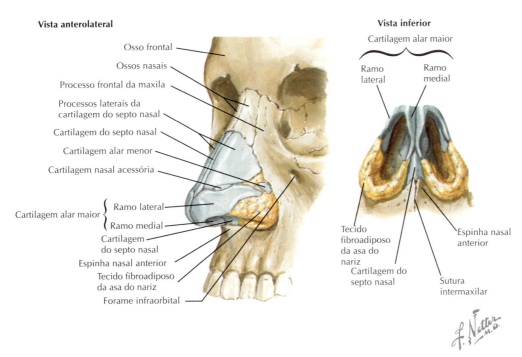

Figura 11-4

Vascularização do Nariz
- A irrigação do nariz provém de 3 grandes *artérias*:
  - Oftálmica
  - Maxilar
  - Facial
- Estes vasos são derivados das artérias carótidas interna e externa
- Estas artérias formam anastomoses ao longo do nariz
- Muitas epistaxes são decorrentes de traumatismos no ramo do septo nasal da artéria labial superior proveniente da artéria facial

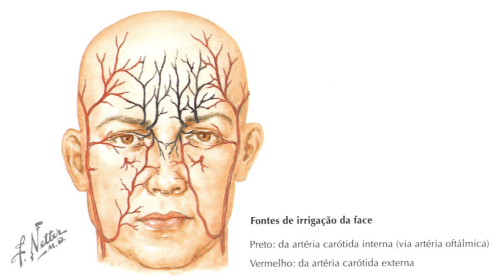

Fontes de irrigação da face

Preto: da artéria carótida interna (via artéria oftálmica)

Vermelho: da artéria carótida externa

Figura 11-5

NARIZ • *Vascularização do Nariz*

IRRIGAÇÃO		
Artéria	**Origem**	**Trajeto**
Oftálmica	A. carótida interna	Entra na órbita através do canal óptico imediatamente inferior e lateral ao n. óptico Cruza o n. óptico para atingir a parte medial da órbita Na órbita, além de outros ramos incluindo os vasos orbitais, emite 2 grandes ramos que irrigam o nariz: • A. dorsal do nariz • Ramo nasal externo da a. etmoidal anterior
Dorsal do nariz	A. oftálmica	1 dos 2 ramos terminais da a. oftálmica Emerge da órbita junto à margem medial com o n. infratroclear Irriga a região da raiz do nariz
Ramo nasal externo	A. etmoidal anterior	Ramo terminal da a. etmoidal anterior Irriga a região externa do nariz na junção entre o osso nasal e os processos laterais da cartilagem do septo nasal
Maxilar	A. carótida externa	Emite uma série de ramos; somente 1 fornece suprimento sanguíneo para o nariz: ramo nasal da a. infraorbital
Ramo nasal da a. infraorbital	A. maxilar	A. infraorbital é a continuação da a. maxilar Origina-se com os ramos palpebral inferior e labial superior Irriga a face lateral do nariz
Facial	A. carótida externa	Estende-se em sentido superior, profundamente ao ventre posterior do m. digástrico e ao m. estilo-hióideo Passa adjacente à glândula submandibular e emite a a. submentual, que ajuda a irrigar a glândula Estende-se superiormente sobre o corpo da mandíbula junto ao m. masseter, dando origem à: • A. pré-massetérica Continua em sentido anterossuperior pela bochecha em direção ao ângulo da boca, dando origem à: • A. labial superior • A. labial inferior Estende-se superiormente junto à face lateral do nariz,e emite o: • Ramo nasal lateral Continua pela face lateral do nariz como a. angular, que termina adjacente ao ângulo medial do olho Tortuosa
Ramo do septo nasal	A. labial superior	Irriga o septo nasal
Ramo alar	A. labial superior	Irriga a asa do nariz
Ramo nasal lateral	A. facial	Irriga a asa e o dorso do nariz

NARIZ • Vascularização do Nariz

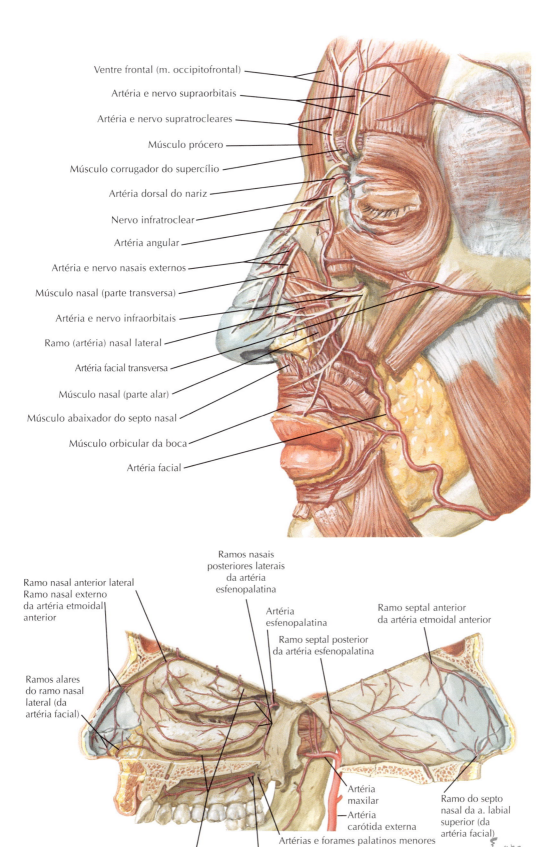

Figura 11-6

NARIZ E CAVIDADE NASAL 281

NARIZ • Vascularização do Nariz

DRENAGEM VENOSA	
Veia	**Trajeto**
Facial	Inicia-se como v. angular
	Estende-se inferiormente pela face lateral do nariz, recebendo a v. nasal externa
	Continua em sentido posteroinferior pelo ângulo da boca em direção à bochecha, recebendo as veias labiais superior e inferior
	Enquanto passa em direção à mandíbula, a v. facial profunda a conecta ao plexo pterigóideo
	No trígono submandibular, a v. facial une-se à divisão anterior da v. retromandibular para formar a veia facial comum
	Não possui válvulas que possam impedir o fluxo retrógrado de sangue
Angular	Formada pela confluência das veias supraorbital e supratrocleares próximo ao ângulo medial do olho
	Estende-se pela face lateral do nariz para se tornar v. facial
Oftálmica superior	Recebe sangue da parede superior da órbita e do couro cabeludo
	Faz anastomose com a v. angular
	Estende-se posteriormente para comunicar-se com o plexo pterigóideo
Oftálmica inferior	Recebe sangue da parede inferior da órbita
	Faz anastomose com a v. angular
	Estende-se posteriormente com a v. infraorbital que atravessa a fissura orbital inferior para comunicar-se com o plexo pterigóideo

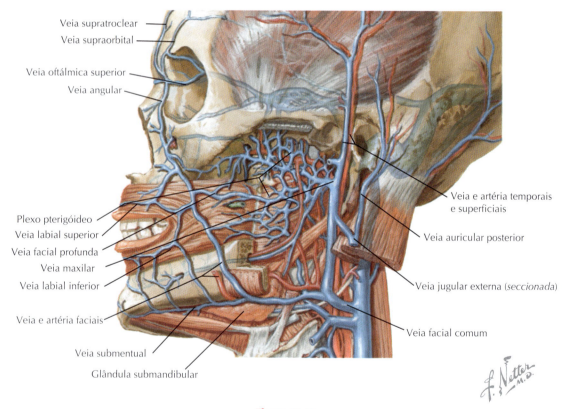

Figura 11-7

NARIZ • *Inervação do Nariz* **11**

A inervação do nariz provém dos nervos oftálmico e maxilar, divisões do nervo trigêmeo

NERVO OFTÁLMICO, DIVISÃO DO NERVO TRIGÊMEO

Origina-se na fossa média do crânio a partir do nervo trigêmeo

Cursa em sentido anterior pela parede lateral do seio cavernoso, imediatamente inferior aos nn. oculomotor e troclear, mas superior ao n. maxilar, divisão do n. trigêmeo

Na iminência de entrar na órbita pela fissura orbital superior, o n. oftálmico divide-se em 3 ramos principais:

• N. lacrimal

• N. frontal

• N. nasociliar

O nervo nasociliar termina como:

• N. etmoidal anterior

• N. infratroclear

Nervo	Origem	Trajeto
Ramo nasal externo	N. etmoidal anterior	Emerge por entre o processo lateral da cartilagem do septo nasal e a margem inferior do osso nasal Inerva a pele da asa e do ápice do nariz ao redor das narinas
Ramos nasais internos		Inerva a pele do vestíbulo do nariz como: • Ramos nasais internos mediais • Ramos nasais internos laterais
Infratroclear	N. nasociliar	Estende-se em sentido anterior na margem superior do m. reto medial do bulbo do olho Passa inferiormente à tróclea em direção ao ângulo medial do olho Inerva a pele da raiz do nariz Também inerva as pálpebras, a túnica conjuntiva e todas as estruturas lacrimais

NERVO MAXILAR, DIVISÃO DO NERVO TRIGÊMEO

Estende-se pela parede lateral do seio cavernoso

Através do forame redondo, passa da fossa média do crânio para a fossa pterigopalatina, em que emite *4 ramos*:

• N. infraorbital – continuação do n. maxilar

• Ramos alveolares superiores posteriores

• N. zigomático

• Ramos para o gânglio pterigopalatino

Nervo	Origem	Trajeto
Infraorbital	Continuação do n. maxilar, divisão do n. trigêmeo	Atravessa a fissura orbital inferior para entrar na órbita Estende-se em sentido anterior pelo sulco e canal infraorbitais e emerge na face pelo forame infraorbital Ao sair para a face, divide-se em *3 grupamentos de ramos terminais*: • Nasais (inervam a asa do nariz) • Palpebrais inferiores (inervam a pele da pálpebra inferior) • Labiais superiores (inervam a pele do lábio superior)
Ramos nasais do n. infraorbital	N. infraorbital	Inervam a asa do nariz

NARIZ E CAVIDADE NASAL **283**

NARIZ • Inervação do Nariz

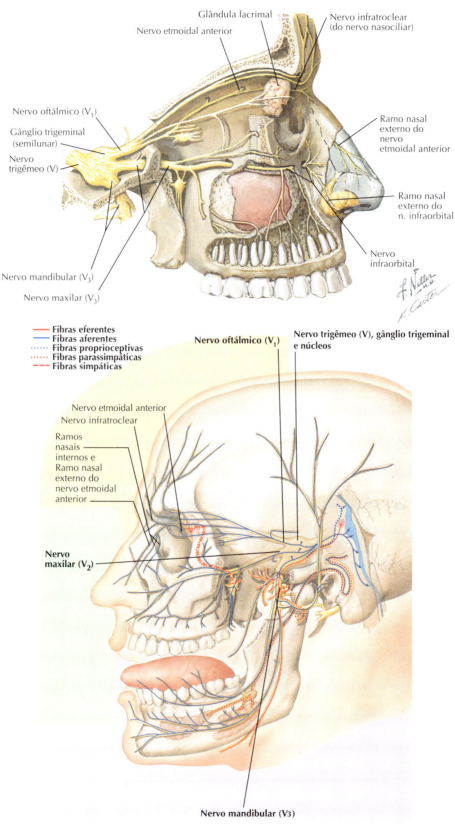

Figura 11-8

NARIZ • *Inervação do Nariz*

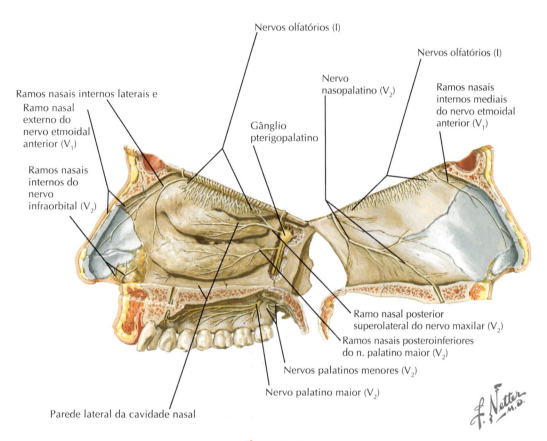

Figura 11-9

NARIZ E CAVIDADE NASAL

CAVIDADE NASAL • Anatomia

- Revestida por epitélio colunar pseudoestratificado com cílios
- A porção inferior é maior do que a porção superior
- O epitélio olfatório está localizado na parte superior da cavidade nasal nas proximidades da lâmina cribriforme

ABERTURA PIRIFORME
- Abertura anterior limitada pelos ossos nasais e maxilas

SEPTO NASAL
- Frequentemente desviado para 1 lado, levando à formação de câmaras desiguais

PAREDES LATERAIS
- Compostas por grandes plexos venosos que possuem aparência de tecido erétil
- 3 grandes elevações, conhecidas como conchas nasais fazem protrusões a partir da parede lateral
- Todos os seios paranasais e o ducto lacrimonasal drenam para as paredes laterais da cavidade nasal
- O forame esfenopalatino, localizado na porção posterior das paredes laterais, conecta a cavidade nasal à fossa pterigopalatina

CÓANOS
- Também conhecidos como aberturas nasais posteriores, esses orifícios conectam a cavidade nasal à parte nasal da faringe

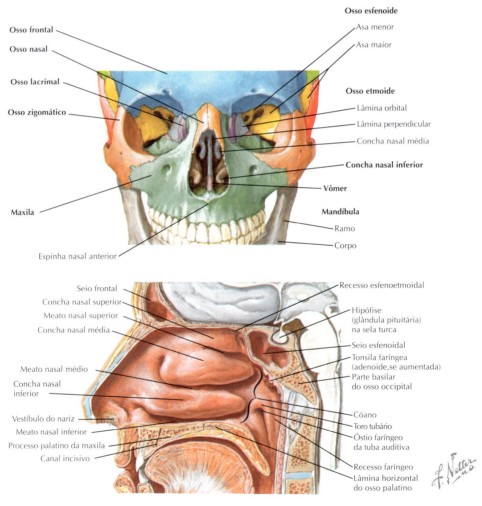

Figura 11-10

CAVIDADE NASAL • Limites e Relações da Cavidade Nasal   11

LIMITES	
Limite	Estruturas
Superior	Osso nasal, osso frontal, lâmina cribriforme do etmoide, corpo do esfenoide
Inferior	Processo palatino da maxila, lâmina horizontal do palatino
Anterior	Parte externa do nariz
Posterior	Cóanos (aberturas nasais posteriores)
Medial	Etmoide (lâmina perpendicular), vômer, cartilagem do septo nasal
Lateral	Maxila, etmoide, palatino, esfenoide (lâmina medial do processo pterigoide), concha nasal inferior, lacrimal

RELAÇÕES	
Limite	Estruturas
Superior	Seio frontal, seio esfenoidal, fossa anterior do crânio com lobo frontal do cérebro
Inferior	Palato duro, cavidade oral
Medial	Outra metade da cavidade nasal
Lateral	Seio maxilar, células etmoidais, órbita e fossa pterigopalatina

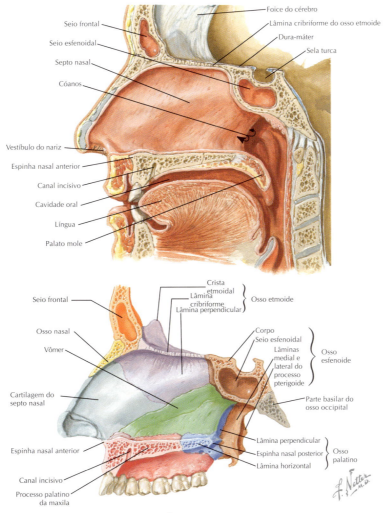

Figura 11-11

NARIZ E CAVIDADE NASAL 287

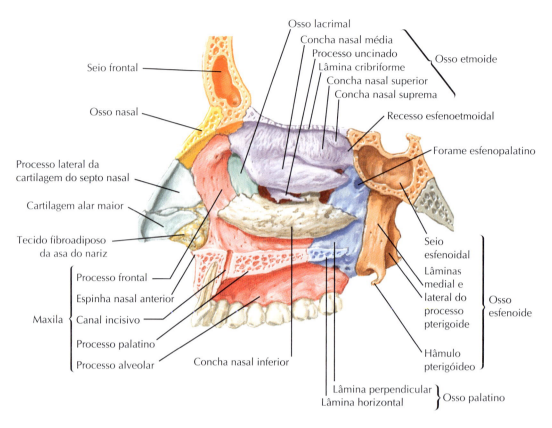
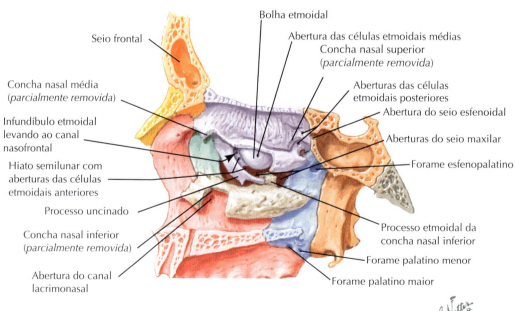

Figura 11-12

Concha Nasal	Regiões Drenadas	Localização	Regiões Drenadas
Superior	Recesso esfenoetmoidal	Superior à concha nasal superior	Seio esfenoidal
	Meato nasal superior	Inferior à concha nasal superior	Células etmoidais posteriores
Média	Meato nasal médio	Inferior à concha nasal média	Células etmoidais anteriores Células etmoidais médias Seio maxilar Seio frontal
Inferior	Meato nasal inferior	Inferior à concha nasal inferior	Ducto lacrimonasal

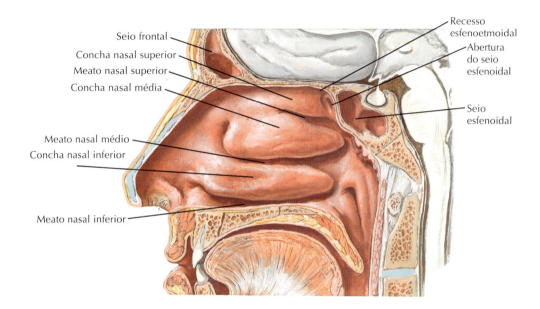

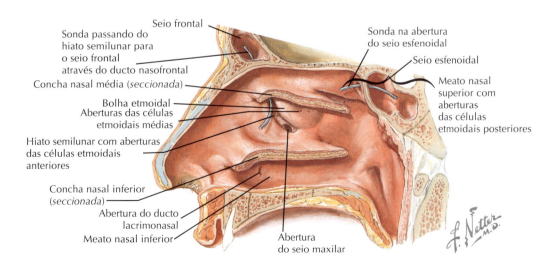

Figura 11-13

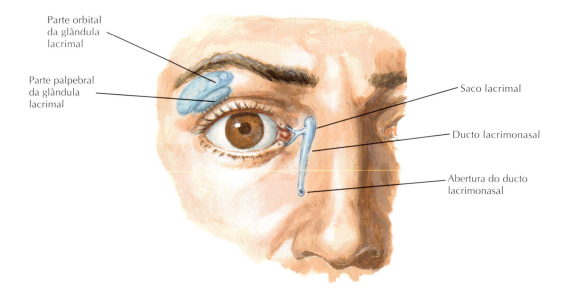
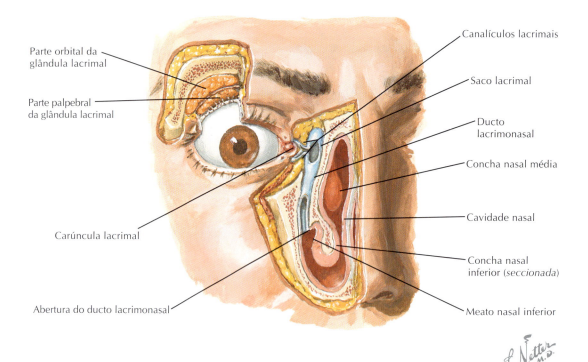

Figura 11-14

CAVIDADE NASAL · *Vascularização da Cavidade Nasal* 11

- O suprimento sanguíneo para a cavidade nasal provém de 3 grandes *artérias*:
  - Oftálmica
  - Maxilar
  - Facial
- Esses 3 vasos são derivados das artérias carótidas externa e interna e geralmente acompanham os nervos
- Plexo de Kiesselbach é a anastomose presente no septo nasal formada pelas artérias:
  - Etmoidal anterior
  - Esfenopalatina
  - Palatina maior
  - Ramo do septo nasal, da a. labial superior
- As *veias* geralmente correspondem às artérias

IRRIGAÇÃO		
Artéria	**Origem**	**Trajeto**
Oftálmica	A. carótida interna	Entra na órbita pelo canal óptico, imediatamente inferior e lateral ao n. óptico Cruza o n. óptico para atingir a parte medial da órbita Na órbita, além dos ramos orbitais, emite 2 grandes ramos que irrigam a cavidade nasal: • A. etmoidal anterior • A. etmoidal posterior
Etmoidal anterior	A. oftálmica	Estende-se com o nervo homônimo, ramo do nasociliar, através do forame etmoidal anterior Entra na fossa anterior do crânio, onde emite o ramo meníngeo anterior Continua seu trajeto e origina ramos que descem para a cavidade nasal: • Ramos nasais anteriores laterais • Ramos septais anteriores Emite ramos para a parede lateral e septo nasal antes de dar origem ao ramo nasal externo, que irriga a parte externa do nariz
Etmoidal posterior	A. oftálmica	Atravessa o forame etmoidal posterior Entra na fossa anterior do crânio, onde emite um ramo meníngeo Segue seu trajeto e origina ramos que descem para a cavidade nasal através da lâmina cribriforme: • Ramos nasais laterais • Ramos septais Irriga parte da parede lateral próximo à concha nasal superior e porção posterossuperior do septo nasal
Maxilar	A. carótida externa	Emite uma série de ramos; 2 fornecem suprimento sanguíneo para a cavidade nasal: • A. esfenopalatina • A. palatina maior
Esfenopalatina	3ª parte da a. maxilar	Depois de atravessar o forame esfenopalatino, entra na cavidade nasal, onde emite ramos nasais posteriores: • As artérias nasais posteriores *laterais* irrigam as conchas nasais, túnicas mucosas e parede lateral • Os ramos septais posteriores continuam ao longo do septo nasal para entrar no palato duro através do canal incisivo
Palatina maior	A. palatina descendente, ramo da a. maxilar	Cursa no canal palatino maior, onde se divide em a. palatinas menores (irrigam o palato mole e a tonsila palatina) e a. palatina maior, que sai pelo forame palatino maior e estende-se anteriormente em direção aos forames incisivos (irriga a gengiva e mucosa do palato duro e glândulas palatinas) e faz anastomose com o ramo terminal da a. esfenopalatina que sai pelo forame incisivo Também emite ramos que irrigam a região do meato nasal inferior

(Continua na próxima página)

NARIZ E CAVIDADE NASAL **291**

CAVIDADE NASAL • Vascularização da Cavidade Nasal

IRRIGAÇÃO *Continuação*		
Artéria	**Origem**	**Trajeto**
Facial	A. carótida externa	Tortuoso
		Estende-se em sentido superior, profundamente ao ventre posterior do músculo digástrico e ao estilo-hióideo
		Passa adjacente à glândula submandibular e emite a a. submentual que ajuda a irrigar a glândula
		Estende-se superiormente sobre o corpo da mandíbula junto ao m. masseter
		Continua em sentido anterossuperior pela bochecha até o ângulo da boca, e emite as artérias labiais superior e inferior
		Estende-se superiormente junto à face lateral do nariz, onde emite o ramo nasal lateral
		Continua pela face lateral do nariz como a. angular que termina próximo ao ângulo medial do olho
Labial superior	A. facial	Irriga o lábio superior
		Emite o ramo do septo nasal que se estende para o septo nasal
		O principal suprimento sanguíneo para a parte anterior do septo nasal

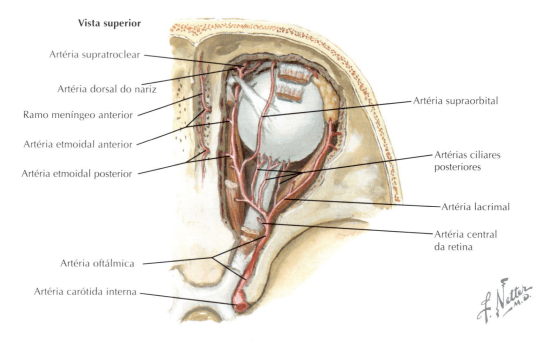

Figura 11-15

CAVIDADE NASAL • *Vascularização da Cavidade Nasal*

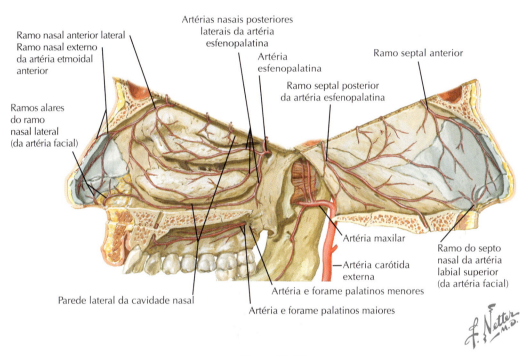

Figura 11-16

CAVIDADE NASAL • Vascularização da Cavidade Nasal

DRENAGEM VENOSA	
Veia	**Trajeto**
• Um plexo cavernoso das conchas bem desenvolvido está situado profundamente à túnica mucosa • O plexo drena para a seguinte série de veias:	
Emissária	Veia do plexo cavernoso das conchas na cavidade nasal que atravessa o forame cego e drena para o seio sagital superior
Esfenopalatina	O sangue do plexo venoso na porção posterior da cavidade nasal drena para a v. esfenopalatina Atravessa o forame esfenopalatino para entrar no plexo pterigóideo
Etmoidal anterior	O sangue do plexo venoso na porção anterior da cavidade nasal drena para a v. etmoidal anterior, que termina na v. oftálmica e/ou v. facial
Etmoidal posterior	O sangue do plexo venoso na porção posterior da cavidade nasal drena para a veia etmoidal posterior, que termina na v. oftálmica e/ou v. facial
V. do septo nasal, tributária da v. labial superior	O sangue da porção anterior é drenado pela v. do septo nasal para a v. labial superior, que desemboca na v. facial

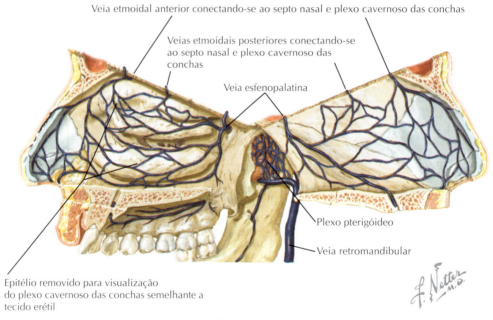

Figura 11-17

- 2 grandes tipos de inervação sensitiva para a cavidade nasal:
  - Olfação (aferente visceral especial) via nervo olfatório
  - Sensilidade geral (aferente somático geral) via nervos oftálmico e maxilar, divisões do nervo trigêmeo

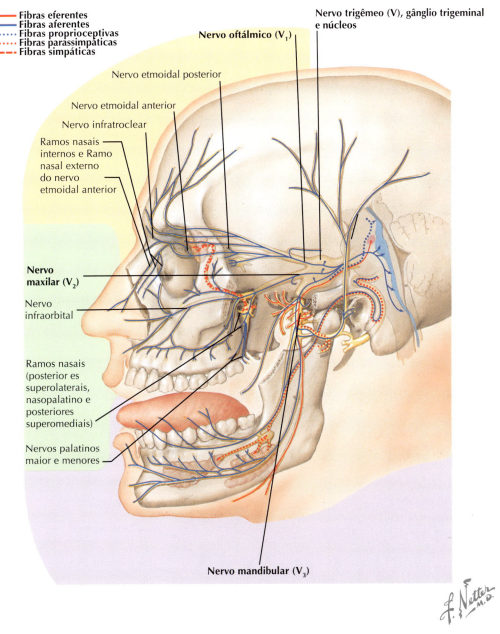

Figura 11-18

Olfação
• O epitélio olfatório é encontrado na parede superior (teto) da cavidade nasal, incluindo as porções adjacentes das paredes laterais da cavidade nasal e o septo nasal
• Cerca de 20 a 25 pequenas fibras, que coletivamente constituem um n. olfatório de cada lado, estendem-se em sentido superior através da lâmina cribriforme e chegam ao bulbo olfatório na fossa anterior do crânio

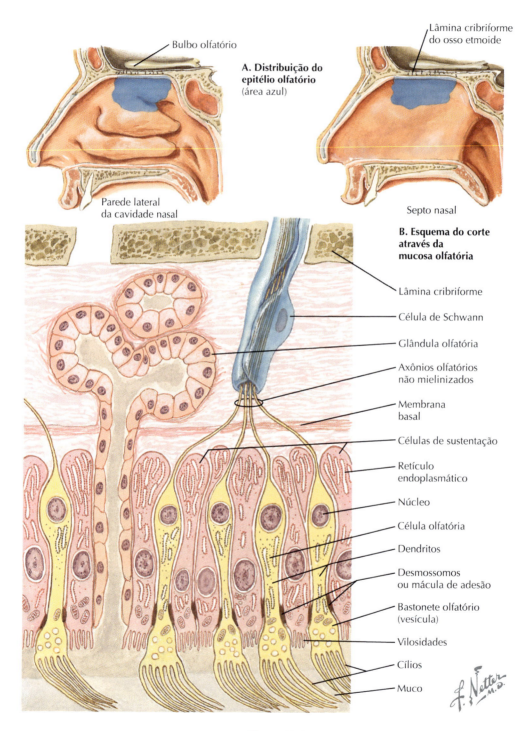

Figura 11-19

CAVIDADE NASAL • *Inervação da Cavidade Nasal* 11

NERVO OFTÁLMICO, DIVISÃO DO NERVO TRIGÊMEO		

Sensitivo

Origina-se na fossa média do crânio a partir do nervo trigêmeo

Cursa em sentido anterior pela parede lateral do seio cavernoso, imediatamente inferior aos nn. oculomotor e troclear, mas superior ao n. maxilar, divisão do n. trigêmeo

Na iminência de entrar na órbita pela fissura orbital superior, o n. oftálmico divide-se em 3 ramos principais:

• N. lacrimal

• N. frontal

• N. nasociliar

O nervo nasociliar termina como:

  • N. etmoidal anterior

  • N. infratroclear

Nervo	Origem	Trajeto
Etmoidal anterior	N. nasociliar	Atravessa o forame etmoidal anterior e estende-se pelo canal homônimo para entrar na fossa anterior do crânio Ao descer para a cavidade nasal, emite ramos para as partes anteriores das conchas nasais média e inferior, assim como para a região anterior às conchas nasais Inerva especificamente a pele do vestíbulo do nariz como: • Ramos nasais internos mediais • Ramos nasais internos laterais

NERVO MAXILAR, DIVISÃO DO NERVO TRIGÊMEO		

Sensitivo

Estende-se pela parede lateral do seio cavernoso

Através do forame redondo, passa da fossa média do crânio para a fossa pterigopalatina, em que emite *4 ramos*:

• N. infraorbital – continuação do n. maxilar

• Ramos alveolares superiores posteriores

• N. zigomático

• Ramos para o gânglio pterigopalatino

Infraorbital	Continuação do n. maxilar, divisão do n. trigêmeo	Atravessa a fissura orbital inferior para entrar na órbita Estende-se em sentido anterior pelo sulco e canal infraorbitais e emerge na face pelo forame infraorbital No canal infraorbital emite o: • N. alveolar superior anterior O n. alveolar superior anterior emite um pequeno ramo que inerva a cavidade nasal na região do meato nasal inferior e porção inferior correspondente do septo nasal (além de inervar o seio maxilar; os dentes incisivos central e lateral e canino superiores, além da gengiva e mucosa vestibulares adjacentes a estes dentes)
Nasopalatino	Gânglio pterigopalatino	Atravessa o forame esfenopalatino para entrar na cavidade nasal Estende-se pela porção superior da cavidade nasal até o septo nasal, onde cursa em sentido anteroinferior para o canal incisivo, inervando o septo nasal

(Continua na próxima página)

NARIZ E CAVIDADE NASAL **297**

NERVO MAXILAR, DIVISÃO DO NERVO TRIGÊMEO *Continuação*		
Ramos nasais posteroinfeirores	N. palatino maior	O n. palatino maior tem origem no gânglio pterigopalatino, na fossa pterigopalatina
		Esse nervo cursa em sentido inferior no canal palatino maior para entrar no palato duro através do forame palatino maior
		Ao descer pelo canal palatino maior, dá origem a:
		• Ramos nasais posteroinferiores
		Inervam a parte posterior da parede lateral da cavidade nasal na região do meato nasal médio
Nasal superior posterior	Gânglio pterigopalatino	Atravessa o forame esfenopalatino para entrar na cavidade nasal e ramifica-se em 2 nervos:
		• Ramos nasais posteriores superomediais
		• Ramos nasais posteriores superolaterais
Ramos nasais posteriores superolaterais	N. nasal superior posterior, do gânglio pterigopalatino	Inervam a porção posterossuperior da parede lateral da cavidade nasal na região das conchas nasais superior e média
Ramos nasais posteriores superomediais		Inervam a porção posterior do septo nasal

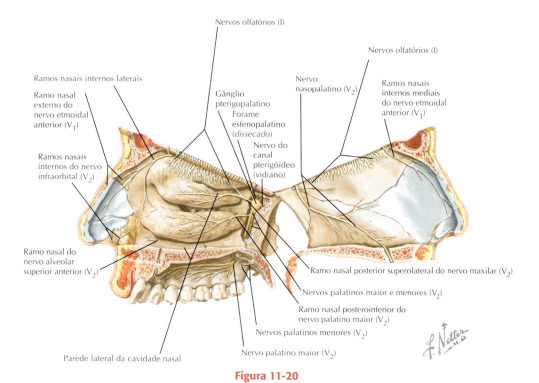

Figura 11-20

CAVIDADE NASAL • Inervação da Cavidade Nasal

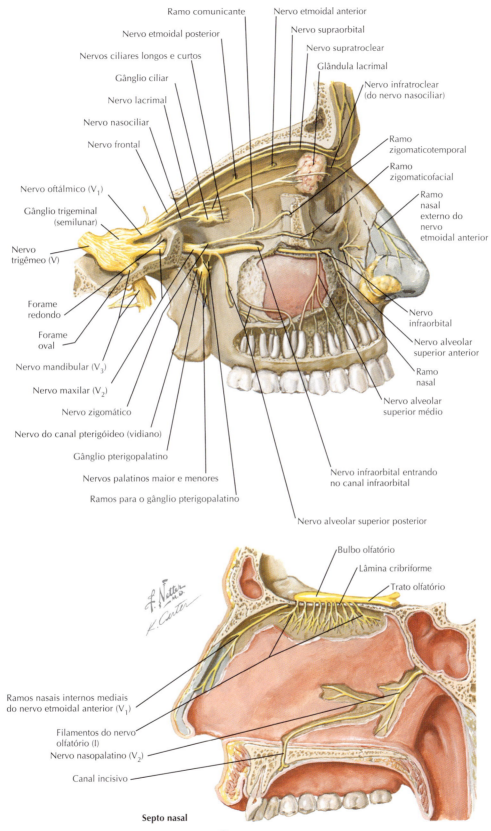

Figura 11-21

NARIZ E CAVIDADE NASAL 299

CAVIDADE NASAL • *Inervação da Cavidade Nasal*

- Fibras autônomas são distribuídas através de ramos sensitivos do n. maxilar, divisão do nervo trigêmeo, via gânglio pterigopalatino (parassimpáticas) e gânglio cervical superior (simpáticas)
- As fibras autônomas estendem-se às glândulas e aos vasos sanguíneos da cavidade nasal

INERVAÇÃO AUTÔNOMA			
Via Anatômica para Fibras Parassimpáticas Destinadas à Cavidade Nasal			
Tipo de Neurônio	**Localização do Corpo Celular**	**Características do Corpo Celular**	**Trajeto do Neurônio**
Neurônio pré-ganglionar	Núcleo salivatório superior	Coleção de corpos de células nervosas localizada na ponte Estende-se pelo nervo intermédio do nervo facial ao meato acústico interno No *canal do nervo facial,* este nervo emite 2 ramos parassimpáticos: • N. petroso maior • Corda do tímpano	**Nervo Petroso Maior** O nervo petroso maior emerge pelo hiato do canal do n. petroso maior em direção ao forame lacerado, onde se une ao n. petroso profundo (simpático) para formar o nervo do canal pterigóideo (n. vidiano) O n. do canal pterigóideo estende-se pelo canal homônimo e entra na fossa pterigopalatina, onde termina no gânglio pterigopalatino
Neurônio pós-ganglionar	Gânglio pterigopalatino	O gânglio pterigopalatino é uma coleção de corpos de células nervosas localizado na fossa pterigopalatina Fibras parassimpáticas pós-ganglionares que se originam no gânglio pterigopalatino são distribuídas por ramos dos nervos oftálmico e maxilar, divisões do n. trigêmeo, para: • Glândula lacrimal • Glândulas nasais • Glândulas palatinas • Glândulas faríngeas • Glândulas dos seios paranasais	**Distribuição do N. Maxilar** As fibras pós-ganglionares estendem-se por ramos do n. maxilar, divisão do n. trigêmeo, para serem distribuídas na cavidade nasal, cavidade oral e faringe (p. ex., nasopalatino, n. palatino maior) Estas fibras inervam: • Glândulas nasais • Glândulas palatinas • Glândulas faríngeas • Glândulas dos seios paranasais
Via Anatômica para Fibras Simpáticas Destinadas à Cavidade Nasal			
Tipo de Neurônio	**Localização do Corpo Celular**	**Características do Corpo Celular**	**Trajeto do Neurônio**
Neurônio pré-ganglionar	Núcleo intermediolateral (corno lateral)	Coleção de corpos de células nervosas localizados no corno lateral da medula espinal entre os segmentos espinais T1 e T3 (e possivelmente T4)	Origina-se no núcleo intermediolateral do corno lateral de T1 a T3 (T4) A partir da medula espinal, estende-se pela raiz anterior do nervo espinal Entra no tronco simpático através de um ramo comunicante branco No tronco simpático, as fibras pré-ganglionares para a cabeça ascendem e estabelecem sinapses com as fibras pós-ganglionares no gânglio cervical superior

(Continua na próxima página)

CAVIDADE NASAL • *Inervação da Cavidade Nasal* 11

INERVAÇÃO AUTÔNOMA *Continuação*			
Via Anatômica para Fibras Simpáticas Destinadas à Cavidade Nasal			
Tipo de Neurônio	**Localização do Corpo Celular**	**Características do Corpo Celular**	**Trajeto do Neurônio**
Neurônio pós-ganglionar	Gânglio cervical superior	Coleção de corpos de células nervosas localizados no gânglio cervical superior, situado na base do crânio Fibras pós-ganglionares simpáticas acompanham as artérias carótidas interna ou externa para passarem próximo a seus respectivos órgãos efetores (p. ex., cavidade nasal)	**Cavidade Nasal, Seios Paranasais e Palato** • Fibras pós-ganglionares simpáticas acompanham ambas as artérias carótidas *interna* e *externa* • Fibras pós-ganglionares que acompanham a a. carótida interna formam o n. carótico interno, o qual se estende junto à mesma artéria e dá origem ao plexo carótico interno • Fibras pós-ganglionares simpáticas do plexo carótico interno na região do forame lacerado formam o n. petroso profundo • O n. petroso profundo une-se ao n. petroso maior (parassimpático) para formar o nervo do canal pterigóideo (n. vidiano) • Fibras pós-ganglionares simpáticas estendem-se pelos ramos do nervo maxilar, divisão do n. trigêmeo, associado ao gânglio pterigopalatino, para serem distribuídas à cavidade nasal, aos seios paranasais e ao palato • Fibras pós-ganglionares simpáticas do nervo carótico externo acompanham a a. maxilar • Estas fibras estendem-se por ramos da a. maxilar para serem distribuídas à cavidade nasal, aos seios paranasais e ao palato

NARIZ E CAVIDADE NASAL **301**

CAVIDADE NASAL • *Inervação da Cavidade Nasal*

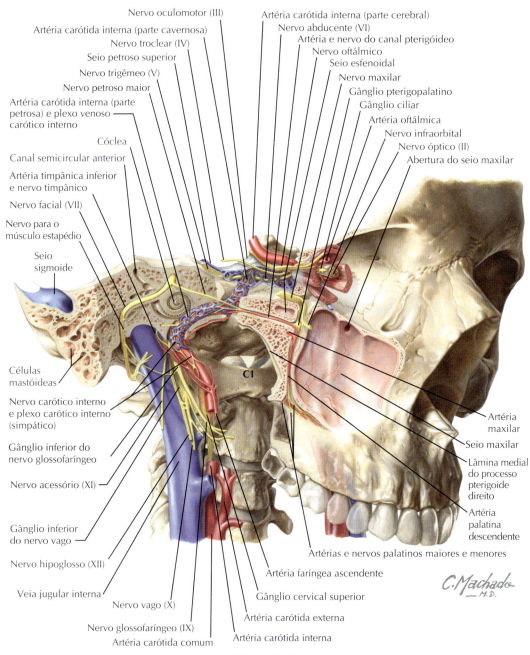

Figura 11-22

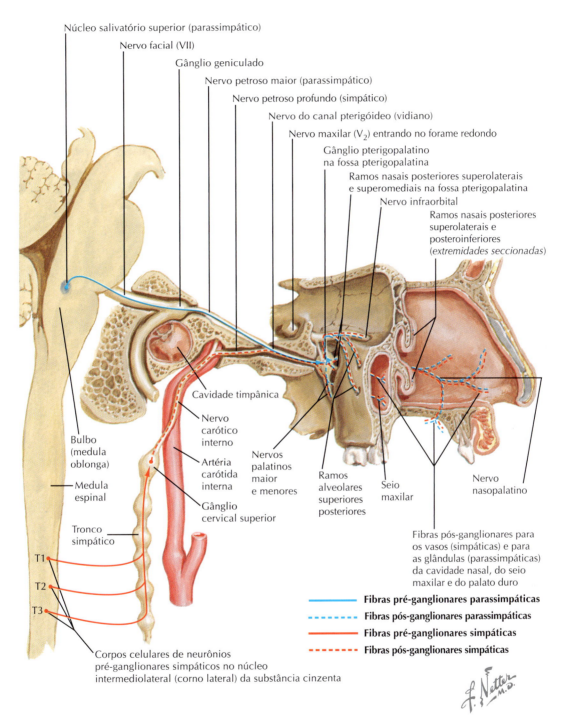

Figura 11-23

CORRELAÇÕES CLÍNICAS • *Epistaxe*

- A *epistaxe*, ou sangramento nasal, é uma hemorragia da cavidade nasal ou do nariz
- Classificada pela localização em:
  - Anterior
  - Posterior

CAUSAS

- Podem ser localizadas ou sistêmicas
  - Trauma (impactos contra a face, fraturas, microtraumatismos nasais)
  - Infecções nos seios
  - Rinite
  - Ambiente árido
  - Hipertensão
  - Desordens hematológicas
  - Neoplasias

EPISTAXE ANTERIOR

- A forma mais comum (90% dos casos)
- Na maioria das vezes ocorre no septo nasal e resulta de sangramento no plexo de Kiesselbach
- Muitos sangramentos nasais são causados por traumatismo no ramo do septo nasal da artéria labial superior, ramo da artéria facial
- Geralmente controlada com pressão local
- Pode ser controlada por cauterização realizada por intermédio de um cotonete com nitrato de prata ou curativo compressivo na região nasal anterior se o sangramento for persistente
- Para epistaxe anterior, outro tratamento, apesar de ser um tanto drástico, é a dermoplastia septal
  - A fina mucosa septal é substituída por um enxerto mais espesso de pele
  - Geralmente utilizada para tratar sangramentos nasais causados por telangiectasia hemorrágica hereditária ou perfurações septais

EPISTAXE POSTERIOR

- Comumente observada na parte posterior da cavidade nasal
- Tratamento mais difícil, que pode ser feito com curativo compressivo nasal posterior ou um cateter balão
- A epistaxe posterior grave pode necessitar de ligadura da artéria maxilar

CORRELAÇÕES CLÍNICAS • Epistaxe

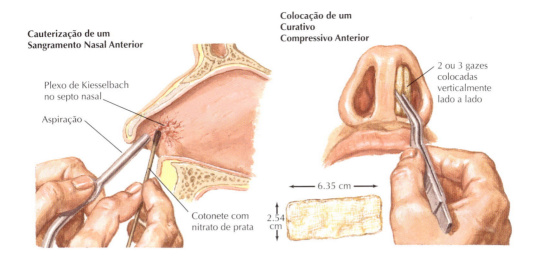

Cauterização de um Sangramento Nasal Anterior
- Plexo de Kiesselbach no septo nasal
- Aspiração
- Cotonete com nitrato de prata

Colocação de um Curativo Compressivo Anterior
- 2 ou 3 gazes colocadas verticalmente lado a lado
- 6,35 cm
- 2,54 cm

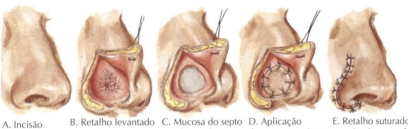

Dermoplastia Septal para Epistaxe Anterior Grave Recorrente

A. Incisão
B. Retalho levantado expondo a telangiectasia na mucosa do septo nasal
C. Mucosa do septo nasal retirada na área da telangiectasia; pericôndrio preservado
D. Aplicação de enxerto cutâneo
E. Retalho suturado; curativo intranasal (dedeira) aplicado sobre a bainha de Silastic

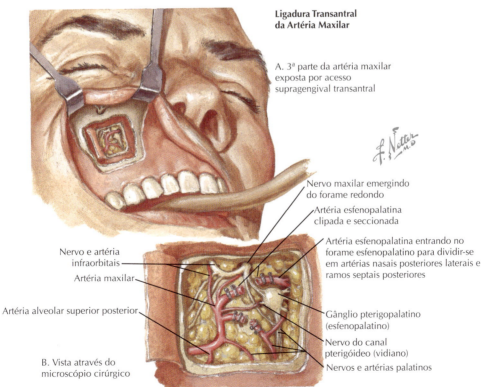

Ligadura Transantral da Artéria Maxilar

A. 3ª parte da artéria maxilar exposta por acesso supragengival transantral

- Nervo e artéria infraorbitais
- Artéria maxilar
- Artéria alveolar superior posterior
- Nervo maxilar emergindo do forame redondo
- Artéria esfenopalatina clipada e seccionada
- Artéria esfenopalatina entrando no forame esfenopalatino para dividir-se em artérias nasais posteriores laterais e ramos septais posteriores
- Gânglio pterigopalatino (esfenopalatino)
- Nervo do canal pterigóideo (vidiano)
- Nervos e artérias palatinos

B. Vista através do microscópio cirúrgico

Figura 11-24

CORRELAÇÕES CLÍNICAS • *Desvio de Septo*

- *Desvio de septo*: uma inclinação acentuada do septo nasal em relação ao plano mediano

CAUSAS
- Podem ser adquiridas ou congênitas:
  - Traumatismos
  - Defeitos congênitos

MANIFESTAÇÕES CLÍNICAS
- Oclusão de um lado, parcial ou completa, levando a uma dificuldade respiratória ou bloqueio do fluxo de ar neste lado
- Também pode causar:
  - Sinusite
  - Epistaxe
  - Congestão nasal

TRATAMENTO
- Pode ser tratado por septoplastia

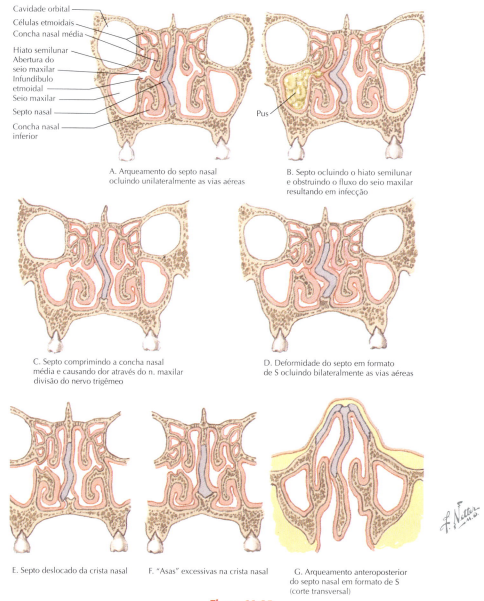

Figura 11-25

CORRELAÇÕES CLÍNICAS • Rinite

- *Rinite*: uma inflamação da túnica mucosa da cavidade nasal que resulta em:
  - Congestão nasal
  - Espirros
  - Rinorreia
  - Prurido nasal
- Pode envolver os olhos, ouvidos, seios e garganta causando dores de cabeça
- Comumente causada por rinite alérgica

RINITE ALÉRGICA

- Pode estar associada a pólipos nasais, desvio de septo e asma
- Causada por um alérgeno (antígeno) que induz uma resposta mediada por imunoglobulina E (IgE) nos mastócitos
- Como existem mastócitos na túnica mucosa da cavidade nasal, um alérgeno pode se ligar a eles resultando na liberação de histaminas, prostaglandinas, citocinas e leucotrienos
- Basicamente tratada com descongestionantes, anti-histamínicos e esteroides

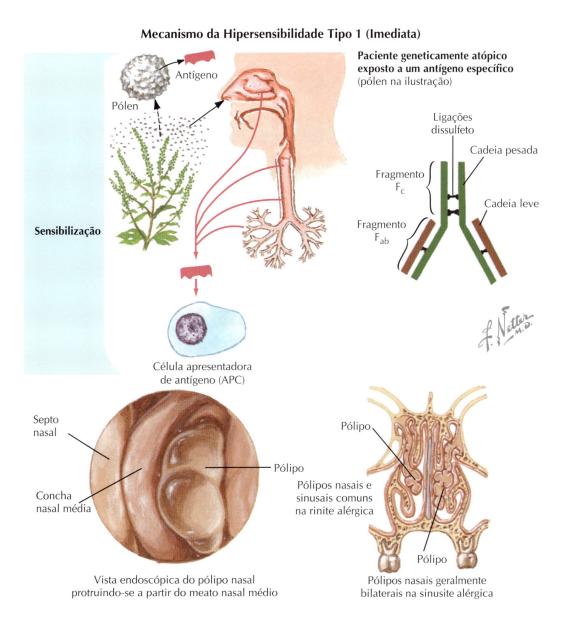

Figura 11-26

NARIZ E CAVIDADE NASAL

11 IMAGENS

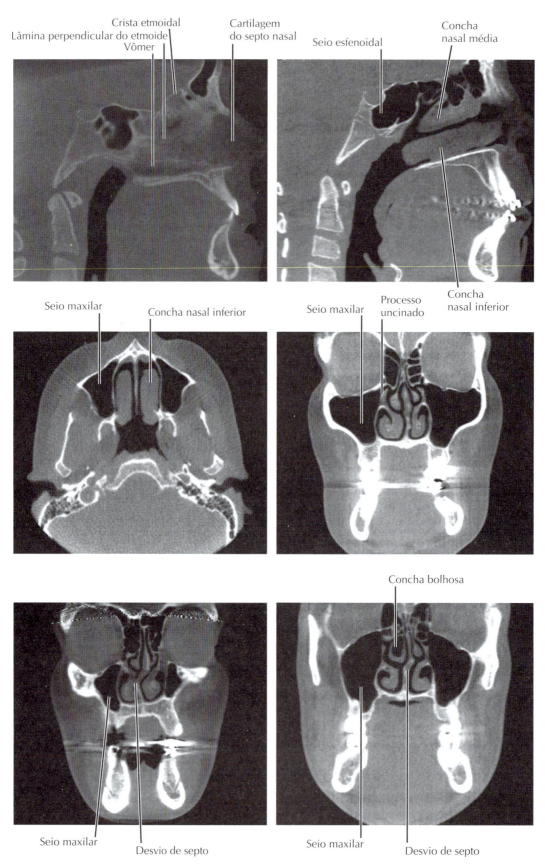

Figura 11-27

308 NETTER ATLAS DE ANATOMIA DA CABEÇA E PESCOÇO

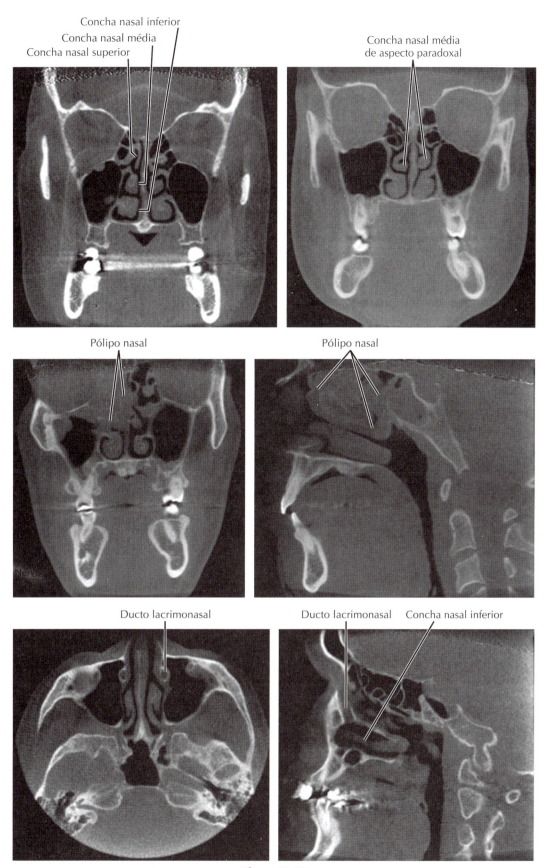
Figura 11-28

CAPÍTULO 12
SEIOS PARANASAIS

Aspectos Gerais e Anatomia Topográfica	**312**
Seio Frontal	**316**
Células Etmoidais	**320**
Seio Maxilar	**325**
Seio Esfenoidal	**329**
Correlações Clínicas	**333**

- *Seios paranasais*: invaginações da cavidade nasal que drenam para os espaços associados à parede lateral do nariz
- Existem 4 seios paranasais:
    - Frontal
    - Maxilar
    - Células etmoidais
    - Esfenoidal
- Cada seio paranasal é nomeado de acordo com o osso no qual está localizado
- Os seios são revestidos de epitélio respiratório (epitélio colunar pseudoestratificado com cílios)
- A morfologia dos seios é altamente variável

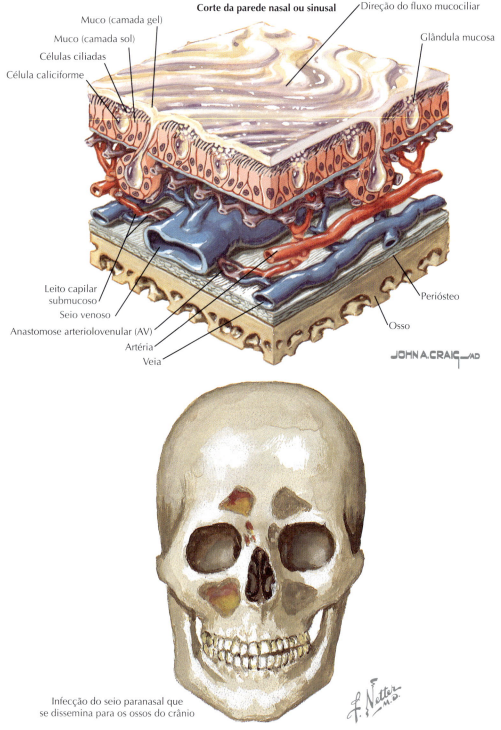

Infecção do seio paranasal que se dissemina para os ossos do crânio

Figura 12-1

ASPECTOS GERAIS E ANATOMIA TOPOGRÁFICA • *Informações Gerais*

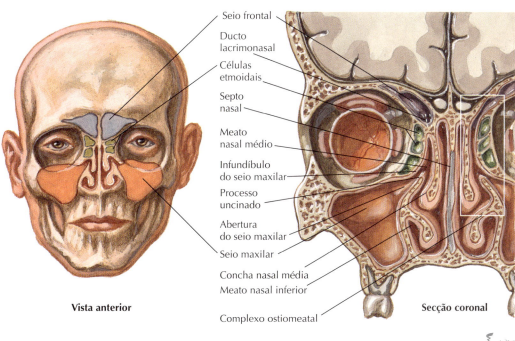

Figura 12-2

CARACTERÍSTICAS DOS SEIOS PARANASAIS				
Seio	**Localização**	**Comentário**	**Artéria**	**Nervo**
Frontal	Dentro do osso frontal	Formato triangular plano Apresenta-se como uma pequena evaginação ao nascer	Ramos oftálmicos	N. oftálmico, divisão do n. trigêmeo
Maxilar	Dentro da maxila	Formato piramidal Um pequeno seio está presente ao nascer	Ramos maxilares	N. maxilar, divisão do n. trigêmeo
Células etmoidais	Dentro do osso etmoide	3 a 18 células de formato irregular Um pequeno seio está presente ao nascer	Ramos oftálmico e maxilar	Nervos oftálmico e maxilar, divisões do n. trigêmeo
Esfenoidal	Dentro do osso esfenoide	Formato cuboide Não há pneumatização ao nascer		

SEIOS PARANASAIS

12 ASPECTOS GERAIS E ANATOMIA TOPOGRÁFICA • *Informações Gerais*

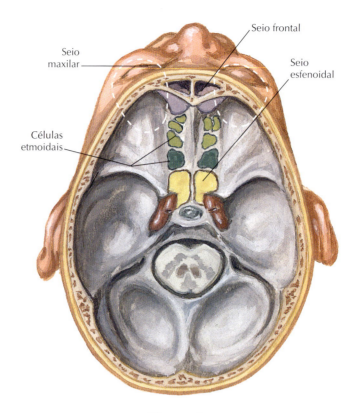

Vista superior

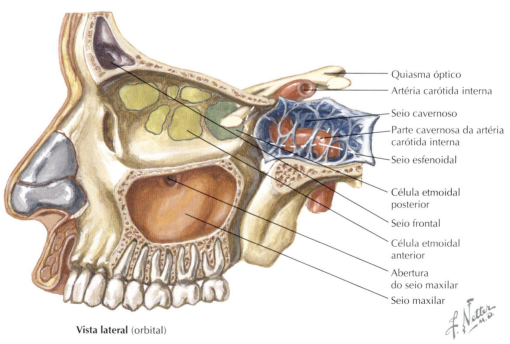

Vista lateral (orbital)

Figura 12-3

ASPECTOS GERAIS E ANATOMIA TOPOGRÁFICA • Drenagem dos Seios Paranasais e Estruturas Associadas

- Todos os seios paranasais drenam para a cavidade nasal
- Diferentes seios atuam como condutos de drenagem para diferentes regiões

RESUMO DA DRENAGEM DOS SEIOS PARANASAIS		
Local de Abertura das Regiões Drenadas	**Localização**	**Região(ões) Drenada(s)**
Recesso esfenoetmoidal	Superior à concha nasal superior	Seio esfenoidal
Meato nasal superior	Inferior à concha nasal superior	Células etmoidais posteriores
Meato nasal médio	Inferior à concha nasal média	Células etmoidais anteriores Células etmoidais médias Seio maxilar Seio frontal
Meato nasal inferior	Inferior à concha nasal inferior	Ducto lacrimonasal

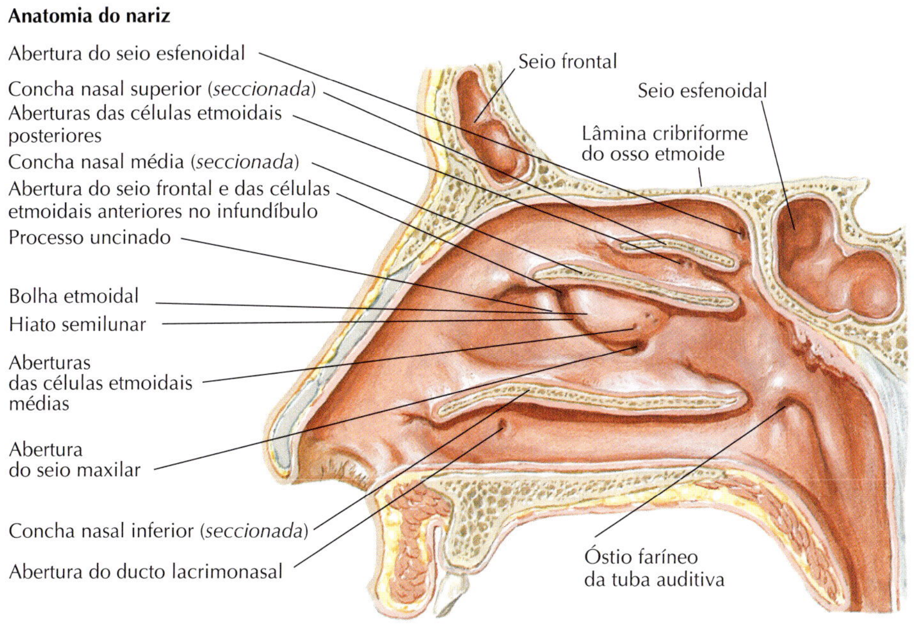

Anatomia do nariz

Abertura do seio esfenoidal

Concha nasal superior (*seccionada*)

Aberturas das células etmoidais posteriores

Concha nasal média (*seccionada*)

Abertura do seio frontal e das células etmoidais anteriores no infundíbulo

Processo uncinado

Bolha etmoidal

Hiato semilunar

Aberturas das células etmoidais médias

Abertura do seio maxilar

Concha nasal inferior (*seccionada*)

Abertura do ducto lacrimonasal

Seio frontal

Seio esfenoidal

Lâmina cribriforme do osso etmoide

Óstio faríneo da tuba auditiva

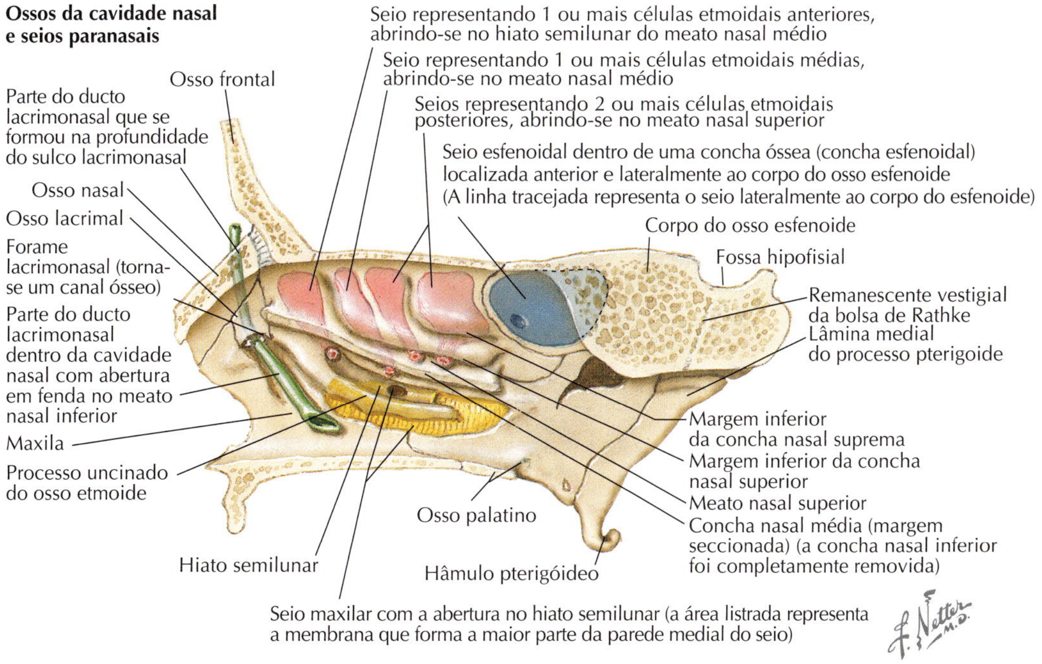

Ossos da cavidade nasal e seios paranasais

Parte do ducto lacrimonasal que se formou na profundidade do sulco lacrimonasal

Osso nasal

Osso lacrimal

Forame lacrimonasal (torna-se um canal ósseo)

Parte do ducto lacrimonasal dentro da cavidade nasal com abertura em fenda no meato nasal inferior

Maxila

Processo uncinado do osso etmoide

Hiato semilunar

Osso frontal

Seio representando 1 ou mais células etmoidais anteriores, abrindo-se no hiato semilunar do meato nasal médio

Seio representando 1 ou mais células etmoidais médias, abrindo-se no meato nasal médio

Seios representando 2 ou mais células etmoidais posteriores, abrindo-se no meato nasal superior

Seio esfenoidal dentro de uma concha óssea (concha esfenoidal) localizada anterior e lateralmente ao corpo do osso esfenoide (A linha tracejada representa o seio lateralmente ao corpo do esfenoide)

Corpo do osso esfenoide

Fossa hipofisial

Remanescente vestigial da bolsa de Rathke

Lâmina medial do processo pterigoide

Margem inferior da concha nasal suprema

Margem inferior da concha nasal superior

Meato nasal superior

Concha nasal média (margem seccionada) (a concha nasal inferior foi completamente removida)

Osso palatino

Hâmulo pterigóideo

Seio maxilar com a abertura no hiato semilunar (a área listrada representa a membrana que forma a maior parte da parede medial do seio)

Figura 12-4

SEIOS PARANASAIS **315**

SEIO FRONTAL • *Informações Gerais*

- Os 2 *seios frontais* normalmente são assimétricos
- Em geral, está ausente ao nascer ou há somente uma pequena evaginação
- Seio paranasal que mais sofre aplasia
- Último seio paranasal a sofrer pneumatização – inicia por volta do 2º ano de idade
- Geralmente bem desenvolvidos por volta dos 7 a 8 anos de idade
- Exibem uma expansão primária quando os primeiros molares decíduos irrompem e outra quando os molares permanentes começam a aparecer por volta dos 6 anos de idade
- O seio frontal do adulto apresenta 2 extensões:
  - Frontal – estende-se superiormente pelo interior do osso frontal, na região da fronte
  - Orbital – estende-se posteriormente pelo interior do osso frontal, na parte medial da órbita
- A drenagem varia; em geral drena para a região anterior, superior ou interna do infundíbulo etmoidal
- A drenagem linfática é primária para os linfondos submandibulares
- O seio frontal é inervado por ramos do n. oftálmico, divisão do nervo trigêmeo

RELAÇÕES DO SEIO

- *Superior:* fossa anterior do crânio e seu conteúdo
- *Inferior:* órbita, células etmoidais anteriores, cavidade nasal
- *Anterior:* fronte, arcos superciliares
- *Posterior:* fossa anterior do crânio e seu conteúdo
- *Medial*: seio frontal contralateral

LOCALIZAÇÃO DA ABERTURA

- Meato nasal médio

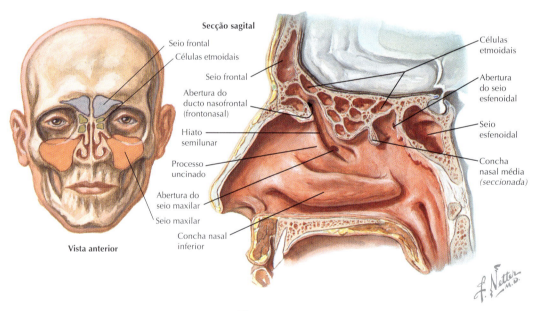

Figura 12-5

SEIO FRONTAL • *Irrigação*

Artéria	Origem	Trajeto
Etmoidal anterior	A. oftálmica (da a. carótida interna)	Entra pelo forame etmoidal anterior com o nervo etmoidal anterior para estender-se pelo canal etmoidal anterior
		Neste local, irriga as células etmoidais anteriores e médias e o seio frontal
Supraorbital		Ramifica-se da a. oftálmica quando esta cruza o n. óptico
		Ascende em posição medial aos músculos levantador da pálpebra superior e reto superior do bulbo do olho
		Neste local, acompanha o n. supraorbital entre o m. levantador da pálpebra superior e a periórbita
		Estende-se ao forame (incisura) supraorbital
		Neste nível da margem supraorbital, irriga o seio frontal

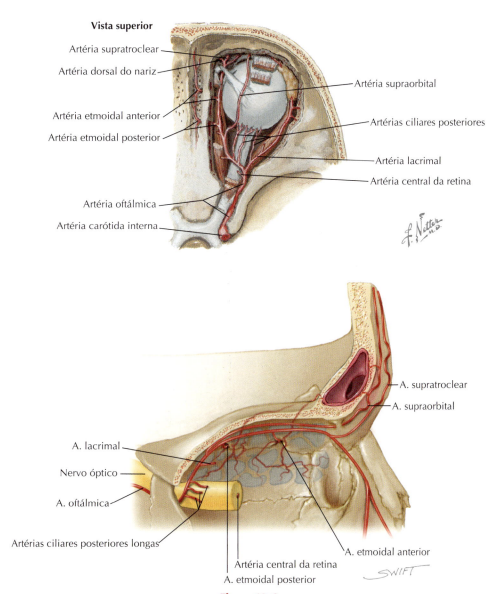

Figura 12-6

SEIOS PARANASAIS

SEIO FRONTAL • Inervação

Nervo	Origem	Trajeto
Supraorbital	N. oftálmico, divisão do nervo trigêmeo	Estende-se por entre o m. levantador da pálpebra superior e a periórbita Continua anteriormente em direção ao forame (incisura) supraorbital No nível da margem supraorbital, emite ramos para o seio frontal

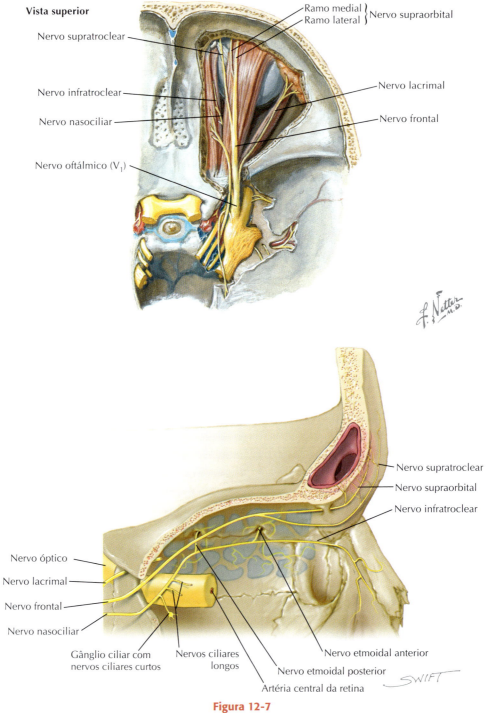

Figura 12-7

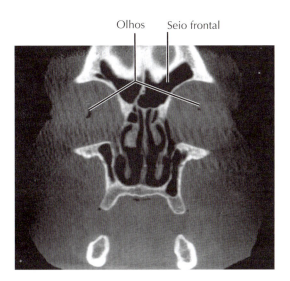

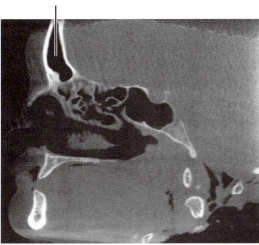

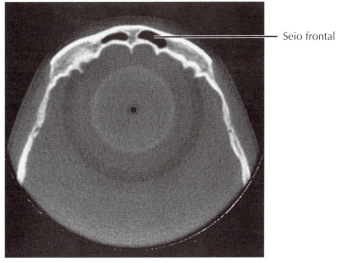

Figura 12-8

CÉLULAS ETMOIDAIS • *Informações Gerais*

- Os seios etmoidais desenvolvem-se no interior do osso etmoide como várias células aéreas individuais
- Anatomicamente, as células etmoidais estão localizadas entre a porção superior da cavidade nasal e cada órbita; são delimitadas por uma camada óssea bastante delgada
- Podem existir entre 3 e 18 células etmoidais em cada lado
- De acordo com diversos autores, são divididas em grupos anterior e posterior, ou em grupos anterior, médio e posterior
- A célula etmoidal mais anterior é denominada célula da crista do nariz (célula *agger nasi*)
- A bolha etmoidal, que faz protrusão a partir da parede lateral da cavidade nasal, representa o maior grupo de células etmoidais
- O grupo posterior de células etmoidais apresenta-se intimamente relacionado com a órbita
- As células etmoidais podem invadir qualquer um dos 3 seios
- As células etmoidais médias formam a protuberância na parede lateral do meato nasal médio denominada bolha etmoidal
- A drenagem linfática das células etmoidais anteriores e médias é primária para os linfonodos submandibulares e das células etmoidais posteriores é primária para os linfonodos retrofaríngeos

RELAÇÕES DAS CÉLULAS ETMOIDAIS

- *Superior:* fossa anterior do crânio e seu conteúdo, osso e seio frontais
- *Medial:* cavidade nasal
- *Lateral:* órbita

LOCALIZAÇÃO DAS ABERTURAS

- *Anteriores:* meato nasal médio (ducto nasofrontal ou infundíbulo etmoidal)
- *Médias:* meato nasal médio (acima ou na bolha etmoidal)
- *Posteriores:* meato nasal superior

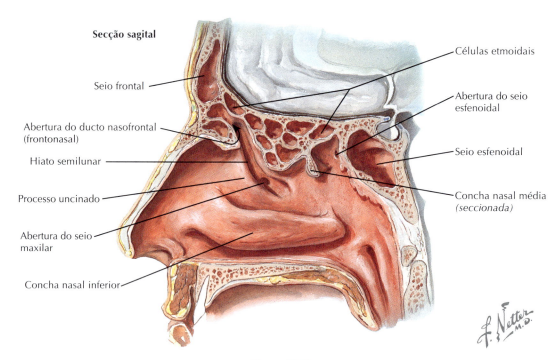

Figura 12-9

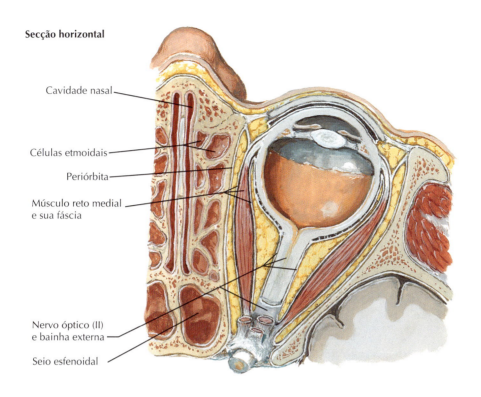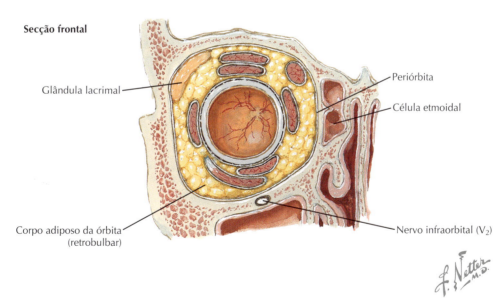

Figura 12-10

12 CÉLULAS ETMOIDAIS • *Irrigação*

Artéria	Origem	Trajeto
Etmoidal anterior	A. oftálmica (da a. carótida interna)	Entra pelo forame etmoidal anterior com o nervo etmoidal anterior para estender-se pelo canal etmoidal anterior
		Neste local, irriga as células etmoidais anteriores e médias e, algumas vezes, o seio frontal
Etmoidal posterior		Atravessa o forame etmoidal posterior para entrar no canal etmoidal posterior
		Neste local, irriga as células etmoidais posteriores e o seio esfenoidal
Nasais posteriores laterais	A. esfenopalatina (da a. maxilar, ramo da a. carótida externa)	Fazem anastomoses com as artérias etmoidais para ajudar a irrigar as células etmoidais e o seio esfenoidal

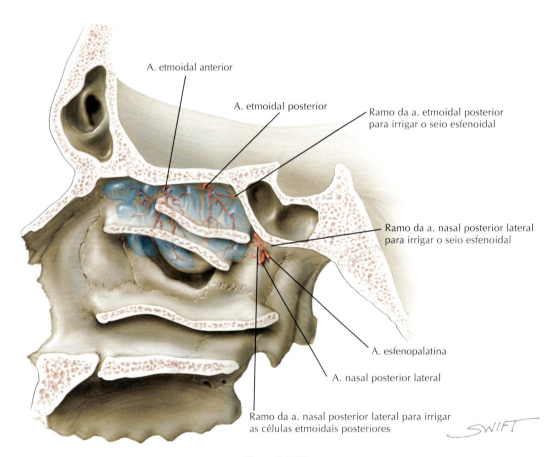

Figura 12-11

CÉLULAS ETMOIDAIS • Inervação

Nervo	Origem	Trajeto
Etmoidal anterior	N. nasociliar na parede medial da órbita (do n. oftálmico, divisão do n. trigêmeo)	Atravessa o forame etmoidal anterior e estende-se pelo canal etmoidal anterior para entrar na fossa anterior crânio
		Durante seu trajeto descendente em direção à cavidade nasal, emite ramos para as células etmoidais anteriores e médias
Etmoidal posterior		Atravessa o forame etmoidal posterior para inervar as células etmoidais posteriores
		Também inerva o seio esfenoidal neste local
Ramos nasais posteriores superolaterais	Gânglio pterigopalatino na fossa pterigopalatina (do n. maxilar, uma divisão do n. trigêmeo)	Atravessa o forame esfenopalatino para entrar na cavidade nasal
		Ramos inervam as células etmoidais posteriores neste local

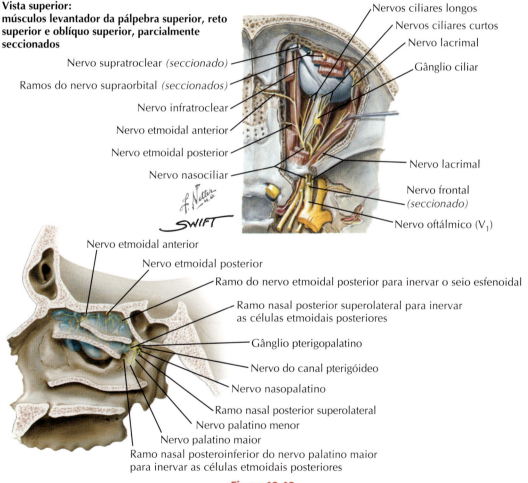

Figura 12-12

12 CÉLULAS ETMOIDAIS • *Imagens*

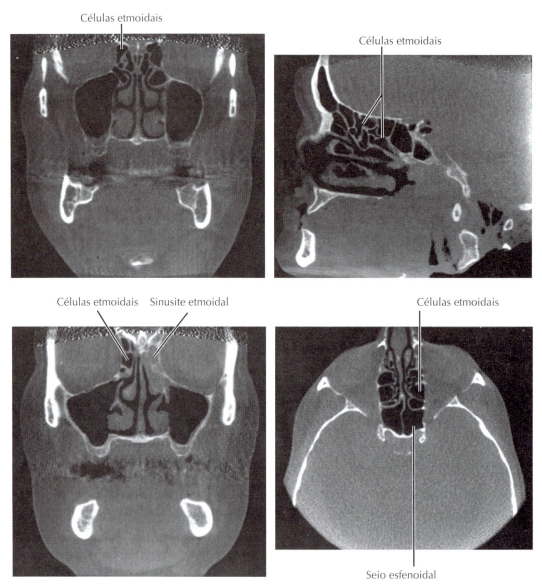

Figura 12-13

SEIO MAXILAR • *Informações Gerais* 12

- O *seio maxilar* (também chamado de antro de Highmore) é uma ampla cavidade piramidal que está presente ao nascer
- A pneumatização ocorre rapidamente durante os primeiros anos de vida, com o soalho do seio situado superiormente aos dentes superiores não irrompidos
- À medida que os dentes permanentes irrompem na cavidade oral, a pneumatização do seio maxilar estende-se ao osso alveolar
- Em textos clínicos, geralmente o epitélio do seio maxilar é denominado membrana de Schneider
- Às vezes, uma infecção do seio maxilar manifesta-se como odontalgia (via dor referida), na medida em que o soalho do seio maxilar adulto normalmente apresenta-se muito próximo das raízes dos molares e pré-molares superiores
- O seio maxilar apresenta maior tendência a desenvolver infecção, pois sua abertura está localizada em sua parte superior
- O seio maxilar possui paredes delgadas e pode ser dividido por septos
- Drenagem linfática é primária para os linfonodos submandibulares

RELAÇÕES DO SEIO
- *Superior:* órbita, nervo e vasos infraorbitais
- *Inferior:* raízes dos molares e pré-molares
- *Medial:* cavidade nasal
- *Lateral e anterior:* bochecha
- *Posterior*: fossa infratemporal, fossa pterigopalatina e seu conteúdo

LOCALIZAÇÃO DA ABERTURA
- Meato nasal médio

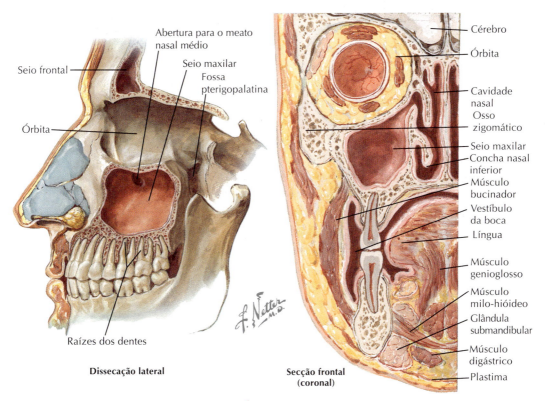

Figura 12-14

SEIOS PARANASAIS **325**

12 SEIO MAXILAR • *Irrigação*

Artéria	Origem	Trajeto
Alveolar superior anterior	A. maxilar da a. carótida externa	Origina-se da a. infraorbital, ramo da a. maxilar, no interior do canal infraorbital depois de ter atravessado a fissura orbital inferior
		Desce pelos canais alveolares para irrigar o seio
Alveolar superior média		Quando presente, origina-se da a. infraorbital, ramo da a. maxilar, no interior do canal infraorbital depois de ter atravessado a fissura orbital inferior
		Desce pelos canais alveolares para irrigar o seio
Alveolar superior posterior		Origina-se na terceira parte da a. maxilar antes desta entrar na fossa pterigopalatina
		Entra na face infratemporal da maxila para irrigar o seio

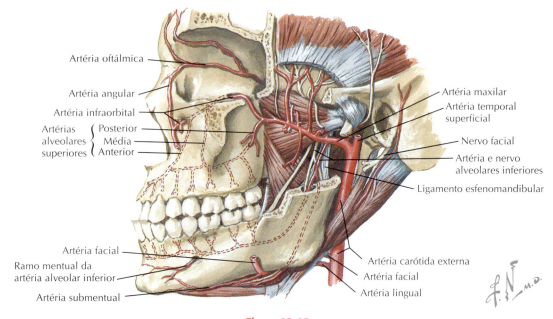

Figura 12-15

SEIO MAXILAR • *Inervação* 12

Nervo	Origem	Trajeto
Ramos alveolares superiores anteriores	N. infraorbital, continuação do n. maxilar, divisão do n. trigêmeo	Ramos do n. infraorbital em seu trajeto no canal infraorbital Ao descer para formar o plexo dental superior, inerva parte do seio maxilar
Ramo alveolar superior médio		Quando presente, ramifica-se do n. infraorbital em seu trajeto no canal infraorbital Ao descer para formar o plexo dental superior, inerva parte do seio maxilar
Ramos alveolares superiores posteriores	N. maxilar, divisão do n. trigêmeo	Originam-se na fossa pterigopalatina Estendem-se lateralmente através da fissura pterigomaxilar para entrar na fossa infratemporal Entram na face infratemporal da maxila Ao descerem para formar o plexo dental superior, inervam parte do seio maxilar

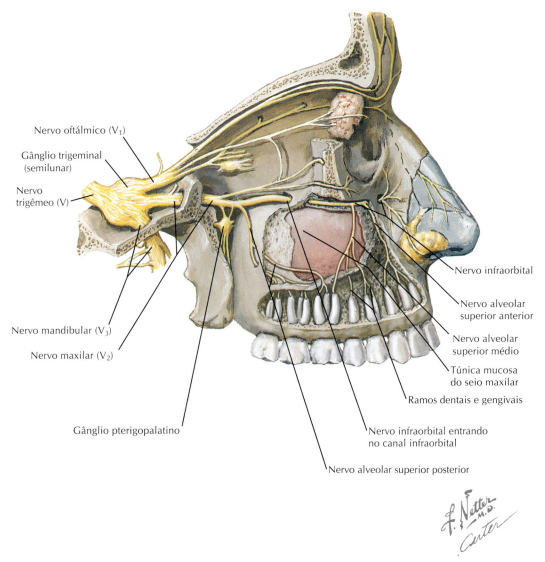

Figura 12-16

SEIOS PARANASAIS **327**

12 SEIO MAXILAR • Imagens

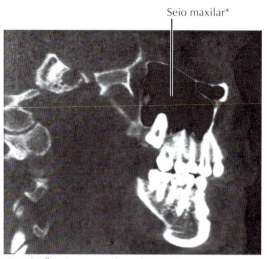

*Raiz do 3º molar superior fazendo protusão no interior do seio

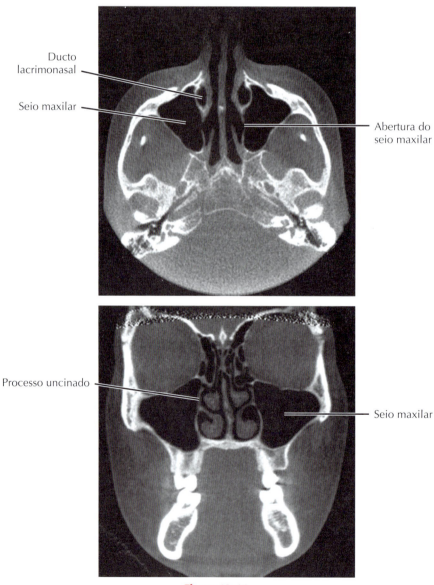

Figura 12-17

SEIO ESFENOIDAL • *Informações Gerais*

- O *seio esfenoidal* consiste em 2 grandes cavidades de formato irregular
- Separadas por um septo irregular
- A pneumatização começa por volta de 7 a 8 meses de idade
- A anatomia do seio esfenoidal é importante na abordagem transesfenoidal da hipófise
- Drenagem linfática é primária para os linfonodos retrofaríngeos

RELAÇÕES DO SEIO
- *Superior:* fossa hipofisial, hipófise, quiasma óptico
- *Inferior:* parte nasal da faringe, canal pterigóideo
- *Medial:* seio esfenoidal contralateral
- *Lateral:* seio cavernoso, artéria carótida interna, nervos cranianos III, IV, V_1, V_2 e VI
- *Anterior:* cavidade nasal

LOCALIZAÇÃO DA ABERTURA
- Recesso esfenoetmoidal

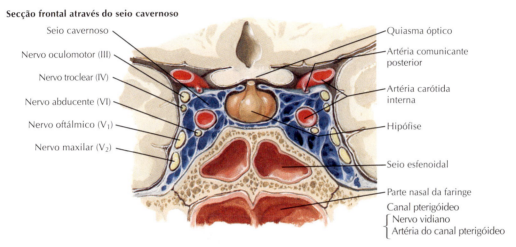

Secção frontal através do seio cavernoso

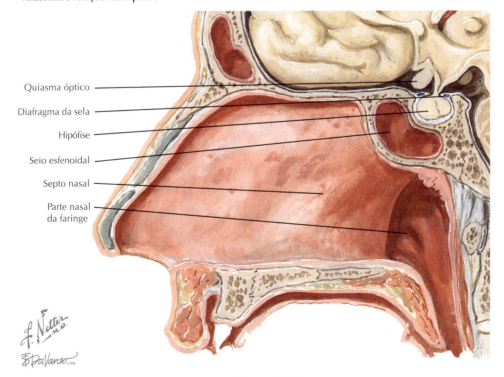

Anatomia e relações da hipófise

Figura 12-18

SEIOS PARANASAIS

12 SEIO ESFENOIDAL • *Irrigação*

Artéria	Origem	Trajeto
Etmoidal posterior	A. oftálmica (da a. carótida interna)	Atravessa o forame etmoidal posterior para entrar no canal etmoidal posterior Neste local, irriga o seio esfenoidal e as células etmoidais posteriores
Nasais posteriores laterais	A. esfenopalatina, ramo da a. maxilar (da a. carótida externa)	Estes ramos fazem anastomose com as artérias etmoidais para ajudar a irrigar o seio esfenoidal e células etmoidais

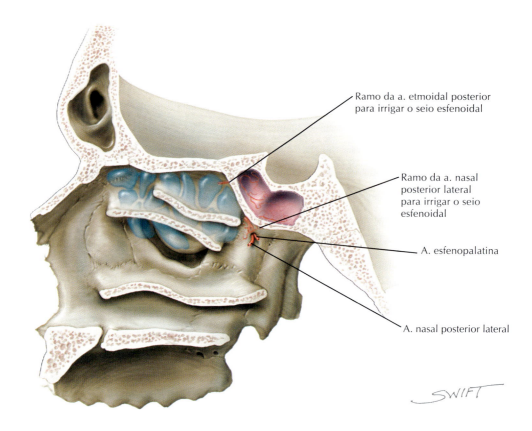

Figura 12-19

SEIO ESFENOIDAL • Inervação

Nervo	Origem	Trajeto
Etmoidal posterior	N. oftálmico, divisão do n. trigêmeo	Ramo do n. nasociliar situado junto à parede medial da órbita Entra pelo forame etmoidal posterior para inervar o seio esfenoidal Também inerva as células etmoidais posteriores neste local
Ramos orbitais do gânglio pterigopalatino	N. maxilar, divisão do n. trigêmeo	Os ramos orbitais originam-se do gânglio pterigopalatino e entram na órbita através da fissura orbital inferior Alguns destes ramos inervam o seio esfenoidal neste local, mas isso é principalmente para a função secretomotora

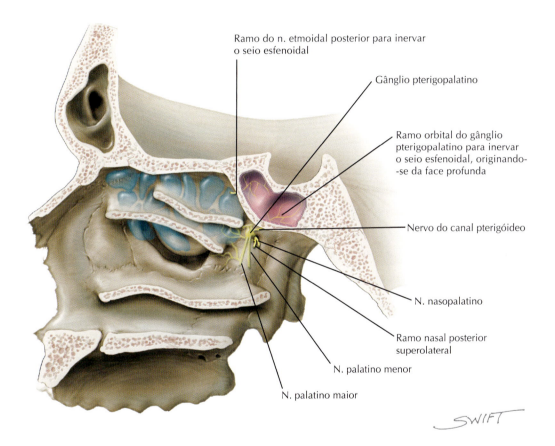

Figura 12-20

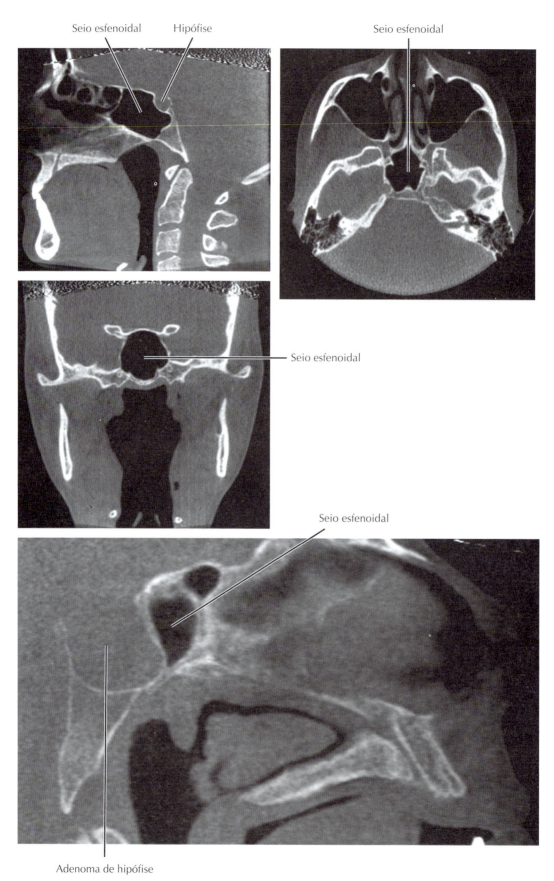

Figura 12-21

- *Sinusite:* inflamação da túnica mucosa do(s) seio(s) causada por infecções (por bactérias ou vírus) ou meios não infecciosos (como alergia)
- 2 tipos de sinusite: aguda e crônica
- Manifestações clínicas comuns incluem congestão sinusal, secreção, pressão, dor na face e dores de cabeça

SINUSITE AGUDA
- A forma mais comum de sinusite
- Geralmente causada por um resfriado que resulta em inflamação das túnicas mucosas dos seios
- Normalmente se resolve entre 1 e 2 semanas
- Algumas vezes, uma infecção bacteriana secundária pode colonizar as vias aéreas após um resfriado; bactérias normalmente localizadas na área (*Streptococcus pneumoniae* e *Haemophilus influenzae*) podem proliferar-se, produzindo uma sinusite bacteriana aguda

SINUSITE CRÔNICA
- Infecção dos seios presente por mais de 1 mês e que necessita de tratamento médico de longa duração
- Geralmente é uma sinusite bacteriana crônica ou sinusite crônica não infecciosa
- A sinusite bacteriana crônica é tratada com antibióticos
- A sinusite crônica não infecciosa é tratada com esteroides (tópicos ou orais) e lavagens nasais

LOCALIZAÇÕES
- Maxilar: a localização mais comum para a sinusite; associada a todos os sinais e sintomas comuns, mas também resulta em odontalgia, geralmente na região dos molares
- Esfenoidal: rara, mas nesta localização pode resultar em problemas na hipófise, síndrome do seio cavernoso e meningite
- Frontal: em geral associada a dor na região frontal e possivelmente febre; raras complicações incluem osteomielite
- Etmoidal: complicações potenciais incluem meningite e celulite orbital

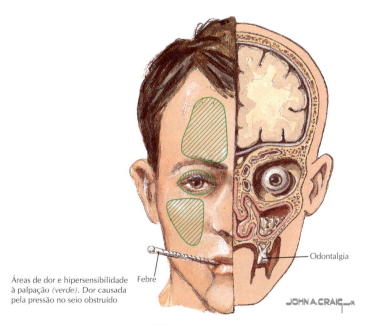

Áreas de dor e hipersensibilidade à palpação *(verde)*. Dor causada pela pressão no seio obstruído — Febre — Odontalgia

Figura 12-22

CORRELAÇÕES CLÍNICAS • *Sinusite*

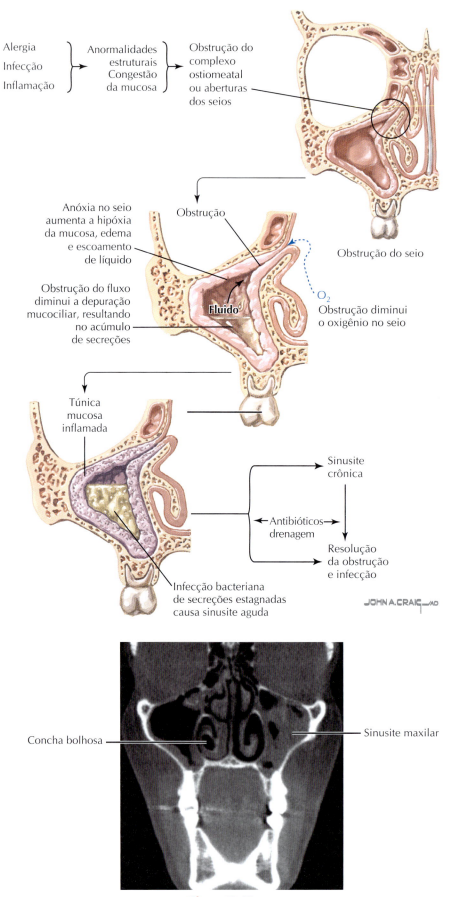

Figura 12-23

CORRELAÇÕES CLÍNICAS • *Disseminação Potencial da Infecção Através dos Seios Paranasais*

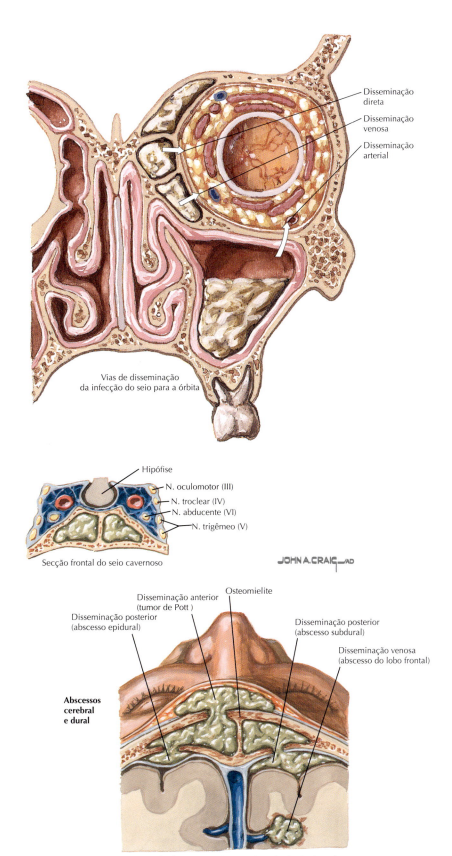

Figura 12-24

OBLITERAÇÃO DO SEIO FRONTAL

- Procedimento no qual o *seio frontal* é completamente eliminado para tratar casos problemáticos de infecção do seio frontal, osteomielite e trauma
- Assim que o seio é aberto, toda sua túnica mucosa é removida com uma broca; caso contrário, qualquer túnica mucosa remanescente pode formar uma mucocele
- A área restante geralmente é preenchida com tecido adiposo do paciente, pois considera-se que ele impede um novo crescimento do mucoperiósteo

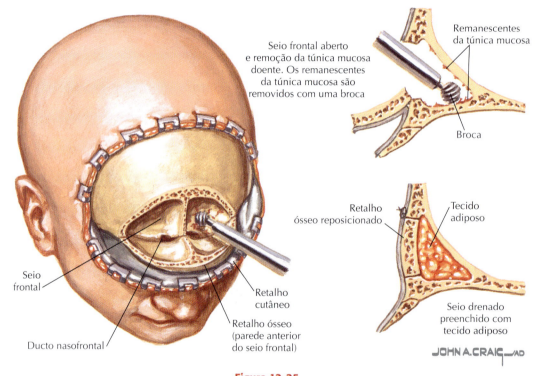

Figura 12-25

PROCEDIMENTO DE CALDWELL-LUC

- O procedimento intraoral *Caldwell-Luc* permite a entrada direta no seio maxilar
- Também oferece acesso para as células etmoidais
- O seio maxilar é acessado através da fossa canina acima dos pré-molares superiores
- O seio maxilar é aberto, realiza-se a ressecção de sua túnica mucosa e uma sinusotomia adicional é feita entre o seio maxilar e o meato nasal inferior

Condições Tratadas
- A sinusotomia permite a drenagem do seio maxilar para a cavidade nasal
- Com o advento da cirurgia endoscópica funcional do seio por sinusotomias, o procedimento de Caldwell-Luc geralmente é utilizado para a exposição e remoção de tumores
- É comumente realizado no tratamento da sinusite maxilar crônica
- Também era utilizado para procedimentos como a remoção de tumores benignos e corpos estranhos, acesso à fossa pterigopalatina e fechamento de fístulas dentárias para o seio maxilar

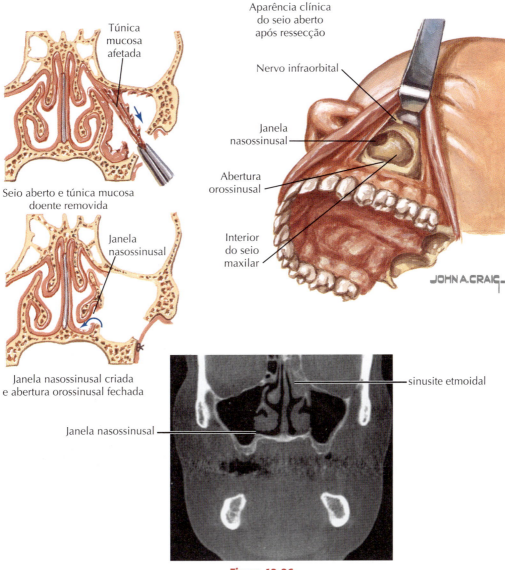

Figura 12-26

IMPLANTES MAXILARES
- O procedimento de *implantes maxilares* é comum para substituir dentes superiores na cavidade oral
- O paciente deve ter uma saúde relativamente boa
- O paciente deve ter osso suficiente em um local adequado para a instalação de um implante
- Está ficando mais comum o uso de enxerto ósseo antes da instalação do implante
- Os enxertos ósseos utilizados com a finalidade de proporcionar leito adequado para implantes, podem ser autógenos, alógenos, xenógenos ou substitutos ósseos sintéticos

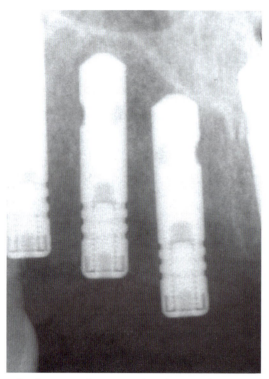

Implantes maxilares antes da colocação das coroas

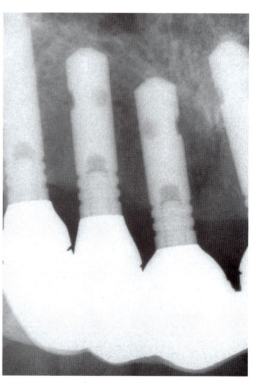

Implantes maxilares após a colocação das coroas

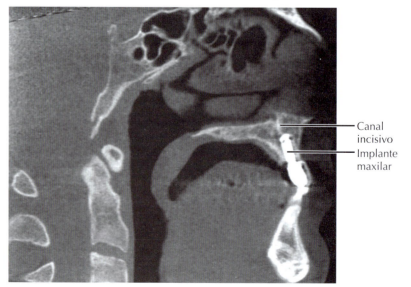

Canal incisivo
Implante maxilar

Figura 12-27

PROCEDIMENTO DE LEVANTAMENTO DE SOALHO DE SEIO

- O *procedimento de levantamento de soalho de seio* também é denominado aumento do soalho do seio maxilar
- É um procedimento cirúrgico importante para a inserção de implantes dentais na maxila
- Quando há perda de dentes, o osso alveolar é reabsorvido e isso pode afetar os dentes adjacentes
- Além disso, quando se perde os dentes posteriores (pré-molares e molares superiores), o seio pneumatiza e a quantidade de osso disponível nessas áreas diminui
- O sucesso do implante dental depende muito de sua integração com o osso, portanto, se não houver osso suficiente para a osteointegração, o implante falhará
- O objetivo do procedimento é aumentar a quantidade de osso a fim de propiciar osteointegração adequada
- Para este procedimento cirúrgico:
  - A membrana sinusal deve ser cuidadosamente levantada do soalho do seio maxilar
  - O enxerto ósseo é inserido na maxila, a membrana sinusal é posicionada sobre ele e a via de acesso é fechada
  - Deve-se tomar muito cuidado para não perfurar a membrana sinusal
- A presença de septos no interior do seio maxilar complica a cirurgia, pois a membrana sinusal tende a se fixar com mais firmeza nos septos

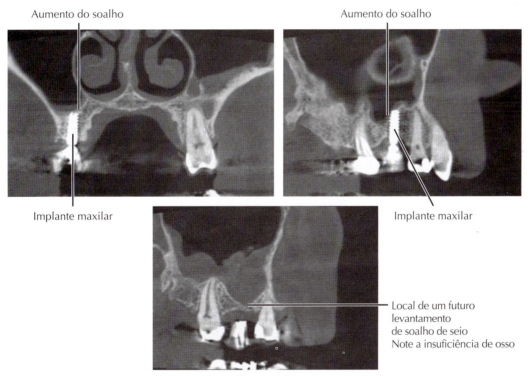

Figura 12-28

CIRURGIA SINUSAL ENDOSCÓPICA FUNCIONAL

- Em uma *cirurgia sinusal endoscópica funcional* utiliza-se um endoscópio inserido no nariz para a visualização da cavidade nasal e dos seios paranasais, eliminando, desse modo, uma incisão externa
- Geralmente, um procedimento ambulatorial
- Oferece maior visualização da região tornando a remoção do tecido patológico mais fácil e deixando maior quantidade de tecido sadio intacta
- É o procedimento cirúrgico padrão para a sinusite em pessoas cujos problemas crônicos não respondem à terapia clínica
- Também utilizada para a remoção de pólipos, mucoceles, tumores e corpos estranhos e para o controle de epistaxes

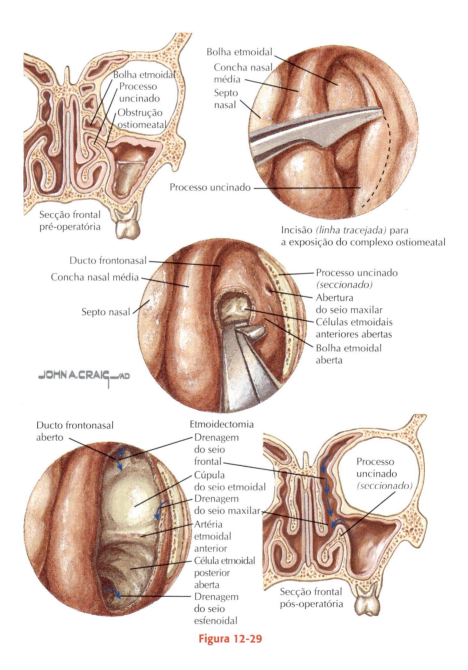

Figura 12-29

CAPÍTULO 13
CAVIDADE ORAL

Aspectos Gerais e Anatomia Topográfica	**342**
Anatomia Externa	**343**
Limites da Cavidade Oral	**348**
Dentes	**357**
Vascularização da Cavidade Oral	**368**
Inervação da Cavidade Oral	**373**
Glândulas Salivares	**381**
Correlações Clínicas	**388**
Imagens	**395**

- *Cavidade oral:* espaço localizado entre os lábios e as bochechas na face externa até os arcos palatoglossos internamente
- A cavidade oral é importante na mastigação, gustação e na fala
- A cavidade oral pode ser dividida em:
  - Vestíbulo da boca – área entre os dentes e os lábios e bochechas
  - Cavidade própria da boca – área interna aos dentes
- Posteriormente, a cavidade oral é contínua com a parte oral da faringe
- O palato duro e o palato mole são importantes limites dentro da cavidade oral
- A língua é uma das principais estruturas no soalho da cavidade oral
- Todas as glândulas salivares maiores – parótida, submandibular e sublingual – e menores – linguais, palatinas, da bochecha e labiais – drenam para a cavidade oral
- Os músculos da cavidade oral incluem aqueles dos lábios, bochechas, língua* e palato mole

Anel linfático da faringe (anel de Waldeyer) é o termo anatômico para o aglomerado circular de tecido linfático presente na faringe e na cavidade oral:

- Tonsila lingual (1/3 posterior da língua)
- Tonsila palatina (parte oral da faringe)
- Tonsila tubária (parte nasal da faringe)
- Tonsila faríngea (parte nasal da faringe)

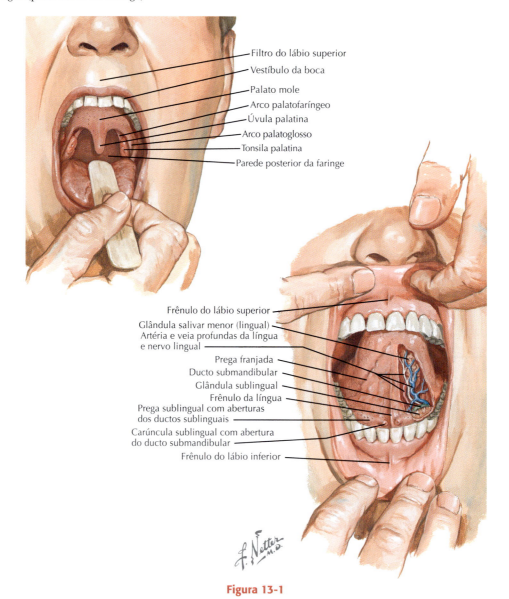

Figura 13-1

*Os músculos da língua são descritos no Capítulo 14.

ANATOMIA EXTERNA • Características Externas

Estrutura	Comentários
Lábios	Divididos em lábios superior e inferior que circundam a abertura da cavidade oral Ambos possuem um 'esqueleto' muscular composto pelo m. orbicular da boca O lábio superior é separado da bochecha pelo sulco nasolabial O lábio inferior é separado do mento pelo sulco mentolabial Os lábios superior e inferior encontram-se nas comissuras dos lábios *Zona vermelha* – área vermelha do lábio claramente demarcada da pele da face pela margem vermelha; também conhecida como vermelhão dos lábios *Filtro* – depressão localizada entre a base do nariz e a margem vermelha do lábio superior Muitas glândulas labiais que secretam muco estão localizadas na camada submucosa dos lábios na transição para a túnica mucosa da boca formada por epitélio estratificado pavimentoso (escamoso) não queratinizado *Vestíbulo da boca* – região entre os lábios e bochechas e os dentes A prega de tecido criada pelo vestíbulo da boca entre o lábio e os dentes é chamada de prega mucolabial (parte anterior do fórnice do vestíbulo) À medida que a mucosa do fórnice reflete-se sobre o processo alveolar (maxila) e a parte alveolar (mandíbula) que aloja os dentes, altera-se abruptamente para se transformar em gengiva No fórnice do vestíbulo existem bandas de tecido conhecidas como frênulos dos lábios Os frênulos dos lábios salientam-se nas linhas medianas maxilar e mandibular como frênulo do lábio superior e frênulo do lábio inferior, respectivamente Outros frênulos acessórios também estão localizados no vestíbulo da boca
Bochecha	Localizada entre a comissura dos lábios e a mucosa sobre o ramo da mandíbula Possui um 'esqueleto' muscular composto pelo m. bucinador Possui muitas glândulas secretoras de muco, conhecidas como glândulas da bochecha localizadas na camada submucosa das bochechas, revestida pela túnica mucosa da boca (epitélio estratificado pavimentoso [escamoso] não queratinizado) A partir da região entre os lábios e os dentes o vestíbulo da boca continua em sentido posterior entre as bochechas e os dentes A prega de tecido criada pelo vestíbulo da boca entre a bochecha e os dentes é chamada de prega mucobucal (parte posterior do fórnice do vestíbulo) A região retromolar é a única área pela qual o vestíbulo da boca e a cavidade própria da boca se comunicam O ducto parotídeo drena para a cavidade oral na papila do ducto parotídeo, localizada na túnica mucosa da bochecha oposta ao segundo molar superior Os grânulos de Fordyce, glândulas sebáceas ectópicas, aparecem como manchas amareladas, que podem ser observadas na túnica mucosa da bochecha

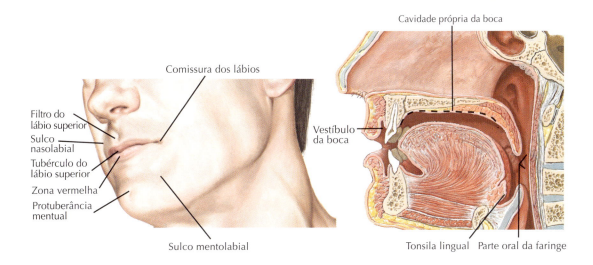

Figura 13-2

CAVIDADE ORAL 343

ANATOMIA EXTERNA • Vascularização dos Lábios e Bochecha

IRRIGAÇÃO		
Artéria	**Origem**	**Comentários**
Labial superior, ramo da a. facial	A. facial, ramo da a. carótida externa	Irriga as estruturas associadas ao lábio superior Emite o ramo do septo nasal que se estende ao septo nasal
Ramo labial superior da a. infraorbital	A. infraorbital, ramo da a. maxilar	Continuação da terceira parte da a. maxilar Um dos 3 ramos terminais da a. infraorbital, junto com o ramo palpebral inferior e o ramo nasal Acompanhada pelo nervo e veia homônimos Ajuda a irrigar o lábio superior
Labial inferior, ramo da a. facial	A. facial, ramo da a. carótida externa	Irriga as estruturas associadas ao lábio inferior
Ramo mentual	A. alveolar inferior	Ramo terminal da a. alveolar inferior, a qual se origina na primeira parte da a. maxilar Emerge pelo forame mentual para irrigar a região mentual
Bucal	A. maxilar	Ramo da segunda parte da a. maxilar Pequena artéria que se estende obliquamente em sentido anterior por entre o m. pterigóideo medial e a inserção do m. temporal até atingir a face externa do m. bucinador para irrigar este músculo e a face

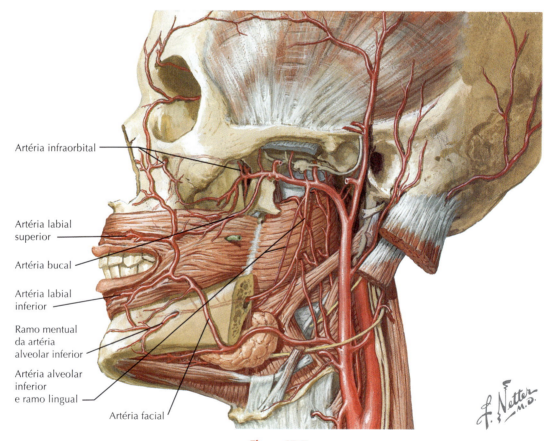

Figura 13-3

ANATOMIA EXTERNA • *Vascularização dos Lábios e Bochecha*

DRENAGEM VENOSA	
Veia	**Comentários**
Labial superior, tributária da v. facial	Drena o lábio superior e termina na v. facial
Labiais inferiores, tributárias da v. facial	Drenam o lábio inferior e terminam na v. facial
Mentual	Drena o mento e o lábio inferior em direção ao plexo pterigóideo
Bucal	Drena a bochecha e termina plexo pterigóideo

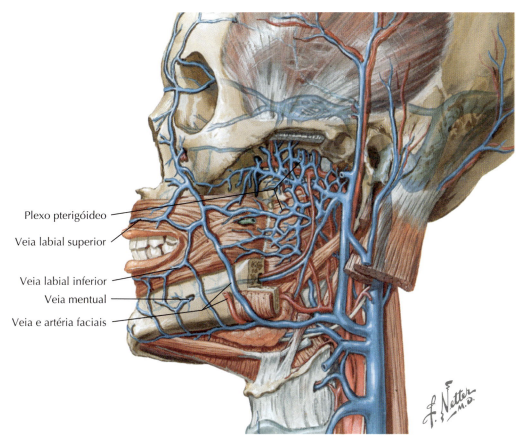

Figura 13-4

CAVIDADE ORAL **345**

Músculo	Origem	Inserção	Ações	Nervo	Comentários
Orbicular da boca	*Óssea*: linha mediana anterior da maxila e mandíbula *Muscular*: ângulo da boca em que as fibras mesclam-se com os músculos levantador do ângulo da boca, abaixador do ângulo da boca, zigomático maior e risório	Pele dos lábios	Fecha a boca Protrai os lábios Franze os lábios	Facial (ramos bucais e marginal da mandíbula)	Esfíncter da boca As fibras musculares circundam a rima da boca
Bucinador	Rafe pterigomandibular Margens alveolares da maxila e da mandíbula	Algumas fibras entrecruzam-se e servem de origem para o orbicular da boca Algumas fibras entrecruzam-se nos lábios superior e inferior	Ajuda na mastigação, mantendo o bolo alimentar entre os dentes Ajuda na expiração forçada Ajuda na ação de sucção	Facial (ramos bucais)	Compõe a estrutura da bochecha

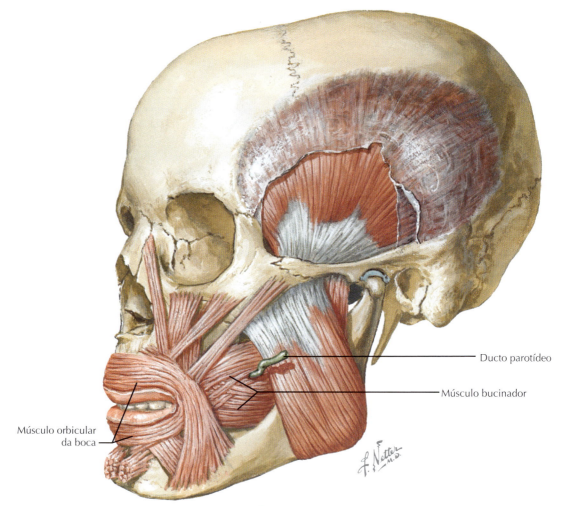

Figura 13-5

ANATOMIA EXTERNA • Inervação

INERVAÇÃO SENSITIVA		
Nervo	**Origem**	**Trajeto**
• Toda a inervação sensitiva da pele desta região é suprida pelo n. trigêmeo (V)		
Ramo labial superior do n. infraorbital	N. infraorbital (continuação do n. maxilar [V$_2$], divisão do n. trigêmeo [V])	Um dos 3 ramos terminais do n. infraorbital, junto com os ramos palpebrais inferiores e nasais, ao emergir para a face pelo forame infraorbital
		Inerva a pele do lábio superior
Mentual	N. alveolar inferior	1 dos 2 ramos terminais do n. alveolar inferior
		Emerge pelo forame mentual da mandíbula na região do 2° pré-molar
		Inerva a pele do lábio inferior, mento e gengiva vestibular anteriormente ao 2° pré-molar inferior
Bucal, ramo do n. mandibular (V$_3$), divisão do n. trigêmeo (V)	N. mandibular (V$_3$)	Estende-se em sentido anterior por entre as 2 cabeças do m. pterigóideo lateral
		Desce adjacente à parte inferior do m. temporal para emergir junto à margem anterior do m. masseter
		Inerva a pele sobre o m. bucinador antes de perfurá-lo para inervar a túnica mucosa que reveste sua face interna e gengiva adjacente aos molares inferiores

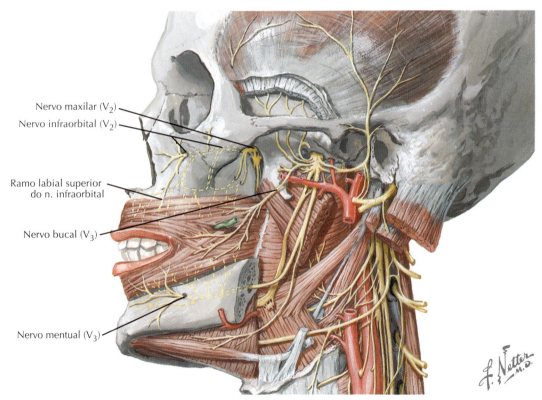

Figura 13-6

LIMITES DA CAVIDADE ORAL • *Informações Gerais*

Limite	Estrutura
Superior	Palato duro
Posterossuperior	Palato mole
Lateral	Bochechas
Inferior	Soalho da cavidade oral (adjacente à face lingual da mandíbula, formando uma região em formato de ferradura)

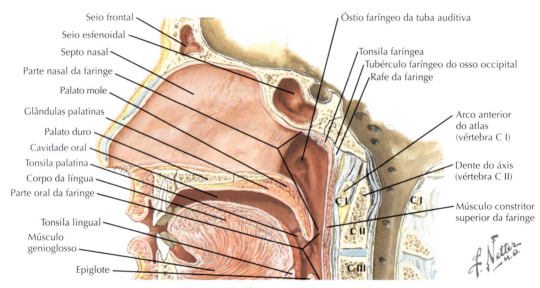

Figura 13-7

LIMITES DA CAVIDADE ORAL • Limite Superior: Palato Duro

- O limite superior (ou teto) da cavidade oral é o palato duro, compreendendo os 2/3 anteriores de todo o palato
- Separa a cavidade oral da cavidade nasal
- Composto pelos:
  - Processos palatinos da maxila
  - Lâminas horizontalis dos ossos palatinos
- Anteriormente no plano mediano, há um forame incisivo nos lados direito e esquerdo por onde passam os ramos terminais do nervo nasopalatino e vasos esfenopalatinos
- Na região posterolateral do palato duro, os forames palatinos maior e menores estão localizados nos lados direito e esquerdo; estas aberturas são atravessadas pelos nervos e vasos palatinos maior e menores
- Os ossos do palato duro são cobertos por uma espessa túnica mucosa, conhecida como mucosa mastigatória (epitélio escamoso estratificado queratinizado)
- A túnica mucosa possui uma pequena elevação mediana anterior denominada papila incisiva, que cobre a fossa incisiva
- Na região anterior, a túnica mucosa apresenta-se firmemente inserida nos processos palatinos das maxilas subjacentes
- A túnica mucosa na região anterior geralmente destaca-se dos processos palatinos das maxilas durante o bloqueio do nervo nasopalatino
- Estendendo-se posteriormente na linha mediana a partir da papila incisiva, a túnica mucosa apresenta espessa rafe do palato
- Cristas transversas laterais, as pregas palatinas transversas, estão dispostas ao longo da túnica mucosa do palato duro
- Profundamente à túnica mucosa do palato duro existem diversas glândulas secretoras de muco denominadas glândulas palatinas

13 LIMITES DA CAVIDADE ORAL • *Limite Posterossuperior: Palato Mole*

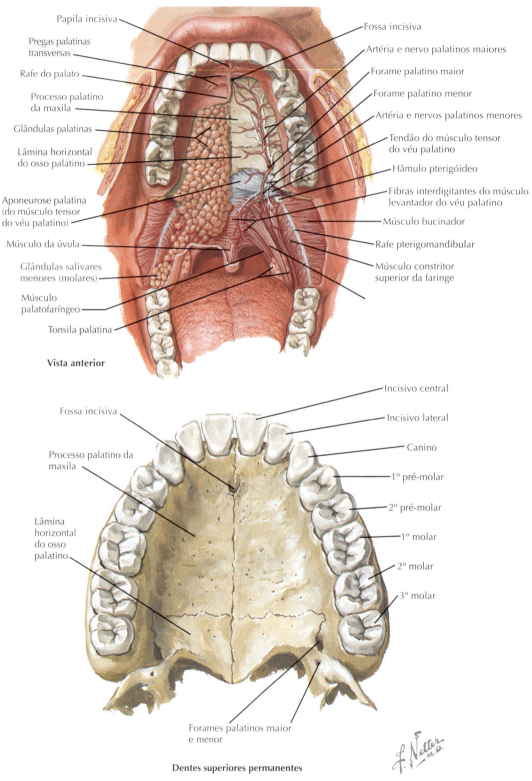

Vista anterior

Dentes superiores permanentes

Figura 13-8

- O limite posterossuperior da cavidade oral é o palato mole
- O palato mole é a continuação do palato posteriormente e constitui cerca de 1/3 de todo o palato
- O palato mole separa a cavidade oral da parte nasal da faringe
- No palato mole há abundância de glândulas palatinas secretoras de muco, que são contínuas com as do palato duro
- O palato mole possui 3 margens:
  - Anteriormente, é contínuo com o palato duro na linha de vibração
  - Posterolateralmente, forma a porção superior dos arcos palatoglosso e palatofaríngeo
  - Posteriormente, a úvula palatina pende no centro da margem livre posterior
- A espessa aponeurose palatina é a estrutura de suporte e reforço do palato mole
- O palato mole é composto por 5 músculos:
  - Músculo da úvula
  - Tensor do véu palatino
  - Levantador do véu palatino
  - Palatofaríngeo
  - Palatoglosso (algumas vezes considerado no grupo dos músculos da língua)
- O palato mole ajuda a fechar a parte nasal da faringe durante a deglutição como uma válvula aplicada à crista palatofaríngea (crista de Passavant)

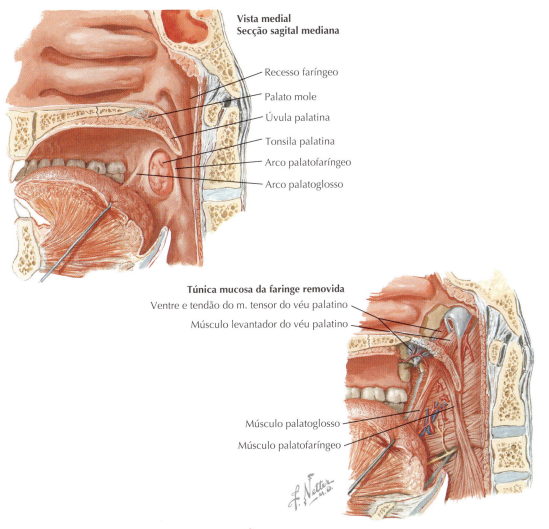

Figura 13-9

LIMITES DA CAVIDADE ORAL • Limite Posterossuperior: Palato Mole

\	\	\	MÚSCULOS DO PALATO MOLE	\	\
Músculo	**Origem**	**Inserção**	**Ações**	**Inervação**	**Comentários**
Tensor do véu palatino	Parte cartilagínea da tuba auditiva Fossa escafóidea do osso esfenoide	Aponeurose palatina	Traciona lateralmente o palato mole, ampliando-o	Divisão mandibular do n. trigêmeo	O tendão do m. tensor do véu palatino contorna o hâmulo pterigóideo
Músculo da úvula	Espinha nasal posterior Aponeurose palatina	As fibras inserem-se no mucosa of the uvula	Eleva a úvula palatina Traciona a úvula palatina lateralmente	Plexo faríngeo (sua porção motora é formada pelo ramo faríngeo do n. vago [X]	Pode ser bífido
Levantador do véu palatino	Parte cartilagínea da tuba auditiva Parte petrosa do osso temporal	Aponeurose palatina Fibras também se inserem no músculo do lado oposto	Eleva o palato mole Traciona posteriormente o palato mole, o que ajuda a fechar a parte nasal da faringe		O m. levantador do véu palatino atravessa a abertura superior ao m. constritor superior da faringe
Palatofaríngeo	Margem posterior do palato duro Aponeurose palatina	Margem posterior da lâmina da cartilagem tireóidea	Eleva a faringe e a laringe Ajuda a fechar a parte nasal da faringe		Agrupado com os músculos do palato mole ou com os músculos da faringe
Palatoglosso	Aponeurose palatina (face oral)	Margem da língua, onde as fibras se misturam com o m. transverso e algumas fibras no dorso da língua	Eleva a língua Estreita o istmo das fauces para deglutição		Agrupado com os músculos extrínsecos da língua ou com os músculos do palato mole

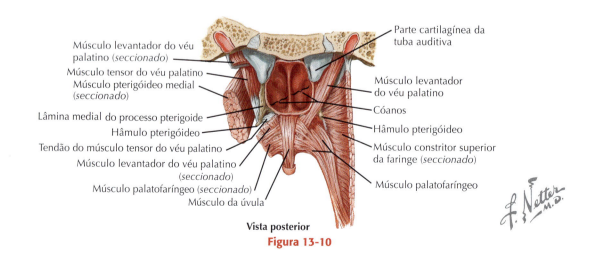

Vista posterior
Figura 13-10

LIMITES DA CAVIDADE ORAL • *Limite Lateral: Bochecha*

Secção através da parte cartilagínea da tuba auditiva ocluída

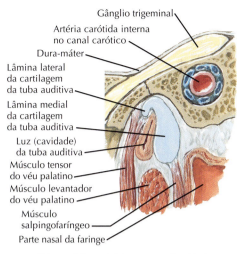

Tuba auditiva ocluída por retração elástica da cartilagem, turgidez tecidual e tensão dos músculos salpingofaríngeos

Secção através da parte cartilagínea da tuba auditiva aberta

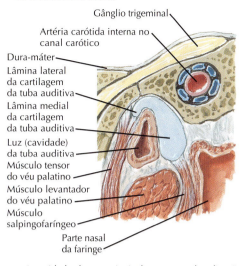

A cavidade abre-se principalmente quando a fixação do músculo tensor do véu palatino traciona lateralmente a parede da tuba auditiva durante a deglutição

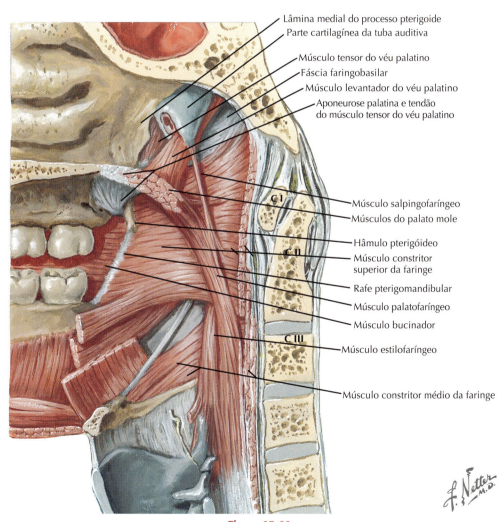

Figura 13-11

CAVIDADE ORAL 353

LIMITES DA CAVIDADE ORAL • *Limite Lateral: Bochecha*

- O limite lateral da cavidade oral estende-se a partir da comissura dos lábios (anteriormente) até o ramo da mandíbula (posteriormente)
- O limite superior da bochecha é o vestíbulo superior da boca; o limite inferior é o vestíbulo inferior da boca
- A túnica mucosa da bochecha é composta por epitélio estratificado pavimentoso (escamoso)
- Grânulos de Fordyce são glândulas sebáceas ectópicas que podem ser observadas na face interna da bochecha
- A papila do ducto parotídeo está localizada na bochecha, oposta ao 2º molar superior
- A rafe pterigomandibular está situada na porção posterior e serve como ponto de referência para o bloqueio do nervo alveolar inferior no espaço pterigomandibular

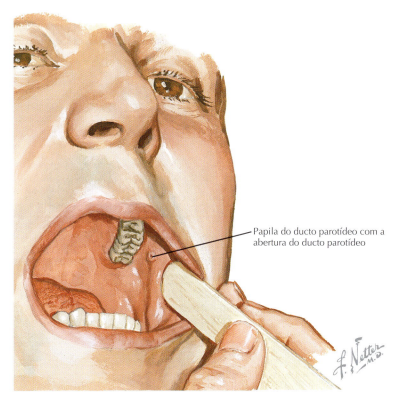

Papila do ducto parotídeo com a abertura do ducto parotídeo

Figura 13-12

LIMITES DA CAVIDADE ORAL • *Limite Inferior: Soalho da Cavidade Oral* — 13

- O soalho é o limite inferior da cavidade oral
- Localizado adjacente à face lingual da mandíbula, formando uma região em formato de ferradura
- O músculo milo-hióideo atua como diafragma da cavidade oral, cujo principal conteúdo é representado pelas estruturas superiores a ele
- A maior estrutura é a língua e a musculatura associada
- Consulte o Capítulo 14 para uma descrição detalhada sobre a musculatura da língua

Estrutura	Comentários
Língua	A maior estrutura do soalho (ver Capítulo 14)
Frênulo da língua	Prega mediana de tecido localizada na raiz da língua, que se estende pela face inferior da língua
Túnica mucosa da boca	Epitélio estratificado pavimentoso (escamoso) que se estende da língua até a mandíbula
Carúncula sublingual	Saliência situada em ambos os lados do frênulo, na raiz da língua Contínua com as pregas sublinguais sobrejacentes às glândulas sublinguais no soalho da cavidade oral Representa o local de drenagem da saliva das glândulas submandibulares para a cavidade oral
Ducto submandibular	Estende-se adjacente à glândula sublingual sob a mucosa
N. lingual	Cruza inferiormente o ducto submandibular, em sentido lateromedial, para chegar à língua e proporcionar sensibilidade geral aos 2/3 anteriores
Prega franjada	Pregas com aspecto de franjas situadas lateralmente ao frênulo da língua
M. milo-hióideo	Forma o diafragma muscular de sustentação do soalho da cavidade oral Estende-se da linha milo-hióidea da mandíbula até o m. milo-hióideo oposto, na rafe milo-hióidea mediana, e fixa-se posteriormente no osso hioide
Mm. gênio-hióideos	Situados superiormente aos músculos milo-hióideos Estendem-se das espinhas nianas inferiores da mandíbula até o osso hioide

MÚSCULOS DO SOALHO DA CAVIDADE ORAL					
Músculo	Origem	Inserção	Ações	Inervação	Comentários
Milo-hióideo	Linha milo-hióidea da mandíbula	Sínfise da mandíbula Rafe milo-hióidea Corpo do osso hioide	Eleva o soalho da cavidade oral Pode elevar o osso hioide	N. milo-hióideo, ramo do nervo alveolar inferior da divisão mandibular do n. trigêmeo	Forma o diafragma de sustentação da cavidade oral
Gênio-hióideo	Espinha geniana inferior	Corpo do osso hioide	Eleva o osso hioide	Ramo anterior de C1, que acompanha o n. hipoglosso	Superior ao músculo milo-hióideo

CAVIDADE ORAL **355**

LIMITES DA CAVIDADE ORAL • *Limite Inferior: Soalho da Cavidade Oral*

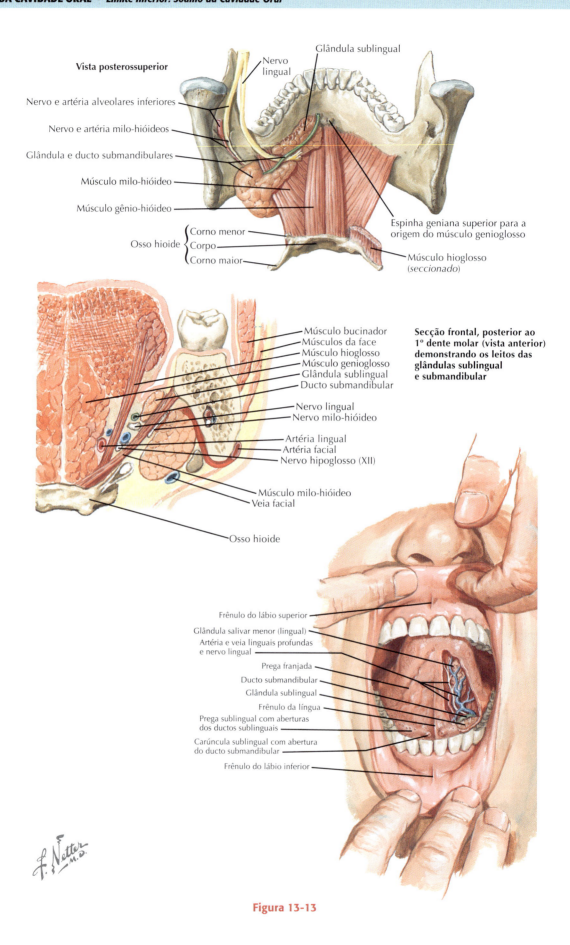

Figura 13-13

DENTES • *Informações Gerais*

- Os dentes são estruturas duras inseridos maxila e namandíbula e envolvidos primariamente com a alimentação
- 2 arcos contêm os dentes:
  - Arco dental superior ou maxilar
  - Arco dental inferior ou mandibular
- Os humanos possuem 2 conjuntos de dentes durante a vida:
  - Dentes decíduos – dentição primária ou decídua
  - Dentes permanentes – dentição secundária ou permanente
- Entre as idades de 6 e 12 anos, observa-se uma dentição mista, na qual os dentes decíduos e permanentes estão presentes ao mesmo tempo na cavidade oral

DENTES DECÍDUOS

- Existem 20 dentes decíduos: 2 incisivos, 1 canino e 2 molares em cada um dos 4 quadrantes da cavidade oral
- A dentição decídua é representada pela fórmula $I\frac{2}{2}C\frac{1}{1}M\frac{2}{2}$, que especifica o número total de dentes (10) em cada lado da cavidade oral
- Não existem dentes decíduos ao nascer; entretanto, por volta do terceiro ano de vida, todos os dentes decíduos já irromperam

DENTES PERMANENTES

- Existe um total de 32 dentes permanentes: 2 incisivos, 1 canino, 2 pré-molares e 3 molares em cada um dos 4 quadrantes da cavidade oral
- A dentição permanente é representada pela fórmula $I\frac{2}{2}C\frac{1}{1}P\frac{2}{2}M\frac{3}{3}$, que especifica o número total de dentes (16) em cada um dos lados da cavidade oral
- O primeiro dente permanente a irromper na cavidade oral normalmente é o primeiro molar inferior
  - Esta erupção ocorre por volta dos 6 anos de idade
  - Ele irrompe distalmente à dentição decídua
- Os dentes decíduos geralmente são substituídos por dentes permanentes
- Os dentes substitutos são denominados dentes sucedâneos

FACES DE UM DENTE	
Labial	Face dos dentes anteriores mais próxima ao lábio
Bucal	Face dos dentes posteriores mais próxima à bochecha
Vestibular ou facial	Utilizada como sinônimo para labial ou bucal
Lingual	Oposta à língua no arco dental inferior e oposta ao palato duro no arco dental superior
Mesial	Mais próxima à linha mediana do arco dental
Distal	Mais distante da linha mediana do arco dental
Oclusal	Utilizada para a mastigação nos dentes posteriores
Incisal	A margem de corte dos dentes anteriores

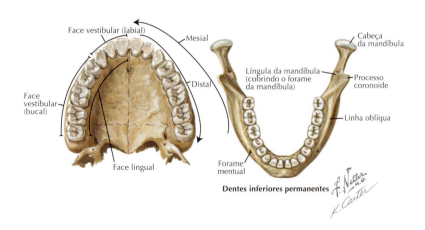

Dentes inferiores permanentes

13 DENTES • Faces de um Dente

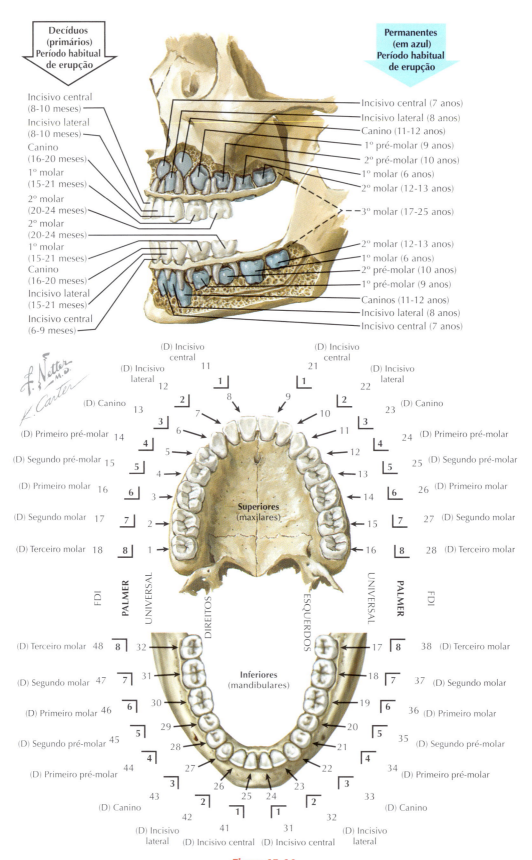

Figura 13-14

DENTES • Anatomia Básica de um Dente

Coroa	*Coroa anatômica:* porção do dente que possui uma superfície de esmalte *Coroa clínica:* porção do dente que está exposta na cavidade oral
Raiz	*Raiz anatômica:* porção do dente que possui uma superfície de cemento *Raiz clínica:* porção do dente que está protegida dentro da maxila ou mandíbula, não exposta à cavidade oral
Ápice radicular	A extremidade da raiz; local de uma pequena abertura que permite a entrada do tecido conectivo neurovascular na cavidade pulpar
Colo do dente	Limite anatômico entre a coroa e a raiz Geralmente é denominado junção amelocementária (JAC)
Esmalte	Superfície dura e brilhante da coroa anatômica A porção mais dura do dente Formado por pequenos bastões hexagonais, os prismas do esmalte, paralelos entre si
Cemento	Camada delgada opaca na superfície da raiz anatômica Similar em estrutura e composição química ao osso Com o passar dos anos, o cemento aumenta de espessura
Dentina	Tecido duro sob o esmalte e o cemento que constitui a principal porção do dente É uma variante do tecido ósseo Constituída por diversos túbulos dentinários (pequenos tubos ondulados e ramificados) arranjados em uma densa matriz
Cúspide	Saliência na face oclusal de molares e pré-molares que compõe uma parte do dente A margem (face) incisal dos caninos é denominada cúspide e utilizada para a preensão (fixação e dilaceração) dos alimentos
Cavidade pulpar	Contém a polpa do dente (tecido conectivo altamente neurovascularizado) Dividida em *câmara pulpar*, localizada na coroa do dente, e *canal radicular*, situado na raiz
Cíngulo	Saliência convexa localizada na face lingual das coroas dos dentes anteriores, em posição imediatamente incisal à JAC

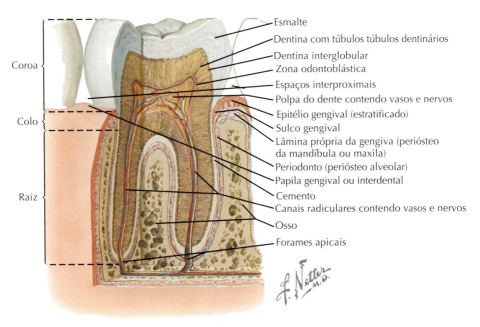

Figura 13-15

CAVIDADE ORAL **359**

DENTES • *Tipos de Dentes na Dentição Permanente*

- Há 32 dentes permanentes na cavidade oral:
  - 16 dentes superiores
  - 16 dentes inferiores
- É necessário um sistema de notação dental para que o clínico possa se referir a um dente específico de maneira eficaz
- Os principais sistemas de notação dental são:
  - Sistema de Notação da Federação Dentária Internacional (FDI)
  - Sistema de Notação de Palmer
  - Sistema de Numeração Universal
- O Sistema de Numeração Universal é o mais utilizado nos Estados Unidos[†*]
- No Sistema de Numeração Universal, inicia-se a numeração pelo 3º molar superior direito (número 1), seguindo pelo arco dental superior até o 3º molar superior esquerdo (número 16). Em seguida, continua-se no arco dental inferior a partir do 3º molar inferior esquerdo (número 17) até o 3º molar inferior direito (número 32)

INCISIVOS SUPERIORES				
Dente	**Coroa**	**Faces**	**Raiz (Raízes)**	**Comentários**
Incisivo central	O mais largo de todos os dentes anteriores, a largura é quase igual à sua altura *Cíngulo:* bem desenvolvido	Por vista vestibular, a face distal é mais convexa do que a face mesial *Mamelões:* 3 saliências na margem incisal dos dentes anteriores que denotam centros de desenvolvimento Observados nos incisivos centrais antes do desgaste pela função	1 raiz cônica, triangular em corte transversal	Incisivos são dentes para corte
Incisivo lateral	Apresenta menor distância mesiodistal do que o incisivo central	*Face vestibular:* convexa *Margem incisal:* ângulos mesioincisal e distoincisal mais convexos do que os correspondentes nos incisivos centrais *Mamelões:* tendem a ser menos proeminentes nos incisivos laterais *Face lingual:* mais côncava do que a dos incisivos centrais *Cristas marginais mesial e distal* mais proeminentes do que as dos incisivos centrais e geralmente apresentam uma fosseta lingual (forame cego)	Uma raiz cônica, oval em corte transversal	

[†]Nota da Revisão Científica: No Brasil, os dentes seguem o padrão de numeração de dois dígitos, de acordo com o Sistema de Notação da Federação Dentária Internacional (FDI).

DENTES • Tipos de Dentes na Dentição Permanente

| CANINO SUPERIOR |||||
Dente	Coroa	Faces	Raiz (Raízes)	Comentários
Canino	*Cíngulo:* proeminente	*Face vestibular:* convexa *Margem incisal:* arredondada em cúspide, apresenta declives (arestas) mesial e distal *Face lingual:* exibe uma acentuada crista do ápice da cúspide até o cíngulo, que divide a face lingual em fossas mesial e distal	1 raiz cônica e longa, retangular em corte transversal, com depressões nas faces mesial e distal	Também denominado cuspidado; o dente mais longo na cavidade oral Dente para preensão

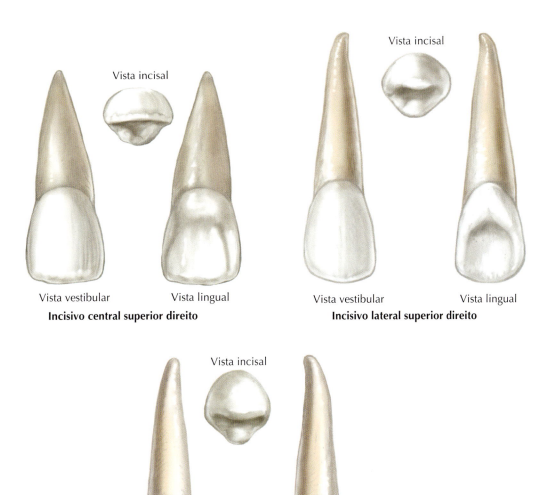

Figura 13-16

DENTES • *Tipos de Dentes na Dentição Permanente*

| PRÉ-MOLARES SUPERIORES |||||
Dente	Coroa	Faces	Raiz(Raízes)	Comentários
1° pré-molar	Mais curta do que a dos dentes anteriores Apresenta maior dimensão vestibulolingual do que mesiodistal	Possui uma cúspide lingual e uma vestibular *Face vestibular:* convexa *Cúspide vestibular:* longa e similar em aparência à cúspide do canino *Cúspide lingual:* mais curta do que a cúspide vestibular e posicionada mesialmente à linha mediana do dente Apresenta um sulco de desenvolvimento mesial marginal	Geralmente 2 raízes – uma vestibular e uma lingual (palatina)	Também denominado bicuspidado, porém o termo pré-molar é aceito por todos Dente para preensão
2° pré-molar	Não apresenta formato tão angular como o 1° pré-molar	*Face vestibular:* convexa Possui uma cúspide lingual e uma vestibular *Cúspide vestibular:* Não é tão pontiaguda quanto a cúspide vestibular do primeiro pré-molar *Cúspide lingual:* tamanho quase igual e similar em formato à cúspide vestibular	Geralmente 1 raiz	Face oclusal contém sulcos secundários proporcionando-lhe uma aparência enrugada Complementa a função dos molares

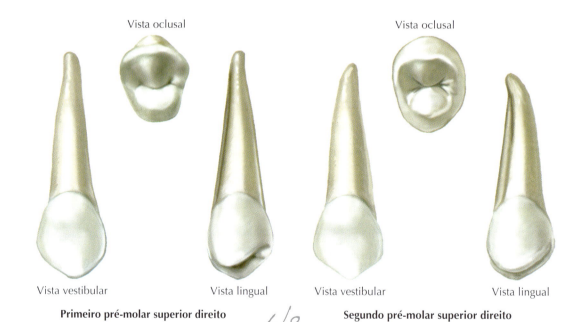

Primeiro pré-molar superior direito — Segundo pré-molar superior direito

Figura 13-17

\multicolumn{5}{c	}{**MOLARES SUPERIORES**}
Dente	**Coroa**	**Faces**	**Raiz(Raízes)**	**Comentários**
\multicolumn{5}{l	}{• Os dentes molares são utilizados para esmagamento e trituração}
1º molar	Apresenta maior dimensão vestibulolingual do que mesiodistal Por vista oclusal, a coroa apresenta formato romboide	5 cúspides: • Cúspide mesiovestibular • Cúspide distovestibular • Cúspide mesiolingual • Cúspide distolingual • 5ª cúspide: presente na face lingual da cúspide mesiolingual e denominada tubérculo de Carabelli	3 raízes: • Raiz mesiovestibular • Raiz distovestibular • Raiz lingual ou palatina (a maior)	Geralmente o maior dos dentes molares
2º molar	Complementa a função do 1º molar 2 formas: • Assemelha-se ao 1º molar com forma romboide mais acentuada • Cordiforme (coração) com cúspide distolingual pouco desenvolvida	4 cúspides: • Cúspide mesiovestibular • Cúspide distovestibular • Cúspide mesiolingual • Cúspide distolingual (algumas vezes ausente) Não existe uma quinta cúspide	3 raízes: • Raiz mesiovestibular • Raiz distovestibular • Raiz lingual ou palatina	Menor do que o 1º molar
3º molar	Grande variação na coroa (pode se assemelhar ao 1º ou 2º molar)	A forma com 3 cúspides a mais comum: • Cúspide mesiovestibular • Cúspide distovestibular • Cúspide lingual ou palatina	3 raízes: • Raiz mesiovestibular • Raiz distovestibular • Raiz lingual ou palatina As raízes geralmente são fundidas, funcionando como 1 grande raiz	Variável em tamanho Geralmente extraído como medida preventiva

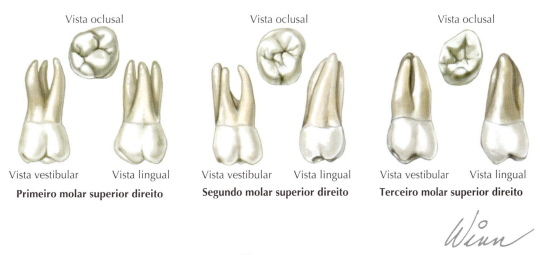

Figura 13-18

DENTES • Tipos de Dentes na Dentição Permanente

CANINO INFERIOR				
Dente	**Coroa**	**Faces**	**Raiz(Raízes)**	**Comentários**
Canino	Mais longo do que o canino superior *Cíngulo:* não tão proeminente quanto o do canino superior	*Margem incisal:* arredondada em cúspide *Mamelões:* geralmente não são identificados nos dentes caninos *Face mesial* da coroa e da raiz: relativamente reta sem muita convexidade	1 raiz longa e cônica	Também denominado cuspidado Menor e mais simétrico do que o canino superior

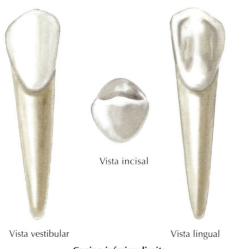

Vista vestibular   Vista incisal   Vista lingual

Canino inferior direito

Figura 13-19

| INCISIVOS INFERIORES |||||
Dente	Coroa	Faces	Raiz(Raízes)	Comentários
Incisivo central	2/3 da largura do incisivo central superior Apresenta-se bilateralmente simétrico *Cíngulo:* pequeno e pouco desenvolvido	*Face vestibular:* convexa *Face lingual:* côncava *Mamelões:* observados nos incisivos centrais antes do desgaste *Fossa lingual:* pouco desenvolvida	1 raiz achatada com maior dimensão vestibulolingual	Incisivos são dentes para corte
Incisivo lateral	Não são simétricos bilateralmente	*Face vestibular:* convexa *Fossa lingual:* pouco desenvolvida	1 raiz com formato similar à do incisivo central	Por vista incisal, a coroa apresenta-se torcida distalmente sobre a raiz Os incisivos são dentes para corte

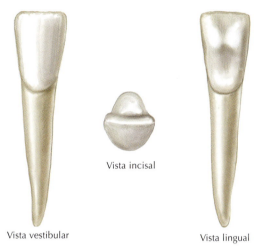

Vista vestibular Vista incisal Vista lingual
Incisivo central inferior direito

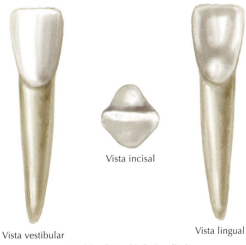

Vista vestibular Vista incisal Vista lingual
Incisivo lateral inferior direito

Figura 13-20

DENTES • Tipos de Dentes na Dentição Permanente

PRÉ-MOLARES INFERIORES					
Dente	**Coroa**	**Faces**	**Raiz(Raízes)**	**Comentários**
1º pré-molar	Formato de diamante	*Face vestibular:* convexa. Possui uma cúspide lingual e uma vestibular • Cúspide vestibular – bem desenvolvida • Cúspide lingual – pequena e pouco desenvolvida Apresenta um sulco de desenvolvimento mesiolingual	1 raiz, oval em corte transversal, com um leve afilamento lingual	O menor dos pré-molares
2º pré-molar	Convexa	Apresenta um dos seguintes arranjos na face oclusal: • Formato bicuspidado (2 cúspides), com uma cúspide vestibular e uma lingual • Formato tricuspidado (3 cúspides), com 2 cúspides linguais e uma única cúspide vestibular – forma predominante As faces vestibular e lingual são convexas A *cúspide vestibular* não é tão pontiaguda quanto a do 1º pré-molar A(s) *cúspide(s) lingual(is)* é(são) menor(es) do que a cúspide vestibular	1 raiz, oval em corte transversal, com um leve afilamento lingual	Difere em aparência do 1º pré-molar Maior do que o 1º pré-molar

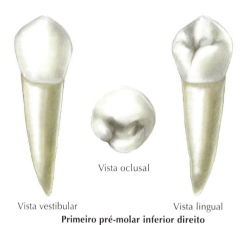

Vista vestibular — Vista oclusal — Vista lingual
Primeiro pré-molar inferior direito

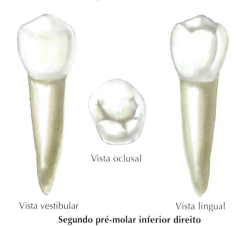

Vista vestibular — Vista oclusal — Vista lingual
Segundo pré-molar inferior direito

Figura 13-21

DENTES • Tipos de Dentes na Dentição Permanente

MOLARES INFERIORES				
Dente	**Coroa**	**Faces**	**Raiz(Raízes)**	**Comentários**
1º molar	Maior em dimensão mesiodistal do que vestibulolingual	5 cúspides: • Cúspide mesiovestibular (a maior) • Cúspide distovestibular • Cúspide distal (a menor) • Cúspide mesiolingual • Cúspide distolingual	2 raízes: • Raiz mesial (contendo 2 canais) • Raiz distal (contendo 1 canal)	Utilizado para esmagamento e trituração
2º molar	Normalmente, o 2º molar é menor do que o 1º molar	4 cúspides: • Cúspide mesiovestibular • Cúspide distovestibular • Cúspide mesiolingual • Cúspide distolingual	2 raízes: • Raiz mesial (contendo 2 canais) • Raiz distal (contendo 1 canal)	Complementa a função do 1º molar
3º molar	Desenvolvimento similar ao do 2º molar	4 cúspides de formato e tamanho variado	2 raízes: • Raiz mesial • Raiz distal As raízes muitas vezes são fundidas	Variável, mas não tanto quanto o 3º molar superior Geralmente é o menor dente molar Muitas vezes extraído por prevenção

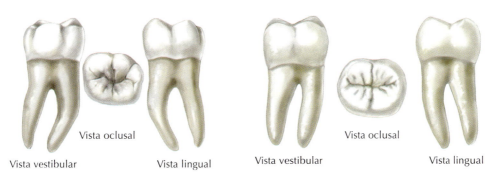

Vista vestibular — Vista oclusal — Vista lingual
1º molar inferior direito

Vista vestibular — Vista oclusal — Vista lingual
2º molar inferior direito

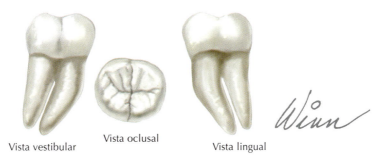

Vista vestibular — Vista oclusal — Vista lingual
3º molar inferior direito

Figura 13-22

VASCULARIZAÇÃO DA CAVIDADE ORAL • *Irrigação*

IRRIGAÇÃO DO PALATO		
Artéria	**Origem**	**Trajeto**
Maxilar	A. carótida externa	Emite uma série de ramos; 3 irrigam o palato: • A. esfenopalatina • A. palatina maior • Aa. palatinas menoresEmite 3 ramos que irrigam o arco dental superior: • Aa. alveolares superiores anteriores • A. alveolar superior média • A. alveolar superior posteriorEmite 1 ramo que irriga o arco dental inferior: • A. alveolar inferior
Esfenoplatina	3ª parte da a. maxilar	Entra na cavidade nasal pelo forame esfenopalatino Ao entrar na cavidade nasal, emite ramos nasais posteriores superiores: • Aa. nasais posteriores laterais • Ramos septais posteriores, que continuam pelo septo nasal para entrar no palato duro através do canal incisivo
Palatina maior	A. palatina descendente, ramo da 3ª parte da a. maxilar	Ramo da a. palatina descendente que se estende pelo canal palatino Dentro do canal, a a. palatina descendente divide-se em: • Aa. palatinas menores • A. palatina maior A a. palatina maior emerge pelo forame palatino maior e estende-se anteriormente em direção ao forame incisivo para irrigar a gengiva, mucosa e glândulas do palato duro, fazendo anastomose com o ramo terminal da a. esfenopalatina, que emerge pelo forame incisivo
Palatinas menores	A. palatina descendente, ramo da 3ª parte da a. maxilar	Ramos da a. palatina descendente que se estende pelo canal palatino Dentro do canal, a a. palatina descendente divide-se em: • A. palatina maior • Aa. palatinas menores As aa. palatinas menores irrigam o palato mole e a tonsila palatina
Facial	A. carótida externa	Origina-se no trígono carótico do pescoço Estende-se em sentido superior profundamente ao ventre posterior do m. digástrico e ao m. estilo-hióideo Passa adjacente à glândula submandibular e emite a a. submentual, que ajuda a irrigar a glândula Estende-se superiormente sobre o corpo da mandíbula, junto ao m. masseter
Palatina ascendente	A. facial	Irriga o palato mole Ascende por entre os músculos estiloglosso e estilofaríngeo adjacente à parede lateral da faringe Divide-se próximo ao m. levantador do véu palatino Um ramo acompanha o m. levantador do véu palatino, irrigando o palato mole e as glândulas palatinas Um 2° ramo perfura o m. constritor superior da faringe para irrigar a tonsila palatina e a tuba auditiva Faz anastomoses com as artérias faríngea ascendente e ramos tonsilares
Faríngea ascendente	A. carótida externa*	Origina-se no trígono carótico do pescoço Situada profundamente aos outros ramos da a. carótida externa e ao m. estilofaríngeo Emite ramos faríngeos, a. timpânica inferior, a. meníngea posterior e ramo palatino O ramo palatino estende-se sobre o m. constritor superior e emite ramos para o palato mole, tonsila palatina e tuba auditiva

*Nota da Revisão Científica: O território de irrigação dessa artéria é, sobretudo, extracraniano. Em virtude desse fato, para designá-la, a Terminologia Anatômica registra o termo artéria pterigomeníngea – com origem na a. maxilar – e também como ramo acessório da artéria meníngea média.

VASCULARIZAÇÃO DA CAVIDADE ORAL • Irrigação

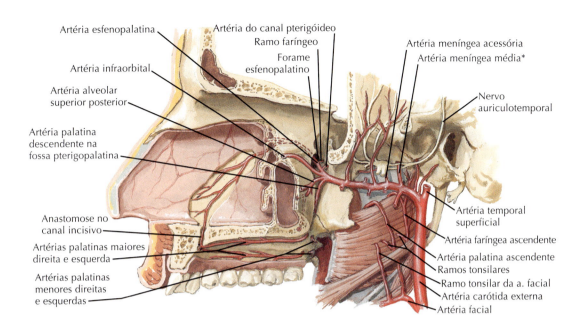

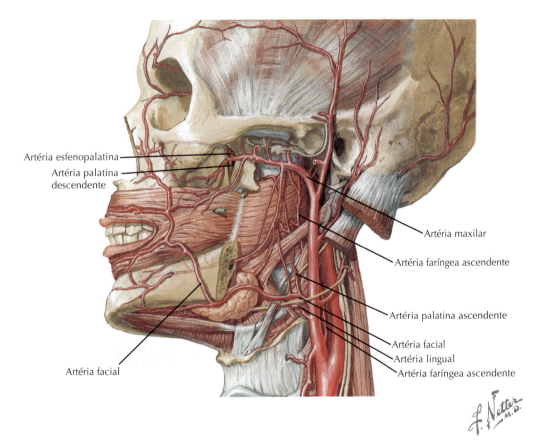

Figura 13-23

VASCULARIZAÇÃO DA CAVIDADE ORAL • Irrigação

IRRIGAÇÃO DO SOALHO DA CAVIDADE ORAL		
Artéria	**Origem**	**Trajeto**
Facial	A. carótida externa	Origina-se no trígono carótico do pescoço Estende-se em sentido superior profundamente ao ventre posterior do m. digástrico e ao m. estilo-hióideo Passa adjacente à glândula submandibular e emite a a. submentual que ajuda a irrigar a glândula Estende-se superiormente sobre o corpo da mandíbula, junto ao m. masseter
Palatina ascendente	A. facial	Irriga o palato mole Ascende por entre os músculos estiloglosso e estilofaríngeo, adjacente à parede lateral da faringe Divide-se próximo ao m. levantador do véu palatino Um ramo acompanha o m. levantador do véu palatino, irrigando o palato mole e as glândulas palatinas Um 2° ramo perfura o m. constritor superior da faringe para irrigar a tonsila palatina e a tuba auditiva Faz anastomose com as artérias faríngea ascendente e ramos tonsilares
Submentual	A. facial	Origina-se no trígono submandibular do pescoço Irriga a glândula submandibular e os músculos ao seu redor
Lingual	A. carótida externa	Estende-se superior e medialmente em direção ao osso hioide Curva-se inferior e anteriormente, formando uma alça junto ao m. constritor médio da faringe, onde é cruzada superficialmente pelo n. hipoglosso Passa profundamente ao ventre posterior do m. digástrico e ao m. estilo-hióideo em seu trajeto anterior Passa profundamente ao m. hioglosso e ascende na língua Emite os ramos dorsais da língua, a a. sublingual e a a. profunda da língua A a. sublingual inicia-se na margem anterior do m. hioglosso e estende-se em sentido anterior por entre os músculos genioglosso e milo-hióideo para irrigar a glândula sublingual, os músculos ao redor e a túnica mucosa da boca e gengiva A a. profunda da língua apresenta trajeto anterior sob a superfície da língua, e faz anastomose com sua homônima contralateral no ápice da língua

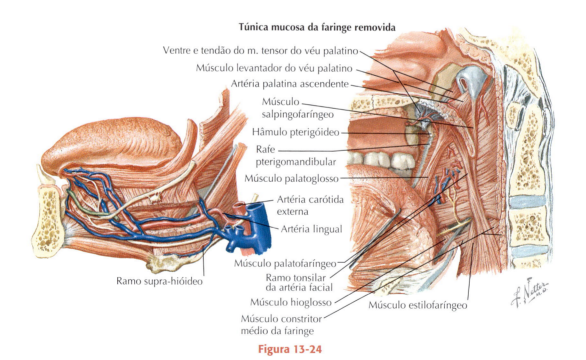

Figura 13-24

VASCULARIZAÇÃO DA CAVIDADE ORAL • Irrigação

IRRIGAÇÃO DOS DENTES SUPERIORES E INFERIORES

Artéria	Origem	Trajeto
Maxilar	A. carótida externa	Emite 3 ramos que formam um plexo para irrigar o arco dental superior: • Aa. alveolares superiores anteriores • A. alveolar superior média • A. alveolar superior posteriorEmite 1 ramo que irriga o arco dental inferior: • A. alveolar inferior
Dentes Superiores		
Alveolares superiores anteriores	A. infraorbital (da a. maxilar)	Originam-se depois da a. infraorbital ter atravessado a fissura orbital inferior e entrado no canal infraorbital Estendem-se inferiormente pelos canais alveolares para irrigar parte do arco dental superior Irriga o seio maxilar e os dentes anteriores
Alveolar superior média	A. infraorbital	Pode estar presente ou não Quando presente, origina-se da a. infraorbital, ramo da a. maxilar, depois dela ter atravessado a fissura orbital inferior e entra do no canal infraorbital Estende-se inferiormente pelos canais alveolares para irrigar o seio maxilar e supre o plexo no canino
Alveolar superior posterior	3ª parte da a. maxilar	Origina-se antes da a. maxilar entrar na fossa pterigopalatina Entra na face infratemporal da maxila para irrigar o seio maxilar, pré-molares e molares
Dentes Inferiores		
Alveolar inferior	1ª parte da a. maxilar	Estende-se em sentido inferior acompanhando o n. alveolar inferior para entrar no forame da mandíbula Termina em ramos mentual e incisivo na região do 2° pré-molar Irriga todos os dentes inferiores
R. mentual	A. alveolar inferior	Irriga a gengiva vestibular dos dentes anteriores
R. incisivo	A. alveolar inferior	Irriga os dentes anteriores

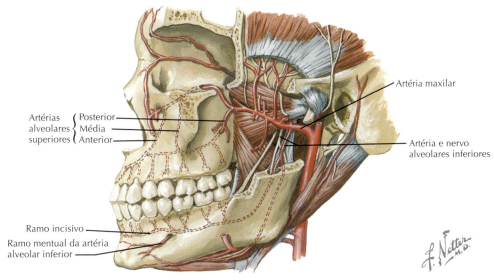

Figura 13-25

CAVIDADE ORAL 371

DRENAGEM VENOSA DO PALATO E SOALHO DA CAVIDADE ORAL	
Veia	Trajeto
Palatina maior	Conecta com o plexo pterigóideo
Palatina menor	
Esfenopalatina	
Lingual	Recebe como tributárias da face inferior da língua, as veias profundas, e do dorso, as veias dorsais da língua Passa com a a. lingual profundamente ao m. hioglosso e termina na v. jugular interna A veia acompanhante do n. hipoglosso inicia-se no ápice da língua e pode terminar na v. lingual ou acompanhar o n. hipoglosso e entrar na v. facial comum, que drena para a v. jugular interna
Submentual	Faz anastomose com tributárias da v. lingual e v. alveolar inferior Cursa em paralelo à a. submentual na face inferior do m. milo-hióideo Termina na v. facial
Plexo faríngeo	Situado adjacente ao m. pterigóideo lateral A maioria dos vasos na fossa infratemporal e cavidade oral drena para o plexo pterigóideo Conectado ao seio cavernoso, plexo pterigóideo e v. facial Não possui válvulas Eventualmente drena para a v. maxilar
DRENAGEM VENOSA DOS DENTES	
Veia	Trajeto
Alveolar superior anterior	Drena para o plexo pterigóideo
Alveolar superior média	
Alveolar superior posterior	
Alveolar inferior	

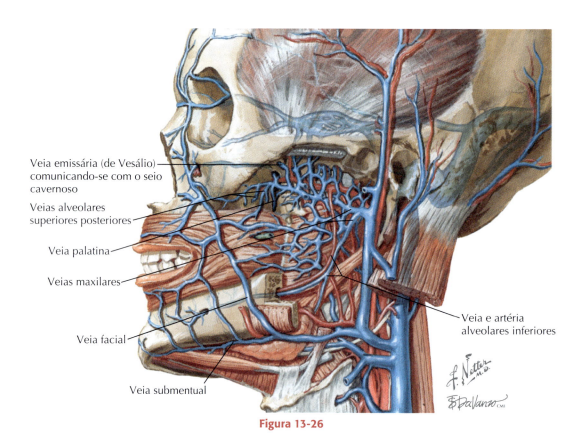

Figura 13-26

INERVAÇÃO DA CAVIDADE ORAL • *Informações Gerais*

- A cavidade oral recebe sua inervação sensitiva de ramos do n. maxilar (V₂) e n. mandibular (V₃), divisões do n. trigêmeo (V).

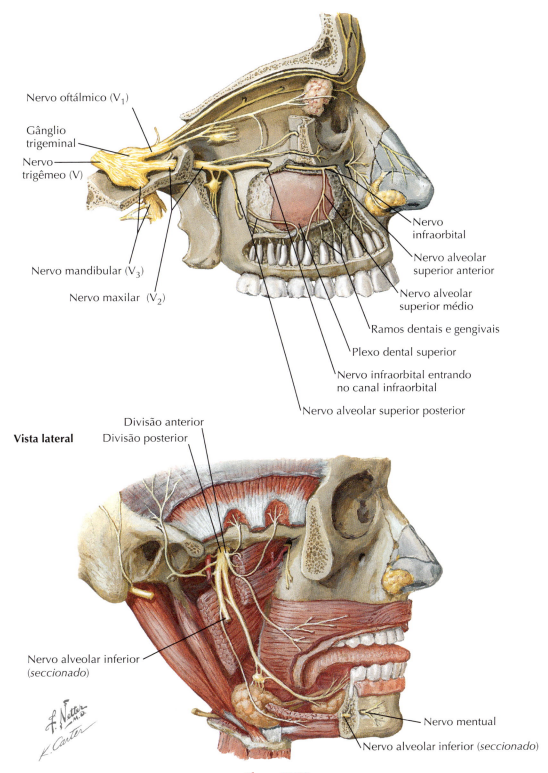

Figura 13-27

CAVIDADE ORAL 373

INERVAÇÃO DA CAVIDADE ORAL • *Inervação Sensitiva*

DENTES MAXILARES		
Nervo	**Origem**	**Trajeto**
Maxilar	N. trigêmeo	Função sensitiva Estende-se pela parede lateral do seio cavernoso Passa da fossa média do crânio para a fossa pterigopalatina através do forame redondo No interior da fossa pterigopalatina, emite 4 ramos: • N. infraorbital (continuação do maxilar) • Ramos para o gânglio pterigopalatino • Ramos alveolares superiores posteriores • N. zigomático O n. infraorbital emite 2 ramos que formam um plexo com os ramos alveolares superiores posteriores para inervar o arco dental superior: • Ramos alveolares superiores anteriores • Ramo alveolar superior médio
Infraorbital	Continuação do n. maxilar (V$_2$)	Atravessa a fissura orbital inferior para entrar na órbita Estende-se anteriormente pelo sulco e canal infraorbitais e emerge na a face pelo forame infraorbital Assim que o n. infraorbital emerge na face, divide-se em 3 grupamentos de ramos terminais: • Nasais – inervam a asa do nariz • Palpebrais inferiores – inervam a pele da pálpebra inferior • Labiais superiores – inervam a pele do lábio superior
• *Rr. alveolares superiores anteriores*	N. infraorbital em seu curso no canal infraorbital	Ao descer para formar o plexo dental superior, inerva parte do seio maxilar e geralmente os incisivos e caninos
• *R. alveolar superior médio*		Nervo variável Ao descer para formar o plexo dental superior, inerva parte do seio maxilar e os pré-molares e possivelmente a raiz mesiovestibular do 1° molar
Rr. alveolares superiores posteriores	N. maxilar na fossa pterigopalatina	Estende-se em sentido lateral através da fissura pterigomaxilar para entrar na fossa infratemporal Entra na face infratemporal da maxila Ao descer para formar o plexo dental superior, inerva parte do seio maxilar e os molares, com a possível exceção da raiz mesiovestibular do 1° molar

374 NETTER ATLAS DE ANATOMIA DA CABEÇA E PESCOÇO

DENTES MANDIBULARES		
Nervo	**Origem**	**Trajeto**
Mandibular	N. trigêmeo	Esta divisão possui função motora além de sensitiva A maior das 3 divisões do n. trigêmeo Constituído de uma grande raiz sensitiva e uma pequena raiz motora que se unem logo após atravessarem o forame oval para entrar na fossa infratemporal Imediatamente dá origem a um ramo meníngeo e ramifica-se em uma divisão anterior e outra posterior A divisão anterior é menor, principalmente motora, com 1 ramo sensitivo (n. bucal): • N. massetérico • Nervos temporais profundos anterior e posterior • N. pterigóideo medial • N. pterigóideo lateral • N. bucal A divisão posterior é maior e principalmente sensitiva, com 1 ramo motor (n. milo-hióideo): • N. auriculotemporal • N. lingual • N. alveolar inferior • N. milo-hióideo
Alveolar inferior	O maior ramo do n. mandibular (V_3)	Estende-se inferiormente acompanhando a a. alveolar inferior sob o m. pterigóideo lateral e, por fim, entre o ligamento esfenomandibular e o ramo da mandíbula até entrar pelo forame no canal da mandíbula, onde termina como nervos mentual e incisivo na região do 2° pré-molar. Inerva todos os dentes inferiores (via nervos alveolar inferior e incisivo), ligamentos periodontais (via ramos incisivos e nervo alveolar inferior) e a gengiva da região de pré-molares até a linha mediana (via nervo mentual)
• *Mentual*	N. alveolar inferior	Inerva o mento e o lábio, e a gengiva e a mucosa vestibulares da região do 2° pré-molar até a linha mediana
• *Incisivo*		Inerva os dentes e os ligamentos periodontais da região do 1° pré-molar até a linha mediana (depende da localização da ramificação do n. alveolar inferior em nervos incisivo e mentual)

13 INERVAÇÃO DA CAVIDADE ORAL • *Inervação Sensitiva*

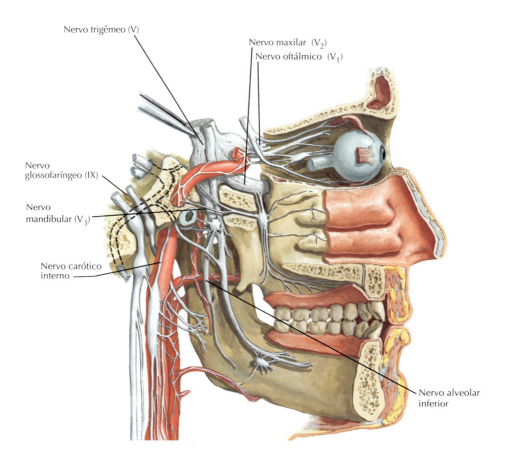

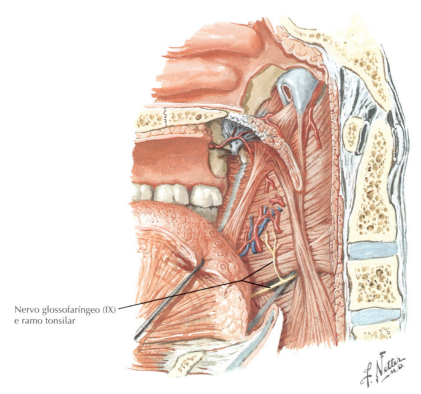

Figura 13-28

376 NETTER ATLAS DE ANATOMIA DA CABEÇA E PESCOÇO

INERVAÇÃO DA CAVIDADE ORAL • *Soalho da Cavidade Oral*

Nervo	Origem	Trajeto
Lingual	N. mandibular (V_3), divisão do n. trigêmeo (V)	Localizado inferiormente aos nervos pterigóideos lateral e medial e anteriormente ao n. alveolar inferior dentro da fossa infratemporal
		A corda do tímpano do n. facial também se une à parte posterior do n. lingual
		Passa entre o m. pterigóideo medial e o ramo da mandíbula para entrar obliquamente na cavidade oral, limitado pelo m. constritor superior da faringe, m. pterigóideo medial e a mandíbula
		Entra na cavidade oral localizado de encontro à tuberosidade lingual da mandíbula*
		O gânglio submandibular fica suspenso pelo n. lingual junto à margem posterior do m. hioglosso
		Continua anteriormente e cruza sobre a face lateral do m. hioglosso
		A partir da face lateral, passa inferior e medialmente ao ducto submandibular para chegar à túnica mucosa da língua
		Envia fibras aferentes somáticas gerais (ASG) para a túnica mucosa e papilas dos 2/3 anteriores da língua e para gengiva e mucosa lingual adjacentes aos dentes inferiores
Glossofaríngeo	Bulbo (medula oblonga)	Atravessa o forame jugular com os nervos vago e acessório
		Ao atravessar o forame, passa entre a a. carótida interna e a v. jugular interna
		Continua em sentido inferior e cursa posteriormente ao m. estilofaríngeo
		Estende-se em sentido anterior com o m. estilofaríngeo e em seguida por entre os músculos constritores superior e médio da faringe onde está localizado próximo às tonsilas palatinas
		Pequenos ramos linguais originam-se deste nervo e distribuem fibras aferentes somáticas gerais para a túnica mucosa do 1/3 posterior da língua, além dos pilares da fauce
		Além disso, pequenos ramos linguais originam-se deste nervo e distribuem fibras aferentes viscerais especiais (AVE) para os cálculos ("botões") gustatórios na túnica mucosa do 1/3 posterior da língua e papilas circunvaladas
Ramo interno do n. laríngeo superior	Nervo laríngeo superior, ramo do n. vago	O n. vago origina-se no bulbo (medula oblonga) e atravessa o forame jugular com os nervos glossofaríngeo e acessório
		Ao atravessar o forame, passa entre a a. carótida interna e a v. jugular interna
		Uma série de ramos origina-se a partir do n. vago no pescoço, incluindo o n. laríngeo superior
		O n. laríngeo superior estende-se em sentido inferior, posteriormente à a. carótida interna e ao lado da faringe, e divide-se em ramos interno e externo
		O ramo interno do n. laríngeo superior estende-se inferiormente à laringe e atravessa a membrana tíreo-hióidea com os vasos laríngeos superiores
		Fibras ASG do ramo interno do n. laríngeo superior são distribuídas à raiz da língua, na região epiglótica, e à túnica mucosa da laringe até as pregas vestibulares
		Além disso, os ramos distribuem fibras AVE aos cálculos gustatórios dispersos na raiz da língua na região epiglótica

*Nota da Revisão Científica: Situada na extremidade posterior da linha milo-hióidea e considerada o equivalente anatômico do túber da maxila, a tuberosidade lingual não consta na Terminologia Anatômica.

(Continua na próxima página)

13 INERVAÇÃO DA CAVIDADE ORAL • Assoalho da Cavidade Oral

Nervo	Origem	Trajeto
Corda do tímpano	N. facial na cavidade timpânica	Contém fibras pré-ganglionares parassimpáticas que se estendem ao gânglio submandibular e fibras gustatórias para os 2/3 anteriores da língua
		Apresenta trajeto anterior para entrar na cavidade timpânica e estende-se junto à membrana timpânica e ao martelo até emergir pela fissura petrotimpânica
		Ao emergir pela fissura petrotimpânica, a corda do tímpano une-se ao n. lingual
		O n. lingual estende-se aos 2/3 anteriores da língua e as fibras AVE da corda do tímpano distribuem-se aos calículos gustatórios nesta região

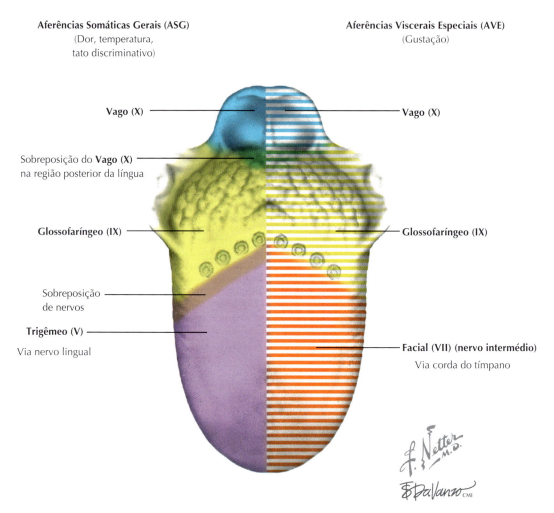

Figura 13-29

INERVAÇÃO DA CAVIDADE ORAL • *Palato* 13

Nervo	Origem	Trajeto
Maxilar	N. trigêmeo	Função sensitiva Estende-se pela parede lateral do seio cavernoso Passa da fossa média do crânio para a fossa pterigopalatina via forame redondo Dentro da fossa pterigopalatina, emite 4 ramos: • N. infraorbital (considerado a continuação do maxilar) • Ramos para o gânglio pterigopalatino • Ramos alveolares superiores posteriores • N. zigomáticoO infraorbital atravessa a fissura orbital inferior para entrar na órbita e estender-se em sentido anterior pelo sulco e canal infraorbitais e emergir na face pelo forame infraorbital Quando o n. infraorbital emerge na face, divide-se em 3 grupamentos de ramos terminais: • Nasais – inervam a asa do nariz • Palpebrais inferiores – inervam a pele da pálpebra inferior • Labiais superiores – inervam a pele do lábio superior3 de seus ramos formam um plexo para inervar o arco dental superior: • Alveolar superior anterior • Alveolar superior médio • Alveolar superior posterior
Nasopalatino	Gânglio pterigopalatino na fossa pterigopalatina	Atravessa o forame esfenopalatino para entrar na cavidade nasal Estende-se pela porção superior da cavidade nasal ao septo nasal, onde cursa no sentido anteroinferior para o canal incisivo inervando o septo Ao entrar na cavidade oral, fornece inervação sensitiva para gengiva e mucosa palatinas da região anterior até pré-molares
Palatino maior		Atravessa o canal palatino maior para entrar no palato duro através do forame palatino maior Fornece inervação sensitiva para gengiva e mucosa palatinas da região de pré-molares até a margem posterior do palato duro
Palatinos menores		Atravessam os canais palatinos menores para entrar no palato duro através dos forames palatinos menores Fornecem inervação sensitiva para o palato mole
Glossofaríngeo	Bulbo (medula oblonga)	Atravessa o forame jugular com os nervos vago e acessório Ao atravessar o forame, passa entre a a. carótida interna e a v. jugular interna Continua em sentido inferior e cursa posteriormente ao m. estilofaríngeo Estende-se em sentido anterior com o estilofaríngeo e em seguida passa por entre os músculos constritores superior e médio da faringe onde está localizado próximo às tonsilas palatinas Pequenos ramos linguais originam-se deste nervo e distribuem fibras aferentes somáticas gerais para a túnica mucosa do 1/3 posterior da língua, além dos pilares da fauce

CAVIDADE ORAL **379**

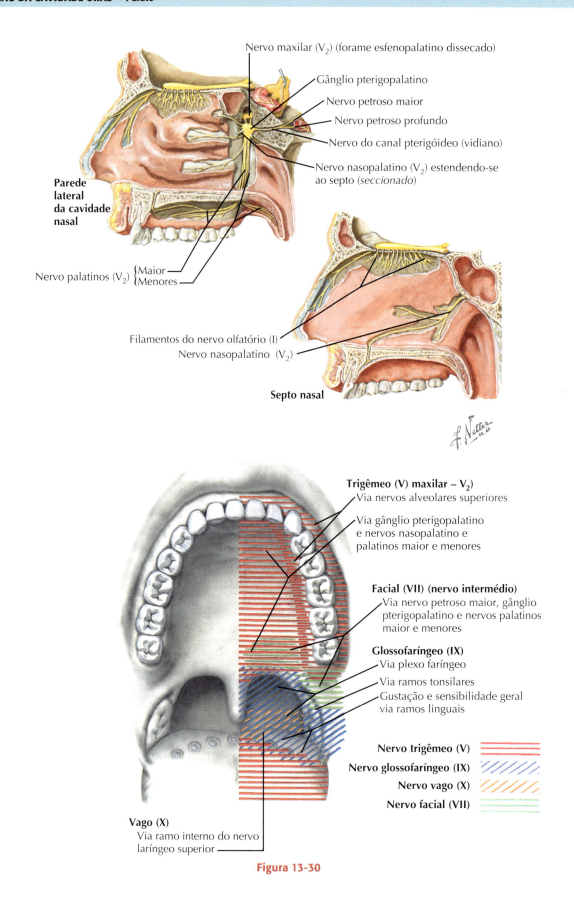

Figura 13-30

GLÂNDULAS SALIVARES • *Informações Gerais* 13

- Existem 3 pares de glândulas salivares maiores:
  - Glândula parótida
  - Glândula submandibular
  - Glândula sublingual
- Elas secretam saliva para a cavidade oral a fim de auxiliar na digestão, mastigação e deglutição de alimentos
- A saliva tem consistência mucosa ou serosa
- Muitas glândulas salivares menores estão distribuídas de modo ubíquo por toda a túnica mucosa da boca

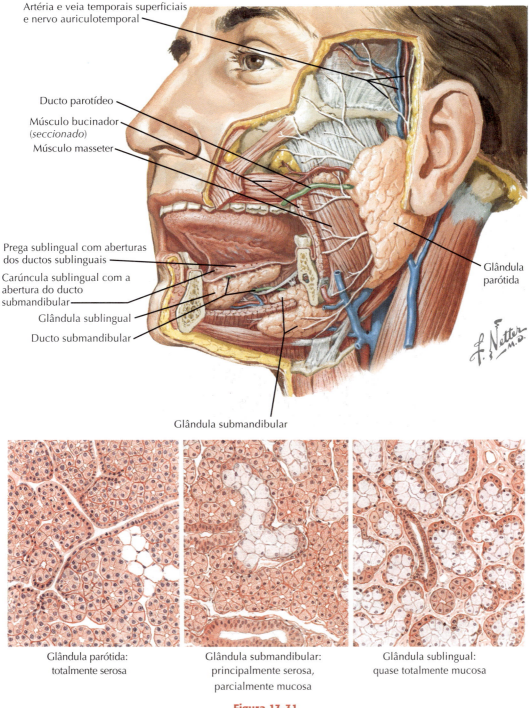

Glândula parótida: totalmente serosa

Glândula submandibular: principalmente serosa, parcialmente mucosa

Glândula sublingual: quase totalmente mucosa

Figura 13-31

CAVIDADE ORAL 381

GLÂNDULAS SALIVARES • *Informações Gerais*

CARACTERÍSTICAS DAS GLÂNDULAS SALIVARES MAIORES			
Glândula	**Ducto**	**Comentários**	**Inervação Autônoma**
Parótida	Ducto parotídeo (ducto de Stensen)	A maior glândula salivar Apresenta formato piramidal, com até 5 processos (ou extensões) A saliva secretada pela parótida é serosa O n. facial divide a glândula parótida em partes superficial e profunda, conectadas por um istmo O ducto parotídeo forma-se dentro da parte profunda, estende-se da margem anterior da glândula sobre o m. masseter e perfura o m. bucinador para abrir-se na cavidade oral em frente do 2° molar superior	N. glossofaríngeo
Submandibular	Ducto maxilar (ducto de Wharton)	A 2ª maior glândula salivar Glândula salivar mista, que secreta saliva serosa e mucosa, porém de secreção predominantemente serosa Envolve a margem posterior do m. milo-hióideo para situar-se no trígono submandibular do pescoço e soalho da cavidade oral A parte da glândula submandibular localizada no trígono submandibular é denominada parte superficial e é circundada pela lâmina superficial da fáscia cervical A a. facial passa entre a glândula submandibular e a mandíbula antes de emitir a a. submentual, enquanto que a veia facial normalmente estende-se pela superfície da glândula A parte profunda da glândula submandibular está localizada na cavidade oral entre o m. hioglosso e a mandíbula, e estende-se até a margem posterior da glândula sublingual O ducto submandibular está adjacente à glândula sublingual e drena para a cavidade oral na carúncula sublingual	N. facial
Sublingual	Pequenos ductos que se abrem na prega sublingual	A menor das 3 glândulas salivares maiores Glândula salivar mista, que secreta saliva mucosa e serosa, mas de secreção predominantemente mucosa Localizada na cavidade oral entre a túnica mucosa da boca e o m. milo-hióideo Leva à formação de uma prega sublingual no soalho da cavidade oral Estende-se entre a fóvea sublingual da mandíbula e o m. genioglosso da língua O ducto submandibular estende-se junto à glândula sublingual O ducto sublingual maior, um ducto comum que drena a parte anterior da glândula para a carúncula sublingual, pode estar presente	

GLÂNDULAS SALIVARES • *Informações Gerais*

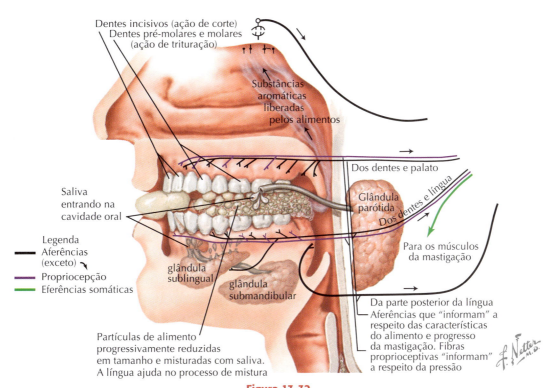

Figura 13-32

CAVIDADE ORAL **383**

GLÂNDULAS SALIVARES • *Vias Autônomas para as Glândulas Salivares*

VIAS PARASSIMPÁTICAS PARA A GLÂNDULA PARÓTIDA			
Tipo de Neurônio	**Localização do Corpo Celular**	**Características do Corpo Celular**	**Trajeto do Neurônio**
Neurônio pré-ganglionar	Núcleo salivatório inferior	Corpos de células nervosas localizados no bulbo (medula oblonga)	Fibras pré-ganglionares parassimpáticas originam-se no núcleo salivatório inferior do bulbo Estende-se pelo n. glossofaríngeo e emerge pelo forame jugular Dá origem ao ramo timpânico do IX nervo craniano, (n. glossofaríngeo), que entra novamente no crânio via canalículo timpânico O nervo timpânico do IX forma o plexo timpânico sobre o promontório da cavidade timpânica O plexo reorganiza-se e forma o n. petroso menor, que normalmente emerge pelo forame oval para entrar na fossa infratemporal O n. petroso menor termina no gânglio ótico
Neurônio pós-ganglionar	Gânglio ótico	Corpos de células nervosas localizados abaixo do forame oval, medialmente ao n. mandibular, divisão do n. trigêmeo	Fibras pós-ganglionares parassimpáticas originam-se no gânglio ótico Estas fibras estendem-se ao nervo auriculotemporal do n. trigêmeo O n. auriculotemporal estende-se à glândula parótida Fibras pós-ganglionares parassimpáticas inervam a: • Glândula parótida

GLÂNDULAS SALIVARES • Vias Autônomas para as Glândulas Salivares

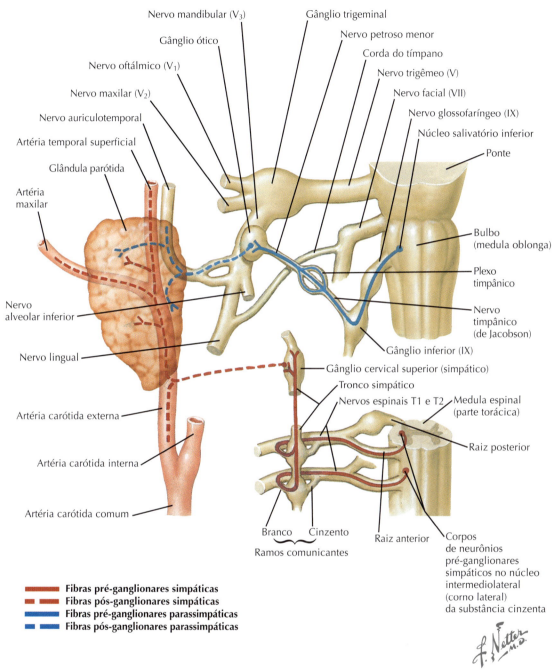

Figura 13-33

GLÂNDULAS SALIVARES • *Vias Autônomas para as Glândulas Salivares*

VIAS PARASSIMPÁTICAS PARA AS GLÂNDULAS SUBMANDIBULAR, SUBLINGUAL E SALIVARES MENORES			
Tipo de Neurônio	**Localização do Corpo Celular**	**Características do Corpo Celular**	**Trajeto do Neurônio**
Neurônio pré-ganglionar	Núcleo salivatório superior	Coleção de corpos de células nervosas localizada na ponte Estendem-se pelo nervo intermédio do nervo facial em direção ao meato acústico interno No canal do nervo facial, este nervo emite 2 ramos parassimpáticos: • N. petroso maior • Corda do tímpano	**Nervo Petroso Maior** Emerge pelo hiato do canal do n. petroso maior em direção ao forame lacerado, onde se une ao n. petroso profundo (simpático) para formar o n. do canal pterigóideo (n. vidiano) O n. do canal pterigóideo atravessa o canal homônimo e entra na fossa pterigopalatina, onde termina no gânglio pterigopalatino **Corda do Tímpano** Emerge pela fissura petrotimpânica para entrar na fossa infratemporal onde se une ao n. lingual Fibras pré-ganglionares cursam com o n. lingual para o soalho da cavidade oral, onde terminam no gânglio submandibular
Neurônio pós-ganglionar	Gânglio pterigopalatino	Coleção de corpos de células nervosas localizada na fossa pterigopalatina Fibras pós-ganglionares parassimpáticas que se originam no gânglio pterigopalatino são distribuídas pelas divisões oftálmica e maxilar do n. trigêmeo para: • Glândula lacrimal • Glândulas nasais • Glândulas palatinas • Glândulas faríngeas • Glândulas dos seios paranasais	**Distribuição dos Nervos Maxilar e Oftálmico** Fibras pós-ganglionares parassimpáticas estendem-se pelo nervo zigomático por uma pequena distância para entrar na órbita Um pequeno ramo comunicante se une ao n. lacrimal, ramo do n. oftálmico Estas fibras inervam: • Glândula lacrimal, causando a secreção de lágrimas **Distribuição do N. Maxilar** Fibras pós-ganglionares cursam pelo n. maxilar para serem distribuídas por seus ramos que estão localizados na cavidade nasal, cavidade oral e faringe (p. ex., nasopalatino, palatino maior) As fibras inervam: • Glândulas nasais • Glândulas palatinas • Glândulas faríngeas • Glândulas dos seios paranasais
	Gânglio submandibular	Coleção de corpos de células nervosas situada na cavidade oral Suspenso do n. lingual na margem posterior do m. milo-hióideo imediatamente superior à porção profunda da glândula submandibular	Fibras pós-ganglionares parassimpáticas originam-se no gânglio submandibular e são distribuídas para: • Glândula submandibular • Glândula sublingual

386 NETTER ATLAS DE ANATOMIA DA CABEÇA E PESCOÇO

GLÂNDULAS SALIVARES • *Vias Autônomas para as Glândulas Salivares*

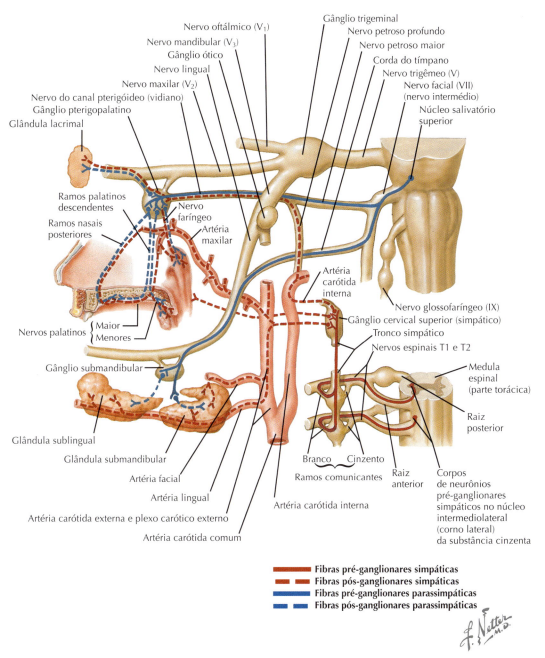

Figura 13-34

CORRELAÇÕES CLÍNICAS • *Gengivite*

- *Gengivite:* inflamação da gengiva que ocorre quando há acúmulo de bactérias entre os dentes e a gengiva
- Além da inflamação, as gengivas podem apresentar-se irritadas e sangrantes
- Quando ocorre a formação de biofilme (placas compostas por bactérias, resíduos alimentares e saliva), pode haver formação de cálculo dental (tártaro), se não forem removidos
- O biofilme e o cálculo podem provocar irritação à gengiva, e as bactérias (com suas toxinas) irritam-na ainda mais levando ao sangramento e edema
- Se a gengivite não for tratada, pode progredir para doenças gengivais mais graves, como a periodontite
- A gengivite de longa duração não tratada pode gerar lesão óssea e perda dos dentes
- Os fatores de risco para gengivite incluem higiene oral inadequada, gestação, diabetes, doenças e infecção pelo vírus da imunodeficiência humana (HIV)

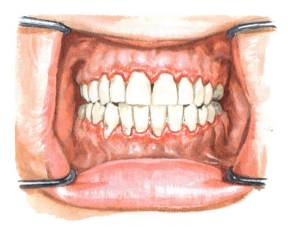

Gengivite marginal

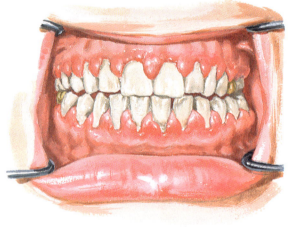

Gengivite hipertrófica

Figura 13-35

CORRELAÇÕES CLÍNICAS • *Cárie Dental*

- *A cárie dental* (deterioração do dente), levando à formação de "cavidades", é causada por bactérias presentes na cavidade oral
- As bactérias convertem alimentos em ácidos e ajudam a formar o biofilme (placas formadas por bactérias, resíduos alimentares e saliva), que fica depositado nos dentes
- O biofilme que não é removido do dente pode mineralizar e formar cálculo
- O biofilme é mais proeminente nos dentes de difícil alcance, como os molares
- Os ácidos formados no biofilme começam a causar a erosão do esmalte na superfície do dente, formando uma "cavidade"
- Se não for tratada, a cavidade aumenta, causando dor quando os nervos e vasos sanguíneos do dente afetado se tornam irritados
- O consumo de alimentos ricos em açúcar e amido aumenta o risco de cáries dentais
- As lesões de cárie podem ser detectadas em exames dentais de rotina
- O dano associado à carie dental não pode ser reparado pelo dente afetado, que deve ser restaurado
- O flúor é utilizado para reduzir o risco de cárie, pela inibição da desmineralização e promoção da remineralização da estrutura do dente
- A saliva ajuda a promover o processo de remineralização; medicamentos que diminuem o fluxo salivar (como os anticolinérgicos) promovem a cárie

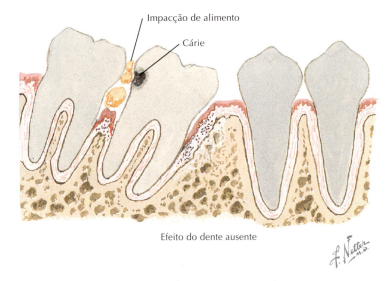

Efeito do dente ausente

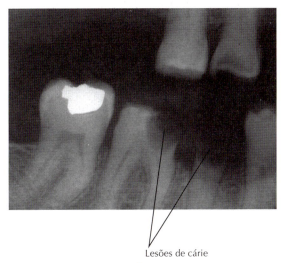

Lesões de cárie

Figura 13-36

13 CORRELAÇÕES CLÍNICAS • *Toro*

- *Toro*: saliência óssea não patológica que ocorre na cavidade oral
- A presença de um toro não impede a alimentação ou a comunicação verbal, mas pode causar dificuldade na utilização de próteses dentais, como uma dentadura
- 2 tipos:
  - Palatino – protuberância óssea na linha mediana do palato duro
  - Mandibular – protuberância óssea que ocorre na face lingual da mandíbula
- O toro não necessita de tratamento a menos que interfira na função normal ou na colocação de aparelhos e/ou próteses dentais

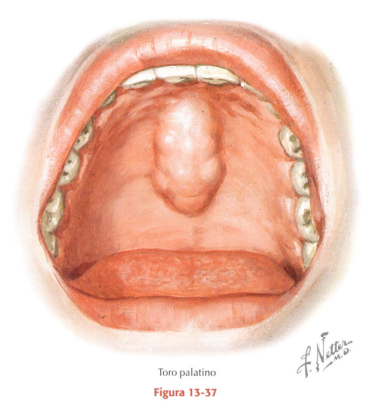

Toro palatino

Figura 13-37

CORRELAÇÕES CLÍNICAS • *Mucocele* **13**

- *Mucocele:* cisto mucoso resultante da obstrução dos ductos de glândulas salivares menores (esta lesão também pode estar associada ao bloqueio de glândulas salivares maiores)
- Frequentemente causadas por trauma ao sistema de ductos
- Geralmente localizada na face posterior do lábio
- Estas lesões contêm mucina e tecido de granulação
- As mucoceles persistentes geralmente são excisadas

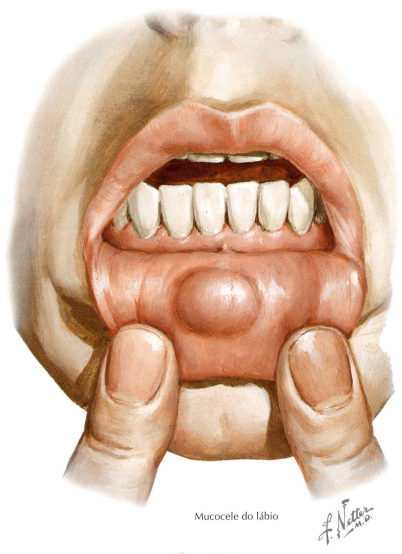

Mucocele do lábio

Figura 13-38

CAVIDADE ORAL **391**

CORRELAÇÕES CLÍNICAS • *Herpes Simples*

- O *herpes simples* é a causa mais comum de estomatite viral
- Causado pela exposição ao vírus do herpes simples tipo 1 (HSV-1)
- O HSV-1 geralmente afeta regiões acima da cintura, causando herpes labial
- A maioria das pessoas afetadas adquire a infecção na infância
- Durante a infecção primária pelo HSV-1, diversas vesículas aparecem nos lábios, gengiva, palato duro e língua
- Essas vesículas se rompem, produzindo úlceras que cicatrizam em 7 a 10 dias
- Após a exposição inicial, o vírus é conduzido por via retrógrada ao gânglio trigeminal, onde permanece inativo e não se replica
- Os episódios podem recorrer
- Alguns desencadeadores das recorrências:
  - Estresse
  - Febre
  - Ansiedade
  - Exposição ao sol
  - Supressão do sistema imunológico
- A infecção pode se disseminar por contato com lábios infectados
- A administração sistêmica de agentes antivirais, como o aciclovir, diminui a duração dos episódios recorrentes

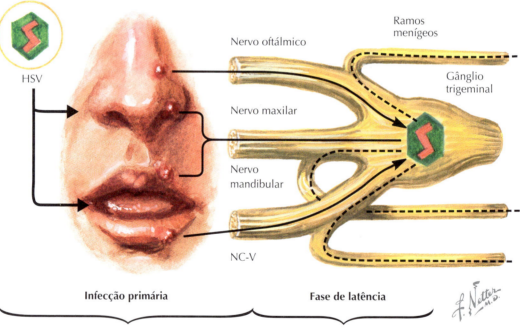

Infecção primária
O vírus entra através das superfícies cutâneas ou mucosas para infectar terminações nervosas sensitivas ou autônomas, e ser conduzido aos corpos celulares nos gânglios

Fase de latência
O vírus replica-se no gânglio antes de estabelecer-se a fase de latência

Figura 13-39

CORRELAÇÕES CLÍNICAS • *Tonsilite (Amidalite)* 13

- *Tonsilite:* inflamação das tonsilas, os nódulos linfáticos localizados na cavidade oral e faringe
- Existem 3 grupos de tonsilas:
    - Faríngea (adenoide)
    - Palatina (entre os arcos palatoglosso e palatofaríngeo)
    - Lingual (no 1/3 posterior da língua)
- Os 3 grupos de tonsilas formam o anel linfático da faringe (de Waldeyer)
- Sintomas da tonsilite (amidalite):
    - Dor na parte oral da faringe
    - Disfagia
    - Febre
    - Cefaleia
- A tonsilite geralmente é causada por vírus ou bactéria
- Quando causada por infecção bacteriana, pode ser tratada com antibióticos
- Se necessária, uma tonsilectomia é realizada para a remoção das tonsilas. As tonsilas palatinas são removidas em uma tonsilectomia (apesar das tonsilas faríngeas também poderem ser removidas ao mesmo tempo, especialmente se estiverem obstruindo a respiração nasal)

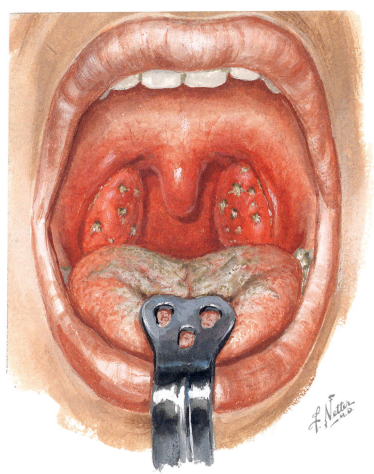

Tonsilite folicular aguda

Figura 13-40

CAVIDADE ORAL **393**

CORRELAÇÕES CLÍNICAS • *Sialolitíase*

- A *sialolitíase* é uma patologia em que há formação de sialólitos (cálculos ou pedras) nas glândulas salivares ou em seus ductos
- Mais de 80% dos sialólitos têm origem na glândula submandibular
- Mais comum em homens do que em mulheres
- Formam-se cálculos salivares com maior facilidade quando há redução do fluxo salivar
- Certos medicamentos, como os anticolinérgicos, diminuem o fluxo salivar e o paciente apresenta maior propensão à formar sialólitos
- O tratamento inclui métodos conservadores, como hidratação e aplicação de compressas mornas, e outros mais específicos, que variam desde o uso de antibióticos até intervenções cirúrgicas
- Outros tratamentos incluem litotripsia por ondas de choque e litotripsia intracorpórea endoscópica a *laser* com o objetivo de fragmentar o sialólito em pequenas partes que possam ser eliminadas

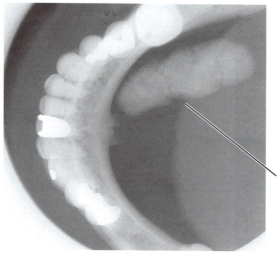

Sialolito de glândula sublingual

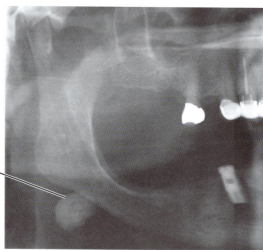

Sialolito de glândula submandibular

Figura 13-41

CORRELAÇÕES CLÍNICAS 13

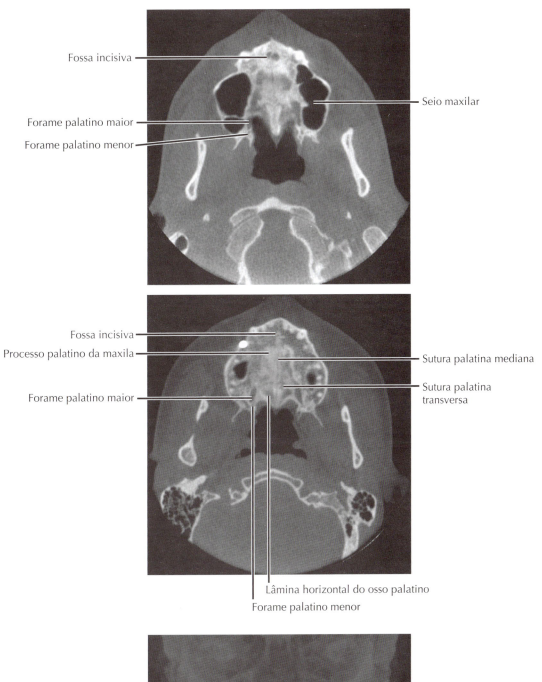

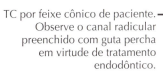

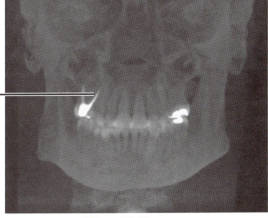

Figura 13-42

CAVIDADE ORAL **395**

Procedimentos Odontológicos e Achados Radiográficos

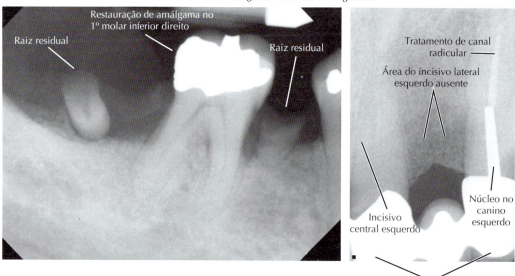

Radiografias panorâmicas

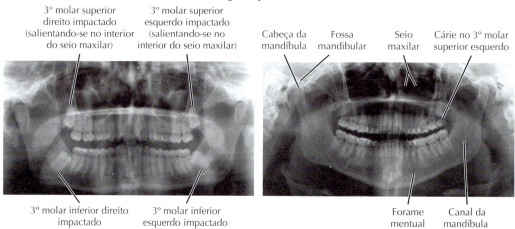

Radiografias Periapicais Superiores e Inferiores

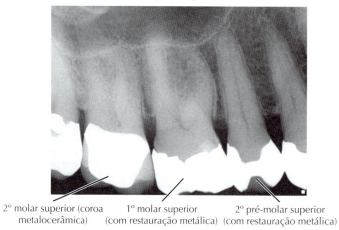

Figura 13-43

Radiografias Periapicais Superiores e Inferiores

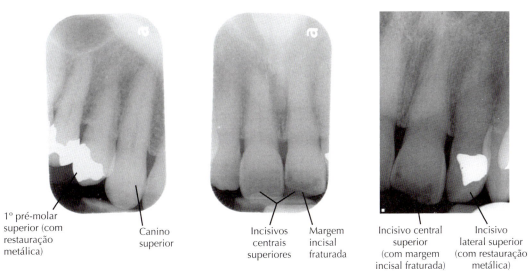
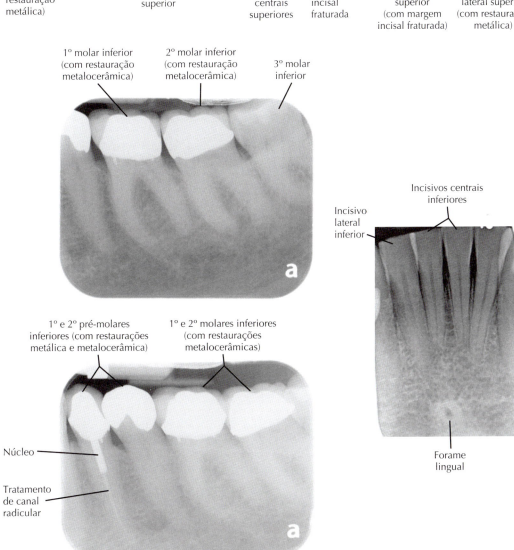

Figura 13-44

CAPÍTULO 14
LÍNGUA

Aspectos Gerais e Anatomia Topográfica	**400**
Anatomia Básica	**402**
Músculos	**406**
Inervação	**410**
Vascularização	**416**
Correlações Clínicas	**420**

- *Língua*: órgão muscular situado na cavidade oral, dividido em 2 partes pelo sulco terminal:
  - Parte pré-sulcal, porção oral móvel
  - Parte pós-sulcal, porção faríngea fixa
- O sulco terminal da língua, uma depressão em formato de V situada imediatamente posterior às papilas circunvaladas, separa a parte oral da parte faríngea da língua
- O forame cego da língua, que representa o local do desenvolvimento inicial da glândula tireoide, está localizado no vértice do V
- O septo da língua, fibroso e mediano, divide a língua em metades direita e esquerda

FUNÇÕES
- Mastigação
- Gustação
- Fala (som articulado)
- Deglutição

ASPECTO
- A língua normalmente é rosada e coberta por pequenas e numerosas projeções denominadas papilas linguais
- Alterações na cor ou textura podem refletir problemas de saúde:
  - Leucoplasia
  - Carcinoma de células escamosas
  - Deficiências nutricionais
- Um aspecto atípico da língua pode representar uma condição benigna inofensiva:
  - Língua fissurada
  - Língua negra pilosa
  - Língua geográfica

TIPOS DE MÚSCULOS
- *Extrínsecos* – músculos que movimentam a língua na cavidade oral
- *Intrínsecos* – músculos que alteram o formato a língua

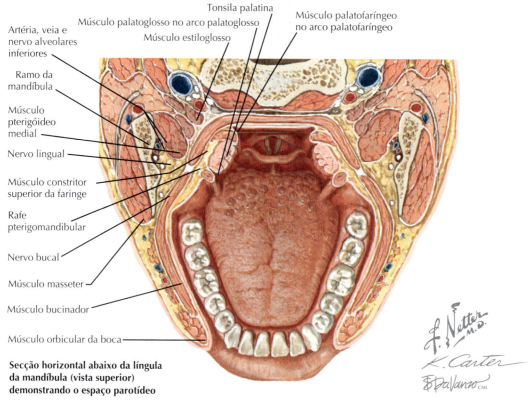

Secção horizontal abaixo da língula da mandíbula (vista superior) demonstrando o espaço parotídeo

Figura 14-1

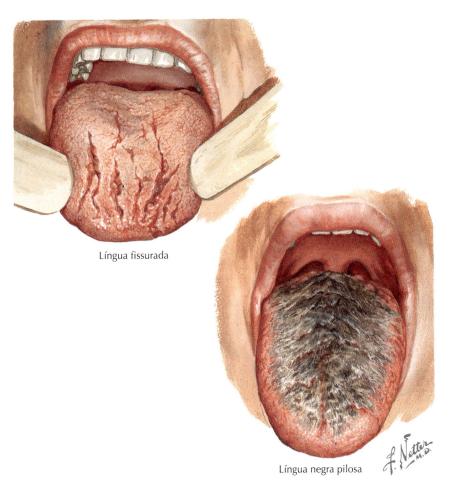

Língua fissurada

Língua negra pilosa

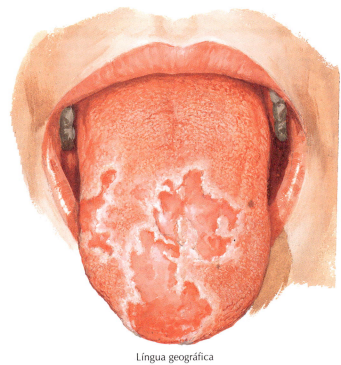

Língua geográfica

Figura 14-2

ANATOMIA BÁSICA • Dorso da Língua

PARTE PRÉ-SULCAL (ORAL)
• A parte pré-sulcal da língua também é conhecida como parte oral e corresponde aos 2/3 anteriores da língua
• Desenvolve-se a partir das 2 saliências linguais laterais e do tubérculo ímpar, originados do 1° arco faríngeo – portanto, a túnica mucosa é inervada pelo nervo do 1° arco, o trigêmeo (n. lingual)
• Possui dorso e face inferior

Dorso
• A túnica mucosa é composta de epitélio estratificado pavimentoso (escamoso) queratinizado
• Limitado posteriormente pelo sulco terminal da língua

Estruturas	Comentários
Sulco mediano da língua	Sulco sagital situado na linha mediana Indica a localização do septo da língua que a divide em metades direita e esquerda O septo é mais espesso em sua porção posterior do que na anterior
Papilas linguais – existem 4 tipos no dorso da língua: • Filiformes – não possuem calículos gustatórios São as mais numerosas Contêm muita queratina no epitélio • Fungiformes – contêm calículos gustatórios inervados por fibras do nervo facial (ramo corda do tímpano) Dispersas por toda a parte pré-sulcal do dorso da língua Não possuem queratina no epitélio • Folhadas – contêm calículos gustatórios inervados por fibras do nervo facial (ramo corda do tímpano) 4 a 5 pregas localizadas nas margens da língua, imediatamente anterior ao arco palatoglosso Não possuem queratina no epitélio • Circunvaladas – contêm calículos gustatórios inervados por fibras do nervo glossofaríngeo Geralmente possuem epitélio não queratinizado Alinhadas em posição imediatamente anterior ao sulco terminal	Papilas são elevações que aumentam a área de superfície 5 tipos básicos de gosto são discriminados pelos calículos gustatórios: • *Amargo* • *Salgado* • *Doce* • *Ácido* • *Umami*
Glândulas	Existem numerosas glândulas serosas e mucosas no dorso da língua

NETTER ATLAS DE ANATOMIA DA CABEÇA E PESCOÇO

ANATOMIA BÁSICA • *Dorso da Língua* 14

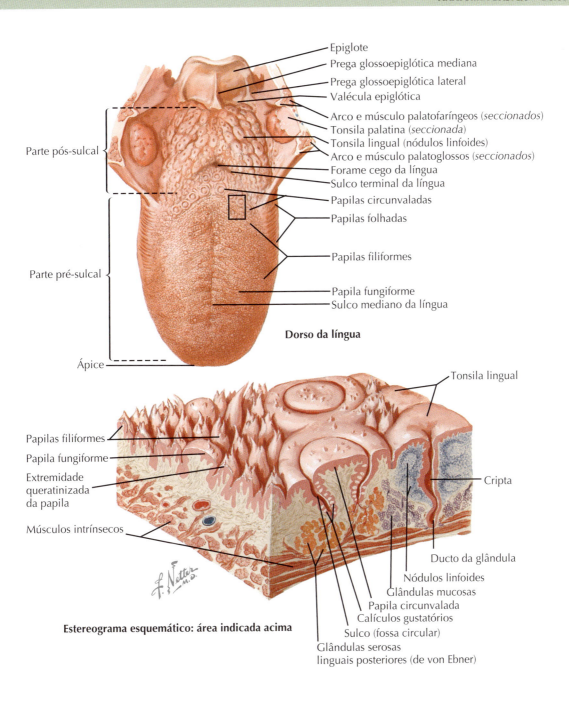

Dorso da língua

Estereograma esquemático: área indicada acima

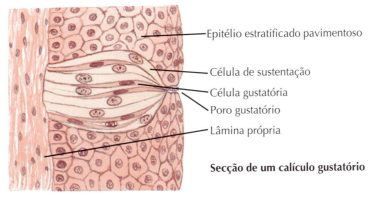

Secção de um calículo gustatório

Figura 14-3

LÍNGUA **403**

Face inferior	
• A túnica mucosa é composta de epitélio estratificado pavimentoso (escamoso) não queratinizado	
Estruturas	**Comentários**
Frênulo da língua	Prega mediana da mucosa Conecta a face inferior da língua ao soalho da cavidade oral
Carúncula sublingual	Saliência situada em ambos os lados do frênulo da língua – na raiz da língua Correspondem ao local de drenagem de saliva das glândulas submandibulares para a cavidade oral Contínuas com as pregas sublinguais que se sobrepõem às glândulas sublinguais no soalho da cavidade oral
Prega franjada	Prega fimbriada par Lateral ao frênulo da língua
Veias profundas da língua	Podem ser observadas por transparência na mucosa, entre as pregas franjadas e o frênulo da língua

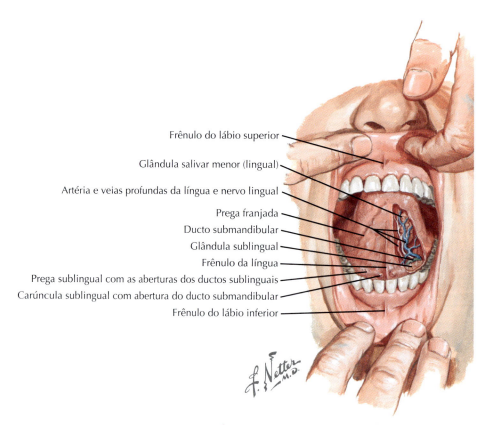

Figura 14-4

ANATOMIA BÁSICA • Partes da Língua

PARTE PÓS-SULCAL (FARÍNGEA)
• A parte pós-sulcal da língua também é conhecida como parte faríngea e corresponde ao 1/3 posterior da língua
• Desenvolve-se a partir da eminência hipofaríngea (hipobranquial) do 3º arco faríngeo – portanto, a túnica mucosa é inervada pelo nervo do 3º arco (n. glossofaríngeo)
• A área imediatamente posterior aos arcos palatoglossos (também chamados de pilares anteriores das fauces) é a parte oral da faringe
• Possui somente uma superfície, o dorso

Superfície do Dorso
• A túnica mucosa é composta de epitélio estratificado pavimentoso (escamoso) não queratinizado

Estruturas	Comentários
Tonsilas linguais	Grandes nódulos de tecido linfático
	Recobrem a superfície faríngea da língua
Pregas glossoepiglóticas	A túnica mucosa com epitélio estratificado pavimentoso (escamoso) não queratinizado que se reflete da parte pós-sulcal da língua e parede lateral da faringe sobre a face anterior da epiglote forma:
	• 1 prega glossoepiglótica mediana
	• 2 pregas glossoepiglóticas laterais
	A prega glossoepiglótica mediana é limitada a cada lado por uma:
	• Valécula epiglótica
	Conectam a porção posterior da parte pós-sulcal da língua à epiglote da laringe

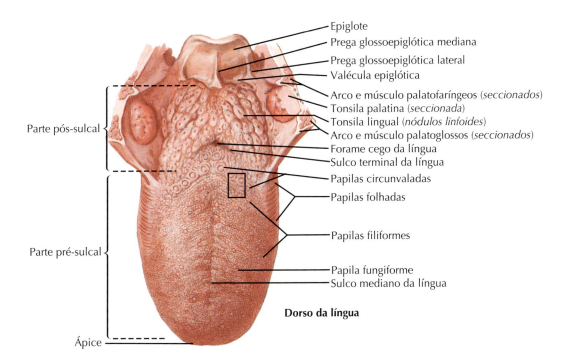

Dorso da língua

LÍNGUA 405

MÚSCULOS • *Músculos Extrínsecos da Língua*

Músculo	Origem	Inserção	Ações	Nervo	Comentários
Genioglosso	Espinha geniana superior da mandíbula	Fibras superiores dispostas em leque no interior da face inferior da língua e entrecruzadas com os músculos intrínsecos Fibras médias dispostas em leque no sentido posterior para se fixarem na parte posterior da língua Fibras inferiores inserem-se no corpo do osso hioide por meio de uma aponeurose	Protração da língua *Bilateralmente* - os 2 músculos abaixam a parte central da língua, tornando o dorso côncavo *Unilateralmente* - desvia a língua para o lado oposto	N. hipoglosso	A artéria lingual estende-se por entre os músculos genioglosso e hioglosso
Hioglosso	Cornos maior e face anterior do corpo do osso hioide	Margem da língua entre os músculos estiloglosso e longitudinal inferior	Abaixamento		O nervo lingual, o nervo hipoglosso e o ducto submandibular estendem-se sobre a face lateral do músculo hioglosso Alguns autores descrevem o condroglosso como um músculo distinto e outros como parte do m. hioglosso
Estiloglosso	Face anterolateral próximo do ápice do processo estiloide Stylomandibular ligament	A parte longitudinal insere-se na porção dorsolateral da língua onde se entrecruza com o m. longitudinal inferior A parte oblíqua insere-se na porção dorsolateral da língua onde se entrecruza com o m. hioglosso	Retração Elevação		O menor dos músculos extrínsecos da língua
Palatoglosso	Aponeurose palatina (face oral)	Margem da língua, onde suas fibras se entrecruzam com as do m. transverso e algumas ao longo do dorso da língua	Elevação da raiz da língua Estreitamento do istmo das fauces para a deglutição	Plexo faríngeo (sua porção motora é formada pelo ramo faríngeo do nervo vago)	Classificado como um músculo extrínseco da língua ou um músculo do palato mole

MÚSCULOS • *Músculos Extrínsecos da Língua*

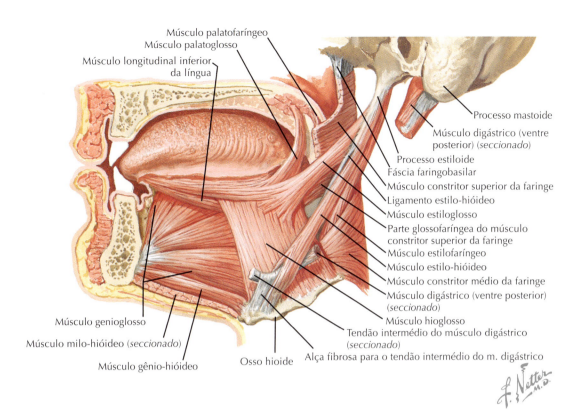

Figura 14-5

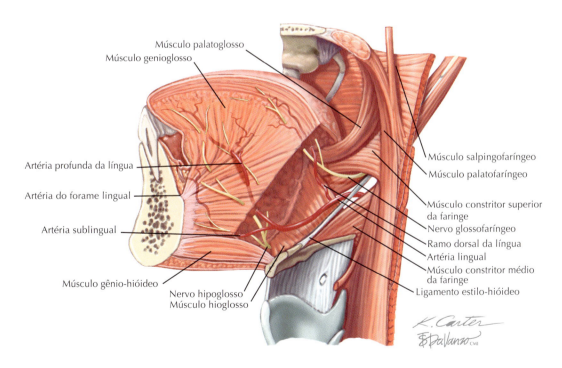

Figura 14-6

LÍNGUA **407**

MÚSCULOS • Músculos Intrísecos da Língua

Músculo	Origem	Inserção	Ações	Nervo	Comentários
Longitudinal superior	Septo da língua Túnica submucosa próxima à epiglote	Margens da língua	Encurta a língua. Curva o ápice e as margens da língua *para cima*, tornando o dorso *côncavo*	Nervo hipoglosso	Localizado profundamente à túnica mucosa do dorso da língua
Longitudinal inferior	Raiz da língua Corpo do osso hioide	Ápice da língua	Encurta a língua Curva o ápice da língua *para baixo*, tornando o dorso *convexo*		Estende-se por todo o comprimento da língua por entre os músculos hioglosso e genioglosso
Transverso da língua	Septo da língua	Tecido fibroso na túnica submucosa das margens da língua Algumas fibras entrecruzam-se com o m. palatoglosso	Estreita e alonga a língua		Estende-se por toda a largura da língua
Vertical da língua	Túnica submucosa do dorso da língua	Túnica submucosa da face inferior da língua	Alarga e achata a língua		Estende-se do dorso para a face inferior da língua

MÚSCULOS • Músculos Intrísecos da Língua

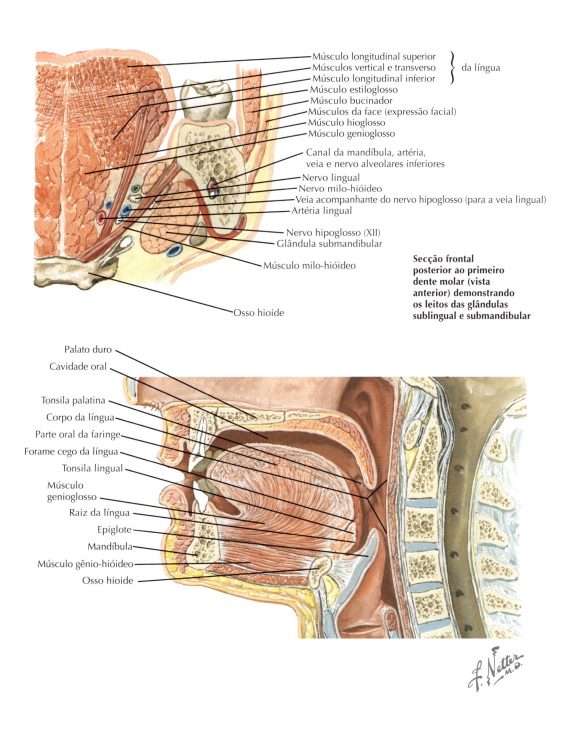

Figura 14-7

LÍNGUA 409

INERVAÇÃO • Inervação Sensitiva

TIPOS DE INERVAÇÃO SENSITIVA		
Tipo	Função	Nervos
Aferências somáticas gerais (ASG)	Dor, temperatura e tato discriminativo	Trigêmeo (via n. lingual), glossofaríngeo e vago (via ramo interno do n. laríngeo superior), para inervar o epitélio e a mucosa
Aferências viscerais especiais (AVE)	Gustação	Facial (via corda do tímpano), glossofaríngeo e vago (via ramo interno do n. laríngeo superior), para a inervação dos calículos gustatórios

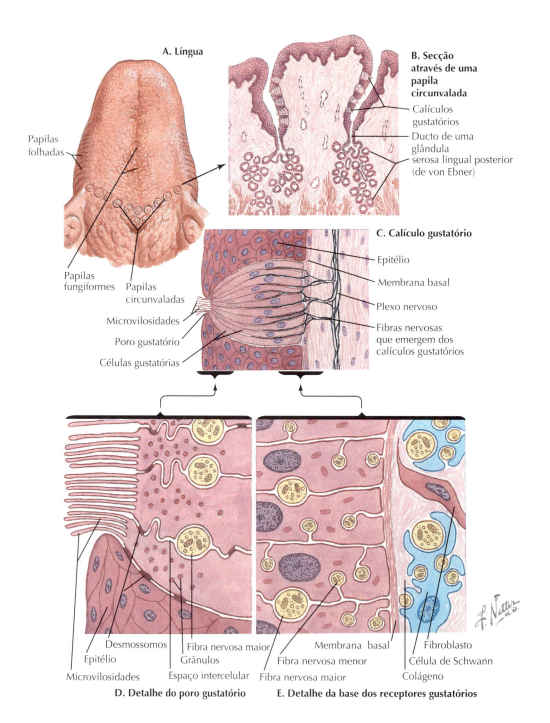

Figura 14-8

INERVAÇÃO • Inervação Sensitiva

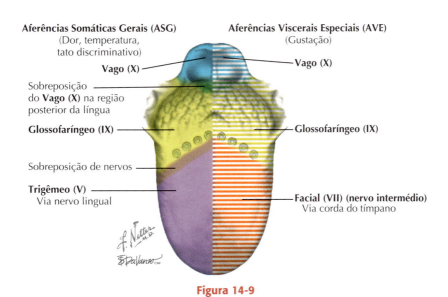

Figura 14-9

\multicolumn{3}{	c	}{INERVAÇÃO SENSITIVA GERAL (AFERÊNCIAS SOMÁTICAS GERAIS)}
Nervo	**Origem**	**Trajeto**
Lingual	Nervo mandibular, divisão do nervo trigêmeo	Estende-se em posição inferior ao músculo pterigóideo lateral e anteromedial ao nervo alveolar inferior dentro da fossa infratemporal O ramo corda do tímpano do nervo facial une-se à sua parte posterior O nervo lingual passa entre o músculo pterigóideo medial e o ramo da mandíbula para entrar obliquamente na cavidade oral limitado pelo músculo constritor superior da faringe, músculo pterigóideo medial e mandíbula Entra na cavidade oral no nível da tuberosidade lingual* da mandíbula O gânglio submandibular fica suspenso pelo nervo lingual na margem posterior do músculo hioglosso Prossegue em sentido anterior e estende-se sobre a face lateral do hioglosso Passa inferiormente ao ducto submandibular, no sentido lateromedial, para chegar à túnica mucosa da língua Emite fibras aferentes somáticas gerais (ASG) ao epitélio e às papilas dos dois terços anteriores da língua (ápice e parte do corpo da língua), à túnica mucosa do soalho da cavidade oral à gengiva lingual dos dentes inferiores
Glossofaríngeo	Emerge do bulbo (medula oblonga) como nervo craniano	Atravessa o forame jugular com os nervos vago e acessório No forame jugular, passa entre a artéria carótida interna e a veia jugular interna Continua inferiormente e segue posterior ao músculo estilofaríngeo Estende-se em sentido anterior com o músculo estilofaríngeo e segue entre os músculos constritores superior e médio da faringe para alcançar as tonsilas palatinas Emite pequenos ramos linguais com fibras aferentes somáticas gerais (ASG) para a túnica mucosa do terço posterior da língua e também para as fauces
Ramo interno do n. laríngeo superior	Nervo laríngeo superior, ramo do nervo vago	O nervo vago emerge do bulbo (medula oblonga) e atravessa o forame jugular com os nervos glossofaríngeo e acessório Dentro do forame jugular, passa entre a artéria carótida interna e a veia jugular interna Vários ramos originam-se do nervo vago no pescoço, inclusive o nervo laríngeo superior, que se estende inferiormente em posição posterior à carótida interna, junto à parede lateral da faringe, e divide-se em ramos interno e externo O ramo interno estende-se inferiormente até a laringe e perfura a membrana tíreo-hióidea com os vasos laríngeos superiores Distribui fibras aferentes somáticas gerais (ASG) à raiz da língua na região epiglótica e à túnica mucosa da laringe até as pregas vestibulares

*Nota da Revisão Científica: A tuberosidade lingual, apesar de não constar na terminologia anatômica oficial, é o equivalente anatômico do túber da maxila. Representada por uma saliência óssea entre o corpo e ramo da mandíbula, medialmente ao trígono retromolar, é um importante local de crescimento para que o arco mandibular possa alojar os dentes molares permanentes.

INERVAÇÃO • *Inervação Sensitiva*

INERVAÇÃO SENSITIVA ESPECIAL (AFERÊNCIAS VISCERAIS ESPECIAIS)		
Nervo	**Origem**	**Trajeto**
Corda do tímpano	Nervo facial na cavidade timpânica	Contém fibras pré-ganglionares parassimpáticas para o gânglio submandibular e fibras gustatórias para os dois terços anteriores da língua
		Estende-se anteriormente para entrar na cavidade timpânica e segue adjacente à membrana timpânica e ao martelo até emergir pela fissura petrotimpânica
		Une-se à face posterior do nervo lingual
		O nervo lingual distribui-se para os dois terços anteriores da língua e as fibras AVE da corda do tímpano estendem-se até os calículos gustatórios nesta região
Glossofaríngeo	Emerge como nervo craniano do bulbo (medula oblonga)	Atravessa o forame jugular com os nervos vago e acessório
		Dentro do forame, passa entre a artéria carótida interna e a veia jugular interna
		Continua inferiormente e segue em posição posterior ao músculo estilofaríngeo
		Estende-se em sentido anterior com o estilofaríngeo e segue entre os músculos constritores superior e médio da faringe, para então estar próximo às tonsilas palatinas
		Emite pequenos ramos linguais que contêm fibras AVE para os calículos gustatórios na túnica mucosa do terço posterior da língua e papilas circunvaladas
Ramo interno do n. laríngeo superior	Nervo laríngeo superior, ramo do nervo vago	O nervo vago emerge do bulbo (medula oblonga) e atravessa o forame jugular com os nervos glossofaríngeo e acessório
		Dentro do forame, passa entre a artéria carótida interna e a v. jugular interna
		Vários ramos do nervo vago originam-se no pescoço, incluindo o nervo laríngeo superior, que se estende inferiormente em posição posterior à artéria carótida interna, ao lado da faringe, e divide-se em ramos interno e externo
		O ramo interno estende-se inferiormente até a laringe e perfura a membrana tíreo-hióidea com os vasos laríngeos superiores
		Emite fibras AVE para os calículos gustatórios distribuídos na raiz da língua, na região epiglótica

INERVAÇÃO • *Inervação Sensitiva* 14

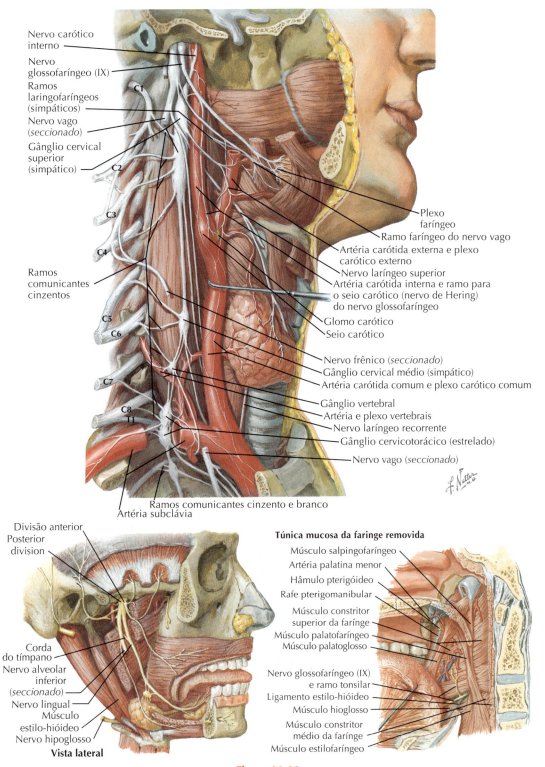

Figura 14-10

LÍNGUA **413**

INERVAÇÃO • Inervação Motora

Nervo	Origem	Trajeto
Hipoglosso	Origina-se por uma série de radículas no bulbo (medula oblonga) e atravessa o canal do nervo hipoglosso	Estende-se em sentido inferior e está localizado entre a artéria carótida interna e a veia jugular interna Continua em sentido anterior à medida que contorna a artéria occipital Passa superficialmente à artéria carótida externa e à alça da artéria lingual em seu trajeto anterior Estende-se em posição profunda ao ventre posterior do músculo digástrico e ao músculo estilo-hióideo e mantém-se superficial ao músculo hioglosso com a veia acompanhante do nevo hipoglosso Passa profundamente ao músculo milo-hióideo e continua seu trajeto anterior no músculo genioglosso Ramos linguais (musculares) inervam: • Todos os músculos intrínsecos da língua • M. hioglosso • M. estiloglosso • M. genioglosso
Plexo faríngeo	A parte motora do plexo faríngeo é formada pelo ramo faríngeo do nervo vago	• O ramo faríngeo tem origem na parte superior do gânglio inferior do nervo vago • Estende-se pela margem superior do músculo constritor médio da faringe, onde forma o plexo faríngeo • Os ramos motores do plexo distribuem-se para os músculos da faringe e do palato mole (com exceção do músculo tensor do véu palatino) Na língua, inerva: • M. palatoglosso

INERVAÇÃO • *Inervação Motora*

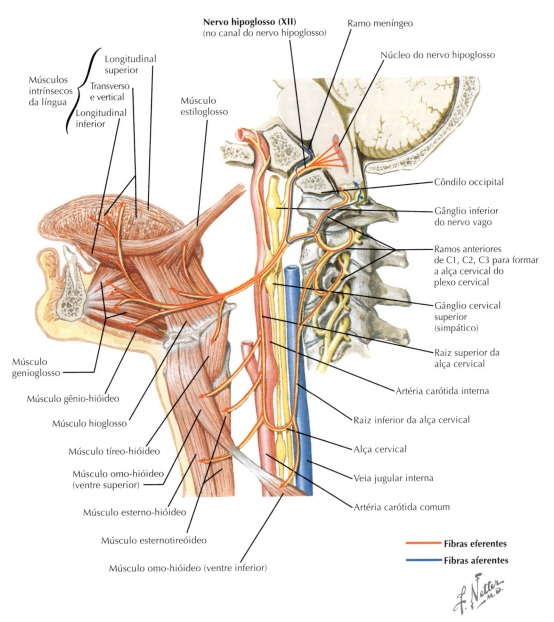

Figura 14-11

LÍNGUA 415

VASCULARIZAÇÃO • *Irrigação*

Artéria	Origem	Trajeto
Lingual	Artéria carótida externa no interior do trígono carótico	Estende-se em sentido superomedial (oblíquo) em direção ao corno maior do osso hioide e forma uma alça ao cursar no sentido anteroinferior em posição superficial ao músculo constritor médio da faringe
		Ao formar a alça, a artéria é cruzada superficialmente pelo nervo hipoglosso
		Apresenta trajeto profundo ao ventre posterior do músculo digástrico e ao músculo estilo-hióideo à medida que prossegue anteriormente, onde emite o ramo supra-hióideo que segue pela margem superior do osso hioide, para irrigar os músculos da região
		A artéria lingual passa profundamente ao músculo hioglosso e estende-se em sentido anterior por entre ele e o músculo genioglosso
		Depois de passar profundamente ao músculo hioglosso, emite 2 ou 3 pequenos ramos dorsais da língua na margem posterior deste músculo
		A artéria lingual continua anteriormente e emite o ramo sublingual na margem anterior do hioglosso
		A artéria profunda da língua, o ramo terminal ou a continuação da artéria lingual logo que artéria sublingual tenha sido originada, segue superiormente até a face inferior da língua
Ramos dorsais da língua	A. lingual	Depois de passar profundamente ao músculo hioglosso, a artéria lingual emite 2 ou 3 pequenos ramos dorsais da língua na margem posterior deste músculo; eles
		prosseguem em sentido superior ao terço posterior do dorso da língua e promovem a irrigação da túnica mucosa nesta região, do arco palatoglosso, da tonsila palatina, da epiglote e do palato mole circunjacente
Profunda da língua		A artéria profunda da língua, o ramo terminal ou a continuação da artéria lingual logo que artéria sublingual tenha sido originada, segue superiormente até a face inferior da língua
		Situada entre o músculo longitudinal inferior e a túnica mucosa, a artéria profunda da língua é acompanhada por ramos do nervo lingual e anastomosa-se com a artéria profunda contralateral
Sublingual		A artéria sublingual origina-se no nível da margem anterior do músculo hioglosso
		A artéria sublingual passa anteriormente entre os músculos genioglosso e milo-hióideo em direção à glândula sublingual,
		promovendo sua irrigação e também dos músculos e da mucosa da região
		Normalmente emite 2 ramos importantes:
		• Ramo que perfura o músculo milo-hióideo para fazer anastomose com a artéria submentual
		• Ramo que passa profundamente à gengiva para fazer anastomose com o ramo contralateral
		• Em geral, 1 ramo (embora possa haver vários) se origina nessa anastomose e entra por um pequeno forame lingual mediano situado superiormente às espinhas genianas
Submentual	Ramo da a. facial (da a. carótida externa)	Originada na glândula submandibular, estende-se em sentido anterior, superficialmente ao músculo milo-hióideo
		Anastomosa-se com um ramo da artéria sublingual (da a. lingual) para ajudar a irrigar a língua
Ramo tonsilar		Ascende junto à face lateral da faringe, na qual penetra para irrigar o músculo constritor superior da faringe, até alcançar a tonsila palatina e a raiz da língua
Faríngea ascendente	A. carótida externa	O menor ramo da artéria carótida externa
		Ascende entre a face lateral da faringe e a artéria carótida interna
		Possui ramos para a tonsila palatina que se anastomosam com o ramo tonsilar da artéria facial e com os ramos dorsais da língua em sua raiz

VASCULARIZAÇÃO • *Irrigação*

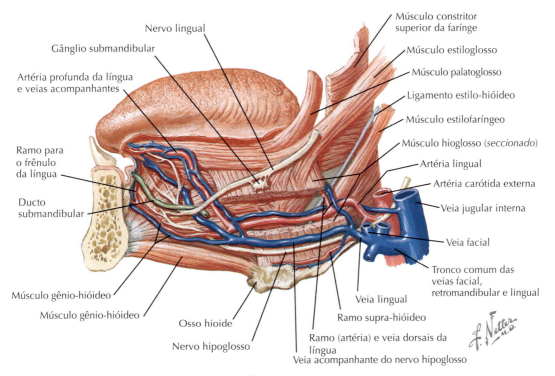

Figura 14-12

LÍNGUA

14 VASCULARIZAÇÃO • *Irrigação*

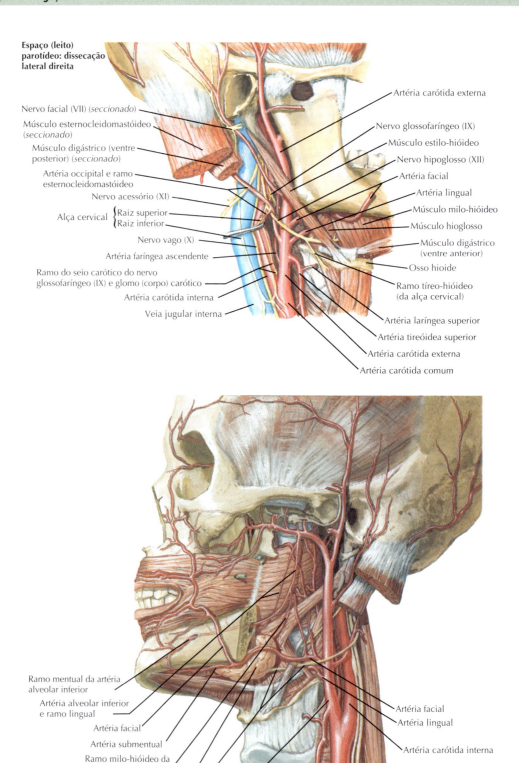

Figura 14-13

418 NETTER ATLAS DE ANATOMIA DA CABEÇA E PESCOÇO

VASCULARIZAÇÃO • Drenagem Venosa

Veia	Trajeto
Lingual	Recebe como tributárias as veias profundas da língua na face inferior, e veias dorsais da língua do dorso
	Passa com a artéria lingual, profundamente ao músculo hioglosso e termina na veia jugular interna
	A veia acompanhante do nervo hipoglosso inicia-se no ápice da língua e pode tanto se unir à veia lingual ou acompanhar o nervo hipoglosso e entrar na veia facial comum, que termina na veia jugular interna
Submentual	Anastomosa-se com tributárias da veia lingual
	Acompanha a artéria submentual sobre a face superficial do músculo milo-hióideo e termina na veia facial

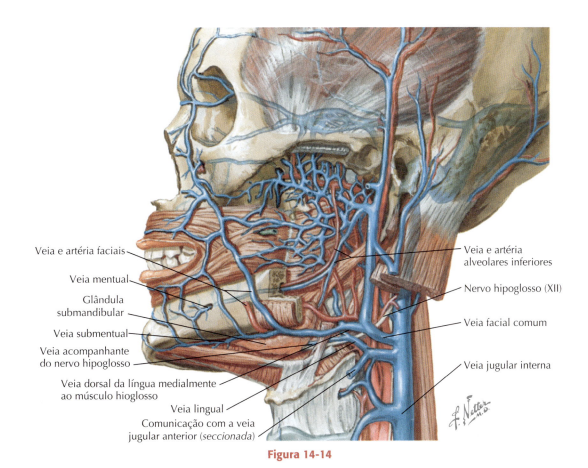

Figura 14-14

LÍNGUA

CORRELAÇÕES CLÍNICAS • *Anquiloglossia*

- *Anquiloglossia:* condição em que o frênulo da língua fica restrito devido um aumento no tecido, o que reduz a mobilidade da língua
- Também conhecida como "língua presa"

APRESENTAÇÕES
- A língua pode ser incapaz de protrair além dos incisivos
- A língua pode ser incapaz de tocar o palato
- A língua pode apresentar um entalhe formato em V em seu ápice ou pode parecer bilobada à protração

COMPLICAÇÕES
- Causa aos lactentes problemas na amamentação
- Caso a língua não consiga remover resíduos alimentares da cavidade oral, pode ocorrer cárie, doença periodontal e halitose
- Se a condição for grave, pode causar transtornos na fala

TRATAMENTO
- Quando necessário, pode ser realizada uma redução do frênulo da língua (frenulectomia)

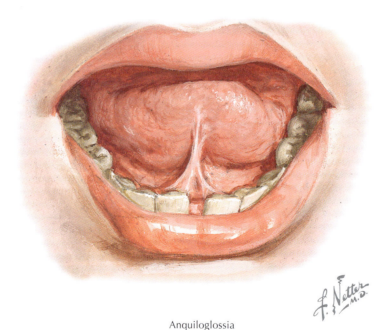

Anquiloglossia

Figura 14-15

CORRELAÇÕES CLÍNICAS • Paralisia do Nervo Hipoglosso

- *Lesões do nervo hipoglosso* paralisam 1 lado da língua
- Em protração, a língua desvia-se ipso (mesmo lado) ou contralateralmente, dependendo do local da lesão

LESÃO DO NEURÔNIO MOTOR INFERIOR

- Lesões do nervo hipoglosso causam paralisia ipsolateral:
  - A língua em protração desvia-se para o lado paralisado (os músculos paralisados são incapazes de se contrair, causando o desvio da extremidade)
  - A musculatura atrofia-se no lado paralisado
  - Ocorrem fasciculações da língua no lado paralisado
  Exemplo: Em decorrência de um ferimento no pescoço que corte o nervo hipoglosso direito, a língua em protração se desviará para a direita e sua metade direita sofrerá atrofia e fasciculações

LESÃO DO NEURÔNIO MOTOR SUPERIOR

- Causa paralisia contralateral:
  - A língua desvia-se para o lado *oposto* ao da lesão
  - A musculatura se atrofiará no lado *oposto* ao da lesão
  Exemplo: Depois de um AVE no lado direito do cérebro, o que afeta os neurônios motores superiores direitos, a língua desvia-se para a esquerda durante a protração e sua metade esquerda sofrerá atrofia

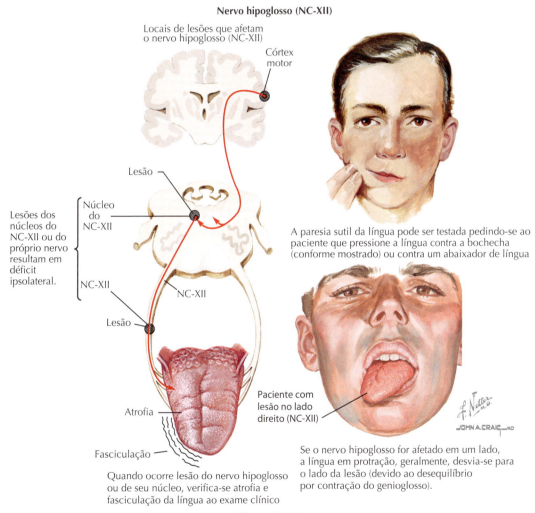

Figura 14-16

LÍNGUA 421

CORRELAÇÕES CLÍNICAS • *Carcinoma de Células Escamosas*

- *Squamous cell carcinoma* responde pela maioria dos cânceres da cavidade oral
- Na língua, geralmente está situado na região anterolateral
- O consumo de álcool e o tabagismo são fatores de risco
- As lesões pré-malignas, como a eritroplasia e leucoplasia, devem ser identificadas, já que o diagnóstico precoce e o tratamento são preciosos na sobrevida em longo prazo
- Imagens radiográficas ajudam a revelar a extensão e a localização do tumor
- O estágio do tumor determina o prognóstico

TRATAMENTO

- Excisão ou radioterapia, ou ainda, possivelmente uma combinação com quimioterapia
- Se a lesão for detectada precocemente, a excisão pode ser suficiente
- Com tumor em estágio avançado, um segundo carcinoma de células escamosas primário deve ser excluído

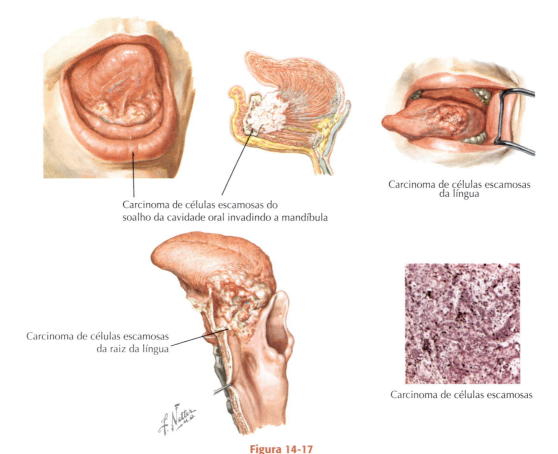

Carcinoma de células escamosas do soalho da cavidade oral invadindo a mandíbula

Carcinoma de células escamosas da língua

Carcinoma de células escamosas da raiz da língua

Carcinoma de células escamosas

Figura 14-17

- Leucoplasia: é condição pré-maligna comum da cavidade oral que envolve a formação de placas esbranquiçadas nas túnicas mucosas da língua e da boca.
- A leucoplasia pilosa é observada, geralmente, em indivíduos com sistema imunológico comprometido
- Fatores de risco:
  - Tabagismo
  - Consumo de álcool
  - Infecção pelo vírus da imunodeficiência humana (HIV)
  - Infecção por vírus Epstein-Barr
- Embora seja uma lesão pré-cancerosa, pode não progredir para um câncer oral

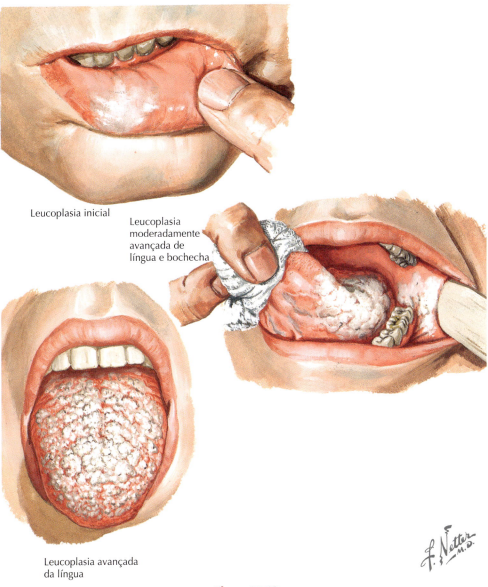

Leucoplasia inicial

Leucoplasia moderadamente avançada de língua e bochecha

Leucoplasia avançada da língua

Figura 14-18

CAPÍTULO 15
FARINGE

Aspectos Gerais e Anatomia Topográfica	**426**
Partes da Faringe	**428**
Músculos	**430**
Aberturas Potenciais na Parede da Faringe	**434**
Vascularização	**435**
Inervação	**439**
Correlações Clínicas	**442**

- *Faringe:* Tubo muscular de 12 cm, que se estende da base do crânio (parte posterior do corpo do osso esfenoide e parte basilar do osso occipital) até a margem inferior da cartilagem cricóidea (C VI), onde é contínua com o esôfago
- A porção posterior da faringe fica junto à lâmina pré-vertebral da fáscia cervical
- Apresenta-se afunilada
- Os espaços retrofaríngeo e parafaríngeo circundam a faringe
- Situada posteriormente às cavidades nasal e oral e à laringe e divide-se em 3 partes:
  - Parte nasal da faringe
  - Parte oral da faringe
  - Parte laríngea da faringe
- Responsável pela condução adequada de alimentos para o esôfago e ar para os pulmões
- Composta de:
  - 3 músculos constritores
  - 3 músculos longitudinais
  - Parte cartilagínea da tuba auditiva
  - Palato mole
- A parede da faringe tem 5 camadas:
  - Túnica mucosa – camada mais interna
  - Tela submucosa
  - Fáscia faringobasilar – camada fibrosa aderida ao crânio que ancora a faringe
  - Muscular – 3 músculos internos longitudinais e 3 músculos externos circulares (constritores) que se sobrepõem de modo que o músculo constritor superior é o mais interno, e o constritor inferior é o mais externo
  - Fáscia bucofaríngea – camada frouxa de tecido conectivo, contínua com a fáscia que recobre os músculos bucinador e faríngeos; localização do plexo nervoso faríngeo e do plexo venoso faríngeo

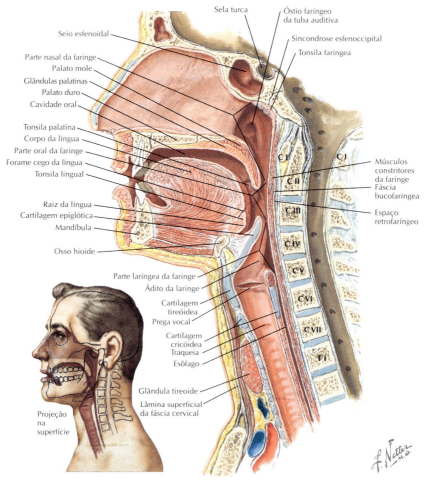

Figura 15-1

ASPECTOS GERAIS E ANATOMIA TOPOGRÁFICA • *Informações Gerais*

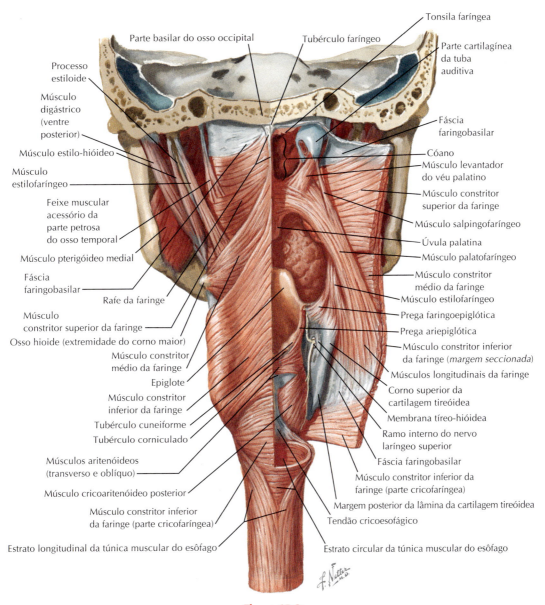

Figura 15-2

- Anel de Waldeyer é o epônimo para o anel de tecido linfático da faringe e da cavidade oral:
  - Tonsila lingual (1/3 posterior da língua)
  - Tonsila palatina (parte oral da faringe)
  - Tonsila tubária (parte nasal da faringe)
  - Tonsila faríngea (parte nasal da faringe)

PARTES DA FARINGE • *Parte Nasal da Faringe, Parte Oral da Faringe, Parte Laríngea da Faringe*

PARTE NASAL DA FARINGE

Limites	Principais Características Anatômicas	Comentários	Nível Vertebral
Teto – porção posterior do corpo do osso esfenoide e parte basilar do osso occipital *Soalho* – palato mole *Anterior* – cóanos da cavidade nasal *Posterior* – túnica mucosa que recobre o músculo constritor superior da faringe *Lateral* – túnica mucosa que recobre o músculo constritor superior da faringe	O óstio faríngeo da tuba auditiva abre-se na parte nasal da faringe O toro tubário é uma saliência formada pela base da parte cartilagínea da tuba auditiva, situada superiormente ao óstio da tuba O toro do levantador é uma elevação da túnica mucosa que recobre o músculo levantador do véu palatino A prega salpingofaríngea é uma membrana mucosa que recobre o m. salpingofaríngeo e conecta o toro tubário à parede lateral da faringe O recesso faríngeo está localizado posteriormente à prega salpingofaríngea e contém a tonsila faríngea (adenoide) A tonsila faríngea é um acúmulo de tecido linfático associado à mucosa (MALT) situado na linha mediana As tonsilas tubárias são MALTs situados posteriormente aos óstios faríngeos das tubas auditivas, além de serem consideradas extensões da tonsila faríngea por alguns autores Epitélio da parte nasal da faringe: • *Anterior* – pseudoestratificado pavimentoso (escamoso) com cílios na porção anterior próximo da cavidade nasal • *Posterior* – estratificado pavimentoso (escamoso) não queratinizado na porção posterior	Apresenta função respiratória A tuba auditiva conecta a orelha média à parte nasal da faringe e ajuda a equalizar a pressão do ar nos dois lados da membrana timpânica A parte cartilagínea da tuba auditiva normalmente fica fechada, exceto durante a deglutição e o bocejo A tuba auditiva pode disseminar infecções entre a orelha média e a parte nasal da faringe O teto e as paredes tendem a ser firmes e não promovem o seu fechamento durante a contração dos músculos da faringe e do palato mole	C I e o dente do áxis (C II)

PARTE ORAL DA FARINGE

Limites	Principais Características Anatômicas	Comentários	Nível Vertebral
Superior – parte nasal da faringe *Inferior* – margem superior da epiglote *Anterior* – arco palatoglosso (istmo das fauces) *Posterior* – túnica mucosa que recobre os músculos constritores superior e médio da faringe *Lateral* – túnica mucosa que recobre os músculos constritores superior e médio da faringe	As tonsilas palatinas estão situadas na parte oral da faringe entre os arcos palatoglosso e palatofaríngeo (fossa tonsilar) O arco palatofaríngeo é uma elevação da mucosa que recobre o músculo palatofaríngeo A valécula epiglótica é uma depressão situada imediatamente posterior à raiz da língua O epitélio da parte oral da faringe é estratificado pavimentoso (escamoso) não queratinizado	Apresenta função respiratória e digestória	C II – C III

428 NETTER ATLAS DE ANATOMIA DA CABEÇA E PESCOÇO

PARTE LARÍNGEA DA FARINGE

Limites	Principais Características Anatômicas	Comentários	Nível Vertebral
Superior – parte oral da faringe *Inferior* – margem inferior da cartilagem cricóidea (onde se torna contínua com o esôfago) *Anterior* – laringe *Posterior* – túnica mucosa que recobre os músculos constritores médio e inferior da faringe *Lateral* – túnica mucosa que recobre os músculos constritores médio e inferior da faringe	O recesso piriforme é uma pequena depressão na parede lateral da cavidade da faringe de cada lado da entrada da laringe O epitélio da parte laríngea da faringe é estratificado pavimentoso (escamoso) não queratinizado	Comunica-se com a laringe O recesso piriforme é um local onde podem se alojar corpos estranhos	C IV – C VI

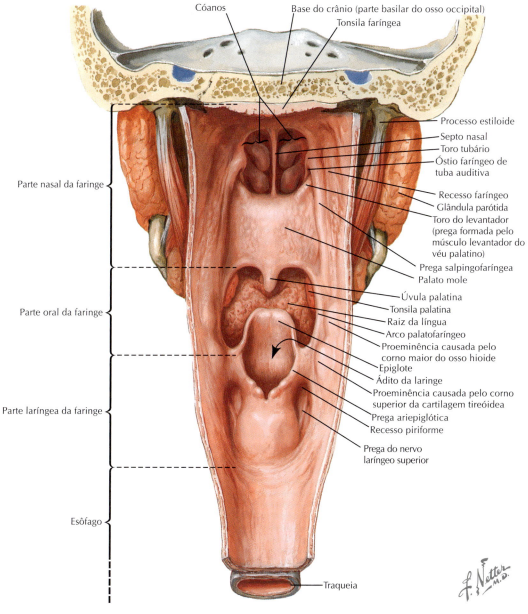

Figura 15-3

MÚSCULOS • Aspectos Gerais

Músculo	Origem	Inserção	Ações	Inervação
Constritor superior da faringe	Hâmulo pterigóideo Rafe pterigomandibular Trígono retromolar da mandíbula Margem da língua	Tubérculo faríngeo Rafe da faringe	Estreita a porção *superior* da faringe	Plexo faríngeo (a porção motora deste plexo é formada pelo ramo faríngeo do n. vago)
Constritor médio da faringe	Lig. estilo-hióideo Corno menor do osso hioide Corno maior do osso hioide	Rafe da faringe	Estreita a porção *média* da faringe	
Constritor inferior da faringe (segundo alguns autores é dividida em: • Parte tireofaríngea • Parte cricofaríngea)	Linha oblíqua da cartilagem tireóidea Face lateral da cartilagem cricóidea		Estreita a porção *inferior* da faringe	Plexo faríngeo (a porção motora deste plexo é formada pelo ramo faríngeo do n. vago) Ramo externo do n. laríngeo superior, ramo do n. vago (ajuda a inervar a parte cricofaríngea do m. constritor inferior da faringe) Nervo laríngeo recorrente, ramo do n. vago (ajuda a inervar a parte cricofaríngea do m. constritor inferior da faringe)
Palatofaríngeo	Margem posterior do palato duro Aponeurose palatina	Margem posterior da lâmina da cartilagem tireóidea	Eleva a faringe Ajuda a fechar a comunicação com a parte nasal da faringe	Plexo faríngeo (a porção motora deste plexo é formada pelo ramo faríngeo do n. vago)
Salpingofaríngeo	Cartilagem da tuba auditiva		Eleva as porções superior e lateral da faringe	
Estilofaríngeo	Face medial da base do processo estiloide		Eleva a faringe Expande as laterais da faringe	N. glossofaríngeo

MÚSCULOS • Aspectos Gerais

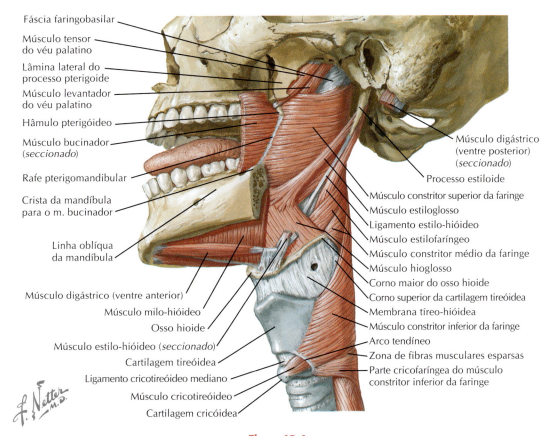

Figura 15-4

FARINGE

15 | MÚSCULOS • *Aspectos Gerais*

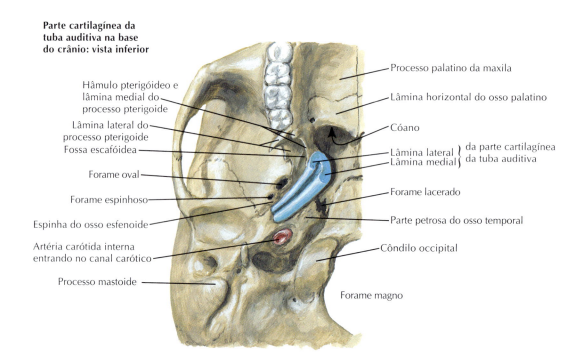

Parte cartilagínea da tuba auditiva na base do crânio: vista inferior

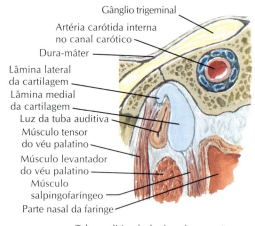

Secção através da parte cartilagínea da tuba auditiva, com a tuba fechada

Tuba auditiva fechada pela retração elástica da cartilagem, turgor do tecido e tensão dos músculos salpingofaríngeos

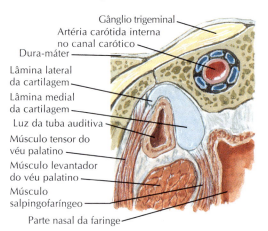

Secção através da parte cartilagínea da tuba auditiva, com a tuba aberta

Luz aberta, principalmente quando a fixação do músculo tensor do véu palatino traciona a parede da tuba lateralmente durante a deglutição

Figura 15-5

MÚSCULOS • Aspectos Gerais 15

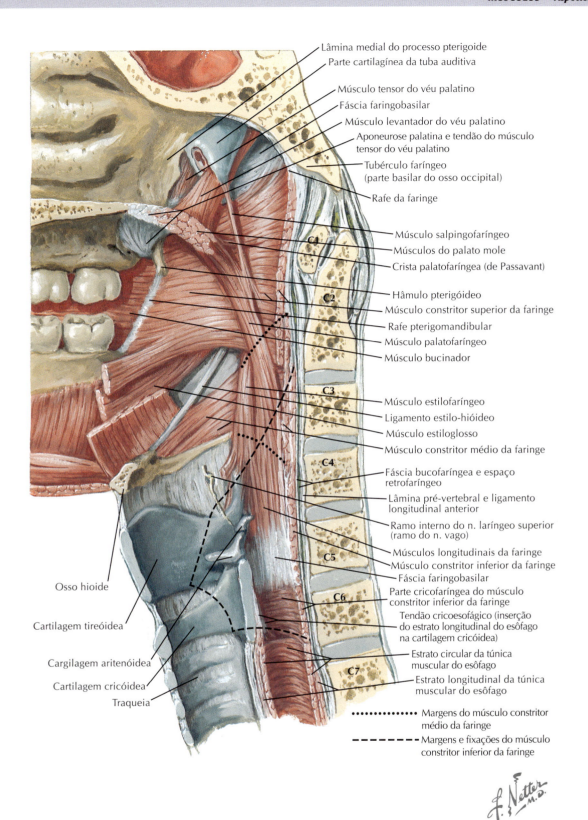

Figura 15-6

FARINGE **433**

ABERTURAS POTENCIAIS NA PAREDE DA FARINGE • *Localizações e Estruturas*

- O arranjo sobreposto dos 3 músculos constritores da faringe deixa 4 aberturas potenciais na musculatura faríngea
- Estruturas anatômicas entram e saem da faringe através dessas potenciais aberturas

ASPECTOS GERAIS DAS ABERTURAS POTENCIAIS	
Localização	Estruturas Anatômicas que as Atravessam
Entre a base do crânio e o m. constritor superior da faringe	Tuba auditiva M. levantador do véu palatino A. faríngea ascendente A. palatina ascendente
Entre os mm. constritores superior e médio da faringe	M. estilofaríngeo N. glossofaríngeo Ramo tonsilar da a. palatina ascendente Lig. estilo-hióideo
Entre os mm. constritores médio e inferior da faringe	Ramo interno (do n. laríngeo superior) A. e v. laríngeas superiores
Inferior ao m. constritor inferior da faringe	N. laríngeo recorrente A. e v. laríngeas inferiores

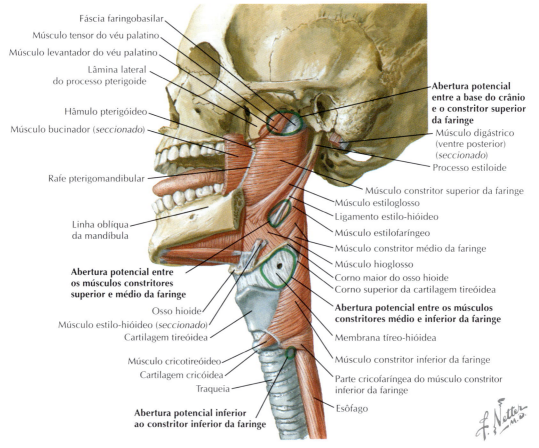

Figura 15-7

VASCULARIZAÇÃO • *Irrigação* 15

Artéria	Origem	Trajeto
Faríngea ascendente	Porção posterior da a. carótida externa próximo à bifurcação da a. carótida comum	O menor ramo emitido pela a. carótida externa Ascende entre a parede lateral da faringe e a a. carótida interna *Possui 2 conjuntos principais de ramos:* • Faríngeo – uma série de 3 pequenos ramos que irrigam os mm. estilofaríngeo, constritores médio e inferior da faringe • Palatino – irriga o constritor superior da faringe, tonsila palatina, palato mole e a tuba auditiva
Palatina ascendente	A. facial	Ascende junto à parede lateral da faringe, normalmente entre os mm. estilofaríngeo e estiloglosso Atravessa a abertura entre a base do crânio e o m. constritor superior da faringe para irrigar este músculo e o palato mole
Ramo tonsilar		Quando ascende junto à parede lateral da faringe, perfura o músculo constritor superior da faringe para irrigá-lo até alcançar a tonsila palatina e a raiz da língua
Ramo faríngeo	3ª parte da a. maxilar na fossa pterigopalatina	Estende-se posteriormente com o n. faríngeo para o interior do canal palatovaginal (faríngeo) Emerge para irrigar a porção superior da parte nasal da faringe e a tuba auditiva
Artéria do canal pterigóideo	3ª parte da a. maxilar na fossa pterigopalatina	Estende-se em sentido posterior para o canal pterigóideo acompanhando o nervo do canal pterigóideo (n. vidiano) Ajuda a irrigar a tuba auditiva
Palatinas menores	A. palatina descendente, ramo da 3ª parte da a. maxilar	Ramo da a. palatina descendente, que cursa no canal palatino maior No interior do canal, a a. palatina descendente divide-se em: • A. palatina maior • Aa. palatinas menores As artérias palatinas menores irrigam o palato mole e a tonsila palatina
Tireóidea superior	1º ramo da a. carótida externa	Estende-se inferiormente junto ao m. constritor inferior da faringe para irrigar a glândula tireoide
Tireóidea inferior	Tronco tireocervical	Emite vários ramos musculares para a faringe

FARINGE **435**

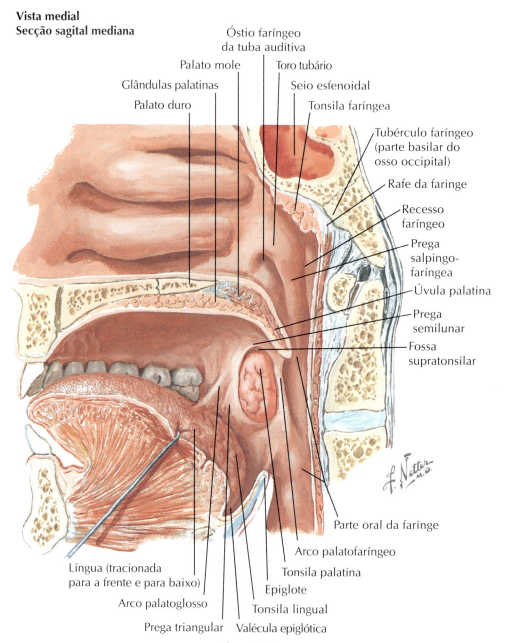

Figura 15-8

ABERTURAS POTENCIAIS NA PAREDE DA FARINGE • *Localizações e Estruturas*

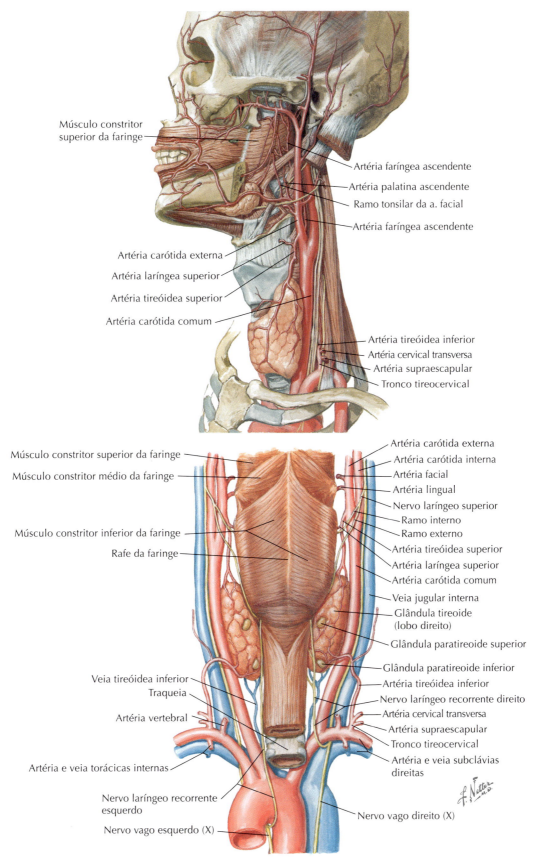

Figura 15-9

FARINGE **437**

Veia	Trajeto
Plexo faríngeo	Localizado na superfície externa da faringe na fáscia bucofaríngea Emite as vv. faríngeas, que drenam para a v. jugular interna e também para o plexo pterigóideo situado adjacente ao m. pterigóideo lateral As vv. faríngeas também podem drenar para as vv. facial, lingual ou tireóidea superior

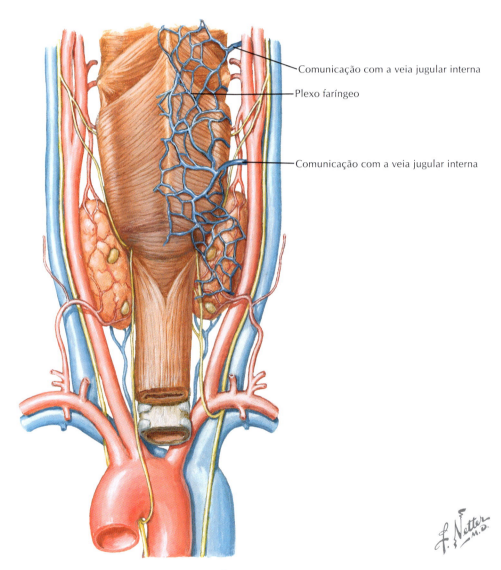

Figura 15-10

- Inervação motora e sensitiva da maior parte da faringe
- Situada na face lateral do músculo constritor médio da faringe
- Composta de:
  - Ramo faríngeo do nervo glossofaríngeo
  - Ramo faríngeo do nervo vago
  - Ramos laringofaríngeos (fibras simpáticas) do gânglio cervical superior (fibras pós-ganglionares)

Plexo Faríngeo

Nervo	Função	Trajeto	Sensitivo	Motor
Ramo faríngeo do n. glossofaríngeo	Principal ramo do n. glossofaríngeo que contribui para o plexo faríngeo Sensitiva	3 ou 4 filamentos se unem para formar 1 ramo faríngeo sobre o m. constritor médio da faringe Este ramo, junto com o ramo faríngeo do n. vago e com os ramos laringofaríngeos (simpáticos), forma o plexo faríngeo	Ramos sensitivos que contribuem para o plexo, perfuram os músculos da faringe e inervam sua túnica mucosa (principalmente das partes oral e larígea da faringe)	
Ramo faríngeo do n. vago	Principal ramo do n. vago que contribui para o plexo faríngeo Motora	Origina-se na porção superior do gânglio inferior do n. vago Estende-se pela margem superior do m. constritor médio da faringe, onde forma o plexo faríngeo Do plexo faríngeo, os ramos motores são distribuídos para os músculos da faringe e do palato mole (com exceção dos mm. estilofaríngeo e tensor do véu palatino)		Mm. constritores superior, médio e inferior da faringe; palatofaríngeo; e salpingofaríngeo
Ramos laringofaríngeos (fibras simpáticas) do gânglio cervical superior	Vasomotora	Uma série de ramos laringofaríngeos estendem-se sobre a face lateral do m. constritor médio da faringe		Vasomotor

Nota: alguns autores ainda descrevem a raiz craniana do n. acessório como componente do plexo faríngeo – entretanto, a literatura a seu respeito é controversa e muitos autores alegam que a porção designada raiz craniana do n. acessório é, na verdade, parte do n. vago, pois as fibras têm origem no núcleo ambíguo.

INERVAÇÃO • Inervação Suplementar da Faringe

Nervo	Função	Trajeto	Sensitivo	Motor
Laríngeo recorrente, ramo do n. vago	Pequeno contribuinte para a inervação motora dos músculos da faringe Fornece inervação significativa para a laringe	Ramo do n. vago Do lado esquerdo, curva-se sob a aorta posteriormente ao ligamento arterial Do lado direito, curva-se sob a a. subclávia direita Ascende adjacente à face lateral da traqueia até alcançar a faringe, onde passa profundamente ao m. constritor inferior para chegar à laringe		Parte do m. constritor inferior da faringe (parte cricofaríngea)
Ramo externo do n. laríngeo superior	Pequeno contribuinte para a inervação motora dos músculos da faringe Inerva o m. cricotireóideo	Ramo do n. laríngeo superior, que se origina do n. vago Desce posteriormente ao m. esterno-hióideo, acompanhado pela a. tireóidea superior Situado sobre o m. constritor inferior da faringe Passa profundamente ao m. constritor inferior da faringe e segue em sentido anterior até o m. cricotireóideo		Parte do m. constritor inferior da faringe (parte cricofaríngea)
Faríngeo	Pequeno nervo sensitivo	Origina-se da divisão maxilar do n. trigêmeo na fossa pterigopalatina Estende-se posteriormente pelo canal palatovaginal com a artéria para entrar na parte nasal da faringe	Fornece fibras sensitivas para a parte nasal da faringe e para a tuba auditiva	

INERVAÇÃO • Inervação Suplementar da Faringe

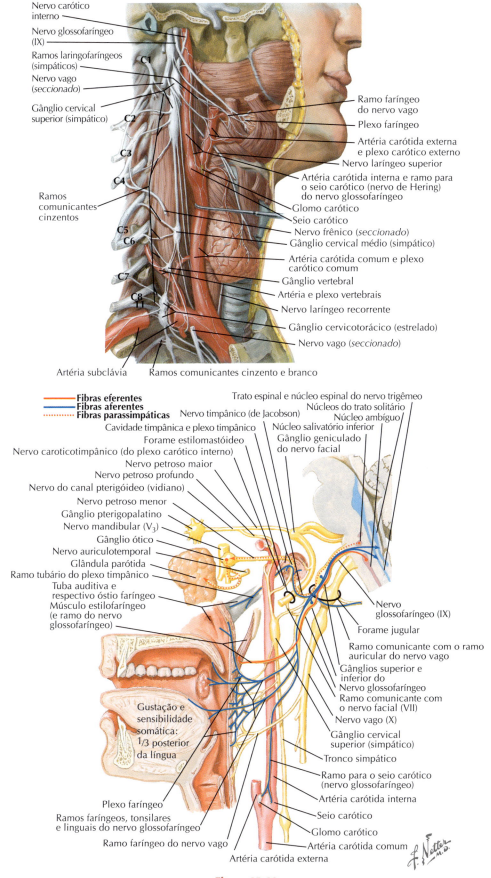

Figura 15-11

FARINGE **441**

CORRELAÇÕES CLÍNICAS • *Deglutição*

- A *deglutição* é uma combinação de contrações musculares voluntárias e involuntárias para mover o bolo alimentar da cavidade oral para o esôfago
- A deglutição começa quando o ápice da língua é posicionado sobre a porção anterior do palato e o bolo é empurrado para a região posterior
- O palato mole começa a elevar-se e a crista palatofaríngea começa a formar-se na parede posterior da faringe e aproxima-se do palato mole
- À medida que uma parte maior da língua vai de encontro ao palato duro, o bolo é empurrado para a parte oral da faringe e o palato mole faz contato com a crista palatofaríngea para separar a parte nasal da parte oral da faringe
- Quando o bolo alcança a valécula epiglótica, o hioide e a laringe são elevados e a extremidade superior da epiglote é inclinada ligeiramente para baixo, sobre o ádito da laringe
- É criada uma "onda peristáltica" na parede posterior da faringe para auxiliar na movimentação do bolo
- O bolo separa-se em 2 porções, que seguem de cada lado da epiglote e unem-se novamente para entrar no esôfago
- O palato mole é tracionado para baixo pelos músculos palatofaríngeos e pela pressão causada pelo movimento do bolo, enquanto a onda peristáltica continua a auxiliar na movimentação do bolo a partir da parte oral da faringe
- A parte cricofaríngea do músculo constritor inferior da faringe relaxa para facilitar a entrada do bolo no esôfago
- O vestíbulo da laringe e a rima da glote estão fechados para impedir que o bolo entre na laringe
- A onda peristáltica retira o restante do bolo da valécula epiglótica e a maior porção do bolo já está no esôfago
- Todas as estruturas retornam à sua posição inicial à medida que a onda peristáltica se move em direção ao esôfago

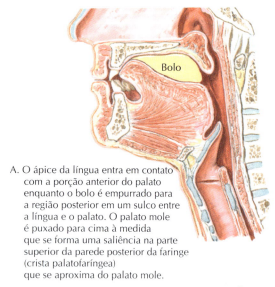 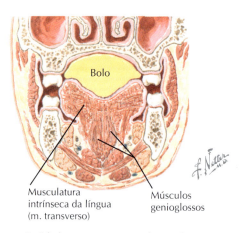

A. O ápice da língua entra em contato com a porção anterior do palato enquanto o bolo é empurrado para a região posterior em um sulco entre a língua e o palato. O palato mole é puxado para cima à medida que se forma uma saliência na parte superior da parede posterior da faringe (crista palatofaríngea) que se aproxima do palato mole.

B. O bolo repousa em um sulco no dorso da língua, criado pela contração dos mm. genioglosso e transverso da língua.

Figura 15-12

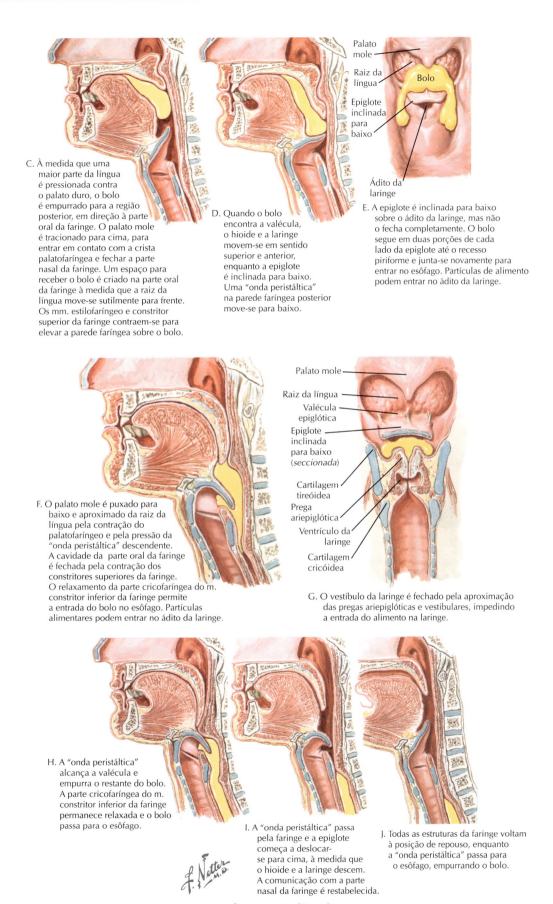

Figura 15-12 (Cont.)

CORRELAÇÕES CLÍNICAS • *Faringite*

- *Faringite* é uma inflamação da faringe geralmente causada por infecção das vias aéreas superiores
- O sintoma mais comum é a dor de garganta (muitas vezes acompanhada por tosse)
- A faringite também pode provocar aumento e inflamação das tonsilas, causando tonsilite

ETIOLOGIA

- Vários agentes etiológicos podem causar infecção associada à faringite:
  - Vírus
    - Adenovírus
    - Herpes-vírus simples
    - Vírus Epstein-Barr (mononucleose infecciosa)
    - Vírus da influenza
    - Rinovírus
  - Bactérias
    - *Corynebacterium diphteriae* (difteria)
    - *Estreptococos* (abscesso peritonsilar, "faringite estreptocócica")
  - Fungos
    - *Candida albicans* (candidose oral)

TRATAMENTO

- Na maioria dos casos, o tratamento é sintomático
- As faringites bacteriana e fúngica respondem bem aos antibióticos e antifúngicos

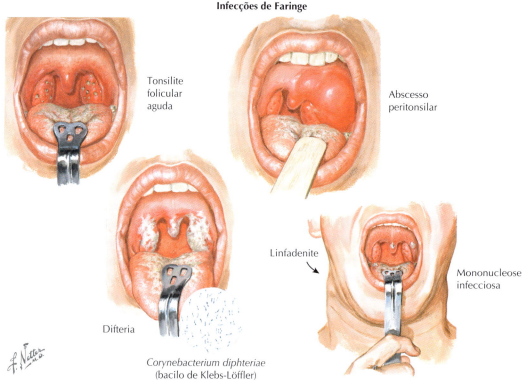

Infecções de Faringe

Tonsilite folicular aguda — Abscesso peritonsilar — Linfadenite — Mononucleose infecciosa — Difteria — *Corynebacterium diphteriae* (bacilo de Klebs-Löffler)

Figura 15-13

CAPÍTULO 16
LARINGE

Aspectos Gerais e Anatomia Topográfica	**446**
Cartilagens	**448**
Articulações, Membranas e Ligamentos	**454**
Músculos	**456**
Vascularização	**458**
Inervação	**460**
Correlações Clínicas	**462**

- *Laringe:* conexão entre a faringe e a traqueia
- Impede que corpos estranhos entrem nas vias aéreas
- Adaptada para a produção de som (fonação)
- É móvel durante a deglutição
- Localizada anteriormente no plano mediano, no nível da 3ª a 6ª vértebra cervical (C III a C VI)
- Mais curta em mulheres e crianças
- Na pré-adolescência, a laringe apresenta tamanho semelhante em homens e mulheres
- Após o início da puberdade, a laringe masculina aumenta de modo significativo
- Formada por 9 cartilagens: 3 pares e 3 ímpares
- Valécula epiglótica é uma depressão na mucosa entre a parte pós-sulcal da língua e a face anterior da epiglote
- O epitélio da laringe é essencialmente pseudoestratificado colunar com cílios, exceto:
    - Face anterior da epiglote – estratificado pavimentoso (escamoso) não queratinizado
    - Prega vocal – estratificado pavimentoso (escamoso) não queratinizado
- Regiões da laringe:
    - Vestíbulo (supraglote) – do ádito da laringe às pregas vestibulares
    - Ventrículo – da prega vestibular à prega vocal
    - Cavidade infraglótica (subglote) – das pregas vocais à margem inferior da cartilagem cricóidea

RELAÇÕES DA LARINGE

- *Anterolateral* – músculos infra-hióideos, platisma
- *Lateral* – lobos da glândula tireoide, bainha carótica
- *Posterior* – forma a parede anterior da parte laríngea da faringe
- *Superior* – raiz da língua e valécula epiglótica
- *Inferior* – traqueia

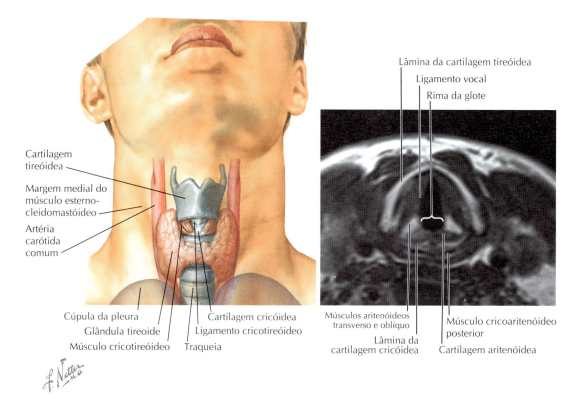

Figura 16-1

ASPECTOS GERAIS E ANATOMIA TOPOGRÁFICA • *Informações Gerais* 16

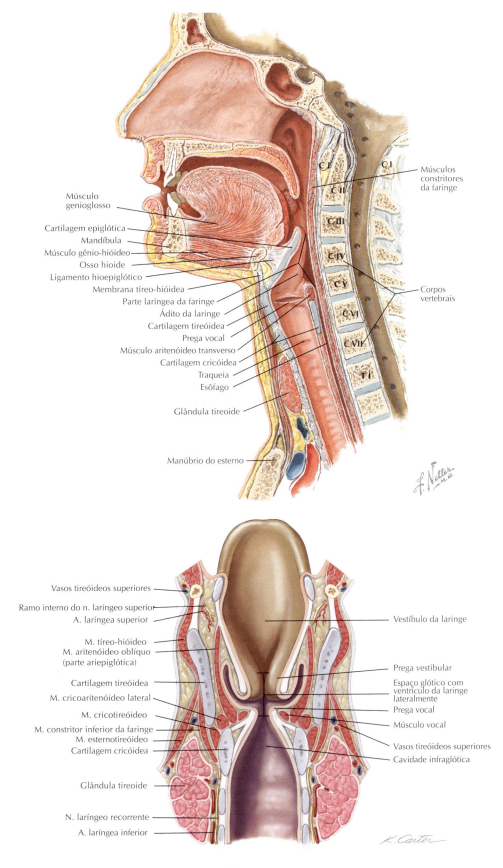

Figura 16-2

LARINGE 447

CARTILAGENS • Informações Gerais

Cartilagem	Tipo de cartilagem	Par	Comentários
Tireóidea	Hialina	Não	A maior cartilagem da laringe
			Está conectada ao osso hioide pela membrana tíreo-hióidea, perfurada pelo ramo interno do n. laríngeo superior e pelos vasos laríngeos superiores, que entram na laringe
			Situada entre C IV e C VI
Cricóidea			Único anel completo de cartilagem do sistema respiratório
			Formato de anel de sinete
			Os músculos intrínsecos e extrínsecos da laringe fixam-se na cartilagem cricóidea
			Situada no nível de C VI
Aritenóidea	Hialina (maior parte da cartilagem aritenóidea)	Sim	Forma a estrutura das pregas vocais
	Elástica (somente no ápice e uma pequena porção do processo vocal)		
Epiglótica	Elástica	Não	Ajuda a impedir a entrada de corpos estranhos na laringe
Corniculada (acessória)		Sim	Cartilagens acessórias situadas na prega ariepiglótica
Cuneiforme (acessória)			

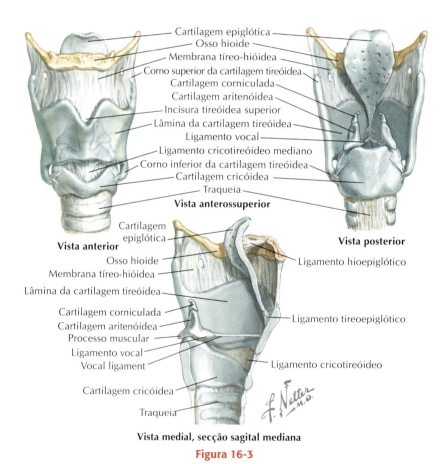

Figura 16-3

CARTILAGENS • Cartilagem Tireóidea

Característica Anatômica	Comentários
2 lâminas laterais	2 placas que se encontram em ângulo agudo na linha mediana anterior
Proeminência laríngea	Também conhecida como "pomo de Adão" Formada pela fusão das 2 lâminas laterais A fusão das 2 lâminas laterais forma um ângulo mais agudo em homens (90 graus) do que em mulheres (120 graus) Maior em homens que em mulheres
Incisura tireóidea superior	Porção superior da proeminência laríngea, que tem formato de V
Tubérculo tireóideo superior	Extremidade superior da linha oblíqua
Linha oblíqua	Local de fixação dos músculos esternotireóideo, tíreo-hióideo e constritor inferior da faringe (músculos extrínsecos da laringe)
Tubérculo tireóideo inferior	Extremidade inferior da linha oblíqua
Corno superior	Local de fixação lateral da membrana tíreo-hióidea
Corno inferior	Articula-se com a cartilagem cricóidea para formar a articulação cricotireóidea

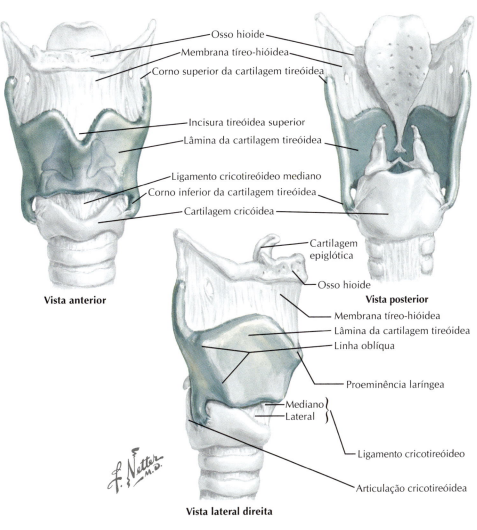

Figura 16-4

LARINGE 449

16 CARTILAGENS • *Cartilagem Cricóidea*

Característica Anatômica	Comentários
Arco (anteriormente)	6 mm de altura Estreito O m. cricotireóideo fixa-se no arco A porção inferior (parte cricofaríngea) do m. constritor inferior da faringe fixa-se no arco, posteriormente ao m. cricotireóideo
Lâmina (posteriormente)	2 a 3 cm de altura O m. cricoaritenóideo posterior fixa-se na lâmina
Margem superior (na lâmina)	Articula-se com a cartilagem aritenóidea para formar a articulação cricoaritenóidea
Margem inferior (na lâmina)	Articula-se com o corno inferior da cartilagem tireóidea para formar a articulação cricotireóidea

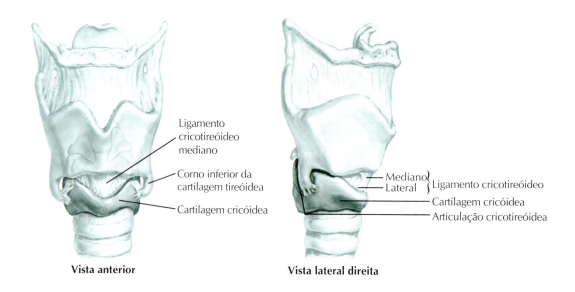

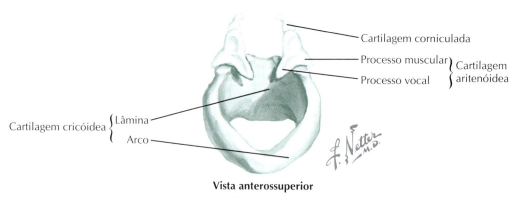

Vista anterossuperior

Figura 16-5

450 NETTER ATLAS DE ANATOMIA DA CABEÇA E PESCOÇO

CARTILAGENS • *Cartilagem Aritenóidea*

Característica Anatômica	Comentários
Dividida em:	São pares Cada cartilagem aritenóidea possui: • 3 faces (anterolateral, posterior, medial) • Ápice • Base (com 2 processos)
Ápice	É a extensão superior da cartilagem aritenóidea A cartilagem corniculada articula-se com o ápice Composto de cartilagem elástica
Base	É uma ampla superfície que se articula com a cartilagem cricóidea • Possui um processo *muscular* (processo lateral) que se estende lateralmente e serve para fixação muscular • Possui um processo *vocal* (processo anterior) que se estende anteriormente e dá origem à prega vocal Composta de cartilagem hialina (com exceção de uma pequena porção do processo vocal) A base articula-se com a cartilagem cricóidea para formar a articulação cricoaritenóidea A base da cartilagem aritenóidea pode ser deslocada da cartilagem cricóidea como complicação da instrumentação das vias aéreas

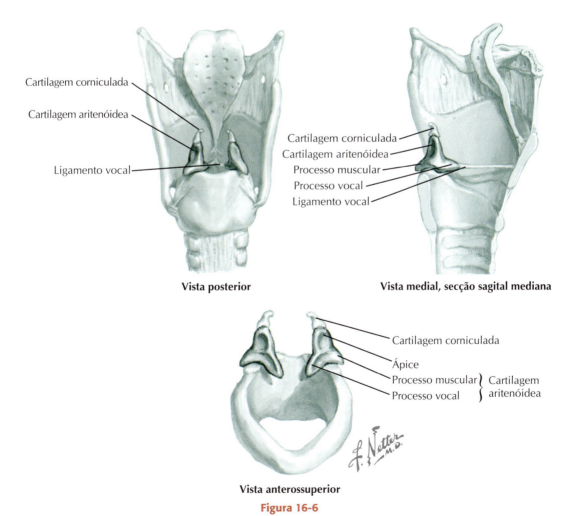

Figura 16-6

LARINGE 451

CARTILAGENS • *Cartilagem Epiglótica*

Característica Anatômica	Comentário
Tubérculo epiglótico	Formato de pera
	Conectada à cartilagem tireóidea pelo ligamento tireoepiglótico
	Conectada ao osso hioide pelo ligamento hioepiglótico
	Durante a deglutição (à medida que o osso hioide e o restante da laringe são levantados), a epiglote inclina-se posteriormente, desviando o bolo alimentar e os líquidos do ádito (entrada) da laringe
	A mucosa que recobre a face anterior da epiglote é composta de epitélio estratificado pavimentoso (escamoso) não queratinizado
	A mucosa que recobre a face posterior da epiglote é composta de epitélio pseudoestratificado colunar com cílios

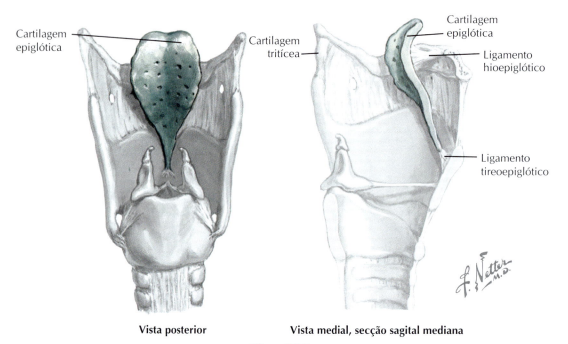

Vista posterior   Vista medial, secção sagital mediana

Figura 16-7

CARTILAGENS • Cartilagens Acessórias

Cartilagem	Comentários
Corniculada	Situada no ápice da cartilagem aritenóidea Ajuda a sustentar a prega ariepiglótica
Cuneiforme	Situada superiormente à cartilagem corniculada Ajuda a sustentar a prega ariepiglótica
Tritícea	Pequena cartilagem elástica situada na margem posterior da membrana tíreo-hióidea

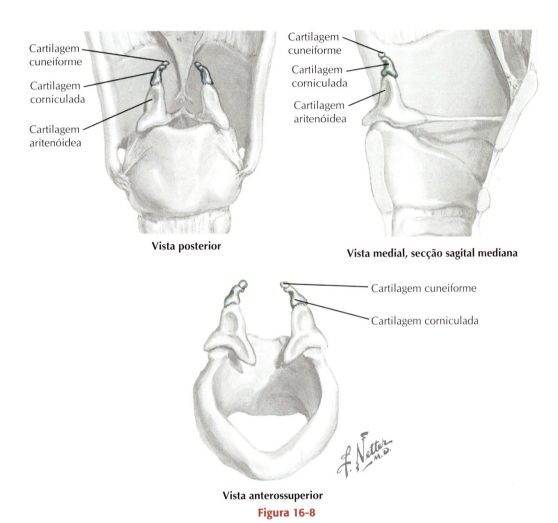

Figura 16-8

ARTICULAÇÕES, MEMBRANAS E LIGAMENTOS • *Principais Articulações*

Articulação	Comentários
Articulação cricotireóidea	Conexão entre o corno inferior da cartilagem tireóidea e a margem inferior da lâmina da cartilagem cricóidea Articulação sinovial Permite a rotação das cartilagens tireóidea e cricóidea entre si
Articulação cricoaritenóidea	Conexão entre a margem superior da lâmina da cartilagem cricóidea e a base da cartilagem aritenóidea Articulação sinovial Ocorrem 2 movimentos: • Rotação • Deslizamento A rotação medial e o deslizamento medial ocorrem de modo simultâneo para fechar a rima da glote A rotação lateral e o deslizamento lateral ocorrem de modo simultâneo para abrir a rima da glote

Principais Membranas e Ligamentos Extrínsecos

Ligamento	Localização	Comentários
Membrana tíreo-hióidea	Cartilagem tireóidea ao osso hioide	Permite a passagem do ramo interno do n. laríngeo superior e da a. e v. laríngeas superiores
Ligamento tireoepiglótico	Cartilagem tireóidea à epiglótica	Fixa a cartilagem epiglótica na tireóidea
Ligamento hioepiglótico	Osso hioide à cartilagem epiglótica	Fixa a cartilagem epiglótica no osso hioide
Ligamento cricotraqueal	Cartilagem cricóidea à traqueia	Conecta a cartilagem cricóidea à primeira cartilagem traqueal Pode ser usado ao se estabelecer uma via aérea de emergência

Principais Membranas e Ligamentos Intrínsecos

Ligamento	Localização	Comentários
Ligamento vocal	Cartilagem aritenóidea (processo vocal) à tireóidea	Ajuda a formar a prega vocal ("corda vocal *verdadeira*")
Cone elástico *Dividido em:*		Também conhecido como membrana cricovocal ou cricotireóidea
Parte lateral do cone elástico[*]	*Superior* – cartilagem tireóidea, lig. vocal, cartilagem aritenóidea (processo vocal) *Inferior* – margem superior da cartilagem cricóidea	É bilateral Ajuda a formar a prega vocal
Parte medial do cone elástico (também conhecida como ligamento cricotireóideo mediano)	Cartilagem cricóidea à tireóidea	Local primário para se estabelecer uma via aérea de emergência
Membrana quadrangular	Cartilagem aritenóidea à epiglótica	Ajuda a formar a prega vestibular ("corda vocal *falsa*")
Ligamento vestibular	Borda livre da margem inferior da membrana quadrangular	

*Nota da Revisão Científica: muitas vezes chamada de membrana ou ligamento cricotireóideo lateral.

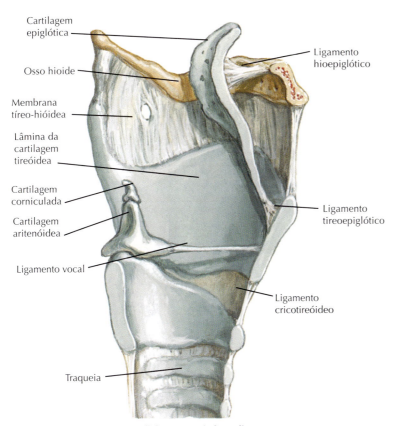

Vista medial, corte sagital (mediano)

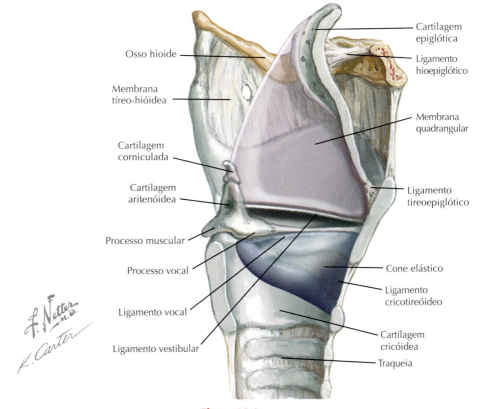

Figura 16-9

Músculo	Origem	Inserção	Ação	Inervação
Cricotireóideo	Arco da cartilagem cricóidea	Lâmina e corno inferior da cartilagem tireóidea	Aumenta a tensão (alongamento) nos ligamentos vocais	Ramo externo do n. laríngeo superior
Tireoaritenóideo	Ângulo da cartilagem tireóidea	Cartilagem aritenóidea (processo vocal)	Reduz a tensão (relaxamento) nos ligamentos vocais	N. laríngeo recorrente
(Vocal – fibras inferiores do m. tireoaritenóideo)			Reduz a tensão (relaxamento) na parte posterior dos ligamentos vocais	
Cricoaritenóideo posterior	Lâmina da cartilagem cricóidea	Cartilagem aritenóidea (processo muscular)	Abre a rima da glote	
Cricoaritenóideo lateral	Arco da cartilagem cricóidea (face lateral)		Fecha a rima da glote	
Aritenóideo transverso	Cartilagem aritenóidea (processo muscular)	Cartilagem aritenóidea contralateral (processo muscular)		
Aritenóideo oblíquo		Cartilagem aritenóidea contralateral (ápice)		
Aritenóideo oblíquo (parte ariepiglótica)	Cartilagem aritenóidea (ápice)	Epiglote	Ajuda a fechar o ádito da laringe	
Tireoaritenóideo (parte tireoepiglótica)	Lâmina da cartilagem tireóidea			

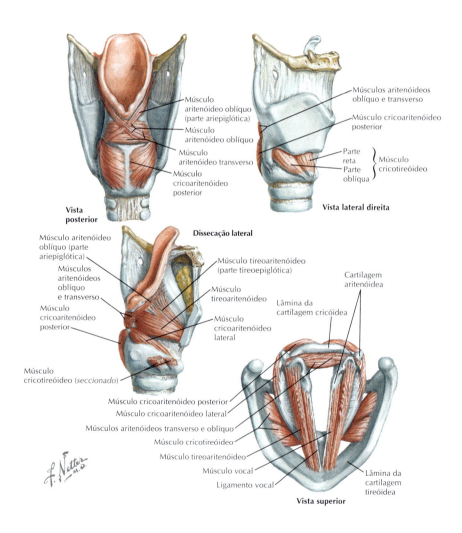

Figura 16-10

MÚSCULOS • Aspectos Gerais

| RESUMO DA AÇÃO DOS MÚSCULOS ||||
| Alteram a Rima da Glote || Alteram a Tensão das Pregas Vogais ||
Músculo	Ação	Músculo	Ação
Cricoaritenóideo posterior	*Abre* a rima da glote	Cricotireóideo	*Aumenta* a tensão
Aritenóideo transverso Aritenóideo oblíquo Cricoaritenóideo lateral	*Fecha* a rima da glote	Tireoaritenóideo	*Diminui* a tensão

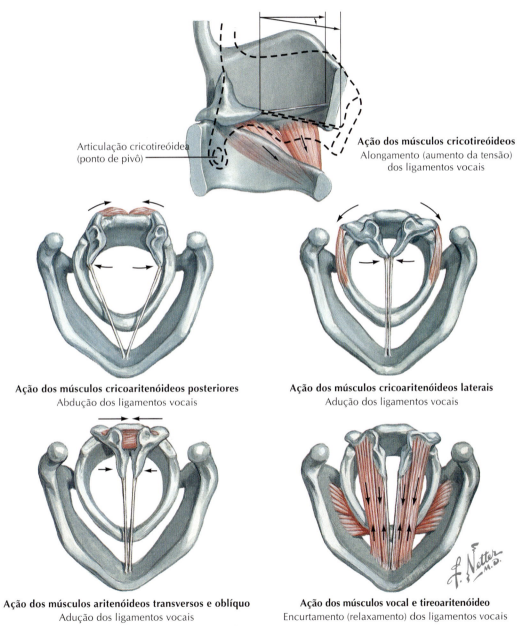

Articulação cricotireóidea (ponto de pivô)

Ação dos músculos cricotireóideos
Alongamento (aumento da tensão) dos ligamentos vocais

Ação dos músculos cricoaritenóideos posteriores
Abdução dos ligamentos vocais

Ação dos músculos cricoaritenóideos laterais
Adução dos ligamentos vocais

Ação dos músculos aritenóideos transversos e oblíquo
Adução dos ligamentos vocais

Ação dos músculos vocal e tireoaritenóideo
Encurtamento (relaxamento) dos ligamentos vocais

Figura 16-11

LARINGE

VASCULARIZAÇÃO • *Irrigação*

Artéria	Origem	Trajeto
Laríngea superior	A. tireóidea superior, que se origina da a. carótida externa	Atravessa a membrana tíreo-hióidea com o ramo interno do n. laríngeo superior para entrar na camada profunda da laringe
Laríngea inferior	A. tireóidea inferior, que se origina do tronco tireocervical	Estende-se superiormente adjacente à traqueia para alcançar a região posterior da laringe Segue profundamente ao m. constritor inferior da faringe, acompanhando o n. laríngeo recorrente

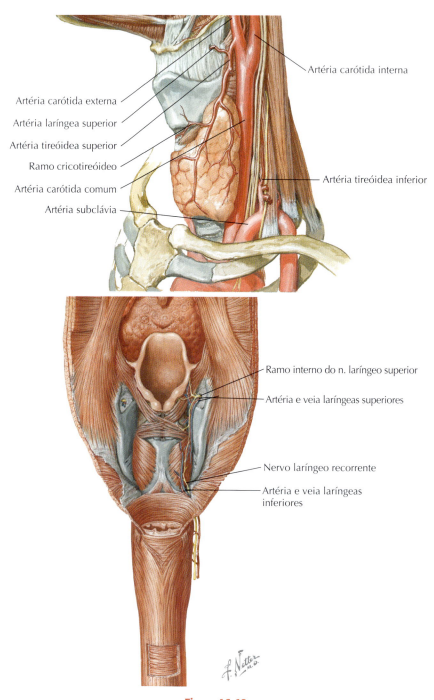

Figura 16-12

458 NETTER ATLAS DE ANATOMIA DA CABEÇA E PESCOÇO

Veia	Trajeto
Laríngea superior	Inicia-se na camada profunda da parte superior da laringe Acompanha a a. laríngea superior e o ramo interno do n. laríngeo superior Atravessa a membrana tíreo-hióidea e continua pela superfície da laringe Drena para a v. tireóidea superior, tributária da v. jugular interna
Laríngea inferior	Origina-se na na camada profunda da parte inferior da laringe Acompanha a a. laríngea inferior e o n. laríngeo recorrente Estende-se em sentido inferior, profundamente ao constritor inferior da faringe para deixar a laringe Drena para a v. tireóidea inferior, tributária da v. braquiocefálica

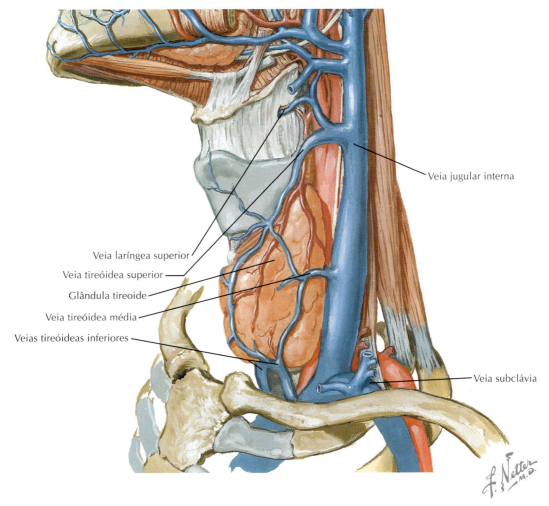

Figura 16-13

INERVAÇÃO • Ramos Motores e Sensitivos do Nervo Vago

Nervo	Tipo	Inervação Sensitiva	Músculos Inervados	Comentários
Ramo externo do n. laríngeo superior	Motor		Cricotireóideo	Ramo do nervo laríngeo superior, ramo do vago
Ramo interno do n. laríngeo superior	Sensitivo	Túnica mucosa acima das pregas vocais		Ramo do nervo laríngeo superior, ramo do vago Contém fibras aferentes responsáveis pelo reflexo de tosse
Laríngeo recorrente	Sensitivo e motor	Túnica mucosa abaixo das pregas vocais	Tireoaritenóideo (inclusive parte tireoepiglótica) Cricoaritenóideo posterior Cricoaritenóideo lateral Aritenóideo transverso Aritenóideo oblíquo (inclusive parte ariepiglótica)	Ramo do vago À esquerda, contorna inferiormente a aorta por trás do ligamento arterial À direita, contorna inferiormente a artéria subclávia Ascende adjacente à face lateral da traqueia até alcançar a faringe, onde passa profundamente ao constritor inferior da faringe para entrar na laringe

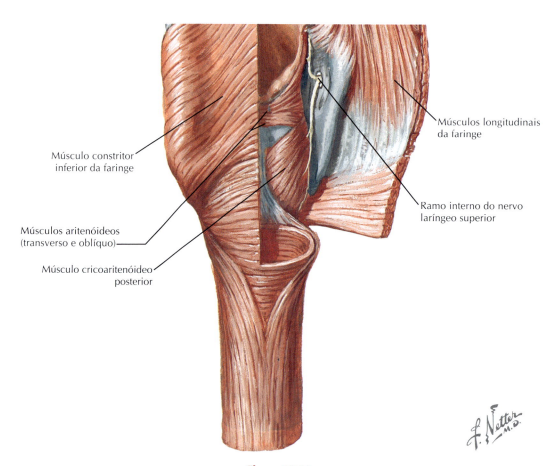

Figura 16-14

INERVAÇÃO • Ramos Motores e Sensitivos do Nervo Vago

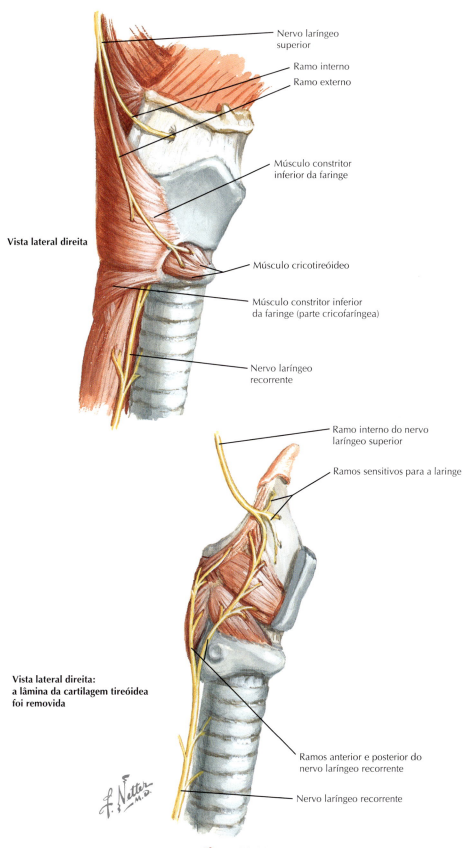

Figura 16-15

LARINGE

CORRELAÇÕES CLÍNICAS • *Via Aérea de Emergência: Cricotireotomia*

- *Cricotireotomia:* procedimento para estabelecer uma via aérea de emergência quando outros métodos são inviáveis
- Uma vez identificada a anatomia da laringe, o procedimento é realizado com 2 incisões:
  - Incisão através da pele
  - Incisão através do ligamento cricotireóideo mediano
- O local correto para a incisão pode ser localizado de modo mais fácil identificando-se inicialmente a incisura tireóidea superior na cartilagem tireóidea
- Deslizando o dedo para baixo, é possível localizar o sulco entre as cartilagens tireóidea e cricóidea
- Faz-se uma incisão vertical de 3 cm na pele e o ligamento cricotireóideo mediano é identificado
- Faz-se uma pequena incisão na linha mediana e insere-se a cânula de traqueostomia para estabelecer a via aérea

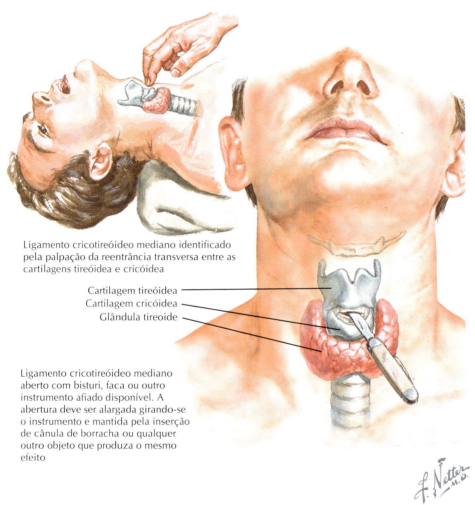

Figura 16-16

- *Laringite:* inflamação das pregas vestibulares e vocais que geralmente não persiste por mais de 7 dias
- Caracterizada por voz fraca e rouca, garganta inflamada e tosse
- A causa mais comum é infecção viral, embora possa ser causada por infecção bacteriana
- Também pode ser causada por excesso de gritos (como ao torcer em um evento esportivo) e tabagismo
- Como a maioria dos casos de laringite é de natureza viral, geralmente não são utilizados antibióticos para tratamento

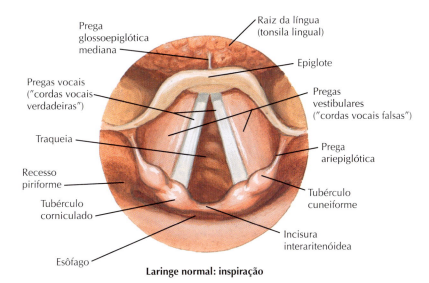

Laringe normal: inspiração

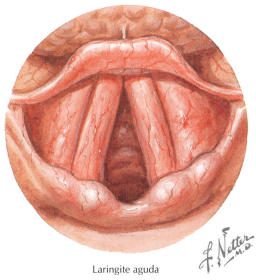

Laringite aguda

Figura 16-17

- O nervo vago fornece toda a inervação motora e sensitiva para a laringe
- O nervo laríngeo superior divide-se em ramos interno (sensitivo) e externo (motor para o m. cricotireóideo)
- O nervo laríngeo recorrente fornece a inervação sensitiva e motora para o restante dos músculos da laringe
- Lesões do nervo laríngeo recorrente resultam em paralisia da prega vocal ipsolateral
- Em geral, essa complicação se manifesta clinicamente como rouquidão associada a tosse improdutiva
- As causas comuns incluem:
  - Tumores de tireoide
  - Tumores de pescoço
  - Acidentes vasculares encefálicos
  - Tumores de pulmão
  - Cirurgia
  - Tireoidite
- A voz também pode ser afetada na doença de Parkinson e na miastenia grave.

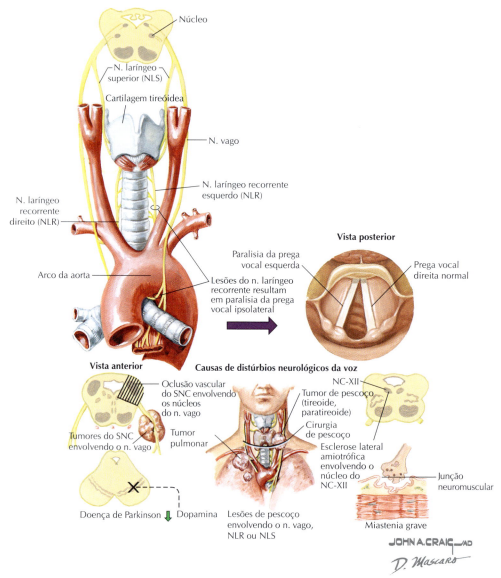

Figura 16-18

CAPÍTULO 17
FÁSCIA CERVICAL

Aspectos Gerais e Anatomia Topográfica	**466**
Fáscia do Pescoço	**468**
Espaços Fasciais	**471**
Correlações Clínicas	**479**

ASPECTOS GERAIS E ANATOMIA TOPOGRÁFICA • *Informações Gerais*

- *Fáscia:* faixa de tecido conectivo que circunda estruturas (p. ex., envolvendo músculos), originando espaços potenciais e vias que permitem a disseminação de infecções

TELA SUBCUTÂNEA ("FÁSCIA SUPERFICIAL")
- Imediatamente profunda à pele
- Contém gordura

FÁSCIA CERVICAL ("FÁSCIA PROFUNDA")
- Profunda em relação à tela subcutânea
- Facilita os movimentos dos músculos
- Via de passagem para nervos e vasos
- Permite a fixação de alguns músculos
- No pescoço, está dividida em *4 regiões:*
  - Região visceral
  - Região musculoesquelética
  - 2 compartimentos neurovasculares
- Também é dividida em *4 camadas:*
  - Lâmina superficial (camada superficial de revestimento)
  - Lâmina pré-traqueal (camada média)
  - Lâmina pré-vertebral (camada profunda)
  - Bainha carótica (composta pela contribuição das 3 camadas da fáscia cervical)
- Não há fáscia profunda na face, o que permite a livre dispersão de fluidos

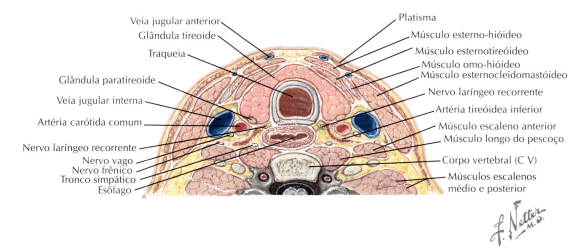

Figura 17-1

ASPECTOS GERAIS E ANATOMIA TOPOGRÁFICA • *Informações Gerais* 17

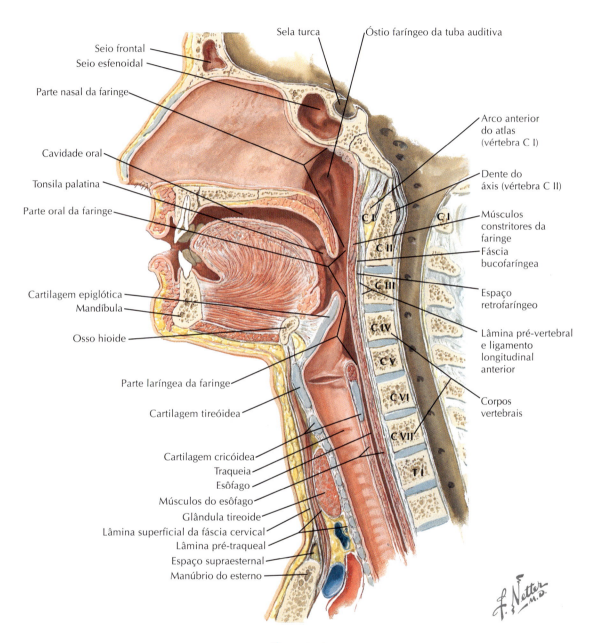

Figura 17-2

FÁSCIA CERVICAL 467

17 FÁSCIA DO PESCOÇO • *Tela Subcutânea ("Fáscia Superficial")*

- A tela subcutânea está situada profundamente à pele e contém os vasos e os nervos cutâneos
- No pescoço, o músculo platisma está situado no interior dessa camada
- Possui quantidade variável de tecido adiposo, dependendo de cada paciente
- A tela subcutânea contém septos fibrosos que podem ajudar a circunscrever infecções

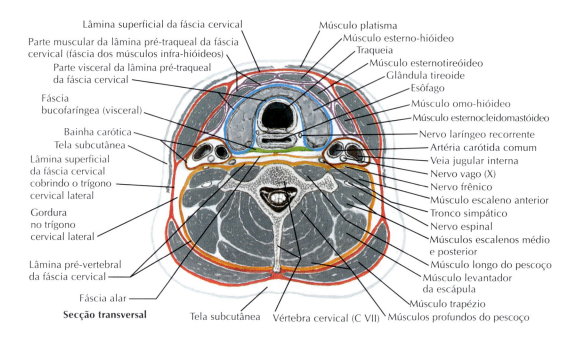

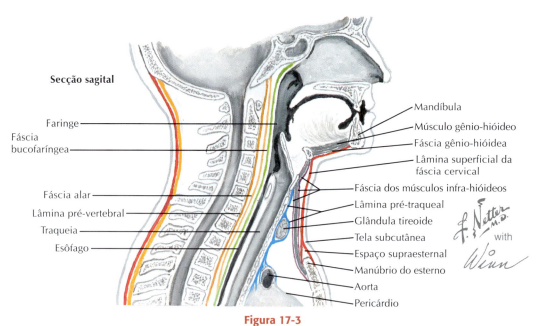

Figura 17-3

468 NETTER ATLAS DE ANATOMIA DA CABEÇA E PESCOÇO

CAMADA SUPERFICIAL DA FÁSCIA CERVICAL			
Camada	**Localização**	**Fixação**	**Comentários**
Lâmina superficial da fáscia cervical (também denominada lâmina de revestimento da fáscia cervical)	Imediatamente profunda à tela subcutânea Envolve completamente o pescoço Próximo aos mm. esterno-cleidomastóideo e trapézio, essa camada delamina-se para revestir suas faces superficial e profunda	*Anterior* – mento, osso hioide, esterno *Posterior* – processo espinhoso das vértebras cervicais e ligamento nucal *Superior* – protuberância occipital externa, linha nucal superior, processo mastoide, margem inferior do arco zigomático, margem inferior da mandíbula, do ângulo até a linha mediana *Inferior* – esterno (delaminando-se em partes anterior e posterior), clavícula, acrômio da escápula	Forma o teto do trígono cervical lateral Na área entre o processo mastoide e o ângulo da mandíbula, essa camada forma a parte profunda da fáscia parotídea (evidências apontam que a parte superficial é contínua com a fáscia do platisma e designada parte do sistema musculoaponeurótico superficial [SMAS], embora alguns autores aleguem que a parte superficial também se origina da lâmina superficial da fáscia cervical) Ajuda a definir o espaço mastigatório
CAMADA MÉDIA DA FÁSCIA CERVICAL (algumas vezes chamada coletivamente de Lâmina Pré-traqueal)			
Camada	**Localização**	**Fixação**	**Comentários**
Parte muscular: *fáscia dos músculos infra-hióideos*	Envolve completamente os músculos infra-hióideos	*Superior* – osso hioide e cartilagem tireóidea *Inferior* – esterno	É contínua bilateralmente
Parte visceral: *fáscia bucofaríngea*	Profunda à lâmina superficial da fáscia cervical e posterior à faringe	*Superior* – base do crânio *Inferior* – mediastino superior, onde a camada média da fáscia cervical se une à fáscia alar	Situada posteriormente à faringe e ao esôfago, onde é contínua com a lâmina pré-traqueal da fáscia cervical
Parte visceral: *lâmina pré-traqueal da fáscia cervical*	Profunda à lâmina superficial da fáscia cervical	*Superior* – laringe *Inferior* – pericárdio fibroso no mediastino superior	Forma um revestimento ao redor de vísceras do pescoço, como a glândula tireoide, esôfago e traqueia
CAMADA PROFUNDA DA FÁSCIA CERVICAL (algumas vezes chamada coletivamente de Lâmina Pré-vertebral da Fáscia Cervical)			
Camada	**Localização**	**Fixação**	**Comentários**
Lâmina pré-vertebral da fáscia cervical	Envolve completamente a parte cervical da coluna vertebral com seus músculos anteriores e posteriores associados	*Superior* – base do crânio Inferior – cóccix	Forma o assoalho do trígono cervical lateral Envolve os músculos perivertebrais Forma a bainha axilar
Fáscia alar	Divisão anterior da lâmina pré-vertebral situada entre a lâmina pré-vertebral e a camada média da fáscia cervical	*Superior* – base do crânio Inferior – funde-se à parte visceral da camada média da fáscia cervical aproximadamente no nível de T II	Separa o espaço retrofaríngeo do espaço perigoso

17 FÁSCIA DO PESCOÇO • *Fáscia Cervical*

COMBINAÇÃO DAS 3 CAMADAS			
Camada	**Localização**	**Fixação**	**Comentários**
Bainha carótica	No pescoço, no local de fusão das lâminas superficial, pré-traqueal e pré-vertebral	*Superior* – base do crânio *Inferior* – funde-se ao tecido conectivo ao redor do arco da aorta	Contém as aa. carótidas interna e comum, a v. jugular interna e o nervo vago (partes da alça cervical geralmente são encontradas com a bainha carótica)

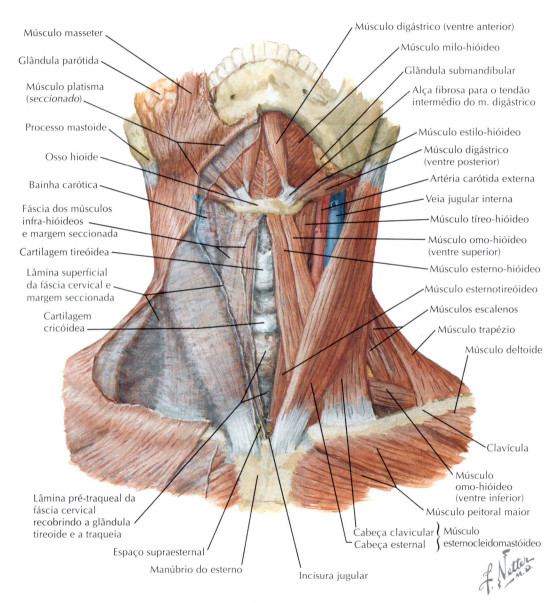

Figura 17-4

ESPAÇOS FASCIAIS • *Informações Gerais*

- As camadas de fáscia "criam" espaços virtuais
- Todos são preenchidos por tecido conectivo frouxo (areolar)
- As infecções ou outras condições inflamatórias disseminam-se por vias de menor resistência
- A maior parte das infecções odontogênicas é causada por bactérias endógenas
- Em geral, a disseminação de infecções ocorre entre lâminas fasciais contíguas, porém como as bactérias liberam enzimas que causam lise celular, essas infecções podem se difundir por espaços fasciais sem continuidade
- O osso hioide é a estrutura anatômica mais importante na limitação da disseminação de infecções na região do pescoço
- Em geral, os espaços fasciais são subdivididos com base em sua relação com o osso hioide em:
  - Espaços supra-hióideos
  - Espaços infra-hióideos
  - Espaços que se estendem por todo o comprimento do pescoço
- Em odontologia, os espaços fasciais são classificados de acordo com o modo de disseminação das infecções odontogênicas
- Portanto, os espaços fasciais são designados *primário*, cuja infecção ocorre por disseminação direta do tecido envolvido, e *secundário*, cuja infecção ocorre por continuidade a partir de outro espaço
- A classificação comumente aceita é:
  - Espaços maxilares primários:
    - Canino
    - Bucal (estende-se entre as regiões maxilar e mandibular)
    - Infratemporal
  - Espaços mandibulares primários:
    - Submandibular
    - Submentual
    - Sublingual
    - Bucal (estende-se entre as regiões maxilar e mandibular)
  - Espaços secundários:
    - Mastigador (pterigomandibular, submassetérico, temporal)
    - Laterofaríngeo
    - Retrofaríngeo
    - Parotídeo
    - Pré-vertebral
- Alguns espaços fasciais são diretamente contínuos com outros, porém há espaços que se comunicam quando as infecções rompem 1 de suas paredes

FÁSCIA CERVICAL

17 ESPAÇOS FASCIAIS • *Informações Gerais*

Secção horizontal abaixo da língula da mandíbula (vista superior) demonstrando o espaço (leito) parotídeo

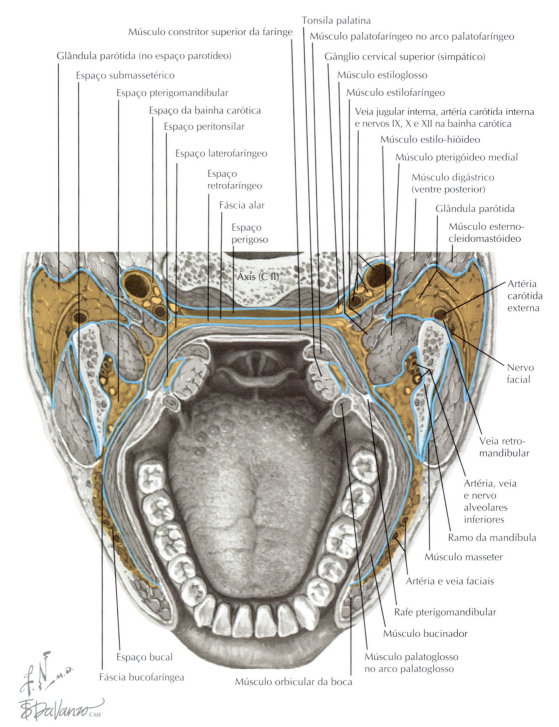

Figura 17-5

472 NETTER - ATLAS DE CABEÇA E PESCOÇO

ESPAÇOS FASCIAIS • Espaços Faciais Supra-hióideos

Espaço	Localização	Comunicações Diretas	Comentários e Potencial para Infecções
Bucal	*Lateral* – pele e tela subcutânea *Medial* – m. bucinador *Superior* – processo zigomático da maxila *Inferior* – mandíbula *Anterior* – boca (ângulo) *Posterior* – m. masseter	O espaço bucal comunica-se com: • Espaço canino • Espaço pterigomandibular • Espaço infratemporal • Espaço submassetérico • Espaço laterofaríngeo	Infecções dos molares superiores e inferiores
Canino	*Superior* – m. levantador do lábio superior *Inferior* – m. levantador do ângulo da boca	O espaço canino comunica-se com: • Espaço bucal	Infecções do canino ou 1° pré-molar superiores
Infratemporal	*Superior* – face infratemporal da asa maior do esfenoide *Inferior* – m. pterigóideo lateral *Lateral* – m. temporal *Medial* – lâmina lateral do processo pterigoide *Anterior* – maxila *Posterior* – m. pterigóideo lateral	O espaço infratemporal comunica-se com: • Espaço bucal • Espaço pterigomandibular	Infecções dentais são raras no espaço infratemporal Quando ocorrem, geralmente resultam de infecção do 3° molar superior Infecções nessa área apresentam-se adjacentes ao plexo pterigóideo e podem se propagar ao seio cavernoso
Região submandibular	*Anterior* e *lateral* – mandíbula *Posterior* – osso hióideo *Superior* – túnica mucosa do soalho da cavidade oral e da língua *Inferior* – lâmina superficial da fáscia cervical	A região submandibular comunica-se com: • Espaço laterofaríngeo	Parte anterior dos espaços perifaríngeos, os quais formam um anel ao redor da faringe (os espaços retrofaríngeo e laterofaríngeo são os outros componentes) Dividida em 3 partes: • Espaço sublingual • Espaço submandibular • Espaço submentual
Sublingual	Entre a túnica mucosa e o m. milo-hióideo *Anterior* e *lateral* – mandíbula *Posterior* – músculos da raiz da língua *Superior* – túnica mucosa do soalho da cavidade oral e da língua *Inferior* – m. milo-hióideo	O espaço sublingual comunica-se com: • Espaço laterofaríngeo • Espaço submandibular	Contém: • N. hipoglosso • N. lingual • Glândula sublingual • Parte profunda da glândula submandibular Infecções dos pré-molares e molares inferiores podem se disseminar para o espaço sublingual

(Continua na próxima página)

FÁSCIA CERVICAL **473**

ESPAÇOS FASCIAIS • *Espaços Faciais Supra-hióideos*

Espaço	Localização	Comunicações Diretas	Comentários e Potencial para Infecções
Submandibular	Entre o m. milo-hióideo e a lâmina superficial da fáscia cervical Superficialmente ao m. milo-hióideo, entre os ventres anterior e posterior do m. digástrico e a mandíbula	O espaço submandibular comunica-se com: • Espaço laterofaríngeo • Espaço sublingual • Espaço submentual	Contém: • Glândula submandibular • Ventre anterior do m. digástrico Contínuo com o espaço sublingual na margem livre posterior do m. milo-hióideo Como as raízes do 1°, 2° e 3° molares são inferiores à fixação do m. milo-hióideo na mandíbula, infecções desses dentes podem passar para o espaço submandibular, queé contínuo com o espaço laterofaríngeo Corresponde à área do trígono submandibular
Submentual	Entre o m. milo-hióideo e a lâmina superficial da fáscia cervical Limitado lateralmente pelos ventres anteriores dos mm. digástricos	O espaço submentual comunica-se com: • Espaço submandibular	O espaço submentual é a extensão anterior do espaço submandibular Corresponde à área do trígono submentual Infecções dos dentes anteriores inferiores podem se disseminar para o espaço submentual
Laterofaríngeo (também denominado espaço parafaríngeo)	Lateral à faringe, contínuo posteriormente com o espaço retrofaríngeo e aneteriormente com o espaço submandibular Estende-se desde a base do crânio até o osso hioide Estende-se em sentido anterossuperior até a rafe pterigomandibular Limitado medialmente pela camada média da fáscia cervical (fáscia bucofaríngea), que recobre o m. constritor superior da faringe, e lateralmente pela lâmina superficial da fáscia cervical, que recobre o m. pterigóideo medial e a parte profunda da glândula parótida	O espaço laterofaríngeo comunica-se com: • Espaço submandibular • Espaço retrofaríngeo • Espaço pterigomandibular • Espaço peritonsilar	Muito suscetível à disseminação de infecções dos dentes, maxila/mandíbula e faringe, incluindo a parte nasal da faringe e tonsilas Infecções dos 3os molares inferiores podem se disseminar para esse espaço Infecções tonsilares podem se disseminar para esse espaço Tumores no espaço laterofaríngeo também disseminam-se por esse espaço

(Continua na próxima página)

ESPAÇOS FASCIAIS • *Espaços Faciais Supra-hióideos* 17

Espaço	Localização	Comunicações Diretas	Comentários e Potencial para Infecções
Mastigatório	Formado quando a lâmina superficial da fáscia cervical se delamina para envolver o ramo da mandíbula e recobrir lateralmente o m. masseter e medialmente o m. pterigóideo medial e a parte inferior do m. temporal	O espaço mastigatório comunica-se com: • Espaço infratemporal • Espaço pterigomandibular • Espaço submassetérico • Espaço temporal	Contém: • M. masseter • M. pterigóideo medial • M. pterigóideo lateral • Porção inferior (inserção) do m. temporal • Conteúdo do espaço pterigomandibularPode ser subdividido nos espaços: • Pterigomandibular • Submassetérico • Temporal
Pterigomandibular	*Medial* – m. pterigóideo medial *Lateral* – mandíbula *Superior* – m. pterigóideo lateral *Inferior* – mandíbula *Posterior* – glândula parótida *Anterior* – espaço bucal	O espaço pterigomandibular comunica-se com: • Espaço submassetérico • Espaço temporal • Espaço bucal	Infecções dentais que se disseminam por esse espaço originam-se no 2° ou 3° molares inferiores Seu conteúdo inclui: • Nervo, artéria e veia alveolares inferiores • Ligamento esfenomandibular
Submassetérico	*Anterior* – m. masseter *Posterior* – glândula parótida *Lateral* – m. masseter *Medial* – mandíbula *Superior* – arco zigomático *Inferior* – mandíbula (fixação inferior do m. masseter)	O espaço submassetérico comunica-se com: • Espaço pterigomandibular • Espaço bucal	Infecções dentais nesse espaço são raras Decorre geralmente de infecção em um 3° molar inferior impactado
Temporal	Formado quando a lâmina superficial da fáscia cervical envolve o m. temporal	O espaço temporal comunica-se com: • Espaço infratemporal • Espaço pterigomandibular (subdivisão do espaço mastigatório)	Pode ainda ser subdividido em um espaço superficial e outro profundo
Peritonsilar	*Anterior* – arco palatoglosso *Posterior* – arco palatofaríngeo *Medial* – cápsula da tonsila palatina *Lateral* – m. constritor superior da faringe	O espaço peritonsilar comunica-se com: • Espaço laterofaríngeo	Localizado na parede da faringe Infecções do espaço peritonsilar podem se disseminar para o espaço laterofaríngeo
Parotídeo	Formado quando a lâmina superficial da fáscia cervical envolve a glândula parótida como uma cápsula	Sem comunicações diretas	A fáscia parotídea é mais frágil no lado medial, portanto, infecções desse espaço podem atravessá-la e entrar no espaço laterofaríngeo
Da glândula submandibular	Formado quando a lâmina superficial da fáscia cervical envolve a glândula submandibular como uma cápsula	Sem comunicações diretas	A camada interna da cápsula é mais frágil, portanto, infecções desse espaço tendem a atravessar a fáscia por esse lado

FÁSCIA CERVICAL **475**

ESPAÇOS FASCIAIS • *Espaços Faciais Supra-hióideos*

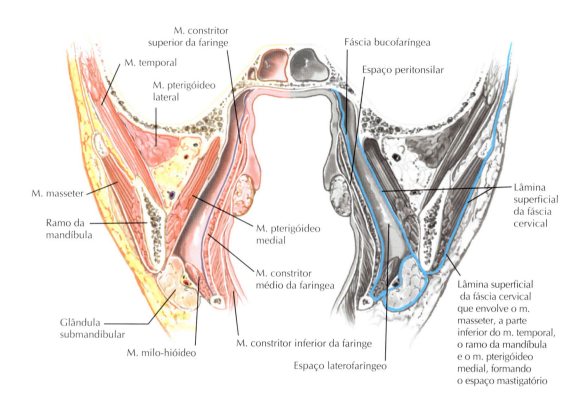

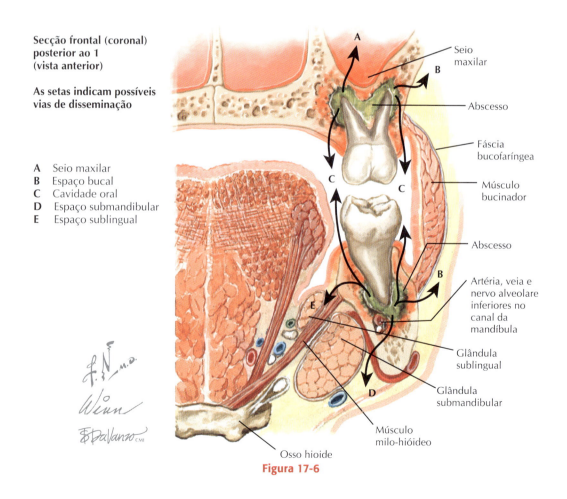

Figura 17-6

Espaço	Localização	Comunicações Diretas	Comentários e Potencial para Infecções
Pré-traqueal (pré-visceral)	*Superior* – laringe *Inferior* – mediastino superior Circunda completamente a traqueia e também contém a tireoide e o esôfago	Sem comunicações diretas	Geralmente as infecções só se disseminam para o espaço pré-traqueal pela perfuração do esôfago anteriormente ou por perfuração do espaço retrofaríngeo

Espaços Fasciais que se Estendem por todo o Comprimento do Pescoço

Espaço	Localização	Comunicações Diretas	Comentários e Potencial para Infecções
Superficial	Entre a tela subcutânea e a lâmina superficial da fáscia cervical Circunda o m. platisma	O espaço superficial comunica-se com: • Tela subcutânea da face	As infecções são superficiais e, em geral, ocorrem precocemente
Retrofaríngeo	Posterior à fáscia bucofaríngea, que recobre a faringe e o esôfago, e anterior à fáscia alar Estende-se da base do crânio até aproximadamente o nível de T II, onde as 2 lâminas fasciais se fundem A parte inferior do espaço retrofaríngeo (posterior ao esôfago) é, às vezes, denominada espaço retrovisceral	O espaço retrofaríngeo comunica-se com: • Espaço laterofaríngeo	As infecções deste espaço são, muitas vezes, resultado de infecções no anel linfático da faringe (de Waldeyer) que se disseminam para os linfonodos retrofaríngeos Outras infecções nasais e faríngeas podem se disseminar para o espaço retrofaríngeo Infecções dentais que atravessam o espaço laterofaríngeo podem se disseminar para o espaço retrofaríngeo Podem resultar em celulite ou abscesso As infecções retrofaríngeas podem continuar a disseminar-se, posteriormente, para o espaço perigoso
"Espaço perigoso"	Posterior à fáscia alar (e à lâmina resultante da fusão da fáscia alar com a camada média da fáscia cervical) e anterior à lâmina pré-vertebral Estende-se da base do crânio até o diafragma	Não apresenta continuidade com qualquer espaço fascial O espaço perigoso é contínuo com o mediastino	Permite a disseminação de infecções para o tórax através do mediastino superior
Pré-vertebral	Entre a lâmina pré-vertebral da fáscia cervical e a coluna vertebral	Não apresenta continuidade com qualquer espaço fascial	Fechado em seus limites superior, laterais e inferior, de modo que não é comum a disseminação de infecções nesse espaço
Da bainha carótica	Um espaço potencial é criado pela bainha carótica Limitado superiormente pela base do crânio, inferiormente se funde com o tecido conectivo ao redor do arco da aorta	Não apresenta continuidade com qualquer espaço fascial No entanto, infecções de áreas circunjacentes podem degradar e atravessar a bainha carótica	Infecções dos espaços viscerais podem entrar e percorrer a bainha carótica

17 | ESPAÇOS FASCIAIS • *Espaços Fasciais que se Estendem por Todo o Comprimento do Pescoço*

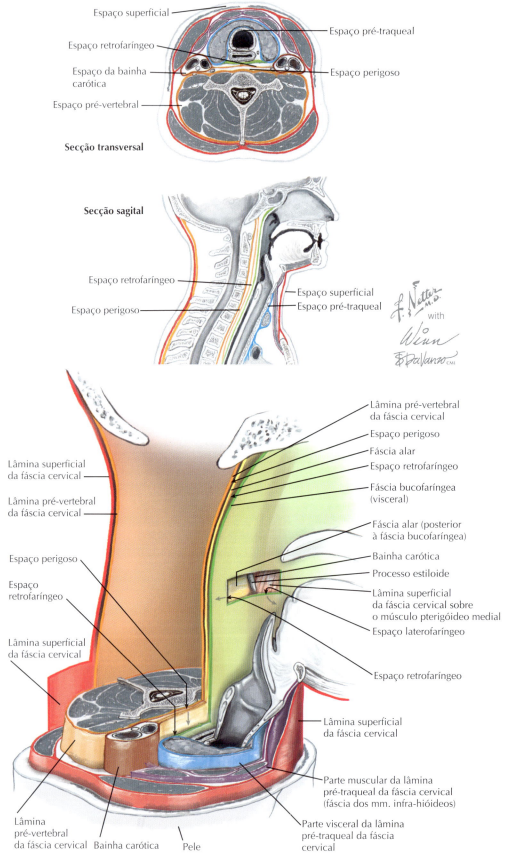

Figura 17-7

478 NETTER ATLAS DE ANATOMIA DA CABEÇA E PESCOÇO

CORRELAÇÕES CLÍNICAS • Angina de Ludwig

- *Angina de Ludwig*: celulite grave por infecção bacteriana (geralmente por *Streptococcus, Actinomyces, Prevotella, Fusobacterium* ou *Staphylococcus*) no soalho da cavidade oral, sob a língua
- Em geral, inicia-se nos espaços sublingual e submandibular após infecção dos pré-molares ou, mais comumente, dos molares (como um abscesso em um molar inferior), pois suas raízes se estendem inferiormente além da linha milo-hióidea da mandíbula
- Pode seguir os planos dos espaços fasciais e disseminar-se no pescoço
- Pode causar edema cervical a ponto de obstruir as vias aéreas
- Mais comum em crianças
- Os possíveis tratamentos são antibioticoterapia, incisão no pescoço para drenar a infecção e extração do dente infectado.

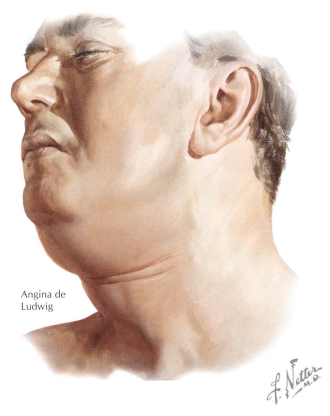

Angina de Ludwig

Figura 17-8

CORRELAÇÕES CLÍNICAS • *Abscessos*

- *Abscessos* podem se disseminar pelos planos fasciais do pescoço, transformando-se em quadros mais graves como, por exemplo, a angina de Ludwig

ABSCESSO DENTOALVEOLAR (ABSCESSO PERIAPICAL)
- Lesão aguda caracterizada pela presença de pus nas estruturas que circundam o ápice do dente acometido
- Podem se originar na polpa dental e ser decorrentes de cárie com erosão do esmalte e da dentina, ou de um traumatismo no dente, permitindo que bactérias invadam a polpa
- A pulpite resultante pode evoluir para necrose enquanto as bactérias invadem o osso alveolar ao redor, levando à formação de um abscesso local

ABSCESSO PERIODONTAL
- Acomete geralmente as estruturas de suporte do dente, como os ligamentos periodontais e o osso alveolar, levando à formação de um abscesso local

PERICORONARITE
- Inflamação ao redor da coroa do dente resultante de uma infecção na gengiva, levando à formação de abscesso
- O dente acometido com maior frequência é o 3° molar inferior parcialmente irrompido

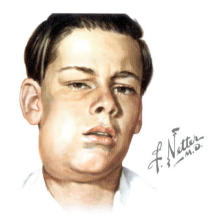

Abscesso na região submandibular

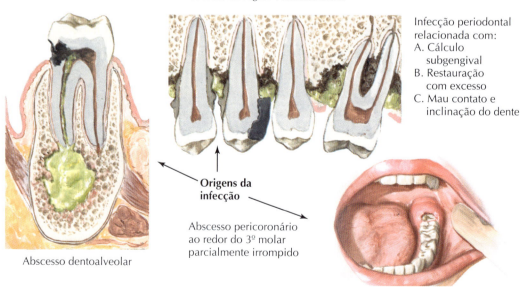

Abscesso dentoalveolar

Origens da infecção

Abscesso pericoronário ao redor do 3º molar parcialmente irrompido

Infecção periodontal relacionada com:
A. Cálculo subgengival
B. Restauração com excesso
C. Mau contato e inclinação do dente

Figura 17-9

CORRELAÇÕES CLÍNICAS • *Enfisema Cervical*

- *Enfisema cervical*: presença de gás sob a pele, cuja causa pode ser iatrogênica (p. ex., procedimento cirúrgico) ou subsequente a um trauma ou infecção
- Algumas causas incluem fraturas na cabeça e no pescoço, infiltração de ar proveniente de peça de mão de alta rotação, e procedimentos cirúrgicos como tratamento endodôntico e extração de terceiros molares inferiores
- Na cabeça e no pescoço, o enfisema cervical pode se disseminar através dos planos fasciais
- Pode ser benigno ou fatal, dependendo da gravidade e padrão da disseminação

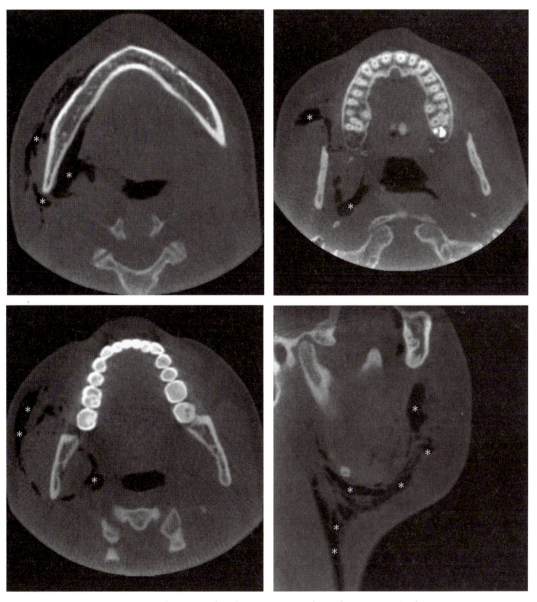

*Presença de ar revelando a extensão do enfisema cervical

Figura 17-10

CAPÍTULO 18
ORELHA

Aspectos Gerais e Anatomia Topográfica	**484**
Estruturas e Limites	**487**
Músculos	**494**
Inervação	**495**
Vascularização	**499**
Correlações Clínicas	**506**

ASPECTOS GERAIS E ANATOMIA TOPOGRÁFICA • *Informações Gerais*

- Dupla função:
  - Mantém o equilíbrio do corpo (vestibular)
  - Percebe o som (auditiva)
- 3 divisões:
  - Orelha externa
  - Orelha média
  - Orelha interna

ORELHA EXTERNA

- Porção mais superficial que inclui a orelha, o meato acústico externo e a membrana timpânica
- Ajuda a captar o som e direcioná-lo para a membrana timpânica

ORELHA MÉDIA

- Transmite as vibrações sonoras da membrana timpânica para a orelha interna por intermédio dos ossículos da audição: martelo, bigorna e estribo
- Sua maior porção está contida na parte petrosa do osso temporal
- O formato geral assemelha-se ao de uma lente bicôncava
- Composta pela cavidade timpânica que se conecta anteriormente com a parte nasal da faringe por intermédio da tuba auditiva e posteriormente com as células mastóideas
- A cavidade timpânica contém os ossículos da audição (martelo, bigorna e estribo), os músculos (tensor do tímpano e estapédio), os nervos (corda do tímpano, timpânico [ramo do n. glossofaríngeo] e petroso menor) e o plexo timpânico (fibras parassimpáticas do nervo glossofaríngeo e simpáticas provenientes do gânglio cervical superior por intermédio do plexo carótico)

ORELHA INTERNA

- As porções vestibular e auditiva, que estão preenchidas com fluido, compõem a orelha interna:
  - A porção auditiva (cóclea) é estimulada pelo movimento do fluido
  - A porção vestibular (utrículo, sáculo e canais semicirculares) é estimulada pelo movimento do fluido dentro destas câmaras
- Consiste em um labirinto membranáceo situado dentro de um labirinto ósseo
- Os receptores para as funções auditiva e vestibular estão localizados dentro do labirinto membranáceo
- Os fluidos localizados no labirinto membranáceo (endolinfa) e no labirinto ósseo (perilinfa) estimulam os receptores auditivos e vestibulares
- O nervo vestibulococlear entra na orelha interna pelo meato acústico interno

ASPECTOS GERAIS E ANATOMIA TOPOGRÁFICA • *Informações Gerais*

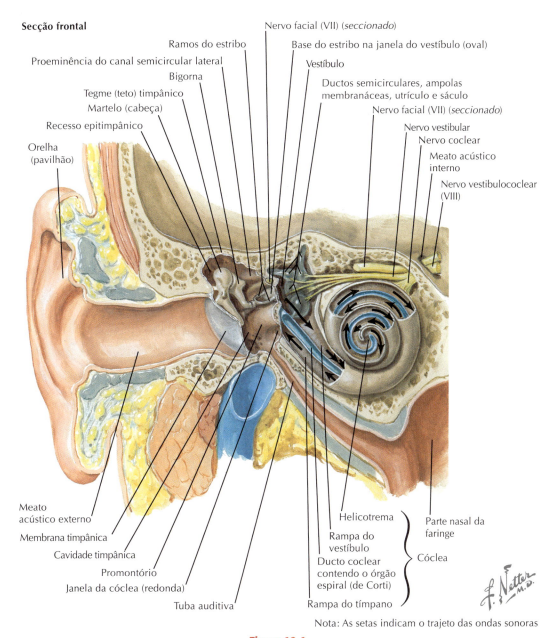

Figura 18-1

Nota: As setas indicam o trajeto das ondas sonoras

ORELHA 485

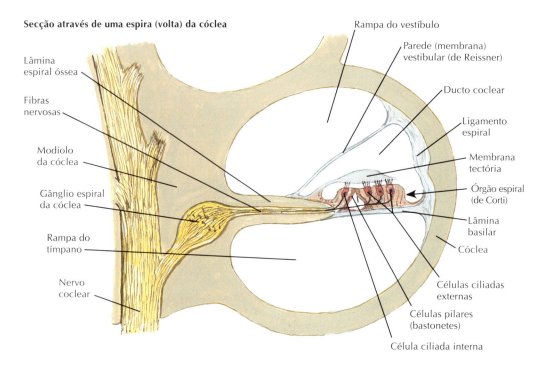
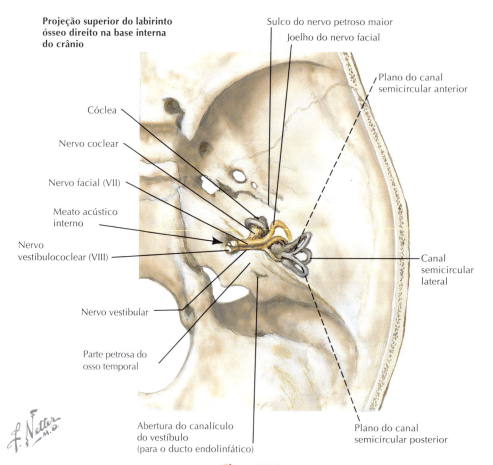

Figura 18-2

Estrutura	Comentários
Orelha (pavilhão)	Estrutura de formato irregular constituída de cartilagem elástica e pele A porção superior possui um esqueleto de cartilagem elástica A porção inferior, o lóbulo, não possui cartilagem *Hélice*: borda curvada mais externa da orelha, continua anteriormente para unir-se com a cabeça no ramo da hélice *Antélice*: porção de cartilagem que acompanha a hélice internamente *Escafa*: depressão entre a hélice e a antélice *Concha*: delimitada pela antélice, é a depressão que leva ao meato acústico externo *Trago*: estende-se da face até a concha *Antitrago*: estende-se da porção inferior da antélice até a concha e é separado do trago pela incisura intertrágica
Meato acústico externo	Canal que conecta a concha da orelha à membrana timpânica Coberto por pele rica em glândulas sebáceas e secretoras de cerume Cerca de 2,5 cm de comprimento *1/3 lateral:* cartilagíneo, estende-se para o interior do osso temporal *2/3 mediais:* ósseo, formado pelas partes timpânica, escamosa e petrosa do osso temporal
Membrana timpânica	Porção mais medial da orelha externa que a separa da orelha média Situada em um sulco na parte timpânica do osso temporal Membrana delgada, semitransparente, com 3 camadas: • *Camada externa* – derivada da pele; composta por epitélio estratificado pavimentoso (escamoso) • *Camada média* – fibrosa, com fibras fixadas no martelo • *Camada interna* – contínua com a túnica mucosa da cavidade timpânica; composta por epitélio colunar ciliado As pregas maleares anterior e posterior estão situadas na porção superior da membrana timpânica As porções tensa e frouxa são denominadas parte tensa (*pars tensa*) e parte flácida (*pars flaccida*), respectivamente

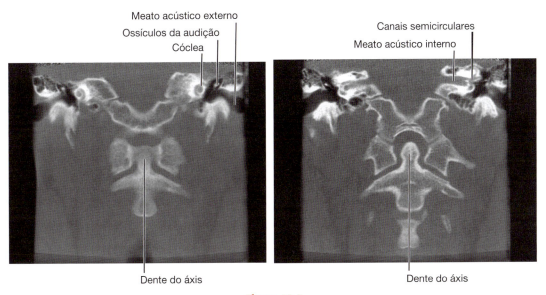

Figura 18-3

Orelha direita (pavilhão)

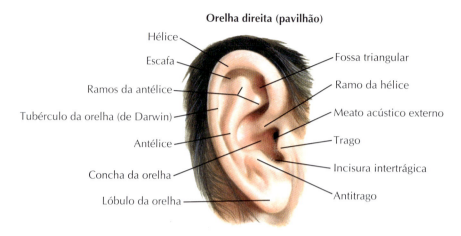

Vista otoscópica da membrana timpânica direita

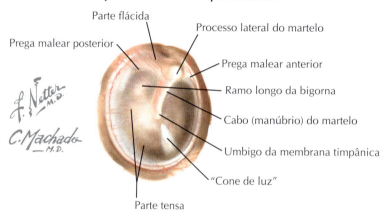

Secção frontal oblíqua do meato acústico externo e orelha média (cavidade timpânica)

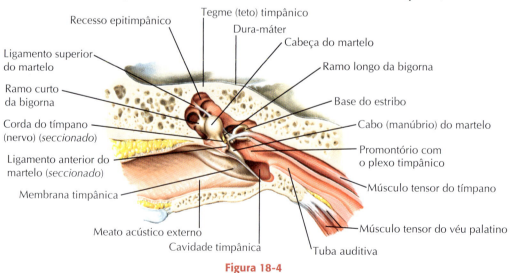

Figura 18-4

ESTRUTURAS E LIMITES • Limites da Orelha Média

Limite	Comentários
Parede tegmental (teto)	Constituído pelo tegme timpânico, que separa a orelha média do lobo temporal na fossa média do crânio
Parede jugular (soalho)	Parede óssea delgada que separa a orelha média da veia jugular interna O canalículo timpânico abre-se nessa parede; permite que o ramo timpânico do nervo glossofaríngeo entre na orelha média
Parede carótica (anterior)	*Tuba auditiva*: abre-se nessa parede; conecta a orelha média com a parte nasal da faringe; equaliza a pressão em ambos os lados da membrana timpânica e permite a drenagem adequada da orelha média O nervo petroso menor emerge da orelha média através da parede carótica As fibras nervosas pós-ganglionares simpáticas que acompanham a artéria carótida interna atravessam a parede carótica para entrar na orelha média
Parede mastóidea (posterior)	*Canal do nervo facial*: estende-se no sentido superoinferior, imediatamente posterior à orelha média, até terminar no forame estilomastóideo *Antro mastóideo*: localizado na porção superior da parede mastóidea próximo à junção com a parede tegmental (teto) da orelha média *Eminência piramidal*: projeção oca da parede mastóidea; contém o tendão do músculo estapédio A fossa posterior do crânio e o seio sigmóideo da dura-máter estão localizados posteriormente à essa parede
Parede labiríntica (medial)	A parede labiríntica separa a orelha média da orelha interna *Promontório*: grande protuberância criada pela cóclea da orelha interna Na porção superior da parede labiríntica está uma protuberância formada pelo canal semicircular lateral Inferiormente ao canal semicircular lateral no lado oposto da parede medial está a porção horizontal do canal do nervo facial *Janela do vestíbulo* (janela oval – onde está situada a base do estribo) e *janela da cóclea* (janela redonda – abertura fechada por membrana): localizadas em uma relação superoinferior na parede labiríntica posteriormente ao promontório O tendão do músculo tensor do tímpano entra na orelha média através da parede labiríntica
Parede membranácea (lateral)	A parede membranácea separa a orelha média da orelha externa; constituída sobretudo pela membrana timpânica, com o martelo fixado em seu umbigo *Recesso epitimpânico*: região superior à membrana timpânica que abriga porções do martelo e da bigorna A corda do tímpano estende-se adjacente à membrana timpânica e ao martelo até emergir pela fissura petrotimpânica

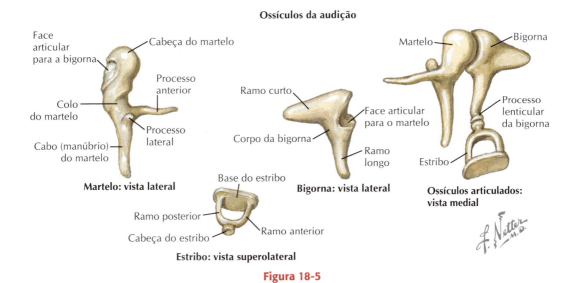

Figura 18-5

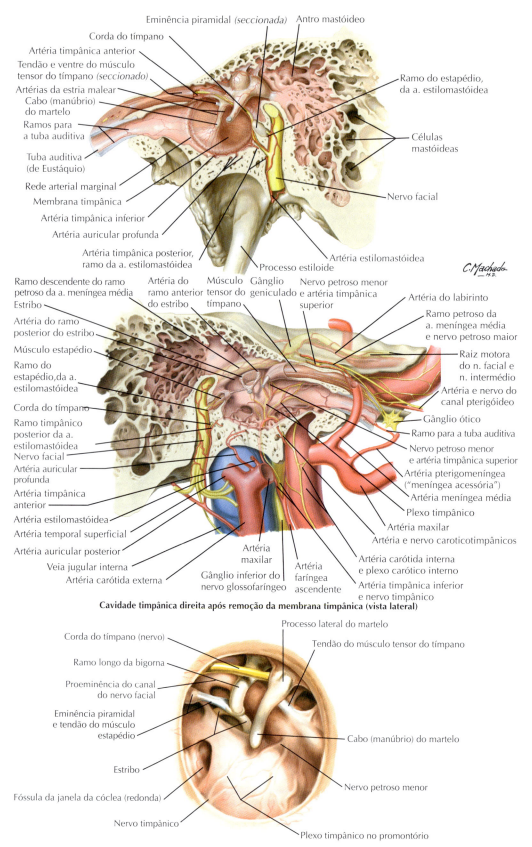

Figura 18-6

ESTRUTURAS E LIMITES • *Estruturas da Orelha Interna* 18

Estrutura	Descrição
Labirinto ósseo	Localizado na parte petrosa do osso temporal
	Envolve o labirinto membranáceo e contém perilinfa
	Conectado à orelha média por intermédio da janela do vestíbulo e da janela da cóclea
	Dividido em 3 partes: vestíbulo, cóclea e canais semicirculares
Vestíbulo	Porção média do labirinto ósseo, contém o sáculo e o utrículo do labirinto membranáceo
	Tem uma abertura para o aqueduto do vestíbulo que contém o ducto endolinfático
Cóclea	Porção anterior do labirinto ósseo que contém o ducto coclear do labirinto membranáceo
	Como um caracol, espirala-se em torno de um pilar central (o modíolo), que permite a passagem de ramos do nervo coclear para o ducto coclear por 2 voltas e 3/4, tornando-se progressivamente menor à medida que se aproxima de seu ápice
	À medida que a cóclea se espirala, uma lâmina espiral óssea projeta-se a partir do modíolo
	No interior do canal espiral da cóclea, o ducto coclear está situado entre a rampa do vestíbulo e a rampa do tímpano
	As rampas do vestíbulo e do tímpano são contínuas pelo helicotrema no ápice
	Uma abertura para o aqueduto da cóclea permite que a perilinfa drene para o líquido cerebrospinal
Canais semicirculares	Porção posterior do labirinto ósseo
	3 canais semicirculares: anterior, posterior e lateral
	Ampola óssea: extremidade dilatada de cada um
	Os canais semicirculares anterior e posterior possuem um pilar ósseo comum
Labirinto membranáceo	Localizado dentro do labirinto ósseo; contém endolinfa
	Dividido em 4 partes: ducto coclear, sáculo, utrículo e ductos semicirculares
Ducto coclear	Estrutura espiral localizada dentro da cóclea
	Começa em uma extremidade fechada no ápice da cóclea e termina unindo-se ao sáculo por intermédio do ducto de união (*ductus reuniens*)
	Formato triangular, com uma base formada pelo endósteo do canal conhecido como ligamento espiral e a estria vascular
	O teto é formado pela parede (membrana) vestibular que separa o ducto coclear da rampa do vestíbulo
	O soalho é formado pela lâmina basilar, na qual está situado o órgão espiral (de Corti); separa o ducto da rampa do tímpano
Sáculo	Pequena estrutura localizada dentro do vestíbulo do labirinto ósseo
	Conectada ao utrículo por intermédio do ducto utriculossacular e pelo ducto endolinfático
	Os receptores sensoriais (máculas) estão localizados no sáculo
Utrículo	Localizado dentro do vestíbulo do labirinto ósseo
	Os receptores sensoriais (máculas) estão localizados no utrículo
Ductos semicirculares	Correspondem aos canais semicirculares do labirinto ósseo (anterior, posterior e lateral)
	Abrem-se no utrículo por intermédio de 5 aberturas
	Os receptores sensoriais conhecidos como crista estão localizados na ampola dos ductos semicirculares

ORELHA **491**

ESTRUTURAS E LIMITES • *Estruturas da Orelha Interna*

Labirinto membranáceo direito com os nervos: vista posteromedial

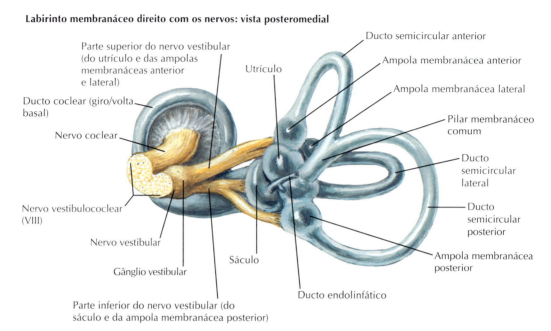

Labirintos ósseo e membranáceo: esquema

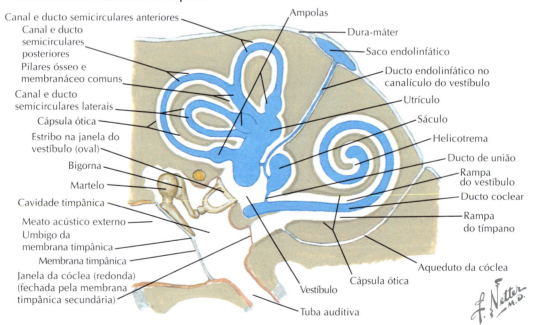

Figura 18-7

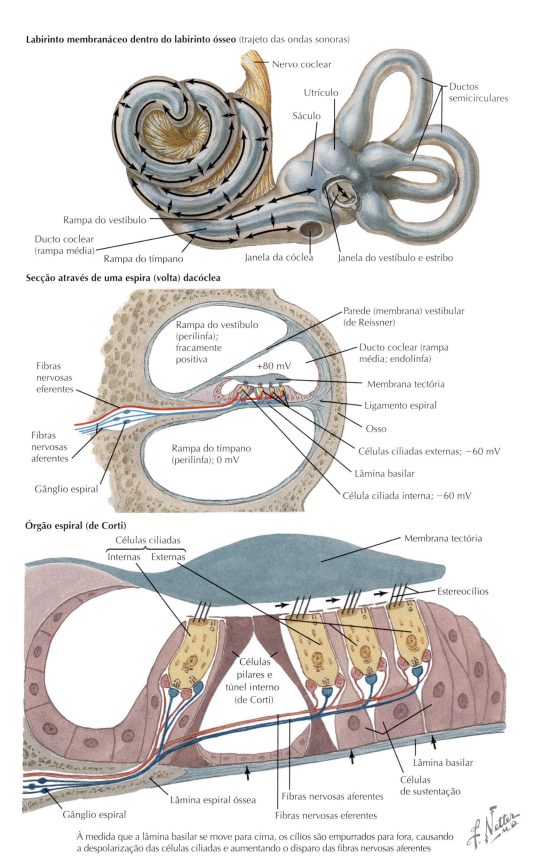

Figura 18-8

Músculo	Origem	Inserção	Ações	Inervação
Tensor do tímpano	Canal ósseo acima da tuba auditiva Parte cartilagínea da tuba auditiva Asa maior do esfenoide	Cabo (manúbrio) do martelo	Tensiona a membrana timpânica e ajuda a abafar as vibrações sonoras	Divisão mandibular do nervo trigêmeo
Estapédio	Eminência piramidal na parede mastóidea (posterior) da cavidade timpânica	Colo do estribo	Abafa as vibrações sonoras excessivas	Nervo para o m. estapédio (ramo do n. facial)

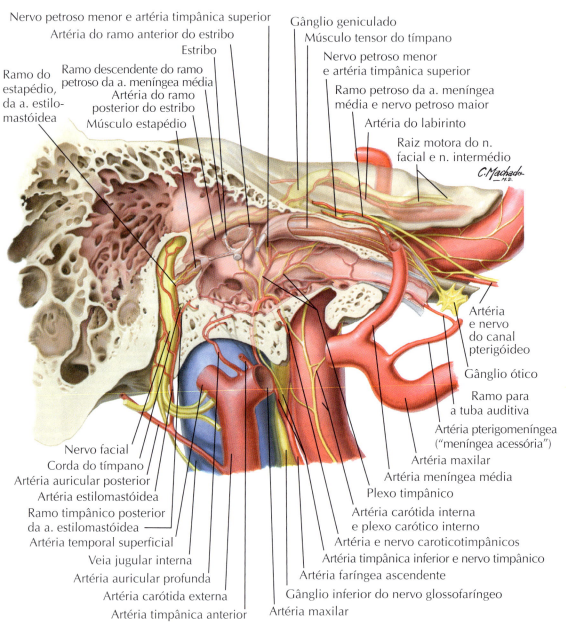

Figura 18-9

INERVAÇÃO • Inervação Sensitiva da Orelha Externa

Nervo	Origem	Trajeto
Auricular magno	Plexo cervical, formado por contribuições dos ramos anteriores de C2 e C3	Depois de passar posteriormente ao músculo esternocleidomastóideo no ponto nervoso do pescoço (de Erb), ascende adjacente a esse músculo, dividindo-se em ramos anterior e posterior O ramo posterior inerva a pele sobre o processo mastóideo, a parte posterior da orelha, a concha e o lóbulo
Occipital menor	Plexo cervical, formado por contribuições do ramo anterior de C2	Depois de passar posteriormente ao músculo esternocleidomastóideo no ponto nervoso do pescoço (de Erb), ascende pela parte posterior da cabeça Continua na cabeça posteriormente à orelha Inerva a pele da região posterior à orelha
Auriculotemporal	Divisão posterior do nervo mandibular, ramo do trigêmeo	Normalmente origina-se por 2 raízes, entre as quais passa a artéria meníngea média Estende-se em sentido posterior, imediatamente inferior ao músculo pterigóideo lateral, e continua até a região medial ao colo da mandíbula Curva-se em sentido superior com os vasos temporais superficiais, entre a orelha e a cabeça da mandíbula, profundamente à glândula parótida Emergindo da glândula parótida, ascende sobre o arco zigomático Inerva a pele na região do trago, do ramo da hélice, da porção anterior do meato acústico externo e da face externa da membrana timpânica
Ramo auricular do n. vago	Gânglio superior do nervo vago	Estende-se em posição posterior à veia jugular interna e sobre o osso temporal Cruza o canal do nervo facial superiormente ao forame estilomastóideo Adentra o canalículo mastóideo entre o processo mastóideo e a parte timpânica do osso temporal e emite 2 ramos: • 1 ramo une-se ao ramo auricular posterior do nervo facial • O 2° ramo inerva a pele da superfície posterior da orelha e a parte posterior do meato acústico externo
Ramo timpânico do n. glossofaríngeo	Ramo do gânglio inferior do nervo vago localizado na parte petrosa do osso temporal	Estende-se superiormente pelo canalículo timpânico para entrar na orelha média Na orelha média, divide-se em ramos que formam parte do plexo timpânico O plexo timpânico dá origem a: • Fibras pré-ganglionares parassimpáticas para a glândula parótida • Fibras pós-ganglionares simpáticas pós-ganglionares para a glândula parótida • Fibras sensitivas para a cavidade timpânica, incluindo a membrana timpânica e a tuba auditiva (principalmente a partir do ramo timpânico do nervo glossofaríngeo)

18 INERVAÇÃO • *Inervação Sensitiva da Orelha Externa*

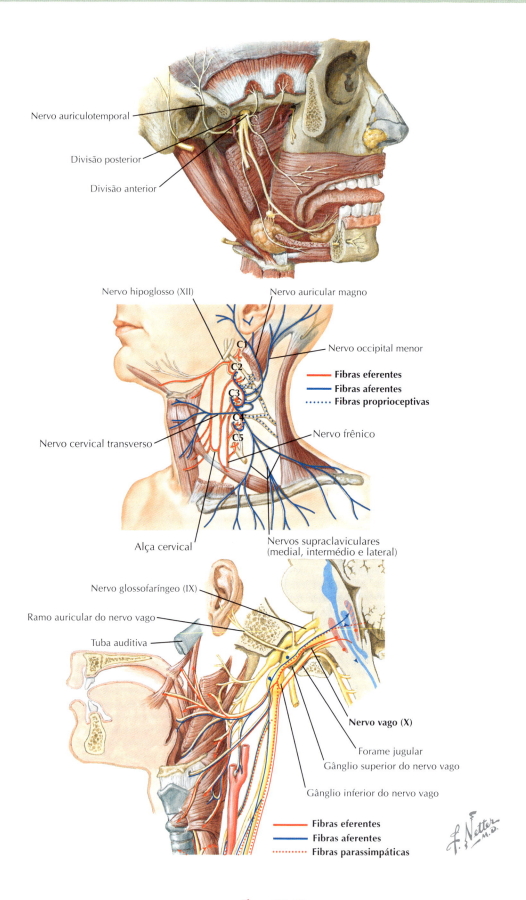

Figura 18-10

496 NETTER ATLAS DE ANATOMIA DA CABEÇA E PESCOÇO

INERVAÇÃO • Inervação Sensitiva da Orelha Externa

Nervo	Origem	Trajeto
Plexo timpânico	Formado por: • Ramo timpânico do nervo glossofaríngeo (origina-se do gânglio inferior localizado na parte petrosa do osso temporal) • Nervos caroticotimpânicos (originam-se do plexo carótico na artéria carótida interna)	O ramo timpânico do nervo glossofaríngeo estende-se superiormente pelo canalículo timpânico para entrar na orelha média Na orelha média, divide-se em ramos que formam o plexo timpânico Os nervos caroticotimpânicos unem-se ao ramo timpânico do nervo glossofaríngeo O plexo timpânico dá origem a: • Fibras pré-ganglionares parassimpáticas para a glândula parótida • Fibras pós-ganglionares simpáticas para a glândula parótida • Fibras sensitivas para a cavidade timpânica, incluindo a membrana timpânica e a tuba auditiva (principalmente do ramo timpânico do glossofaríngeo)
Facial	O nervo craniano VII possui múltiplas funções motoras e sensitivas Formado por: • Nervo intermédio, que contém as fibras sensitivas e as fibras parassimpáticas • Raiz motora, que inerva os músculos derivados do 2° arco faríngeo	O nervo intermédio e a raiz motora – entram no meato acústico interno do osso temporal O nervo facial estende-se em seguida pelo canal do n. facial até emergir pelo forame estilomastóideo, inicialmente seguindo em direção horizontal pela parte externa da parede labiríntica (medial) da orelha média; a seguir curva-se posterior e inferiormente em relação à orelha média Quando o nervo muda de direção, ele está no gânglio geniculado; neste local tem origem o nervo petroso maior que se estende anteriormente em direção à fossa pterigopalatina Dentro do canal do n. facial, ele emite o nervo para o músculo estapédio e a corda do tímpano A corda do tímpano estende-se anteriormente adjacente à membrana timpânica e ao martelo até emergir pela fissura petrotimpânica A corda do tímpano contém fibras pré-ganglionares parassimpáticas para o gânglio submandibular da cavidade oral e fibras gustatórias para os 2/3 anteriores da língua O nervo estapédio inerva o músculo estapédio

Vista medial

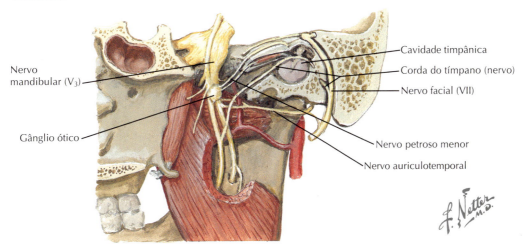

Figura 18-11

ORELHA **497**

INERVAÇÃO • Inervação Sensitiva da Orelha Externa

Nervo	Origem	Trajeto
Vestibulococlear	Também denominado nervo craniano VIII, emerge entre a ponte e o bulbo (medula oblonga)	Entra no meato acústico interno com o nervo facial No interior do meato acústico interno, divide-se nos nervos vestibular coclear
Vestibular	O componente vestibular possui os corpos das células nervosas no gânglio vestibular (gânglio de Scarpa)	Divide-se em partes superior e inferior: • A parte superior inerva as máculas do sáculo e do utrículo e a ampola membranácea dos ductos semicirculares anterior e lateral • A parte inferior inerva a mácula do sáculo e a ampola membranácea do ducto semicircular posterior
Coclear	O componente coclear possui os corpos das células nervosas no gânglio espiral	Utiliza o gânglio espiral dentro do modíolo para passar para o órgão espiral

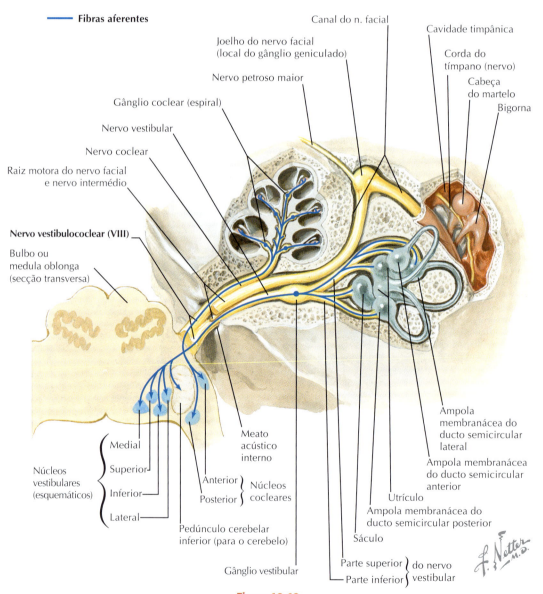

Figura 18-12

Artéria	Origem	Trajeto
Temporal superficial	Ramo terminal da artéria carótida externa que se origina dentro da glândula parótida	No interior da glândula parótida, emite a artéria facial transversa
		Emerge da parte superior da glândula parótida imediatamente posterior à articulação temporomandibular e anterior ao meato acústico externo
		Cruza superficial mente a raiz do arco zigomático imediatamente anterior ao nervo auriculotemporal e à orelha
		Em seu trajeto superior, emite ramos que irrigam a orelha e o meato acústico externo
Auricular posterior	Artéria carótida externa dentro da glândula parótida	Estende-se em sentido superior por entre o processo mastoide e a cartilagem da orelha
		Durante seu trajeto para sofrer anastomose com as artérias temporal superficial e occipital, irriga a orelha e o meato acústico externo
		Um ramo estilomastóideo origina-se da auricular posterior e entra no forame estilomastóideo para irrigar a face interna da membrana timpânica
Auricular profunda	Ramo da artéria maxilar (1 dos ramos terminais da artéria carótida externa) Origina-se na mesma região da a. timpânica anterior	Estende-se pela glândula parótida, posteriormente à articulação temporomandibular, para irrigar essa articulação
		Entra no meato acústico externo para irrigá-lo; em seguida irriga a face externa da membrana timpânica
Timpânica anterior	Ramo da artéria maxilar (1 dos ramos terminais da artéria carótida externa)	Origina-se na mesma região que a artéria auricular profunda
		Estende-se em sentido superior, imediatamente posterior à articulação temporomandibular
		Entra na cavidade timpânica através da fissura petrotimpânica
		Ajuda a irrigar a face interna da membrana timpânica

VASCULARIZAÇÃO • *Irrigação da Orelha Externa*

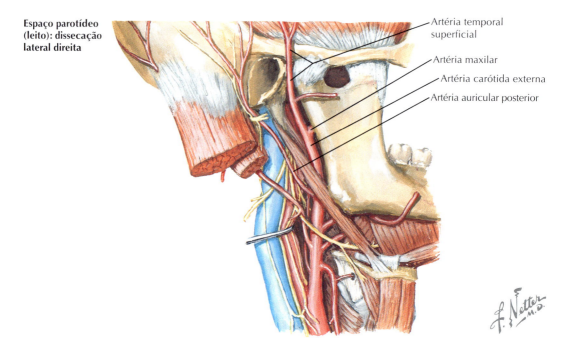

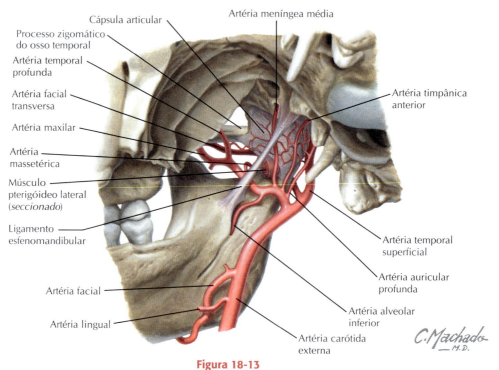

Figura 18-13

Artéria	Origem	Trajeto
Auricular posterior	Artéria carótida externa dentro da glândula parótida	Estende-se em sentido superior por entre o processo mastoide e a cartilagem da orelha Durante seu trajeto para anastomosar-se com as artérias temporal superficial e occipital, irriga a orelha e o meato acústico externo Um ramo estilomastóideo origina-se da artéria auricular posterior e entra no forame estilomastóideo para irrigar a face interna da membrana timpânica
Timpânica anterior	Artéria maxilar (1 dos ramos terminais da artéria carótida externa)	Origina-se na mesma região que a artéria auricular profunda Estende-se em sentido superior, imediatamente posterior à articulação temporomandibular Entra na cavidade timpânica através da fissura petrotimpânica Ajuda a irrigar a face interna da membrana timpânica e a parte anterior da cavidade timpânica
Timpânica inferior	Artéria faríngea ascendente, ramo da artéria carótida externa	Ascende profundamente aos outros ramos da artéria carótida externa e mais superiormente ao músculo estilofaríngeo Entra na orelha média através da parte petrosa do osso temporal Ajuda a irrigar a parede labiríntica (medial) da cavidade timpânica
Timpânica superior	Artéria meníngea média, ramo da artéria maxilar	Origina-se da artéria meníngea média, imediatamente depois que esta atravessa o forame espinhoso, dentro da fossa média do crânio Passa no semicanal para o músculo tensor do tímpano para ajudar a suprir o tensor do tímpano e seu canal ósseo
Caroticotimpânicas	Artéria carótida interna	Entram na cavidade timpânica através de uma abertura no interior do canal carótico Ajuda a irrigar a orelha média

VASCULARIZAÇÃO • Irrigação da Orelha Média

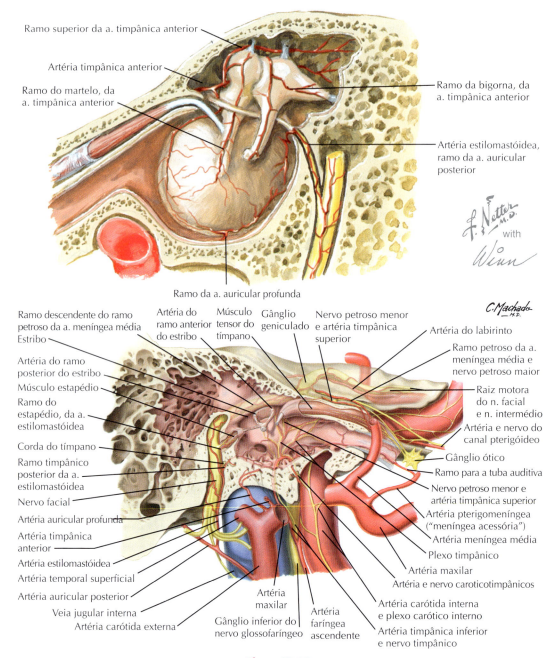

Figura 18-14

VASCULARIZAÇÃO • Irrigação da Orelha Interna

Artéria	Origem	Trajeto
Do labirinto	Artéria basilar, que ajuda a formar o círculo arterial do cérebro (polígono de Willis)	Atravessa o meato acústico interno, onde se divide em ramos coclear e vestibular que irrigam as estruturas cocleares e vestibulares
Auricular posterior	Artéria carótida externa dentro da glândula parótida	Estende-se em sentido superior por entre o processo mastoide e a cartilagem da orelha Anastomosa-se com as artérias temporal superficial e occipital Um ramo estilomastóideo origina-se da artéria auricular posterior, entra no forame estilomastóideo e estende-se em direção à orelha interna Durante seu trajeto para anastomosar-se com as artérias temporal superficial e occipital, irriga a orelha e o meato acústico externo O ramo estilomastóideo irriga a face interna da membrana timpânica e a parte posterior da cavidade timpânica; em seguida ajuda a irrigar a orelha interna

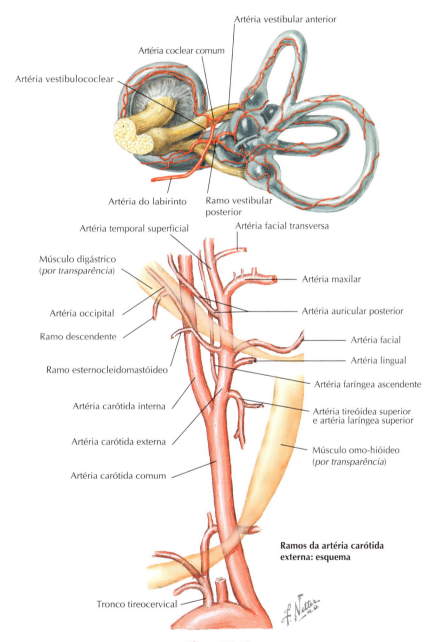

Ramos da artéria carótida externa: esquema

Figura 18-15

ORELHA 503

VASCULARIZAÇÃO • *Drenagem Venosa da Orelha Externa*

Drenagem Venosa da Orelha Externa

Veia	Comentários
Temporal superficial	Desce posteriormente ao processo zigomático do osso temporal em paralelo com o nervo auriculotemporal para entrar na glândula parótida Une-se com a veia maxilar para formar a veia retromandibular Ao longo de seu trajeto, recebe tributárias da orelha
Auricular posterior	Origina-se de um plexo formado pelas veias occipital e temporal superficial Desce posteriormente à orelha para unir-se com a divisão posterior da veia retromandibular e formar a veia jugular externa Ao longo de seu trajeto, recebe sangue da veia estilomastóidea, que drena a orelha, o meato acústico externo e a membrana timpânica
Maxilar	Veia curta, algumas vezes par, formada pela convergência das tributárias do plexo pterigóideo Entra na glândula parótida, estendendo-se posteriormente por entre o ligamento esfenomandibular e o colo da mandíbula Une-se com a veia temporal superficial para formar a veia retromandibular Ajuda a drenar o sangue do meato acústico externo e da membrana timpânica
Plexo pterigóideo	Rede extensa de veias adjacente à 2ª e 3ª partes da artéria maxilar Recebe tributárias que correspondem aos ramos da artéria maxilar As tributárias finalmente convergem para formar uma veia maxilar curta Comunica-se com o seio cavernoso, com o plexo venoso faríngeo, e com a veia facial por intermédio da veia facial profunda e das veias oftálmicas Ajuda a drenar o meato acústico externo
Seio transverso	Um dos seios venosos profundos que ajudam a drenar o encéfalo Recebe parte do sangue da membrana timpânica

Drenagem Venosa da Orelha Média

Veia	Comentários
Plexo pterigóideo	Rede extensa de veias adjacentes à 2ª e 3ª partes da artéria maxilar Recebe tributárias que correspondem aos ramos da artéria maxilar As tributárias finalmente convergem para formar uma veia maxilar curta Comunica-se com o seio cavernoso, com o plexo venoso faríngeo, e com a veia facial por intermédio da veia facial profunda e das veias oftálmicas Ajuda a drenar a cavidade timpânica
Seio petroso superior	Um dos seios venosos profundos que ajudam a drenar o encéfalo; estende-se pela margem superior da parte petrosa do osso temporal Recebe parte do sangue da cavidade timpânica

Drenagem Venosa da Orelha Interna

Veia	Comentários
V. do labirinto	Inicia-se nas estruturas cocleares e vestibulares e estende-se medialmente pelo meato acústico interno junto com a artéria do labirinto Drena para o seio petroso superior

VASCULARIZAÇÃO • *Drenagem Venosa* 18

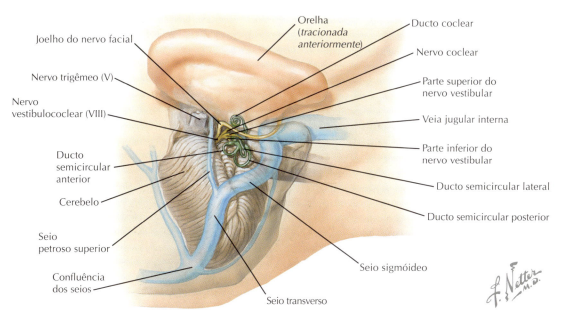

Projeção lateral do labirinto membranáceo direito

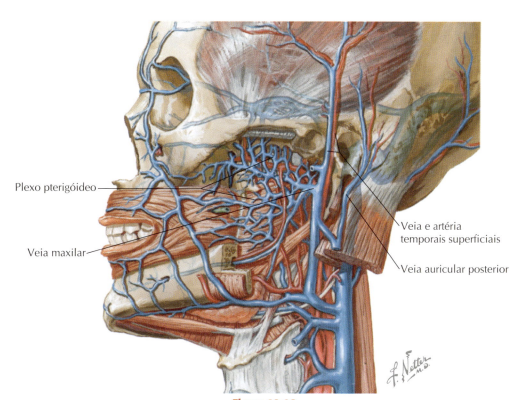

Figura 18-16

ORELHA 505

CORRELAÇÕES CLÍNICAS • *Otite Externa Aguda*

- *Otite Externa Aguda:* infecção ou inflamação da orelha e do meato acústico externo, causando dor de ouvido (otalgia)
- Também denominada "orelha do nadador"
- 2 bactérias estão principalmente envolvidas: *Staphylococcus aureus* e *Pseudomonas aeruginosa*

PANTOGÊNESE
- O excesso de água da natação remove parte do cerume que recobre o meato acústico externo
- Como o cerume ajuda a manter um meato saudável, a perda predispõe esse canal a infecções bacterianas

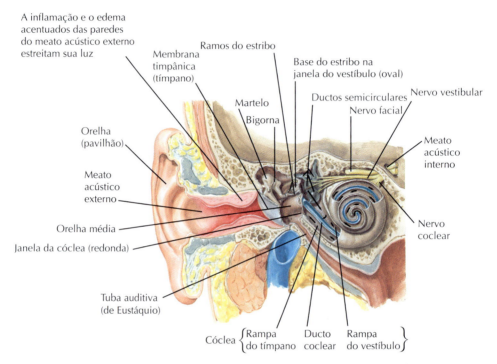

Na otite externa, inflamação, edema e secreção estão limitados ao meato acústico externo e a suas paredes

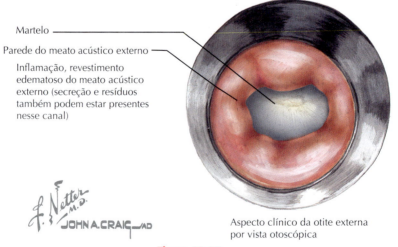

Aspecto clínico da otite externa por vista otoscópica

Figura 18-17

CORRELAÇÕES CLÍNICAS • Otite Média Aguda

- *Otite Média Aguda:* inflamação da cavidade timpânica
- Mais comum em crianças
- 2 bactérias estão principalmente envolvidas: *Streptococcus pneumoniae* e *Haemophilus influenzae*

PATOGÊNESE

- Muitas vezes resulta de disfunção da tuba auditiva
- Como a tuba auditiva permite a drenagem da cavidade timpânica para a parte nasal da faringe, qualquer bloqueio leva ao acúmulo de líquido na cavidade timpânica
- Quando o fluido permanece na cavidade timpânica, ele predispõe a região à infecção bacteriana
- A inflamação resultante leva à dor de ouvido (otalgia) e frequentemente à diminuição da audição

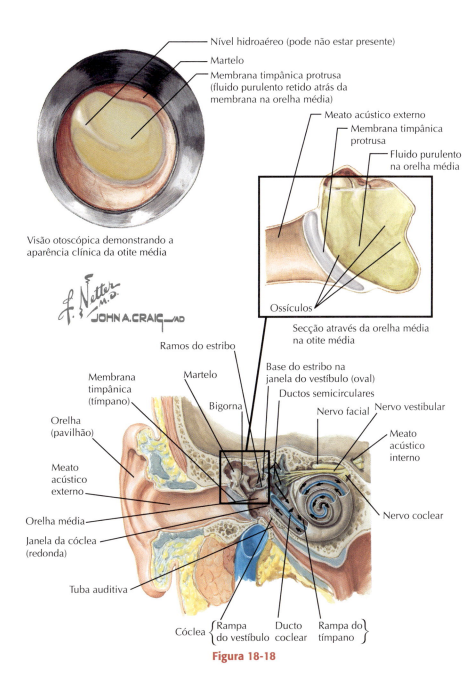

Figura 18-18

ORELHA 507

- *Mastoidite:* infecção bacteriana das células mastóideas
- Mais comum em crianças que em adultos

PATOGÊNESE
- Embora menos comum desde o advento dos antibióticos, no passado ela ocorria com frequência como complicação da otite média aguda, quando a infecção propagava-se da cavidade timpânica para as células mastóideas
- Uma vez dentro das células mastóideas, a infecção pode levar à inflamação e à destruição óssea no processo mastoide
- Em virtude da localização da infecção, ela pode levar à perda parcial (ou total) da audição, à lesão do processo mastoide ou à formação de um abscesso epidural, ou ainda pode propagar-se e comprometer o encéfalo

TRATAMENTO
- Pode ser difícil porque os medicamentos não chegam facilmente às células mastóideas
- Em alguns casos, uma mastoidectomia deve ser realizada para drenar o processo mastoide, se o tratamento com antibióticos não for bem-sucedido
- Uma miringotomia (criar uma abertura na cavidade timpânica através da membrana timpânica) é realizada para drenar a orelha na otite média aguda

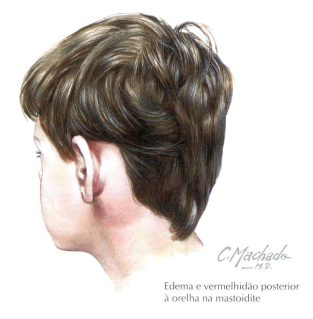

Edema e vermelhidão posterior à orelha na mastoidite

Figura 18-19

CAPÍTULO 19
O OLHO E A ÓRBITA

Aspectos Gerais e Anatomia Topográfica da Órbita	**510**
Osteologia da Órbita	**512**
Conteúdo da Órbita	**514**
Correlações Clínicas	**537**

ASPECTOS GERAIS E ANATOMIA TOPOGRÁFICA DA ÓRBITA • *Informações Gerais*

- *Órbita*: recesso ósseo de forma piramidal na parte anterior do crânio, revestido por periósteo denominado periórbita
- O conteúdo inclui:
  - Olho – órgão associado à visão
  - Músculos extrínsecos
  - Nervo óptico
  - Nervo oculomotor
  - Gânglio ciliar
  - Nervo troclear
  - Nervo oftálmico (divisão do n. trigêmeo – V_1)
  - Nervo abducente
  - Artéria oftálmica e seus ramos
  - Veias oftálmicas superior e inferior
  - Aparelho lacrimal
  - Tecido adiposo

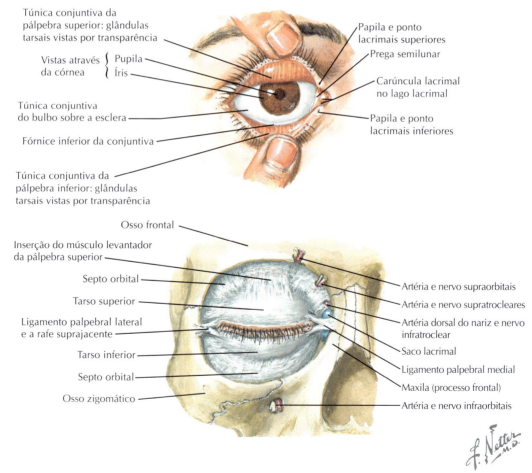

Figura 19-1

ASPECTOS GERAIS E ANATOMIA TOPOGRÁFICA DA ÓRBITA • *Informações Gerais*

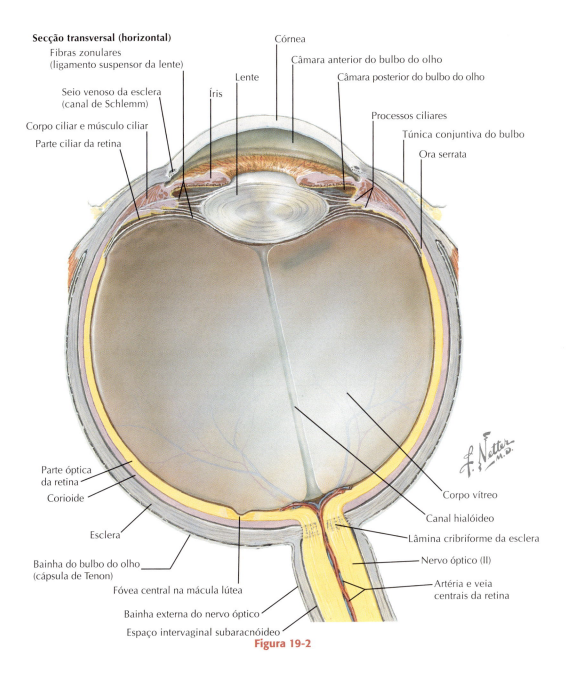

Figura 19-2

OSTEOLOGIA DA ÓRBITA • Aberturas na Órbita

Abertura	Limites Ósseos	Estruturas que a Atravessam
Canal óptico	Asa menor do esfenoide	Nervo óptico Artéria oftálmica (ramo da a. carótida interna)
Fissura orbital superior	Entre: • Asa maior do esfenoide e • Asa menor do esfenoide	3 ramos principais do nervo oftálmico do trigêmeo: • Nervo lacrimal • Nervo frontal • Nervo nasociliar3 nervos cranianos inervam os músculos extrínsecos do bulbo do olho: • Nervo oculomotor • Nervo troclear • Nervo abducente V. oftálmica superior (drena para o seio cavernoso) V. oftálmica inferior (ocasional – quando presente, drena para o seio cavernoso)
Fissura orbital inferior	Entre: • Asa maior do esfenoide e • Maxila e processo orbital do osso palatino	Nervo infraorbital (ramo do n. maxilar do trigêmeo) Artéria infraorbital (ramo da a. maxilar) Veia infraorbital (drena para o plexo pterigóideo) Nervo zigomático (ramo do n. maxilar do trigêmeo) Divisão da veia oftálmica inferior que se conecta com o plexo pterigóideo (quando presente)
Forame supraorbital (ocasionalmente incisura supraorbital)	Frontal	Nervo supraorbital (ramo do nervo oftálmico do trigêmeo) Artéria supraorbital (ramo da a. oftálmica) Veia supraorbital (drena para a v. angular)
Sulco e canal infraorbitais	Maxila	Nervo infraorbital (ramo do n. maxilar do trigêmeo) Artéria infraorbital (ramo da a. maxilar) Veia infraorbital (drena para o plexo pterigóideo)
Forame zigomático-orbital (1 ou 2 aberturas)	Zigomático	Ramo zigomaticotemporal (ramo do n. maxilar do trigêmeo) Ramo zigomaticofacial (ramo do n. maxilar do trigêmeo)
Canal lacrimonasal	Lacrimal	Ducto lacrimonasal
Forame etmoidal anterior	Entre: • Frontal e • Etmoide	Nervo etmoidal anterior (ramo do nervo oftálmico do trigêmeo) Artéria etmoidal anterior (ramo da a. oftálmica) Veia etmoidal anterior (drena para a v. oftálmica superior)
Forame etmoidal posterior	Entre: • Frontal e • Etmoide	Nervo etmoidal posterior (ramo do nervo oftálmico do trigêmeo) Artéria etmoidal posterior (ramo da a. oftálmica) Veia etmoidal posterior (drena para a v. oftálmica superior)

OSTEOLOGIA DA ÓRBITA • Aberturas na Órbita

OSSOS QUE FORMAM A MARGEM ORBITAL
- Frontal
- Zigomático
- Maxila

PAREDES DA ÓRBITA	
Superior	Frontal (parte orbital) Asa menor do esfenoide
Inferior	Maxila Zigomático Palatino (processo orbital)
Medial	Etmoide (lâmina orbital) Lacrimal Esfenoide Maxila
Lateral	Zigomático Asa maior do esfenoide

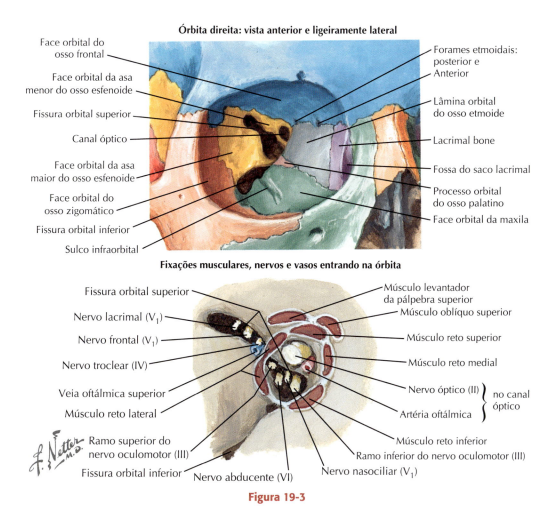

Figura 19-3

O OLHO E A ÓRBITA 513

- *Bulbo do Olho*: um globo esferoidal com diâmetro de aproximadamente 2,5 cm situado na porção anterior da órbita
- Envolvido por uma cápsula delgada denominada bainha do bulbo (cápsula de Tenon):
  - Oferece sustentação
  - Permite o movimento
- Composto por 3 camadas:
  - Esclera
  - Corioide
  - Retina
- É dividido em um segmento anterior e um posterior:

SEGMENTO ANTERIOR:

- Preenchido com humor aquoso
- Separado em câmaras anterior e posterior pela íris
- Contém o humor aquoso secretado pelo corpo ciliar e drenado através de uma rede trabeculada para finalmente chegar à veia oftálmica superior
- A pressão intraocular é medida no segmento anterior, normalmente de 10 a 20 mmHg

SEGMENTO POSTERIOR:

- Preenchido com humor vítreo
- Denominado câmara postrema (vítrea)

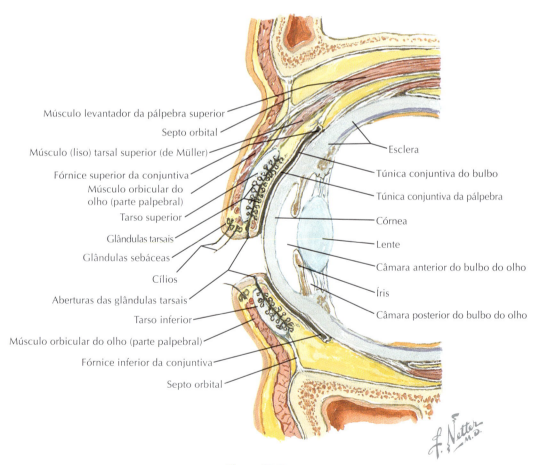

Figura 19-4

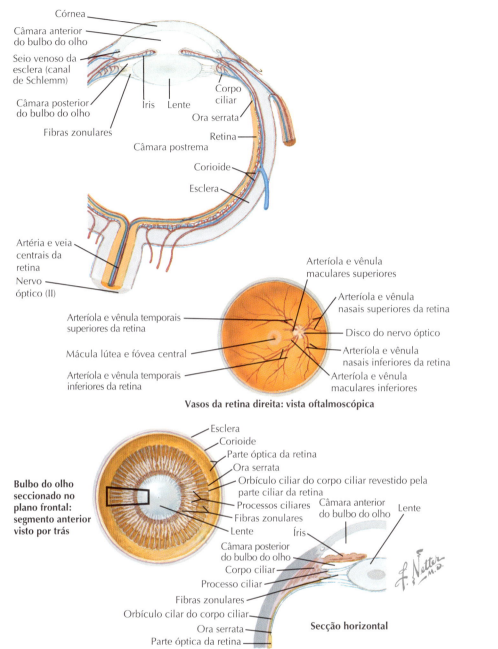

Figura 19-5

CONTEÚDO DA ÓRBITA • *Componentes*

- Esbranquiçada na periferia (esclera), exceto na porção anterior – a córnea, que é transparente

TÚNICA VASCULAR DO BULBO

- Composta pela corioide, pelo corpo ciliar e pela íris

Corioide
- Camada vascular pigmentada entre a esclera e a retina
- A partir da região do nervo óptico estende-se anteriormente, onde torna-se contínua com o corpo ciliar próximo da ora serrata (margem anterior da retina)

Corpo Ciliar
- Localizado entre a corioide e a íris
- Tem forma anular e apresenta uma série de filamentos transparentes, as fibras zonulares
- No seu interior está o músculo ciliar que, ao se contrair, altera a forma da lente

Íris
- Estrutura discoide delgada com uma abertura central – a pupila
- Separa parcialmente o humor aquoso na câmara anterior (anterior à íris) daquele na câmara posterior (entre a íris e a lente)
- Contém os músculos esfíncter e dilatador da pupila, que mudam o formato da pupila em resposta à luz

LENTE

- Localizada posteriormente à íris
- Estrutura bicôncava transparente responsável pela focalização
- Conectada ao corpo ciliar pelas fibras zonulares ("ligamentos suspensores")

RETINA

- Túnica interna do bulbo do olho
- Delgada e bastante vascularizada
- Três áreas localizadas na porção posterior da retina:
  - Disco do nervo óptico
  - Mácula lútea
  - Fóvea central

Disco do Nervo Óptico
- A área onde o nervo óptico entra na retina é conhecida como "ponto cego"
- A artéria central da retina entra no bulbo do olho através do disco do nervo óptico e divide-se em ramos superior e inferior

Mácula Lútea e Fóvea Central
- Mácula lútea – lateral ao disco do nervo óptico
- Depressão amarelada que contém no centro a fóvea central
- Fóvea Central – área de maior acuidade visual que contém grande concentração de cones (fotorreceptores)

CONTEÚDO DA ÓRBITA • *Músculos*

MÚSCULO EXTRÍNSECO DO BULBO DO OLHO ASSOCIADO À ÓRBITA					
Músculo	**Origem**	**Inserção**	**Ações**	**Nervo**	**Comentários**
Levantador da pálpebra superior	Esfenoide (asa menor)	Pele da pálpebra superior	Levanta a pálpebra superior	Ramo superior do nervo oculomotor Fibras simpáticas para o músculo tarsal superior (liso)	Oposição pela parte palpebral do músculo orbicular do olho Há fibras musculares lisas fixadas no tarso superior que são inervadas pelas fibras simpáticas Lesões das fibras simpáticas acarretam em ptose ou queda da pálpebra superior

MÚSCULOS EXTRÍNSECOS DO BULBO DO OLHO					
Músculo	**Origem**	**Inserção**	**Ações**	**Nervo**	**Comentários**
Reto superior	Anel tendíneo comum no esfenoide	Esclera (superiormente)	Elevação Adução Torção medial	Ramo superior do nervo oculomotor	Um ligamento de restrição o conecta ao músculo levantador da pálpebra superior para ajudar a elevar a pálpebra superior
Reto inferior		Esclera (inferiormente)	Abaixamento Adução Torção lateral	Ramo inferior do nervo oculomotor	Um ligamento de restrição o conecta ao tarso inferior para ajudar a abaixar a pálpebra inferior
Reto medial		Esclera (medialmente)	Adução		O mais medial dos músculos extrínsecos do bulbo do olho
Reto lateral		Esclera (lateralmente)	Abdução	Abducente	Comprometido na paralisia do nervo abducente
Oblíquo superior	Corpo do esfenoide	Superiormente na porção posterolateral da esclera	Abaixamento Abdução Torção medial	Troclear	Seu tendão curva-se em torno da tróclea, uma polia fibrocartilagínea
Oblíquo inferior	Maxila (lateralmente ao sulco lacrimal)	Inferiormente na porção posterolateral da esclera	Elevação Abdução Torção lateral	Ramo inferior do nervo oculomotor	Único músculo que se fixa na maxila

O OLHO E A ÓRBITA **517**

19 | CONTEÚDO DA ÓRBITA • *Músculos*

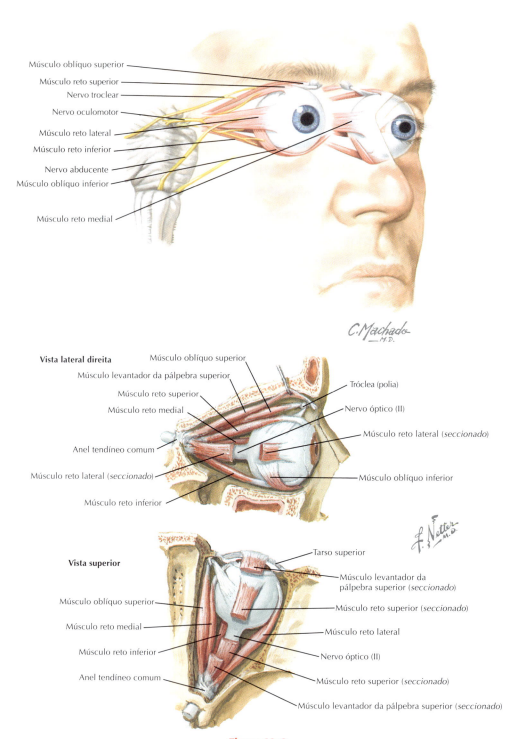

Figura 19-6

518 NETTER ATLAS DE ANATOMIA DA CABEÇA E PESCOÇO

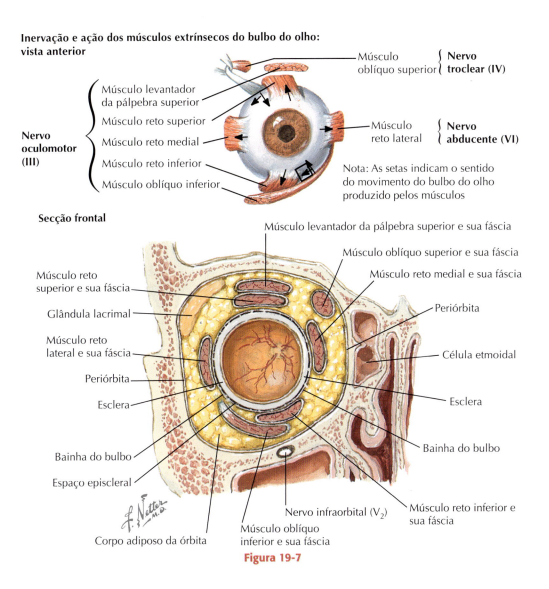

Figura 19-7

Inervação

INERVAÇÃO DA ÓRBITA	
Inervação da Órbita	**Descrição**
Sensitiva	**2 Tipos Principais** Visão (aferente somática especial [ASE]) pelo nervo óptico Sensibilidade geral (aferente somática geral [ASG]) por intermédio do nervo oftálmico (e uma parte do nervo maxilar), ramo do trigêmeo
Motora	**2 Tipos Principais** Motora para os músculos extrínsecos do bulbo do olho (eferente somática geral [ESG]) por intermédio dos nervos oculomotor, troclear e abducente Autônoma para os músculos intrínsecos do bulbo do olho (eferente visceral geral [EVG]) por intermédio de: • Fibras parassimpáticas associadas ao gânglio ciliar • Fibras simpáticas associadas ao gânglio cervical superior
Nervos cranianos	5 nervos cranianos responsáveis pela inervação da órbita: • Óptico – visão • Oculomotor – motora para músculos extrínsecos do bulbo do olho e autônoma para intrínsecos • Troclear – motora para um músculo extrínseco do bulbo do olho • Trigêmeo – sensibilidade geral • Abducente – motora para um músculo extrínseco do bulbo do olho

CONTEÚDO DA ÓRBITA • *Músculos*

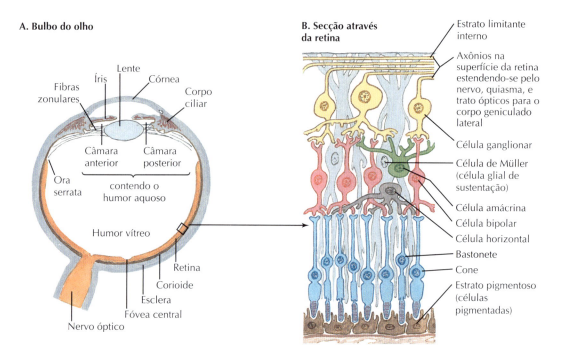

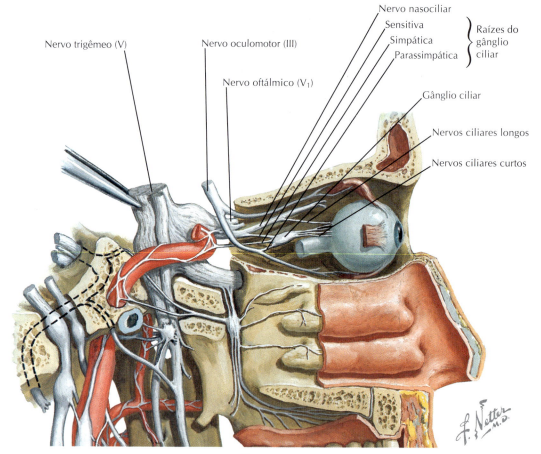

Figura 19-8

NERVO ÓPTICO (VISÃO)

- Cerca de 25 mm de comprimento, permite o movimento do olho por intermédio dos músculos extrínsecos do bulbo do olho
- Coberto por uma camada externa de dura-máter e por uma camada interna de aracnoide-máter, que se conectam anteriormente com o bulbo do olho, onde o nervo óptico entra na esclera, e posteriormente, onde ele se une com o periósteo que reveste a órbita no canal óptico
- A artéria central da retina entra no nervo óptico posteriormente ao bulbo do olho

Trajeto
- Os axônios das células ganglionares da retina compõem o nervo óptico e reúnem-se no disco do nervo óptico
- Eles deixam o bulbo do olho e seguem como nervo óptico posterior e medialmente através da órbita
- Posteriormente, o nervo óptico atravessa o canal óptico para entrar na cavidade do crânio
- Os 2 nervos ópticos unem-se no quiasma óptico, localizado superiormente à fossa hipofisial
- O quiasma óptico dá origem aos tratos ópticos, que terminam no corpo geniculado lateral antes de dar origem às radiações ópticas que terminam nos lobos occipitais

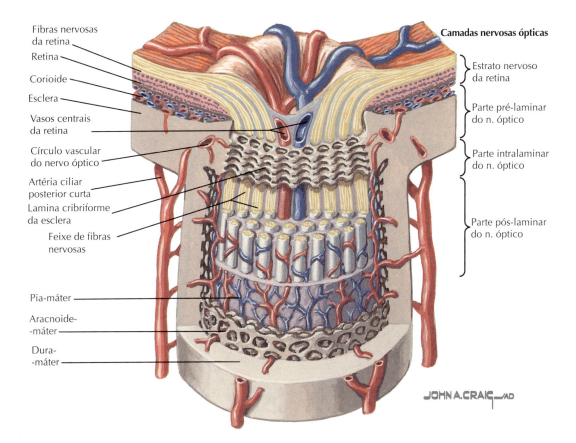

Figura 19-9

CONTEÚDO DA ÓRBITA • *Músculos*

SENSIBILIDADE GERAL		
Nervo Oftálmico (Divisão do Nervo Trigêmeo – V_1)		

- Esta divisão do nervo trigêmeo tem função sensitiva
- Origina-se do nervo trigêmeo na fossa média do crânio
- Estende-se em sentido anterior pela parede lateral do seio cavernoso imediatamente inferior aos nervos oculomotor e troclear, porém superior ao nervo maxilar do trigêmeo
- Antes de entrar na órbita, emite o pequeno ramo recorrente meníngeo (tentorial)
- Imediatamente antes de entrar na órbita pela fissura orbital superior, divide-se em 3 ramos principais: nervos lacrimal, frontal e nasociliar

Nervo	Origem	Trajeto
Lacrimal	Nervo oftálmico, ramo do nervo trigêmeo	O menor ramo do nervo oftálmico do trigêmeo
		Estende-se anteriormente para entrar na órbita pela fissura orbital superior
		Na órbita, estende-se na margem superior do músculo reto lateral com a artéria lacrimal
		Antes de chegar à glândula lacrimal, comunica-se com o nervo zigomático, ramo do nervo maxilar do trigêmeo, para receber fibras nervosas autônomas
		Entra na glândula lacrimal inervando a mesma e a túnica conjuntiva antes de perfurar o septo orbital para inervar a pele da pálpebra superior
Frontal		O maior ramo do nervo oftálmico do trigêmeo
		Estende-se anteriormente para entrar na órbita pela fissura orbital superior
		Na órbita, estende-se em sentido anterior entre a periorbital e o músculo levantador da pálpebra superior
		Aproximadamente a meio caminho no interior da órbita, emite seus 2 ramos terminais, os nervos supraorbital e supratroclear
Supraorbital	Nervo frontal (ramo do nervo oftálmico do trigêmeo)	Passa entre o músculo levantador da pálpebra superior e a periórbita
		Continua anteriormente até o forame (incisura) supraorbital
		Na margem supraorbital, emite ramos para o seio frontal e ascende pelo couro cabeludo
		Divide-se em ramos medial e lateral, que seguem até o vértice do couro cabeludo
Supratroclear		Quando passa a acompanhar a artéria supratroclear na órbita, continua seu trajeto anterior em direção à tróclea
		Na região da tróclea, frequentemente emite ramos para o seio frontal antes de deixar a órbita
		Ascende pelo couro cabeludo, no início profundamente à musculatura da região antes de perfurá-la para inervar a pele do couro cabeludo
Nasociliar	Nervo oftálmico, ramo do nervo trigêmeo	Estende-se anteriormente para entrar na órbita pela fissura orbital superior
		Entra na órbita lateralmente ao nervo óptico
		Cruza sobre o nervo óptico no sentido anteromedial para estender-se por entre os músculos reto medial e oblíquo superior, adjacente à parede medial da órbita
		Em todo o seu percurso, emite outros ramos, incluindo a raiz sensitiva do gânglio ciliar, e os nervos ciliares longos e etmoidal posterior, até terminar nos nervos etmoidal anterior e infratroclear próximo ao forame etmoidal anterior
Raiz sensitiva do gânglio ciliar	Nervo nasociliar	Estende-se anteriormente adjacente à superfície lateral nervo óptico para entrar no gânglio ciliar
		Contém as fibras sensitivas gerais, que são distribuídas pelos nervos ciliares curtos
Ciliares curtos	Gânglio ciliar	Originam-se do gânglio ciliar e estendem-se à superfície posterior do bulbo do olho
		Enviam fibras sensitivas ao bulbo do olho e ajudam a inervar os músculos esfíncter da pupila e ciliar por intermédio das fibras parassimpáticas

Nervo	Origem	Trajeto
Ciliares longos	N. nasociliar	2 ou 4 ramos que se estendem anteriormente para entrar na parte posterior da esclera do bulbo do olho
Etmoidal posterior		Segue profundo ao músculo oblíquo superior e atravessa o forame etmoidal posterior Inerva o seio esfenoidal e as células etmoidais posteriores
Etmoidal anterior		Origina-se na parede medial da órbita Atravessa o forame etmoidal anterior e estende-se pelo canal homônimo para entrar na fossa anterior do crânio Inerva as células etmoidais anteriores e médias antes de entrar e suprir a cavidade nasal Termina como ramo nasal externo na face
Infratroclear		1 dos ramos terminais do nervo nasociliar Estende-se em sentido anterior na margem superior do músculo reto medial Passa inferiormente à tróclea em direção ao ângulo medial do olho Inerva a pele das pálpebras e o dorso do nariz, a túnica conjuntiva e todas as estruturas lacrimais

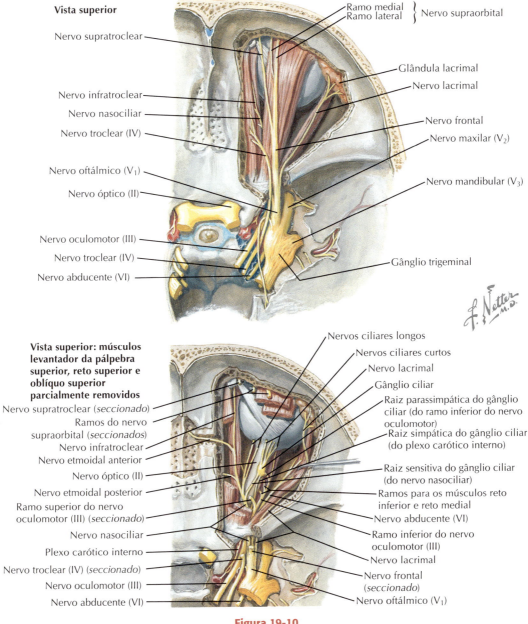

Figura 19-10

SENSIBILIDADE GERAL
Nervo maxilar (divisão do nervo trigêmeo – V₂)

- Estende-se pela parede lateral do seio cavernoso
- Antes de deixar a fossa média do crânio, emite o ramo meníngeo que inerva a dura-máter
- Passa da fossa média do crânio para a fossa pterigopalatina através do forame redondo
- No interior da fossa pterigopalatina, emite *4 ramos*: os ramos alveolares superiores posteriores, o nervo zigomático, os ramos para o gânglio pterigopalatino e o nervo infraorbital
- O nervo zigomático e o nervo infraorbital continuam no interior da órbita

Nervo	Origem	Trajeto
Zigomático	Nervo maxilar, ramo do nervo trigêmeo	Entra na órbita pela fissura orbital inferior
		No interior da órbita, divide-se nos ramos zigomaticotemporal e zigomaticofacial, que a deixam pela parede lateral através de 1 ou 2 forames zigomático-orbitais
Infraorbital		Considerado a continuação do nervo maxilar do nervo trigêmeo
		Atravessa a fissura orbital inferior para entrar na órbita
		Estende-se anteriormente pelo sulco e canal infraorbitais e emerge na face através do forame infraorbital
		Dentro do canal infraorbital, emite os ramos alveolares superiores anteriores e alveolar superior médio
		Ao emergir na face, o nervo infraorbital se divide em 3 ramos terminais:
		• Palpebrais inferiores – inervam a pele da pálpebra inferior e a túnica conjuntiva
		• Nasais – inervam a asa do nariz
		• Labiais superiores – inervam a pele do lábio superior

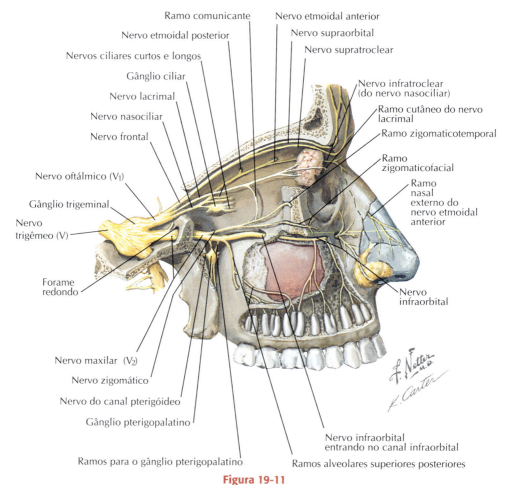

Figura 19-11

CONTEÚDO DA ÓRBITA · *Músculos*

MOTRICIDADE SOMÁTICA		
Nervo	**Origem**	**Trajeto**
Oculomotor (nervo craniano III)	Face anterior do mesencéfalo	Inerva 4 músculos extrínsecos do bulbo do olho– reto superior, reto inferior, reto medial, oblíquo inferior – assim como o músculo levantador da pálpebra superior Também fornece inervação parassimpática para os músculos intrínsecos do bulbo do olho Estende-se em sentido anterior pela parede lateral do seio cavernoso imediatamente superior ao nervo troclear Imediatamente antes de entrar na órbita, divide-se em ramos anterior e posterior; ambos entram na órbita pela fissura orbital superior
Ramo superior do oculomotor	Oculomotor	Entra na órbita pela fissura orbital superior Segue superiormente ao nervo óptico para entrar na margem inferior do músculo reto superior Perfura o reto superior para dar origem a um ramo que entra na face inferior do músculo levantador da pálpebra superior
Ramo inferior do oculomotor		Entra na órbita pela fissura orbital superior Imediatamente divide-se em 3 ramos musculares que entram: • Na face lateral do músculo reto medial • Na face superior do músculo oblíquo inferior • Na face superior do músculo reto inferior Dá origem à raiz parassimpática do gânglio ciliar
Troclear (nervo craniano IV)	Face posterior do mesencéfalo	Inerva o músculo oblíquo superior Estende-se em sentido anterior pela parede lateral do seio cavernoso imediatamente inferior ao nervo oculomotor Entra na órbita pela fissura orbital superior e imediatamente penetra no músculo oblíquo superior para inervá-lo
Abducente (nervo craniano VI)	Face anterior da ponte	Estende-se anteriormente pelo interior do seio cavernoso adjacente à artéria carótida interna Entra na órbita pela fissura orbital superior Estende-se anteriormente para entrar na face medial do reto lateral e inervá-lo

O OLHO E A ÓRBITA **525**

19 CONTEÚDO DA ÓRBITA • *Músculos*

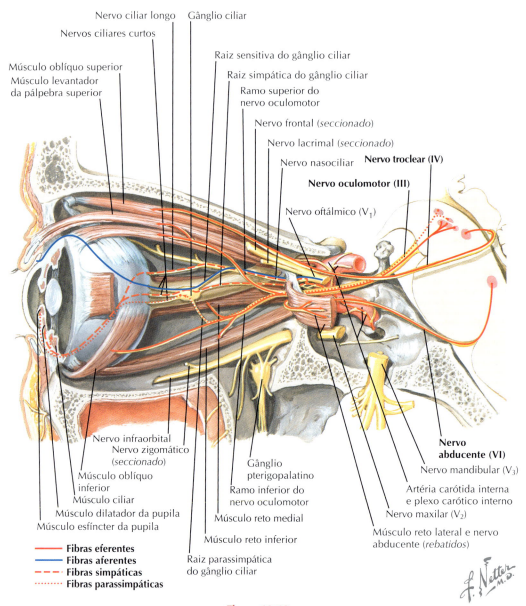

Figura 19-12

CONTEÚDO DA ÓRBITA • *Músculos*

VIA PARASSIMPÁTICA PARA O BULBO DO OLHO			
Tipo de Neurônio	**Localização do Corpo Celular**	**Características do Corpo Celular**	**Trajeto do Neurônio**
Neurônio pré-ganglionar	Núcleos acessórios do n. oculomotor (de Edinger-Westphal)	Grupamento de corpos de neurônios localizados no mesencéfalo	Origina-se nos núcleos acessórios do nervo oculomotor, no mesencéfalo O nervo oculomotor estende-se pela parede lateral do seio cavernoso imediatamente superior ao nervo troclear Imediatamente antes de entrar na órbita, o nervo divide-se em ramos superior e inferior Tanto o ramo superior quanto o inferior do nervo oculomotor entram na órbita pela fissura orbital superior As fibras pré-ganglionares parassimpáticas seguem no ramo inferior Uma raiz parassimpática pequena estende-se do ramo inferior do nervo oculomotor para o gânglio ciliar, contendo fibras pré-ganglionares parassimpáticas
Neurônio pós-ganglionar	Gânglio ciliar	Localizado anteriormente ao canal óptico, entre o nervo óptico e o músculo reto lateral *3 raízes conectam-se ao gânglio ciliar:* • A raiz sensitiva do nervo oftálmico, com fibras para sensibilidade geral que se estendem ao bulbo do olho por intermédio dos nervos ciliares curtos • A raiz parassimpática do ramo inferior do nervo oculomotor, contém fibras pré-ganglionares para o gânglio • A raiz simpática constituída por fibras pós-ganglionares que acompanham a artéria carótida interna Os nn. ciliares curtos, geralmente no total de 8, surgem do gânglio ciliar para entrar na porção posterior do bulbo do olho Fibras de todas as 3 raízes passam pelo gânglio ciliar e os nervos ciliares curtos para entrar no bulbo do olho Somente as fibras parassimpáticas estabelecem sinapse no gânglio ciliar	Origina-se no gânglio ciliar, após sinapse com as fibras pré-ganglionares parassimpáticas Estende-se pelos nervos ciliares curtos para entrar na porção posterior do bulbo do olho Inerva: • m. esfíncter da pupila • m. ciliar

O OLHO E A ÓRBITA **527**

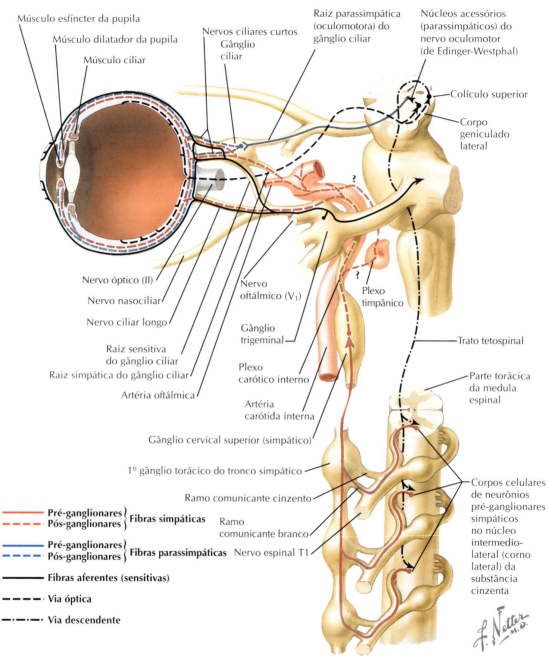

Figura 19-13

CONTEÚDO DA ÓRBITA • *Músculos*

VIA SIMPÁTICA PARA O BULBO DO OLHO			
Tipo de Neurônio	**Localização do Corpo Celular**	**Características do Corpo Celular**	**Trajeto do Neurônio**
Neurônio pré-ganglionar	Núcleo intermediolateral (corno lateral)	Coleção de corpos de neurônios localizados no corno lateral da medula espinal entre os segmentos medulares T1 e T3 (e possivelmente T4)	Origina-se no núcleo intermediolateral de T1 a T3 (4) Estende-se pela raiz anterior do nervo espinal a partir da medula espinal Entra no tronco simpático por um ramo comunicante branco Uma vez no tronco simpático, as fibras pré-ganglionares para o bulbo do olho ascendem e estabelecem sinapse com fibras pós-ganglionares no gânglio cervical superior
Neurônio pós-ganglionar	Gânglio cervical superior	Coleção de corpos de neurônios localizados no gânglio cervical superior, que está situado na base do crânio	Origina-se no gânglio cervical superior As fibras pós-ganglionares acompanham a artéria carótida interna no plexo carótico interno Na medida em que a artéria carótida interna se aproxima da órbita, as fibras pós-ganglionares deixam o plexo carótico e acompanham várias estruturas que se conectam com o olho, tais como a artéria oftálmica e seus ramos, e os nervos ciliares longos, provenientes do nervo oftálmico, ramo do nervo trigêmeo No bulbo do olho, as fibras pós-ganglionares inervam o: • músculo dilatador da pupila

O OLHO E A ÓRBITA **529**

CONTEÚDO DA ÓRBITA · *Vascularização*

IRRIGAÇÃO		
Artéria	**Origem**	**Trajeto**
Oftálmica	Artéria carótida interna	Entra na órbita pelo canal óptico imediatamente inferior e lateral ao nervo óptico
		Cruza o nervo óptico para estender-se à região medial da órbita
		Na cavidade orbital a artéria oftálmica emite uma série de ramos que irrigam a órbita e as estruturas associadas
		Os ramos terminais da artéria oftálmica anastomosam-se no couro cabeludo e na face com os ramos da artéria temporal superficial, facial e infraorbital (ramo da artéria maxilar)
Lacrimal	Artéria oftálmica	Origina-se próximo do canal óptico
		Um dos maiores ramos da oftálmica
		Acompanha o nervo lacrimal ao longo da margem superior do músculo reto lateral até a glândula lacrimal para irrigá-la
		Emite vários ramos terminais, tais como as artérias palpebrais laterais, que irrigam as pálpebras e a túnica conjuntiva
		Emite um ramo zigmático que em seguida dá origem às artérias zigomaticotemporal e zigomaticofacial
		Esses ramos irrigam as respectivas regiões da face
Supratroclear		Deixa a órbita pelo ângulo superomedial acompanhada pelo nervo supratroclear
		Ascende pelo couro cabeludo, anastomosando-se com a artéria supratroclear do lado oposto
Supraorbital		Origina-se da artéria oftálmica enquanto ela passa pelo nervo óptico
		Estende-se em posição medial aos músculos levantador da pálpebra superior e reto superior para acompanhar o nervo supraorbital
		Atravessa o forame (incisura) supraorbital e ascende pelo couro cabeludo
		Anastomosa-se com as artérias supratroclear e temporal superficial
Etmoidal anterior		Segue com o nervo pelo canal etmoidal anterior para inervar as células etmoidais anteriores e médias
		Continua para originar um ramo meníngeo e ramos nasais que irrigam a parede lateral e o septo nasal
		Em seguida, emite o ramo nasal externo (terminal) que irriga a região externa do nariz
• *Ramo nasal externo*	Ramo terminal da artéria etmoidal anterior	Irriga a região externa do nariz entre o osso nasal e o processo lateral da cartilagem do septo nasal
Etmoidal posterior	Artéria oftálmica	Estende-se pelo canal etmoidal posterior para irrigar as células etmoidais posteriores
		Dá origem aos ramos meníngeo e nasal que se anastomosam com os ramos da esfenopalatina
Palpebrais mediais (superior e inferior)	Artéria oftálmica, ramo da artéria carótida interna	Originam-se próximo à tróclea e deixam a órbita para distribuirem-se às pálpebras superior e inferior
		Estas artérias anastomosam-se com outras artérias que irrigam essa região da face
Dorsal do nariz (infratroclear)	Um dos ramos terminais da artéria oftálmica	Deixa a órbita pelo ângulo superomedial junto com o nervo infratroclear
		Irriga o dorso do nariz
Musculares	Artéria oftálmica, ramo da artéria carótida interna	Irrigam os músculos extrínsecos do bulbo do olho na órbita
Ciliares anteriores	Ramos musculares da artéria oftálmica	Estendem-se anteriormente para a superfície anterior do bulbo do olho acompanhando os tendões dos músculos extrínsecos

530 NETTER ATLAS DE ANATOMIA DA CABEÇA E PESCOÇO

CONTEÚDO DA ÓRBITA • Vascularização

IRRIGAÇÃO		
Artéria	**Origem**	**Trajeto**
Ciliares posteriores curtas	Artéria oftálmica, ramo da artéria carótida interna	Usualmente originam-se 6 a 10 artérias Seguem anteriormente em volta do nervo óptico para entrar na porção posterior do olho
Ciliares posteriores longas		Usualmente originam-se 2 artérias Seguem anteriormente para entrar na porção posterior do olho próximo ao nervo óptico
Central da retina		Origina-se da artéria oftálmica ao entrar na órbita Acompanha o nervo óptico e entra nele a cerca de meio caminho dentro da órbita Irriga a retina
Maxilar	1 dos 2 ramos terminais da artéria carótida externa	Emite uma série de ramos Somente o ramo infraorbital irriga a órbita
Infraorbital	Artéria maxilar	Uma vez que a artéria infraorbital emerge pelo forame infraorbital, o ramo palpebral inferior irriga a pálpebra inferior Supre alguns músculos na parede inferior (soalho) da órbita próximo ao canal infraorbital

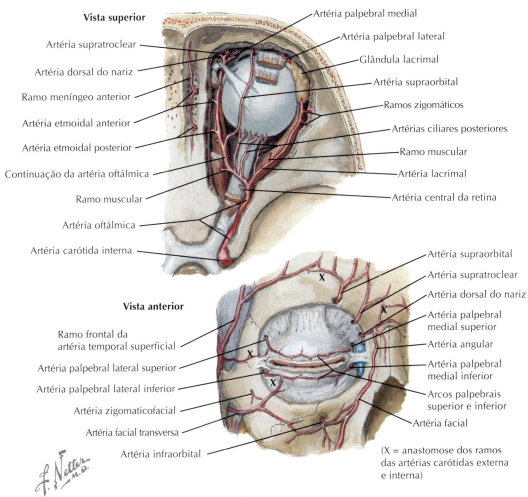

Figura 19-14

O OLHO E A ÓRBITA **531**

CONTEÚDO DA ÓRBITA • *Vascularização*

DRENAGEM VENOSA	
Veia	**Trajeto**
Veias Superficiais	
Supraorbital	Inicia-se na fronte, onde se comunica com a veia temporal superficial
	Estende-se em sentido inferior, superficialmente ao músculo frontal, e une-se à veia supratroclear no ângulo medial do olho para formar a veia angular
Supratroclear	Inicia-se na fronte, onde se comunica com a veia temporal superficial
	Estende-se em sentido inferior pela fronte, paralelamente à veia do lado oposto
	No ângulo medial do olho, a veia supratroclear une-se à veia supraorbital para formar a veia angular
Angular	Forma-se da confluência das veias supraorbital e supratroclear no ângulo medial do olho
	Estende-se pela face lateral do nariz para se tornar a veia facial
Facial	Inicia-se como veia angular
	Estende-se em sentido inferior pela face lateral do nariz, recebendo as veias nasais externases
	Continua em sentido posteroinferior através do ângulo da boca até a bochecha recebendo as veias labiais superior e inferior
	No seu trajeto em direção à mandíbula, a veia facial profunda conecta-a ao plexo pterigóideo
	No trígono submandibular, a veia facial une-se à divisão anterior da retromandibular para formar a veia facial comum
	A veia facial não possui válvulas, o que pode permitir o fluxo sanguíneo retrógrado
Veias Profundas	
Seio cavernoso	Estrutura venosa reticulada localizada adjacente à face lateral do corpo do osso esfenoide
	Drena posteriormente para os seios petrosos superior e inferior
	Recebe sangue das veias oftálmicas superior e inferior
	Os nervos oculomotor e troclear e os nervos oftálmico e maxilar do trigêmeo estendem-se pela parede lateral do seio
	O nervo abducente e a artéria carótida interna estendem-se pelo interior do seio
Plexo pterigóideo	Rede extensa de veias adjacente à 2ª e à 3ª parte da artéria maxilar
	Recebe tributárias que correspondem aos ramos da artéria maxilar
	As tributárias do plexo pterigóideo ao final convergem para formar uma veia maxilar curta
	Comunica-se com o seio cavernoso, com o plexo venoso faríngeo, com a veia facial por intermédio da veia facial profunda e das veias oftálmicas
Veias Comunicantes	
Oftálmica superior	Recebe sangue da parede superior (teto) da órbita e do couro cabeludo
	Estende-se posteriormente para se comunicar com o seio cavernoso
Oftálmica inferior	Recebe sangue da parede inferior (soalho) da órbita
	Frequentemente apresenta duas divisões
	Uma divisão segue posteriormente com a veia infraorbital que atravessa a fissura orbital inferior para se comunicar com o plexo pterigóideo
	A outra divisão segue posteriormente para se comunicar diretamente com a veia oftálmica superior na fissura orbital superior, ou atravessa a fissura para se comunicar com o seio cavernoso
Infraorbital	Recebe sangue da região medial da face proveniente da pálpebra inferior, da região lateral do nariz, e do lábio superior
	Ao final, comunica-se com o plexo pterigóideo

532 NETTER ATLAS DE ANATOMIA DA CABEÇA E PESCOÇO

CONTEÚDO DA ÓRBITA • *Vascularização*

Vista lateral

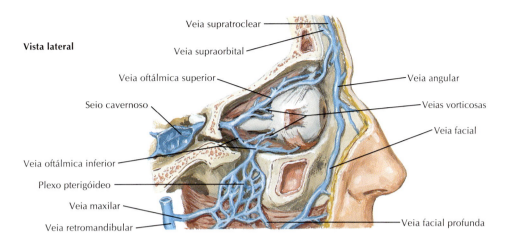

Crânio seccionado transversalmente: vista superior

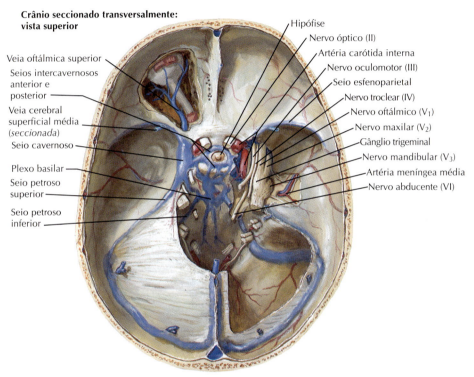

Secção frontal (coronal) através do seio cavernoso

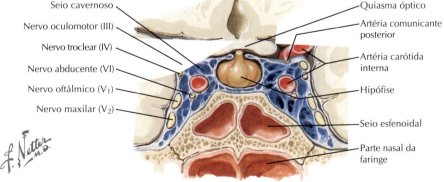

Figura 19-15

O OLHO E A ÓRBITA

CONTEÚDO DA ÓRBITA • Aparelho Lacrimal

ASPECTOS GERAIS	
Estrutura/Função	**Descrição**
Aparelho lacrimal	Composto por: • Glândula lacrimal • Canalículos lacrimais • Saco lacrimal • Ducto lacrimonasal Secreta e drena todas as lágrimas
Glândula lacrimal	Localizada na parte anterolateral da órbita Secreta líquido seroso Dividida em 2 partes pela porção lateral da aponeurose do músculo levantador da pálpebra superior
Formação e absorção de lágrimas	As lágrimas cobrem a superfície externa do olho para evitar o ressecamento, agem como lubrificante e contêm enzimas bactericidas Ao piscar, as lágrimas são espalhadas pela superfície do bulbo do olho para serem coletadas próximo ao ângulo medial do olho As lágrimas entram pelos pontos lacrimais nos canalículos lacrimais Os canalículos lacrimais conduzem as lágrimas até o saco lacrimal A partir do saco lacrimal as lágrimas são conduzidas inferiormente pelo ducto lacrimonasal, que termina no meato nasal inferior

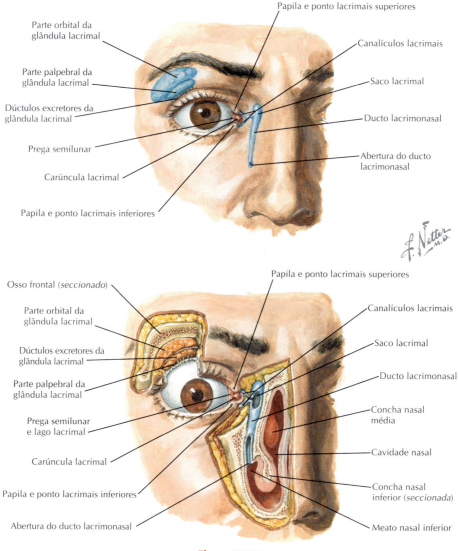

Figura 19-16

534 NETTER ATLAS DE ANATOMIA DA CABEÇA E PESCOÇO

CONTEÚDO DA ÓRBITA • *Aparelho Lacrimal*

VIA PARASSIMPÁTICA PARA A GLÂNDULA LACRIMAL			
Tipo de Neurônio	**Localização do Corpo Celular**	**Características do Corpo Celular**	**Trajeto do Neurônio**
Neurônio pré-ganglionar	Núcleo salivatório superior	Conjunto de corpos de neurônios localizados na ponte Suas fibras estendem-se pelo nervo intermédio do nervo facial para entrar no meato acústico interno No canal do nervo facial, o nervo homônimo emite *2 ramos parassimpáticos*: • Nervo petroso maior • Corda do tímpano	A glândula lacrimal recebe fibras do nervo petroso maior **Nervo Petroso Maior** Emerge pelo hiato docanal do nervo petroso maior em direção ao forame lacerado, onde se une ao nervo petroso profundo (simpático) para formar o nervo do canal pterigóideo (nervo vidiano) O nervo do canal pterigóideo estende-se pelo canal pterigóideo e entra na fossa pterigopalatina, onde termina no gânglio pterigopalatino
Neurônio pós-ganglionar	Gânglio pterigopalatino	Conjunto de corpos celulares localizados na fossa pterigopalatina As fibras parassimpáticas que se originam no gânglio pterigopalatino são distribuídas por ramos dos nervos oftálmico e maxilar do trigêmeo para: • Glândula lacrimal • Glândulas nasais • Glândulas palatinas • Glândulas faríngeas • Glândulas dos seios paranasais	A glândula lacrimal recebe fibras pelos nervos oftálmico e maxilar **Distribuição dos Nervos Oftálmico e Maxilar** As fibras pós-ganglionares seguem ao longo do nervo zigomático, ramo do nervo maxilar, por uma curta distância para entrar na órbita Um ramo comunicante curto une-se ao nervo lacrimal, ramo do nervo oftálmico do Estas fibras inervam: • A glândula lacrimal para provocar a secreção das lágrimas

O OLHO E A ÓRBITA **535**

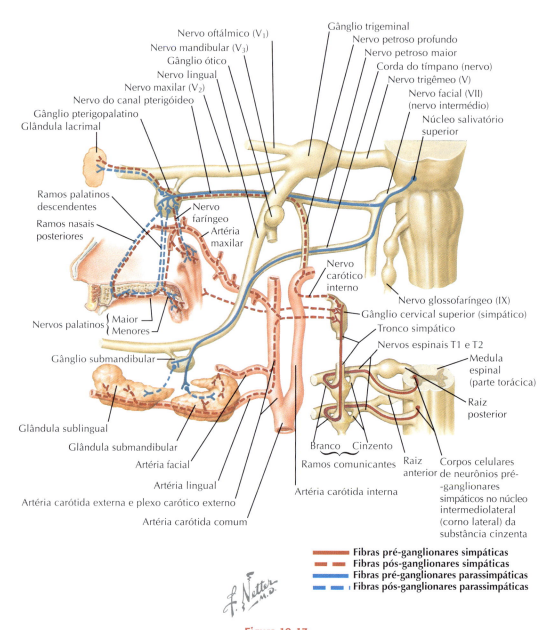

Figura 19-17

CORRELAÇÕES CLÍNICAS • Testing the Extraocular Muscles

- O *teste de motilidade ocular (teste ortóptico)* avalia a função de cada um dos 6 músculos extrínsecos do bulbo do olho
- Em pé ou sentado com o tronco ereto, o paciente fixa o olhar em um objeto situado 15 a 30 cm à frente dos seus olhos
- Com o objetivo de testar as 6 posições cardinais do olhar, um objeto é movido para cima e para baixo, para um lado e para o outro, seguindo um padrão em forma de H, enquanto a cabeça é mantida imóvel
- Distúrbios de movimento podem ocorrer por déficits em músculos extrínsecos do bulbo do olho, nervos ou áreas encefálicas que controlam esses músculos

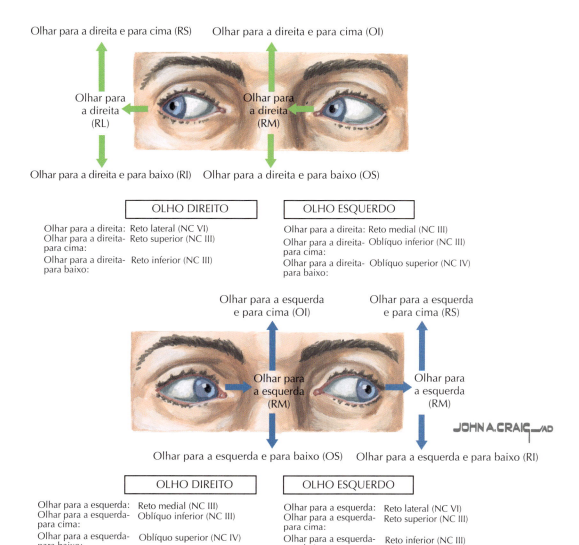

Figura 19-18

CORRELAÇÕES CLÍNICAS • *Aneurismas Cerebrais que Causam Oftalmoplegia*

- Em virtude de os nervos oculomotor, troclear e abducente estarem muito próximos aos vasos sanguíneos que irrigam o encéfalo, *aneurismas* nesses vasos podem causar paralisia dos músculos inervados por esses nervos
- Os vasos mais afetados são as artérias basilar, cerebral posterior e comunicante posterior

DISTÚRBIOS NEUROMUSCULARES

Paralisia do Nervo Abducente
- O olho afetado desvia medialmente
- Pode ser a primeira manifestação de um aneurisma carotídeo intracavernoso
- Pode ocorrer dor acima do olho ou no lado da face subsequentemente ao comprometimento do nervo trigêmeo (V)

Paralisia do Nervo Oculomotor
- Ptose, olho desviado lateral e inferiormente, pupila dilatada
- Ocorre habitualmente com aneurismas cerebrais, em particular aqueles que acometem a junção carótida interna-comunicante posterior

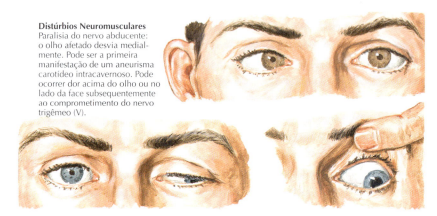

Distúrbios Neuromusculares
Paralisia do nervo abducente: o olho afetado desvia medialmente. Pode ser a primeira manifestação de um aneurisma carotídeo intracavernoso. Pode ocorrer dor acima do olho ou no lado da face subsequentemente ao comprometimento do nervo trigêmeo (V).

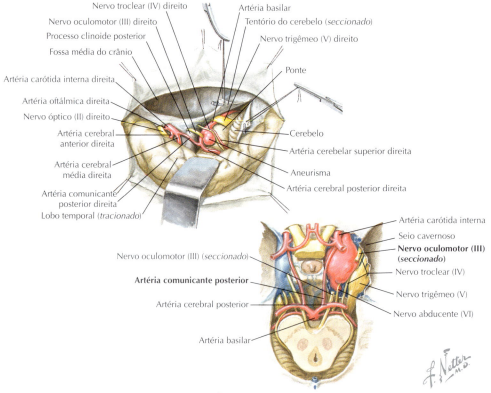

Paralisia do nervo oculomotor: ptose, olho desviado lateral e inferiormente, pupila dilatada; ocorre habitualmente com aneurismas cerebrais, em particular aqueles que acometem a junção carótida interna-comunicante posterior

Figura 19-19

- *Glaucoma*: lesão do nervo óptico geralmente decorrente de pressão intraocular elevada

GLAUCOMA DE ÂNGULO ABERTO
- A forma mais comum
- É gradual e pode resultar em perda gradual da visão
- A pressão intraocular eleva-se devido à drenagem insuficiente dentro do sistema canalicular do olho localizado no ângulo da câmara anterior do bulbo do olho em seu segmento anterior
- Vários medicamentos obtêm sucesso no tratamento dessa forma de glaucoma

GLAUCOMA DE ÂNGULO FECHADO
- É resultado de um bloqueio anatômico do sistema canalicular no ângulo da câmara anterior do bulbo do olho em seu segmento anterior

Exemplo: Quando a íris dilata muito a pupila e bloqueia o ângulo, a pressão intraocular aumenta rapidamente em decorrência do possível bloqueio abrupto

Precoce
Lado nasal do olho direito

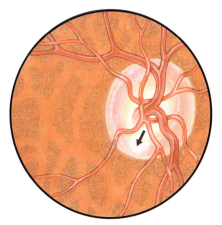

Fundoscopia: incisura no contorno da escavação fisiológica no disco do nervo óptico com leve palidez focal na área de sulcamento; ocorre quase sempre invariavelmente nos quadrantes temporal superior e temporal inferior (como mostrado)

Minimamente avançado
Lado nasal do olho direito

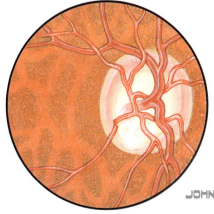

Fundoscopia: incisura acentuada na margem da escavação (aumento da escavação); aprofundamento da escavação; lâmina cribriforme visível nas áreas mais profundas

Figura 19-20

CORRELAÇÕES CLÍNICAS • Glaucoma

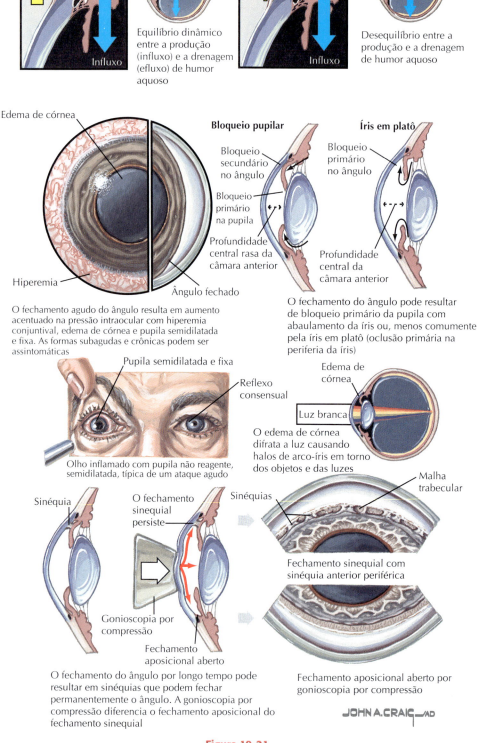

Figura 19-21

- *Retinopatia diabética*: alterações patológicas na retina por lesão dos seus vasos sanguíneos em decorrência da diabetes
- Pode ocorrer em todas as pessoas com diabetes (tipos 1 e 2)

FISIOPATOLOGIA
- Na medida em que os vasos sanguíneos da retina são lesados, eles extravasam fluido no olho
- Se o fluido se acumular em torno da mácula lútea (contém a maior quantidade de cones para a visão nítida), ocorre edema macular e consequente perda visual
- À medida que a permeabilidade dos vasos piora, ocorre deposição de lipoproteínas, levando à formação de exsudatos duros na retina
- Na medida em que novos vasos sanguíneos se formam, eles são frágeis e sangram, permitindo que o sangue se acumule no interior do bulbo do olho, ajudando a opacificar e a destruir a retina

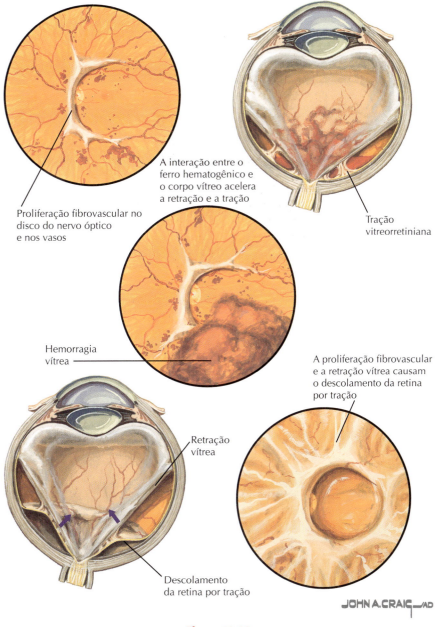

Figura 19-22

- Defeitos de refração do olho que causam turvação da imagem na retina

TIPOS

Miopia
- A imagem é focalizada anteriormente à retina
- Comumente referida como encurtamento da visão

Hipermetropia
- A imagem é focalizada posteriormente à retina
- Comumente referida como alongamento da visão

Astigmatismo
- Um olho não esférico permite que partes da imagem sejam focalizadas em locais múltiplos, em vez de em somente uma área

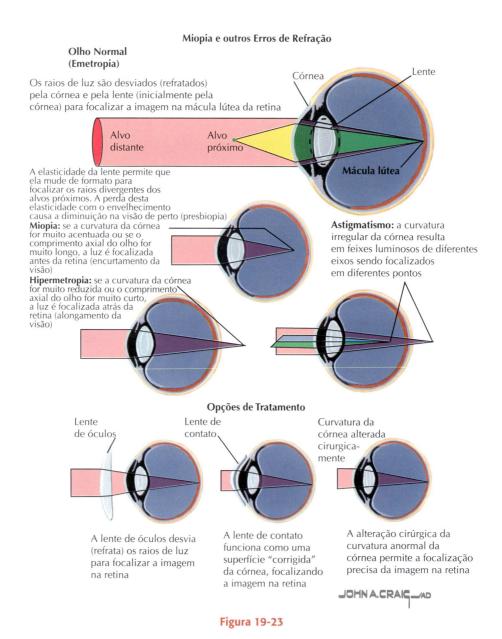

Figura 19-23

CAPÍTULO 20
VIAS AUTÔNOMAS DA CABEÇA E DO PESCOÇO

Aspectos Gerais do Sistema Nervoso Autônomo	**544**
Vias Simpáticas da Cabeça e do Pescoço	**551**
Vias Parassimpáticas da Cabeça e do Pescoço	**553**
Correlações Clínicas	**566**

ASPECTOS GERAIS DO SISTEMA NERVOSO AUTÔNOMO • *Informações Gerais*

- O sistema nervoso autônomo (SNA) controla a função de vários órgãos e tecidos
- Fornece inervação para:
  - Músculo cardíaco
  - Musculatura lisa
  - Glândulas
- Também fornece inervação para os órgãos do sistema imunológico e órgãos metabólicos (principalmente através da divisão simpática)
- O hipotálamo exerce controle sobre o SNA e ajuda a manter a homeostase do organismo
- O SNA utiliza um sistema de 2 neurônios em cadeia:
  - Neurônios pré-ganglionares – os corpos celulares estão localizados no sistema nervoso central (SNC) (ou seja, encéfalo e medula espinal), e seus axônios mielinizados se estendem para os gânglios autônomos
  - Neurônios pós-ganglionares – os corpos celulares estão localizados nos gânglios autônomos, que estão fora do SNC, e seus axônios não mielinizados seguem para o órgão efetor
- O SNA é dividido em 2 partes:
  - Parassimpático – porção responsável por preservar e restabelecer a energia do organismo
  - Simpático – porção responsável por preparar o corpo para situações de emergência
- Os órgãos recebem, normalmente, dupla inervação, cujas ações são antagônicas, embora haja algumas exceções importantes, como os músculos eretores dos pelos (que possuem apenas inervação simpática) e a resposta sexual masculina (a ereção é decorrente de ação parassimpática e a ejaculação, simpática)
- A acetilcolina e a norepinefrina são os 2 principais neurotransmissores liberados nas sinapses do SNA

ASPECTOS GERAIS DO SISTEMA NERVOSO AUTÔNOMO • *Informações Gerais*

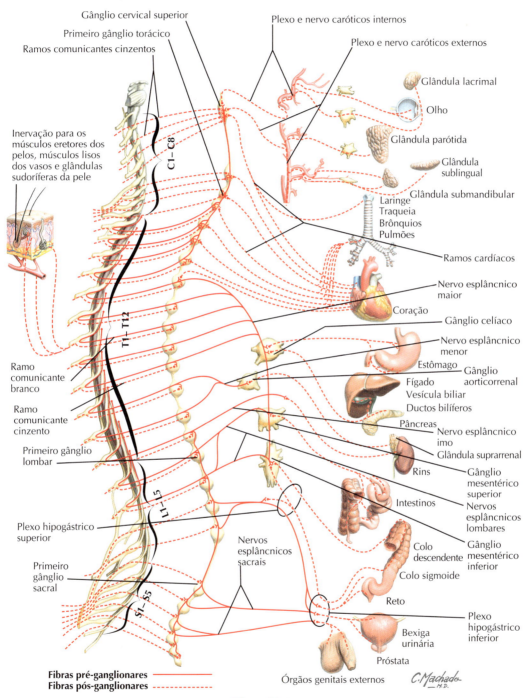

Figura 20-1

VIAS AUTÔNOMAS DA CABEÇA E DO PESCOÇO

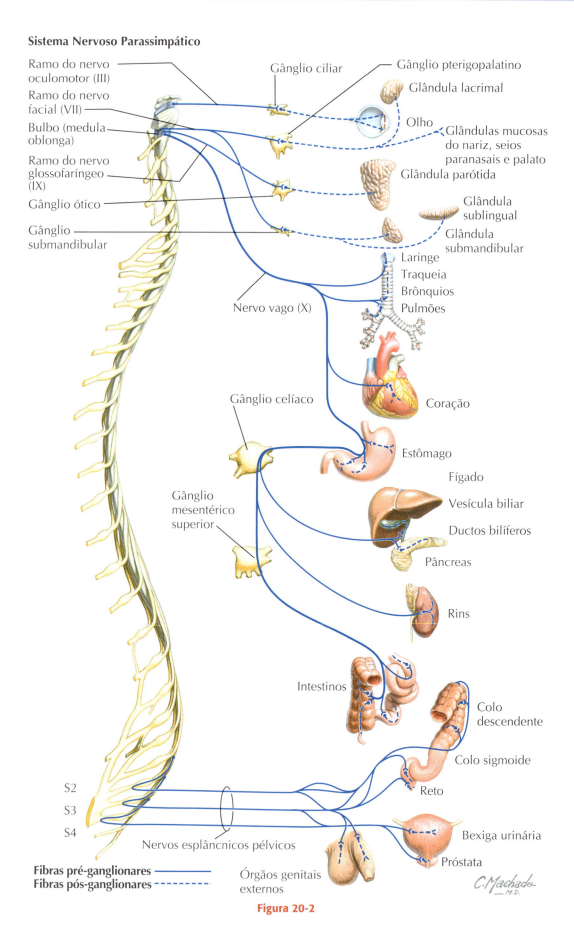

Figura 20-2

ASPECTOS GERAIS DO SISTEMA NERVOSO AUTÔNOMO • *Divisões e Funções*

DIVISÕES DO SISTEMA NERVOSO AUTÔNOMO	
Parassimpático	**Simpático**
Fibras craniossacrais	Fibras toracolombares
Formado por: • Nervos cranianos III, VII, IX e X • Fibras sacrais 2-4	Formado por: • Fibras torácicas 1 a 12 • Fibras lombares 1 a 2/3
As fibras pré-ganglionares são mielinizadas e estendem-se do SNC até seus gânglios autônomos (localizados próximo aos respectivos órgãos efetores na cabeça e no pescoço); utilizam acetilcolina como neurotransmissor na sinapse que tem receptor nicotínico	As fibras pré-ganglionares são mielinizadas e estendem-se do SNC até seus gânglios autônomos (localizados no tronco simpático da cabeça e pescoço); utilizam acetilcolina como neurotransmissor na sinapse que tem receptores nicotínicos
As fibras pós-ganglionares não são mielinizadas e estendem-se dos gânglios autônomos até seus órgãos efetores; utilizam acetilcolina como neurotransmissor na sinapse que tem receptores muscarínicos	As fibras pós-ganglionares não são mielinizadas e estendem-se dos gânglios autônomos até os órgãos efetores; em geral, utilizam norepinefrina* como neurotransmissor na sinapse que tem receptores a ou b

*A principal exceção é a glândula suprarrenal, cujas células cromafins secretam epinefrina e norepinefrina no sangue.

FUNÇÕES DO SISTEMA NERVOSO AUTÔNOMO	
Parassimpático	**Simpático**
Responsável pela preservação e recuperação de energia	Responsável pela preparação do corpo para situações de emergência
Atua de modo focal e não sistêmico	Atua de modo sistêmico
Ativado em resposta à função orgânica específica que precisa ser ajustada (peristaltismo, acomodação pupilar)	Ativado em resposta a situações de estresse (ajuda a aumentar o débito cardíaco, suprir os músculos de sangue e diminuir o aporte sanguíneo para a pele e vísceras)

VIAS AUTÔNOMAS DA CABEÇA E DO PESCOÇO **547**

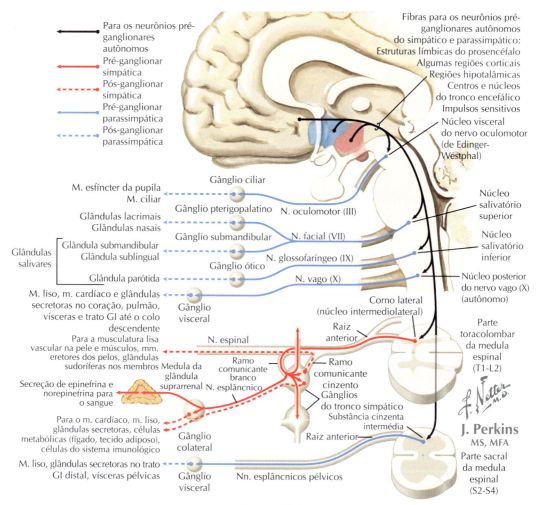

Figura 20-3

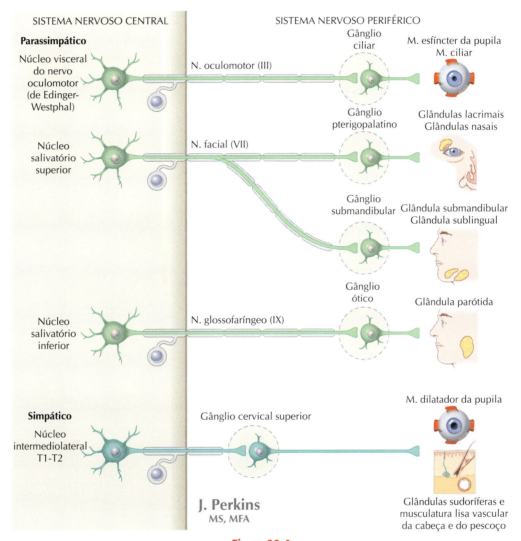

Figura 20-4

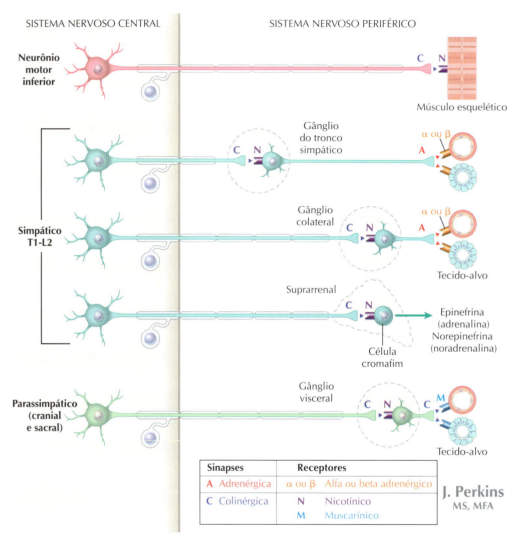

Figura 20-5

VIAS SIMPÁTICAS DA CABEÇA E DO PESCOÇO • *Via Anatômica Geral* 20

Tipo de Neurônio	Localização do Corpo Celular	Características do Corpo Celular	Trajeto do Neurônio
Fibras pré-ganglionares	Núcleo intermediolateral	Conjunto de corpos de neurônios localizados no corno lateral da medula espinal dos segmentos medulares T1 a T3 (e possivelmente T4)	As fibras estendem-se a partir dos núcleos intermediolaterais de T1 a T3 (T4) A partir da medula espinal, seguem pela raiz anterior do n. espinal Entram no tronco simpático pelo ramo comunicante branco No tronco simpático, as fibras pré-ganglionares ascendem e estabelecem sinapse com os neurônios pós-ganglionares nos vários gânglios desse tronco A maioria das fibras pré-ganglionares estabelece sinapse com os neurônios pós-ganglionares no gânglio cervical superior, situado na base do crânio
Fibras pós-ganglionares	Gânglio cervical superior* (onde se inicia a maioria das fibras pós-ganglionares simpáticas destinadas a cabeça e pescoço)	Conjunto de corpos de neurônios localizados no tronco simpático O local onde está situado o corpo celular da maioria dos neurônios pós-ganglionares é o gânglio cervical superior Outros locais incluem os gânglios cervicais médio e inferior	As fibras pós-ganglionares deixam seus respectivos gânglios do tronco simpático (p. ex., cervical superior, cervical médio e cervical inferior) Algumas fibras pós-ganglionares que seguem para a periferia (p. ex., pele do pescoço, vasos sanguíneos) incorporam-se novamente aos nervos espinais na região cervical por intermédio de um ramo comunicante cinzento, para distribuírem-se pelos nervos, acompanhando os vasos sanguíneos A maioria das fibras pós-ganglionares reúne-se com os principais vasos sanguíneos da cabeça (como a a. carótida interna e ramos da a. carótida externa), acompanhando-os até alcançar o órgão efetor (p. ex., m. dilatador da pupila, no olho)

*O local do corpo celular da fibra pós-ganglionar é variável e depende do trajeto desse neurônio.

VIAS AUTÔNOMAS DA CABEÇA E DO PESCOÇO **551**

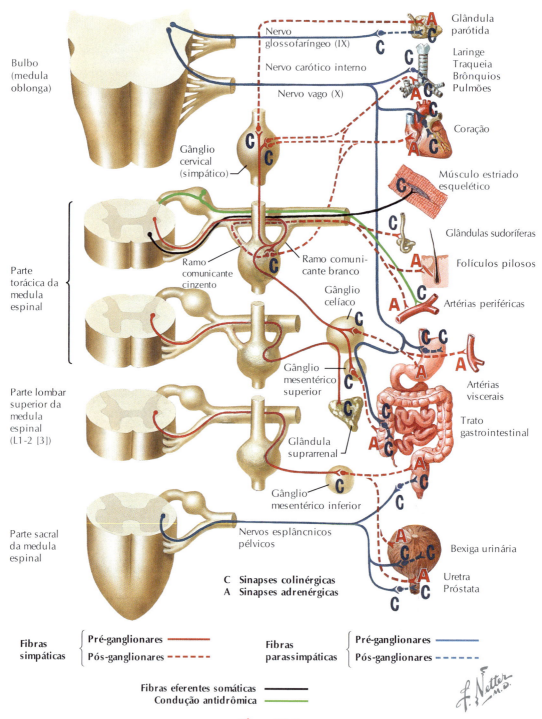

Figura 20-6

VIA PARASSIMPÁTICA PARA O BULBO DO OLHO

Tipo de Neurônio	Localização do Corpo Celular	Característica do Corpo Celular	Trajeto do Neurônio
Neurônio pré-ganglionar	Núcleo visceral do nervo oculomotor (de Edinger-Westphal)	Conjunto de corpos neuronais localizados no mesencéfalo O núcleo visceral ocupa posição medial ao núcleo do n. oculomotor e lateral ao aqueduto do mesencéfalo	As fibras estendem-se a partir do núcleo visceral do n. oculomotor no mesencéfalo O n. oculomotor segue trajeto anterior na parede lateral do seio cavernoso, imediatamente superior ao n. troclear Imediatamente antes de entrar na órbita, o nervo oculomotor divide-se em ramos superior e inferior Tanto o ramo superior quanto o inferior do oculomotor entram na órbita pela fissura orbital superior As fibras pré-ganglionares parassimpáticas continuam pelo ramo inferior Uma pequena raiz parassimpática estende-se do ramo inferior do oculomotor para o gânglio ciliar, contendo as fibras pré-ganglionares parassimpáticas
Neurônio pós-ganglionar	Gânglio ciliar	Localizado anteriormente ao canal óptico, entre o n. óptico e o m. reto lateral 3 raízes conectam-se ao gânglio ciliar: • Raiz sensitiva do nervo oftálmico, ramo do n. trigêmeo, com fibras para sensibilidade geral, que se estendem ao olho por intermédio dos nn. ciliares curtos • Raiz parassimpática do ramo inferior do n. oculomotor, que contém fibras pré-ganglionares parassimpáticas para o gânglio • Raiz simpática, constituída por fibras pós-ganglionares que acompanham a a. carótida interna Os nn. ciliares curtos, geralmente no total de 8, surgem do gânglio ciliar para entrar na porção posterior do bulbo do olho As fibras das 3 raízes passam pelo gânglio ciliar e nn. ciliares curtos para entrar no olho Apenas as fibras parassimpáticas fazem sinapse no gânglio ciliar	As fibras originam-se no gânglio ciliar após sinapse com as fibras pré-ganglionares parassimpáticas Estendem-se pelos nn. ciliares curtos para entrar na porção posterior do bulbo do olho Inervam o: • M. esfíncter da pupila – constringe a pupila • M. ciliar – altera o formato da lente durante a acomodação visual

VIAS PARASSIMPÁTICAS DA CABEÇA E DO PESCOÇO • *Nervo Oculomotor (III) com Vias Simpáticas Correspondentes*

VIA SIMPÁTICA PARA O BULBO DO OLHO			
Tipo de Neurônio	**Localização do Corpo Celular**	**Característica do Corpo Celular**	**Trajeto do Neurônio**
Neurônio pré-ganglionar	Núcleo intermediolateral	Conjunto de corpos neuronais localizados no corno lateral da medula espinal dos segmentos medulares T1 a T3 (e possivelmente T4)	As fibras estendem-se a partir dos núcleos intermediolaterais de T1 a T3 (T4) A partir da medula espinal estendem-se pela raiz anterior do nervo espinal Entram no tronco simpático pelo ramo comunicante branco No tronco simpático, as fibras pré-ganglionares para o olho ascendem e estabelecem sinapse com os neurônios pós-ganglionares no gânglio cervical superior
Neurônio pós-ganglionar	Gânglio cervical superior	Conjunto de corpos neuronais localizados no gânglio cervical superior, que fica na base do crânio	As fibras estendem-se a partir do gânglio cervical superior As fibras pós-ganglionares acompanham a a. carótida interna no plexo carótico Quando a carótida interna se aproxima da órbita, as fibras pós-ganglionares ramificam-se e acompanham várias estruturas que se conectam ao bulbo do olho, tais como a a. oftálmica e seus ramos; os nn. ciliares longos, que surgem do nervo oftálmico do trigêmeo; e os nn. ciliares curtos, após cursarem pela raiz simpática do gânglio ciliar No bulbo do olho, as fibras pós-ganglionares inervam o m. dilatador da pupila

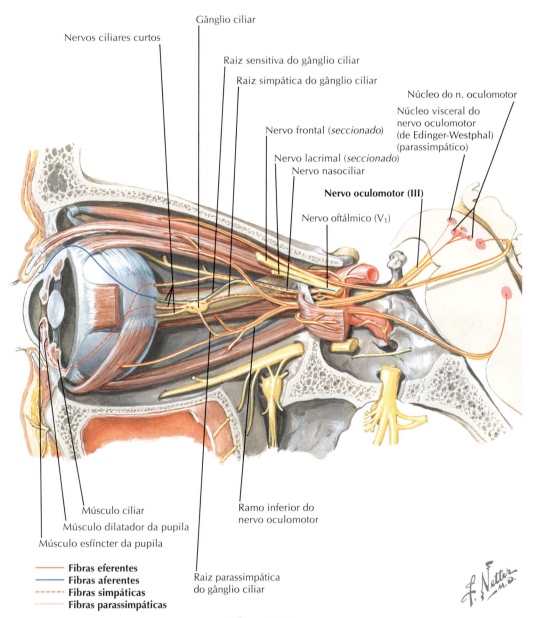

Figura 20-7

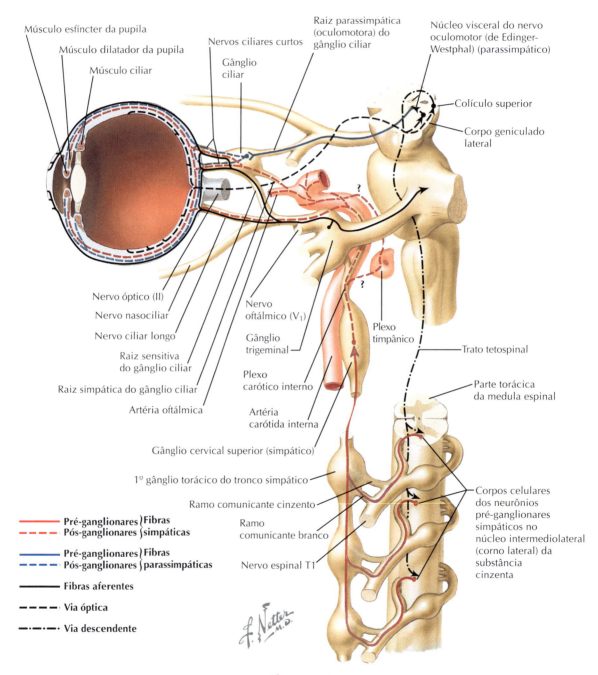

Figura 20-8

VIAS PARASSIMPÁTICAS DA CABEÇA E DO PESCOÇO • *Nervo Oculomotor (VI) com Vias Simpáticas Correspondentes*

VIA PARASSIMPÁTICA PARA AS GLÂNDULAS LACRIMAL, NASAIS, PALATINAS, FARÍNGEAS, SUBMANDIBULAR E SUBLINGUAL			
Tipo de Neurônio	**Localização do Corpo Celular**	**Características do Corpo Celular**	**Trajeto do Neurônio**
Neurônio pré-ganglionar	Núcleo salivatório superior	Conjunto de corpos neuronais localizados na ponte Estendem-se pelo ramo intermédio do n. facial para o meato acústico interno No canal do n. facial, este nervo emite 2 ramos parassimpáticos: • N. petroso maior • Corda do tímpano	**Nervo Petroso Maior** Emerge pelo hiato do canal do n. petroso maior em direção ao forame lacerado, onde junta-se ao n. petroso profundo (simpático) para formar o nervo do canal pterigóideo (n. vidiano) O n. do canal pterigóideo estende-se pelo canal pterigóideo e entra na fossa pterigopalatina, onde termina no gânglio pterigopalatino **Corda do Tímpano** Emerge pela fissura petrotimpânica para entrar na fossa infratemporal, onde se junta ao n. lingual As fibras pré-ganglionares seguem com o n. lingual até o soalho da cavidade oral, onde terminam no gânglio submandibular
Neurônio pós-ganglionar	Gânglio pterigopalatino	Conjunto de corpos neuronais localizados na fossa pterigopalatina Fibras pós-ganglionares parassimpáticas originam-se do gânglio pterigopalatino distribuem-se pelos nervos oftálmico e maxilar do trigêmeo para: • Glândula lacrimal • Glândulas nasais • Glândulas palatinas • Glândulas faríngeas • Glândulas dos seios paranasais	**Distribuição dos Nervos Maxilar e Oftálmico** As fibras pós-ganglionares estendem-se pelo nervo zigomático, ramo do n. maxilar, por uma distância curta, para entrar na órbita Um pequeno ramo comunicante se junta ao n. lacrimal, ramo do n. maxilar do trigêmeo Essas fibras inervam: • Glândula lacrimal, para estimular a secreção de lágrimas **Distribuição do Nervo Maxilar** As fibras pós-ganglionares estendem-se pelo nervo maxilar do trigêmeo e distribuem-se pelos seus ramos, localizados na cavidade nasal, cavidade oral e faringe (p. ex., nn. nasopalatino e palatino maior) Essas fibras inervam: • Glândulas nasais • Glândulas palatinas • Glândulas faríngeas • Glândulas dos seios paranasais
	Gânglio submandibular	Conjunto de corpos neuronais localizados na cavidade oral Suspenso do n. lingual na margem posterior do m. milo-hióideo, imediatamente superior à parte profunda da glândula submandibular	As fibras pós-ganglionares parassimpáticas originam-se no gânglio submandibular e distribuem-se para: • Glândula submandibular • Glândula sublingual

VIAS AUTÔNOMAS DA CABEÇA E DO PESCOÇO

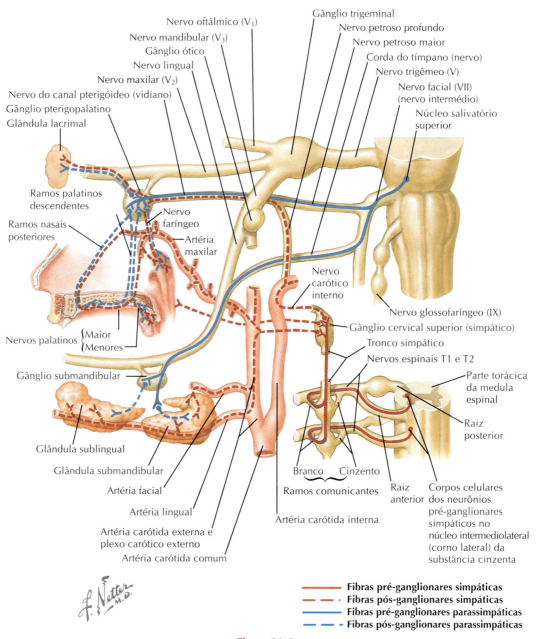

Figura 20-9

VIAS PARASSIMPÁTICAS DA CABEÇA E DO PESCOÇO • *Nervo Oculomotor (VII) com Vias Simpáticas Correspondentes*

VIA SIMPÁTICA PARA A CAVIDADE NASAL, GLÂNDULA LACRIMAL, PALATO E GLÂNDULAS SUBMANDIBULAR E SUBLINGUAL			
Tipo de Neurônio	**Localização do Corpo Celular**	**Características do Corpo Celular**	**Trajeto do Neurônio**
Neurônio pré-ganglionar	Núcleo intermediolateral	Conjunto de corpos neuronais localizados no corno lateral da medula espinal dos segmentos medulares T1 a T3 (e possivelmente T4)	As fibras estendem-se a partir dos núcleos intermediolaterais de T1 a T3 (T4) A partir da medula espinal estendem-se pela raiz anterior do nervo espinal Entram no tronco simpático pelo ramo comunicante branco No tronco simpático, as fibras pré-ganglionares para a cabeça ascendem e estabelecem sinapse com neurônios pós-ganglionares no gânglio cervical superior
Neurônio pós-ganglionar	Gânglio cervical superior	Conjunto de corpos neuronais localizados no gânglio cervical superior, que fica na base do crânio As fibras pós-ganglionares simpáticas acompanham a a. carótida interna ou externa para passarem próximo aos respectivos órgãos efetores: avidade nasal • Seios paranasais • Palato • Glândula lacrimal • Glândula submandibular • Glândula sublingual	**Cavidade Nasal e Palato** • As fibras pós-ganglionares simpáticas acompanham as aa. *carótidas interna* e *externa* • As fibras pós-ganglionares simpáticas formam o nervo carótico interno, que se estende ao longo da a. carótida interna e forma o plexo carótico interno • As fibras pós-ganglionares simpáticas deixam o plexo carótico interno na região do forame lacerado para formar o nervo petroso profundo • O n. petroso profundo junta-se ao n. petroso maior (parassimpático) para formar o nervo do canal pterigóideo (vidiano) • As fibras pós-ganglionares simpáticas estendem-se pelos ramos do nervo maxilar do trigêmeo associados ao gânglio pterigopalatino para se distribuírem por seus ramos pela cavidade nasal e palato • As fibras pós-ganglionares simpáticas do plexo carótico externo deixam-no e acompanham a artéria maxilar • Essas fibras acompanham os ramos da a. maxilar para se distribuírem pela cavidade nasal e palato **Glândula Lacrimal** • As fibras pós-ganglionares simpáticas acompanham a a. carótida interna • As fibras pós-ganglionares simpáticas deixam o plexo carótico interno na região do forame lacerado para formar o nervo petroso profundo • O nervo petroso profundo junta-se ao nervo petroso maior (parassimpático) para formar o nervo do canal pterigóideo (n. vidiano) • As fibras pós-ganglionares estendem-se pelo nervo zigomático, ramo do n. maxilar, por uma curta distância, para entrarem na órbita • Um pequeno ramo comunicante junta-se ao n. lacrimal do nervo oftálmico do trigêmeo • Essas fibras se distribuem para a glândula lacrimal **Glândulas Submandibular e Sublingual** • As fibras pós-ganglionares simpáticas acompanham a a. carótida externa • As fibras pós-ganglionares simpáticas deixam a artéria carótida externa para acompanhar as artérias que irrigam as glândulas submandibular e sublingual

VIAS AUTÔNOMAS DA CABEÇA E DO PESCOÇO **559**

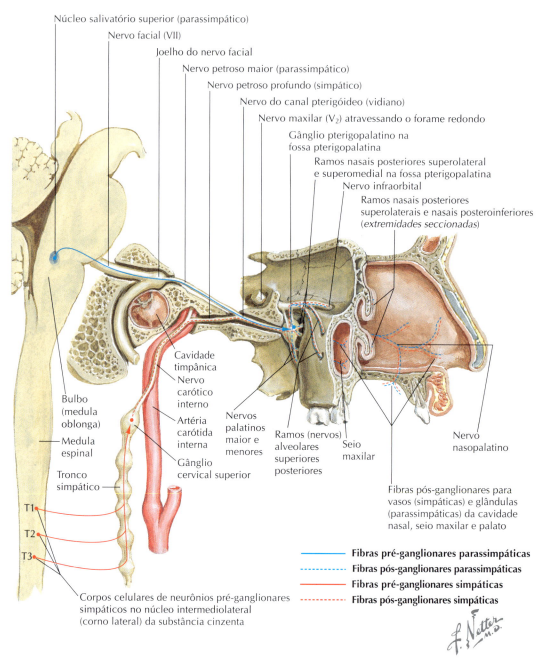

Figura 20-10

VIAS PARASSIMPÁTICAS DA CABEÇA E DO PESCOÇO • Nervo Oculomotor (VII) com Vias Simpáticas Correspondentes

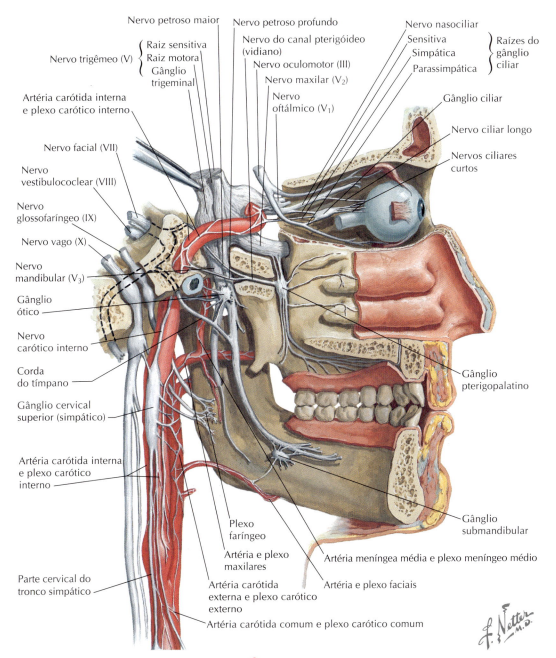

Figura 20-11

VIAS AUTÔNOMAS DA CABEÇA E DO PESCOÇO 561

VIAS PARASSIMPÁTICAS DA CABEÇA E DO PESCOÇO • Nervo Glossofaríngeo (IX) e as Vias Simpáticas Correspondentes

VIA PARASSIMPÁTICA PARA A GLÂNDULA PARÓTIDA			
Tipo de Neurônio	**Localização do Corpo Celular**	**Características do Corpo Celular**	**Trajeto do Neurônio**
Neurônio pré-ganglionar	Núcleo salivatório inferior	Conjunto de corpos neuronais localizados no bulbo (medula oblonga)	As fibras pré-ganglionares parassimpáticas estendem-se a partir do núcleo salivatório inferior do bulbo Seguem pelo n. glossofaríngeo e emergem pelo forame jugular Constituem o ramo timpânico do IX, que entra novamente no crânio pelo canalículo timpânico O ramo timpânico do IX forma o plexo timpânico sobre o promontório da cavidade timpânica O plexo rearranja-se para formar o n. petroso menor, que, geralmente, emerge pelo forame oval para entrar na fossa infratemporal O n. petroso menor termina no gânglio ótico
Neurônio pós-ganglionar	Gânglio ótico	Conjunto de corpos neuronais situado inferiormente ao forame oval e medialmente ao nervo mandibular, ramo do n. trigêmeo	As fibras pós-ganglionares parassimpáticas originam-se no gânglio ótico Essas fibras seguem para o nervo auriculotemporal, ramo do n. trigêmeo O n. auriculotemporal estende-se à glândula parótida As fibras pós-ganglionares parassimpáticas inervam a: • Glândula parótida

VIA SIMPÁTICA PARA A GLÂNDULA PARÓTIDA			
Tipo de Neurônio	**Localização do Corpo Celular**	**Características do Corpo Celular**	**Trajeto do Neurônio**
Neurônio pré-ganglionar	Núcleo intermediolateral	Conjunto de corpos neuronais localizados no corno lateral da medula espinal dos segmentos T1 a T3 (e possivelmente T4)	As fibras estendem-se a partir dos núcleos intermediolaterais de T1 a T3 (T4) A partir da medula espinal seguem pela raiz anterior do n. espinal Entram no tronco simpático pelo ramo comunicante branco No tronco simpático, as fibras pré-ganglionares para a glândula ascendem e estabelecem sinapse com neurônios pós-ganglionares no gânglio cervical superior
Neurônio pós-ganglionar	Gânglio cervical superior	Conjunto de corpos neuronais localizados no gânglio cervical superior, que fica na base do crânio	As fibras originam-se no gânglio cervical superior As fibras pós-ganglionares acompanham a a. carótida externa Essas fibras acompanham os ramos da artéria carótida externa e chegam à glândula parótida

VIAS PARASSIMPÁTICAS DA CABEÇA E DO PESCOÇO • Nervo Glossofaríngeo (IX) e as Vias Simpáticas Correspondentes

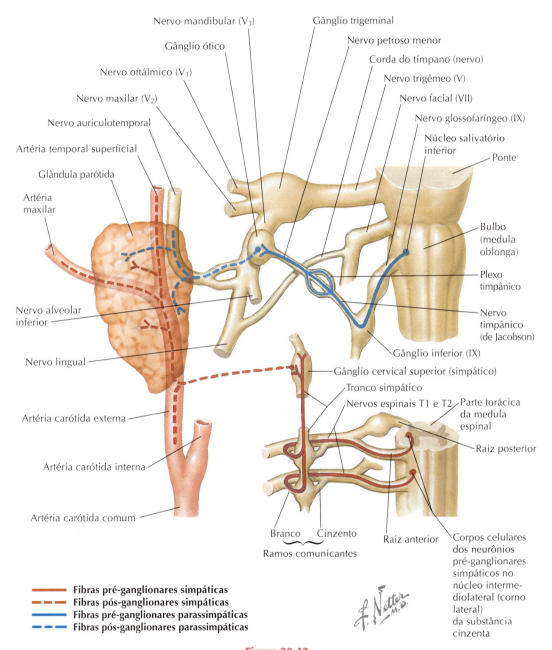

Figura 20-12

20 VIAS PARASSIMPÁTICAS DA CABEÇA E DO PESCOÇO • *Nervo Glossofaríngeo (IX) e as Vias Simpáticas Correspondentes*

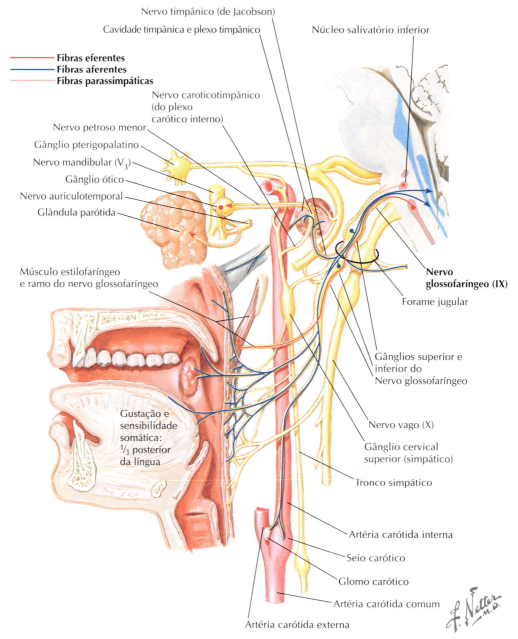

Figura 20-13

564 NETTER ATLAS DE ANATOMIA DA CABEÇA E PESCOÇO

VIAS PARASSIMPÁTICAS DA CABEÇA E DO PESCOÇO • Nervo Vago (X)

VIA PARASSIMPÁTICA DO NERVO VAGO*			
Tipo de Neurônio	Localização do Corpo Celular	Características do Corpo Celular	Trajeto do Neurônio
Neurônio pré-ganglionar	Núcleo posterior do nervo vago	Conjunto de corpos neuronais localizados no bulbo (medula oblonga)	As fibras pré-ganglionares estendem-se a partir do núcleo posterior do nervo vago, no bulbo* Seguem pelo n. vago e emergem pelo forame jugular Vários ramos conectam-se aos gânglios viscerais no tórax e no abdome
Neurônio pós-ganglionar	Gânglio visceral	Conjunto de corpos neuronais localizados nas paredes dos órgãos	As fibras pós-ganglionares originam-se nos gânglios viscerais Essas fibras seguem para os vários órgãos efetores: • Músculo cardíaco • Músculo liso • Glândulas

*O n. vago origina-se no tronco encefálico, mas fornece inervação parassimpática para o tórax e a maior parte do abdome, e não para a cabeça e o pescoço. As vias simpáticas que acompanham o n. vago para o tórax e maior parte do abdome, bem como as vias simpáticas que acompanham os nervos esplâncnicos pélvicos parassimpáticos, têm origem nos vários gânglios paravertebrais e pré-vertebrais associados ao tronco simpático.

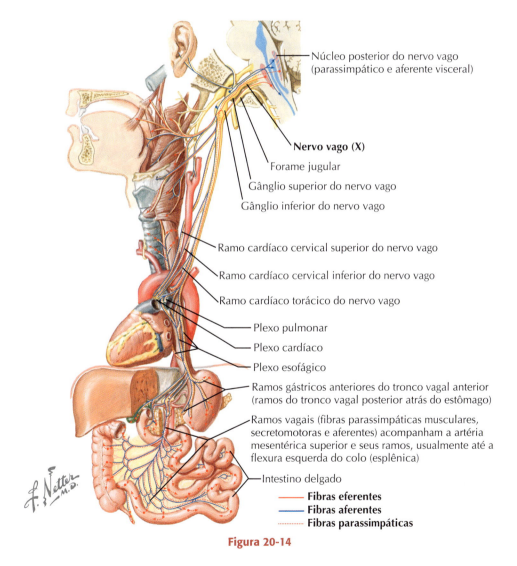

Figura 20-14

CORRELAÇÕES CLÍNICAS • Síndrome de Horner

- Resulta de lesão ou estímulo inadequado dos nervos simpáticos da cabeça e do pescoço
- As causas podem incluir:
  - Acidente vascular encefálico (AVE)
  - Trauma cervical
  - Lesão da artéria carótida
  - Tumor de Pancoast
  - Cefaleia em salvas
- Exames farmacológicos podem ajudar a determinar que parte da via simpática foi afetada
- O tratamento depende da causa (p. ex., remoção de um tumor)
- As manifestações clínicas incluem:
  - Miose (constrição da pupila)
  - Ptose (queda da pálpebra)
  - Anidrose (diminuição da secreção de suor)

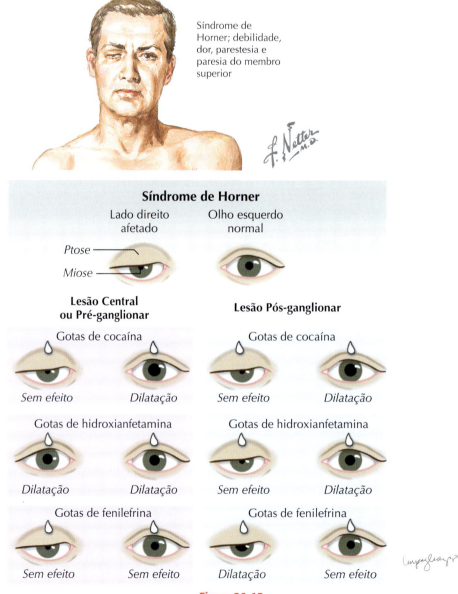

Figura 20-15

CAPÍTULO 21
INJEÇÕES INTRAORAIS

Aspectos Gerais e Anatomia Topográfica	**568**
Injeções Mandibulares	**569**
Injeções Maxilares	**578**
Injeções Complementares	**587**

- As injeções intraorais promovem o controle adequado da dor em vários procedimentos odontológicos
- Muitas técnicas foram desenvolvidas
- Todas exigem um entendimento detalhado da anatomia da cabeça e do pescoço para garantir a correta administração e minimizar complicações
- As injeções não devem ser realizadas em áreas de infecção ou inflamação
- A aplicação de anestésico no local da injeção ajuda a diminuir a dor causada pela inserção da agulha

CLASSIFICAÇÃO

- *Bloqueios de campo*: o anestésico local é depositado nas proximidades dos ramos terminais maiores de um nervo (localizadas nos ápices radiculares) e não junto às pequenas terminações nervosas (um bloqueio de campo normalmente abrange a área de 1 ou 2 dentes - a polpa dental e os tecidos moles associados)
- *Bloqueios de nervos*: o anestésico local é depositado nas proximidades do tronco principal de um nervo (p. ex., bloqueio do nervo alveolar inferior)

BLOQUEIOS HABITUAIS

- Mandibulares
    - Bloqueio do nervo alveolar inferior
    - Bloqueio do nervo bucal
    - Bloqueio do nervo mentual
    - Bloqueio Gow-Gates
    - Bloqueio Akinosi
- Maxilares
    - Bloqueio do nervo alveolar superior posterior
    - Bloqueio do nervo nasopalatino
    - Bloqueio do nervo palatino maior
    - Bloqueio do nervo infraorbital
    - Bloqueio do nervo maxilar

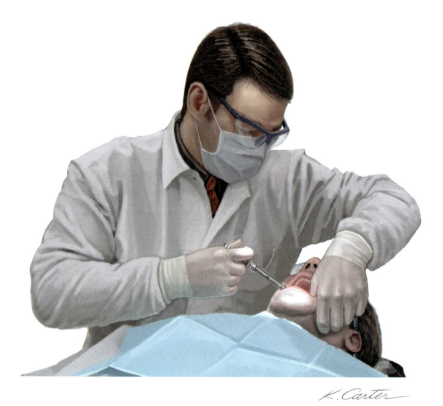

Figura 21-1

MANDÍBULA: CONSIDERAÇÕES GERAIS E PONTOS DE REFERÊNCIA

- O maior e mais forte osso da face
- Composto de 2 lâminas de osso cortical espesso: uma lâmina lingual e uma lâmina vestibular
- Os dentes estão inseridos no corpo da mandíbula que apresenta forma de ferradura
- O ramo estende-se superiormente a partir do ângulo da mandíbula
- A "incisura coronóidea" é a concavidade na margem anterior do ramo usada para estimar o nível do forame da mandíbula, que além disso está localizado no nível do plano oclusal

NERVOS ASSOCIADOS

- O nervo alveolar inferior entra na mandíbula pelo forame da mandíbula
- O nervo lingual entra na cavidade oral adjacente à tuberosidade lingual
- O nervo bucal estende-se pela "prateleira bucal"

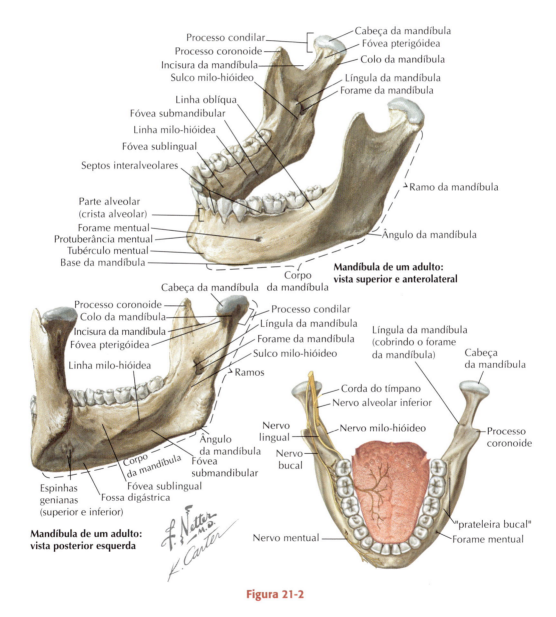

Figura 21-2

INJEÇÕES MANDIBULARES • *Bloqueio do Nervo Alveolar Inferiorr*

ASPECTOS GERAIS

- A anestesia mandibular é clinicamente mais difícil de conseguir do que a anestesia maxilar, devido à espessura da cortical óssea
- Requer deposição do anestésico no espaço pterigomandibular, na região do forame da mandíbula, lateralmente ao ligamento esfenomandibular
- Requer a inserção e angulação correta da agulha no espaço pterigomandibular
- Quando realizada corretamente, 2 nervos são anestesiados:
  - Nervo alveolar inferior (e seus ramos – os nervos incisivo e mentual)
  - Nervo lingual
- Áreas anestesiadas:
  - Todos os dentes inferiores (nervo alveolar inferior)
  - Epitélio dos 2/3 anteriores da língua (nervo lingual)
  - Toda a gengiva e mucosa alveolar linguais (nervo lingual)
  - Toda a gengiva e mucosa alveolar vestibulares a partir dos pré-molares até a linha mediana (nervo mentual)
  - Pele do lábio inferior (nervo mentual)

ETAPAS DA TÉCNICA ANESTÉSICA

- Inserir a agulha na mucosa entre a porção mais profunda da margem anterior do ramo da mandíbula ("incisura coronóidea" - que deve representar a localização vertical do forame da mandíbula) e aquela imediatamente lateral à rafe pterigomandibular
- Orientar a agulha a partir dos pré-molares contralaterais e avançar no plano oclusal da mandíbula
- A agulha entra em contato com a mandíbula ao penetrar 20 a 25 mm (se houve contato com o osso logo após a penetração da mucosa, a crista temporal foi tocada; a agulha deve ser reorientada para permitir a inserção na profundidade adequada)
- Recuar a agulha um pouco e aspirar para verificar se a agulha foi inserida em um vaso sanguíneo (vasos alveolares inferiores)
- Na ausência de sangue à aspiração (não se observa sangue na seringa), injetar lentamente o anestésico no espaço pterigomandibular
- Caso haja sangue na aspiração, reorientar a posição da agulha e aspirar novamente, antes de injetar no espaço pterigomandibular

CONSIDERAÇÕES

- Em *crianças*, o forame da mandíbula está localizado mais próximo à margem posterior da mandíbula; com a idade, mais tecido ósseo é depositado
- Em *pacientes edêntulos*, o osso alveolar é perdido; assim, a porção mais profunda da margem anterior do ramo é mais baixa do que o normal e pode fazer com que o dentista direcione a agulha muito para baixo
- Na *maloclusão classe II*, quando a mandíbula é hipoplásica, o forame da mandíbula geralmente ocupa uma posição mais inferior que aquela prevista pelo dentista
- Na *maloclusão classe III*, quando a mandíbula é hiperplásica, o forame da mandíbula geralmente ocupa uma posição mais superior que aquela prevista pelo dentista
- Pode ocorrer *paralisia de Bell* transitória, caso a agulha seja inserida muito posteriormente, no espaço parotídeo, e o anestésico seja introduzido próximo ao nervo facial

INJEÇÕES MANDIBULARES • Bloqueio do Nervo Bucal 21

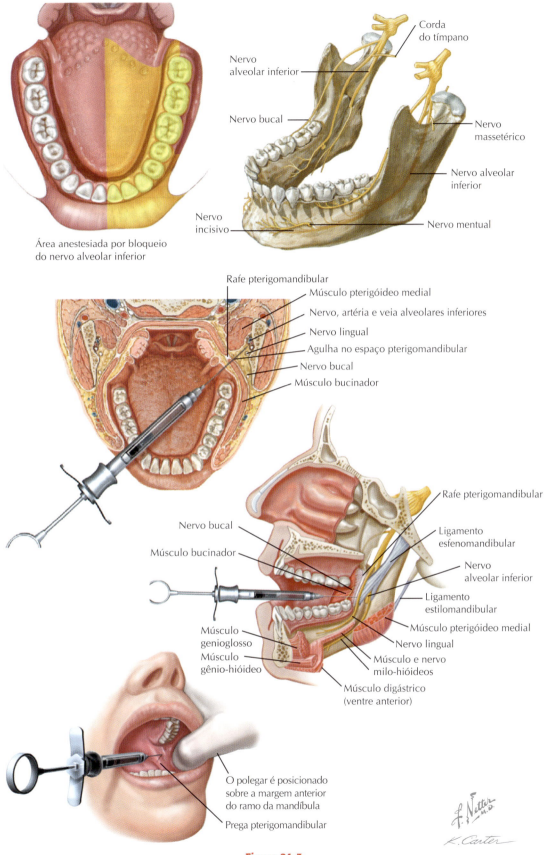

Figura 21-3

INJEÇÕES INTRAORAIS **571**

21 INJEÇÕES MANDIBULARES • *Bloqueio do Nervo Bucal*

ASPECTOS GERAIS
• Ramo do nervo mandibular do trigêmeo, o nervo bucal não é anestesiado no bloqueio do nervo alveolar inferior • Esse bloqueio anestesia toda a gengiva vestibular adjacente aos molares inferiores, inclusive o trígono retromolar
ETAPAS DA TÉCNICA ANESTÉSICA
• Inserir a agulha na mucosa, posteriormente ao último molar do arco inferior, no lado vestibular (a agulha será inserida uma distância muito curta – cerca de 2 mm) • Aspirar; obtendo resultado negativo, injetar o anestésico
CONSIDERAÇÕES
• É raro ocorrer hematoma com esse bloqueio • Essa injeção raramente falha

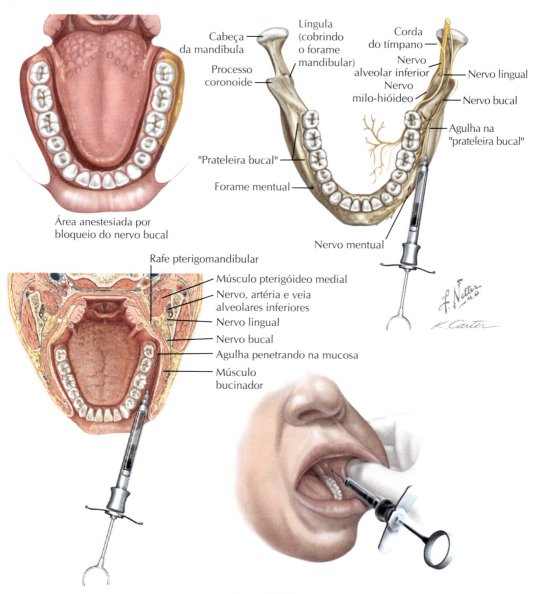

Figura 21-4

572 NETTER ATLAS DE ANATOMIA DA CABEÇA E PESCOÇO

INJEÇÕES MANDIBULARES • Bloqueio do Nervo Mentual

ASPECTOS GERAIS

- Ramo do nervo alveolar inferior dentro do canal da mandíbula
- Áreas anestesiadas:
  - Toda a gengiva e mucosa alveolar vestibulares a partir dos pré-molares até a linha mediana (nervo mentual)
  - Pele do lábio inferior (nervo mentual)

ETAPAS DA TÉCNICA ANESTÉSICA

- Localizar o forame mentual por palpação
- Inserir a agulha na prega mucobucal no local do forame mentual (normalmente ao redor do 2º pré-molar inferior) (a agulha será inserida uma distância curta na direção do forame mentual)
- Aspirar; se não for aspirado sangue, injetar o anestésico lentamente

CONSIDERAÇÕES

- A radiografia pode ajudar o dentista a localizar o forame mentual caso a palpação não seja suficiente
- Raramente esse bloqueio não proporciona uma excelente anestesia
- Geralmente não é eficaz para procedimentos cirúrgicos
- Há risco de lesão nervosa se a agulha for inserida no forame mentual

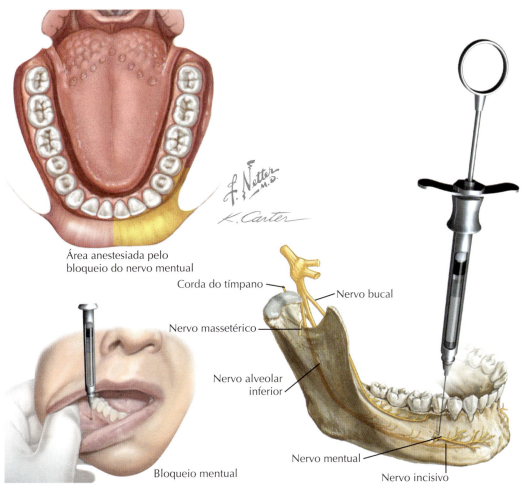

Figura 21-5

INJEÇÕES MANDIBULARES • *Bloqueio Gow-gates*

ASPECTOS GERAIS
• Variante do bloqueio do nervo alveolar inferior, anestesia os seguintes nervos: 　• Nervo alveolar inferior (e seus ramos, os nervos mentual e incisivo) 　• Nervo milo-hióideo 　• Nervo lingual 　• Nervo bucal 　• Nervo auriculotemporal • Baixa ocorrência de aspiração positiva em relação às injeções-padrão para bloqueio do nervo alveolar inferior • Quando a injeção é administrada corretamente, a agulha toca o colo da mandíbula • Áreas anestesiadas: 　• Todos os dentes inferiores (nervo alveolar inferior) 　• Epitélio dos 2/3 anteriores da língua (nervo lingual) 　• Toda a gengiva e mucosa alveolar linguais (nervo lingual) 　• Toda a gengiva e mucosa alveolar vestibulares (nervos bucal e mentual) 　• Pele do lábio inferior (nervo mentual) 　• Pele da região temporal, da área anterior à orelha e da parte posterior da bochecha (nervos auriculotemporal e bucal)

ETAPAS DA TÉCNICA ANESTÉSICA
• A boca deve estar aberta o máximo possível • Inserir a agulha na mucosa, no nível do 2° molar superior, imediatamente distal à cúspide mesiolingual • Utilizar a incisura intertrágica como referência extraoral para ajudar a chegar no colo da mandíbula • Avançar a agulha no plano do ângulo da boca à incisura intertrágica, a partir dos pré-molares contralaterais (essa posição varia de acordo com a abertura da boca de cada indivíduo) até tocar o colo da mandíbula • Recuar a agulha um pouco e aspirar para observar se ela está inserida em um vaso sanguíneo • Com resultado negativo na aspiração, injetar lentamente o anestésico • Pedir ao paciente que mantenha a boca aberta por alguns minutos após a injeção, para permitir que o anestésico se difunda pelos nervos

CONSIDERAÇÕES
• Útil para vários procedimentos nos dentes inferiores e tecidos moles da bochecha • Poucas complicações • Funciona bem no caso de um nervo alveolar inferior bífido

INJEÇÕES MANDIBULARES • *Bloqueio Gow-gates*

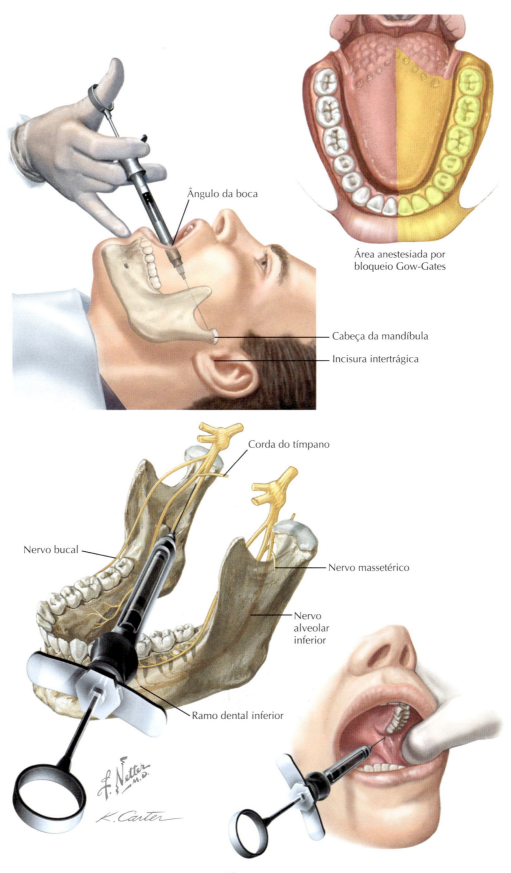

Ângulo da boca

Área anestesiada por bloqueio Gow-Gates

Cabeça da mandíbula

Incisura intertrágica

Corda do tímpano

Nervo bucal

Nervo massetérico

Nervo alveolar inferior

Ramo dental inferior

Figura 21-6

INJEÇÕES INTRAORAIS

21 INJEÇÕES MANDIBULARES • *Bloqueio Akinosi*

ASPECTOS GERAIS

- Abordagem com a boca fechada para o bloqueio do nervo mandibular; anestesia os seguintes nervos:
  - Nervo alveolar inferior (e seus ramos, os nervos mentual e incisivo)
  - Nervo milo-hióideo
  - Nervo lingual
- Útil quando o abaixamento da mandíbula (abertura da boca) é limitado, como no trismo
- Considerada uma injeção "às cegas"
- Áreas anestesiadas:
  - Todos os dentes inferiores (nervo alveolar inferior)
  - Epitélio dos 2/3 anteriores da língua (nervo lingual)
  - Toda a gengiva e mucosa linguais (nervo lingual)
  - Toda a gengiva e mucosa alveolar vestibulares dos pré-molares até a linha mediana (nervo mentual)
  - Pele do lábio inferior (nervo mentual)

ETAPAS DA TÉCNICA ANESTÉSICA

- Pedir ao paciente que feche a boca
- Inserir a agulha na mucosa entre a face medial do ramo da mandíbula e o túber da maxila no nível do colo dos molares superiores
- Avançar a agulha paralela ao plano oclusal dos dentes superiores
- Quando a agulha tiver avançado 23 a 25 mm, ela deve estar situada na porção média do espaço pterigomandibular próximo aos nervos alveolar inferior e lingual (*importante*: nenhum osso será tocado)
- Depois de verificar a ausência de sangue à aspiração, injetar o anestésico lentamente

CONSIDERAÇÕES

- Usada com frequência em pacientes que apresentam *limitação de abertura da boca* e quando é difícil a identificação dos pontos de referência intraorais para o bloqueio-padrão do nervo alveolar inferior
- Pode ocorrer *paralisia de Bell* transitória se a agulha for inserida muito posteriormente no espaço parotídeo e o anestésico for introduzido próximo ao nervo facial
- Procedimento adequado para pacientes com *reflexo de vômito acentuado* ou macroglossia

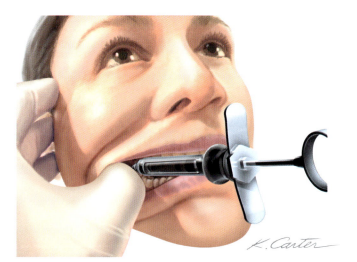

Figura 21-7

INJEÇÕES MANDIBULARES • *Bloqueio Akinosi* 21

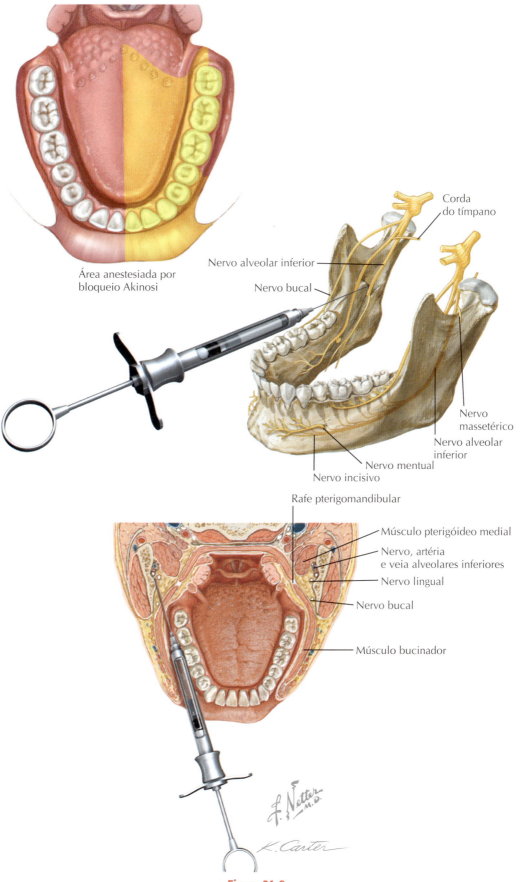

Figura 21-8

INJEÇÕES INTRAORAIS

21 INJEÇÕES MAXILARES • *Pontos de Referência da Inervação e Osteologia*

MAXILA: CONSIDERAÇÕES GERAIS
- Um dos maiores ossos da face
- Osso poroso, o que facilita a anestesia dos dentes superiores

DENTES
- Contidos nos alvéolos dentais
- Os dentes superiores são inervados pelos nervos alveolares superiores-ramos alveolares superiores posteriores, ramo alveolar superior médio e ramos alveolares superiores anteriores (em alguns pacientes, o ramo alveolar superior médio pode não estar presente)

PALATO DURO
- Composto pelo processo palatino da maxila e pela lâmina horizontal do osso palatino
- Inervado pelos nervos nasopalatino e palatino maior

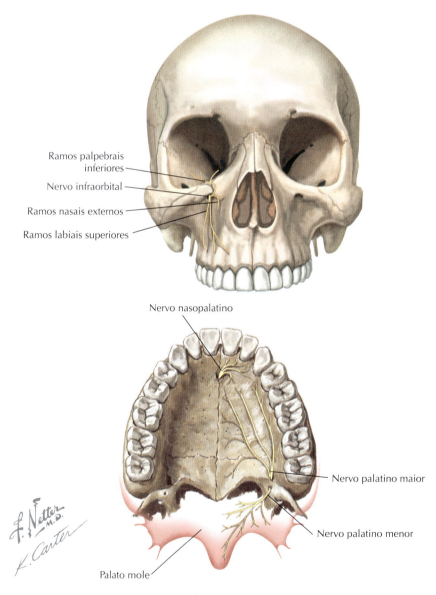

Figura 21-9

578 NETTER ATLAS DE ANATOMIA DA CABEÇA E PESCOÇO

INJEÇÕES MAXILARES • *Pontos de Referência da Inervação e Osteologia* **21**

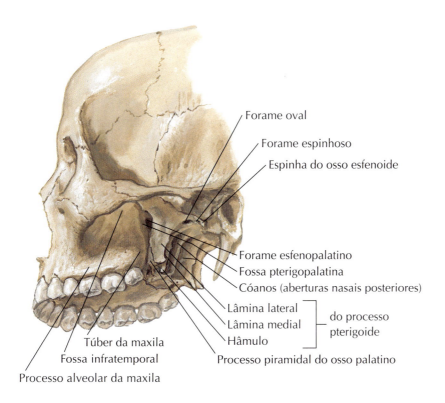

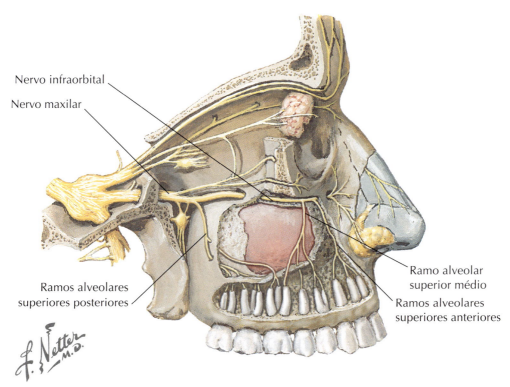

Figura 21-10

INJEÇÕES INTRAORAIS **579**

INJEÇÕES MAXILARES • Bloqueio dos Ramos Alveolares Superiores Posteriores

ASPECTOS GERAIS
• Bloqueio usado com frequência
• A injeção é na fossa infratemporal
• Áreas anestesiadas:
• Todos os molares superiores, com a possível exceção da raiz mesiovestibular do 1° molar superior
• Gengiva vestibular adjacente a esses dentes

ETAPAS DA TÉCNICA ANESTÉSICA
• Com a boca aberta, o paciente é orientado a desviar a mandíbula em direção ao lado onde será inserida a agulha, para aumentar o espaço disponível para o dentista atuar
• Inserir a agulha na prega mucobucal imediatamente acima do 2° molar superior, entre a face medial do ramo da mandíbula e o túber da maxila
• Com um movimento único, a agulha precisa ser avançada aproximadamente 15 mm nos três planos cardinais ao mesmo tempo, para alcançar os ramos alveolares superiores posteriores na face infratemporal (posterior) da maxila:
• Medialmente em um ângulo de 45° com o plano oclusal dos dentes superiores
• Superiormente em um ângulo de 45° com o plano oclusal dos dentes superiores
• Posteriormente em um ângulo de 45° com o plano oclusal dos dentes superiores
• Aspirar, devido à proximidade com o plexo pterigóideo
• Com resultado negativo na aspiração, injetar lentamente o anestésico

CONSIDERAÇÕES
• Potencial significativo de formação de hematoma envolvendo o plexo pterigóideo
• As agulhas curtas são preferíveis, para reduzir o risco de hematoma
• Ocorrência frequente de resultado positivo à aspiração

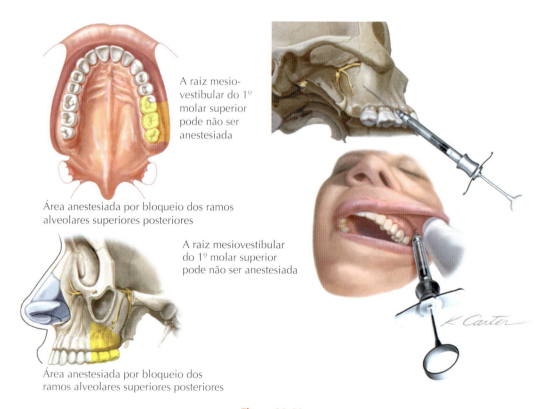

A raiz mesiovestibular do 1° molar superior pode não ser anestesiada

Área anestesiada por bloqueio dos ramos alveolares superiores posteriores

A raiz mesiovestibular do 1° molar superior pode não ser anestesiada

Área anestesiada por bloqueio dos ramos alveolares superiores posteriores

Figura 21-11

INJEÇÕES MAXILARES • Bloqueio do Nervo Nasopalatino

ASPECTOS GERAIS

- Considerada a mais dolorosa das injeções odontológicas
- Devido à sensibilidade da área, é útil obter anestesia por pressão (p. ex., utilizando um cotonete) no local da injeção
- Áreas anestesiadas:
  - Gengiva e mucosa palatinas da região do canino superior direito até o canino superior esquerdo
  - Tanto o nervo nasopalatino direito quanto o esquerdo, pois emergem no palato duro muito próximos
- A túnica mucosa da boca nesta região é firmemente aderida ao palato duro; assim, o anestésico depositado nesta área tem menos espaço para se difundir

ETAPAS DA TÉCNICA ANESTÉSICA

- Utilizar um cotonete para comprimir o local da injeção
- Inserir a agulha na mucosa palatina lateralmente à papila incisiva
- Depositar uma quantidade pequena de anestésico para ajudar a minimizar o trauma; o vasoconstritor norepinefrina faz com que o tecido mole da área fique esbranquiçado
- Avançar a agulha até que ela toque o palato duro
- Recuar um pouco a agulha para realizar a aspiração
- Com resultado negativo na aspiração, injetar o anestésico muito lentamente

CONSIDERAÇÕES

- A anestesia compressiva é útil para diminuir a dor
- Como o tecido é muito denso e aderido ao osso, esse bloqueio requer injeção lenta
- Para procedimentos cirúrgicos, o bloqueio do nervo nasopalatino geralmente não proporciona anestesia profunda do palato, de modo que a injeção inicial deve ser seguida por infiltração na gengiva palatina do sítio cirúrgico a fim de se obter melhor resultado

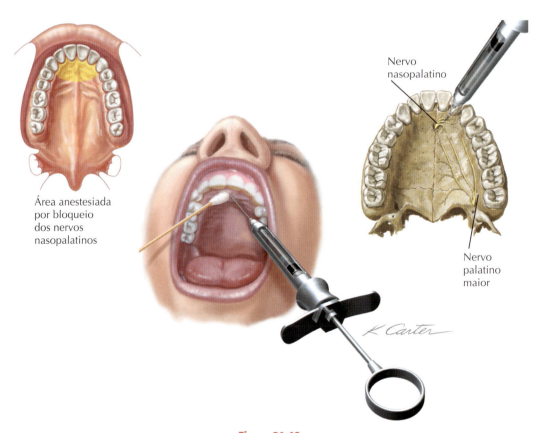

Figura 21-12

INJEÇÕES MAXILARES • Bloqueio do Nervo Palatino Maior

ASPECTOS GERAIS

- Outro bloqueio usado com frequência para anestesiar áreas do palato duro
- Não é tão traumático para o paciente quanto o bloqueio do nervo nasopalatino
- Devido à sensibilidade da área, é útil obter anestesia por pressão (p. ex., utilizando um cotonete) no local da injeção
- Áreas anestesiadas:
  - Gengiva e mucosa palatinas entre a região do 1º pré-molar superior (anteriormente) e a porção posterior do palato duro, até a linha mediana

ETAPAS DA TÉCNICA ANESTÉSICA

- Localizar o forame palatino maior usando o cotonete para comprimir o tecido na região do 1º molar superior, movendo posteriormente até que o cotonete se aprofunde no tecido (geralmente, posterior ao 2º molar superior)
- Utilizar o cotonete para comprimir o local da injeção
- Inserir a agulha e injetar uma pequena quantidade de anestésico para diminuir o desconforto do paciente; o tecido da área ficará esbranquiçado pelo efeito do agente anestésico
- Avançar a agulha até que ela toque o palato duro
- Recuar um pouco a agulha e aspirar
- Com resultado negativo na aspiração, injetar lentamente o anestésico

CONSIDERATIONS

- O dentista deve ser capaz de sentir a agulha tocar o osso; caso contrário, a agulha pode ficar muito posterior, no palato mole
- Para procedimentos cirúrgicos, o bloqueio do nervo palatino maior geralmente não proporciona anestesia profunda do palato, de modo que a injeção inicial deve ser seguida por infiltração na gengiva palatina do sítio cirúrgico a fim de se obter melhor resultado

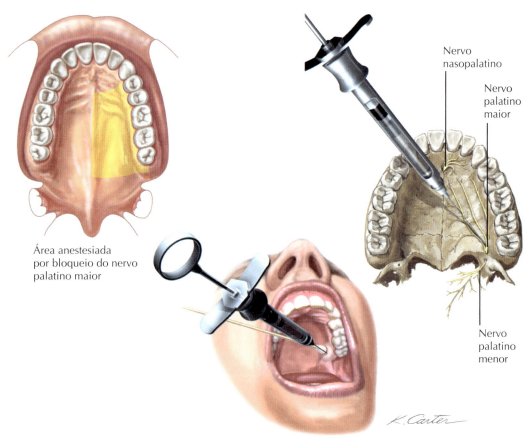

Figura 21-13

INJEÇÕES MAXILARES • Bloqueio do Ramo Alveolar Superior Médio

ASPECTOS GERAIS
- Segundo relatos, o ramo alveolar superior médio está presente em cerca de 30% das pessoas
- Áreas anestesiadas:
  - Todos os pré-molares superiores e, possivelmente, a raiz mesiovestibular do 1° molar superior
  - Gengiva vestibular adjacente a esses dentes

ETAPAS DA TÉCNICA ANESTÉSICA
- Inserir a agulha na prega mucobucal imediatamente acima da região do 2° pré-molar superior
- Avançar a agulha até que sua extremidade esteja acima do ápice do 2° pré-molar superior para obter a máxima anestesia
- Com resultado negativo na aspiração, injetar lentamente o anestésico

CONSIDERAÇÕES
- Infiltrações locais são um substituto comum para esse bloqueio
- Essa região é relativamente avascular, sendo rara a formação de hematomas

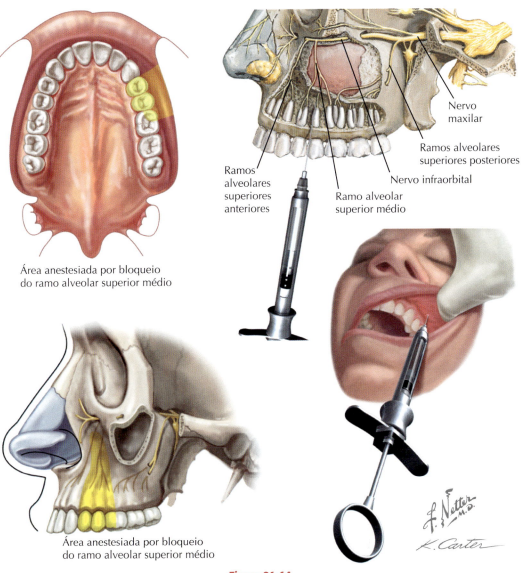

Figura 21-14

INJEÇÕES INTRAORAIS 583

INJEÇÕES MAXILARES • Bloqueio dos Nervos Infraorbital e Ramos Alveolares Superiores Anteriores

ASPECTOS GERAIS

- Usado com menor frequência devido ao risco de lesão ocular
- Esse bloqueio anestesia os seguintes nervos:
  - Ramos alveolares superiores anteriores
  - Ramo alveolar superior médio
  - Nervo infraorbital
- Áreas anestesiadas:
  - Todos os dentes superiores desde o incisivo central até os pré-molares, com a possível inclusão da raiz mesiovestibular do 1º molar superior
  - Gengiva vestibular adjacente a esses dentes
  - Face lateral do nariz, pálpebra inferior e lábio superior

ETAPAS DA TÉCNICA ANESTÉSICA

- Localizar o forame infraorbital por palpação
- Inserir a agulha na prega mucobucal na região acima do 1º pré-molar superior
- Avançar a agulha paralela ao longo eixo do dente até que ela toque o forame infraorbital
- Com resultado negativo na aspiração, injetar lentamente o anestésico

CONSIDERAÇÕES

- Sem potencial significativo de formação de hematoma
- Útil quando a anestesia pulpar não pode ser realizada por infiltração local, em decorrência da densidade do osso, ou quando é necessário anestesiar vários dentes, o que exigiria mais de uma injeção
- Útil também ao anestesiar dentes infectados ou áreas com abscessos

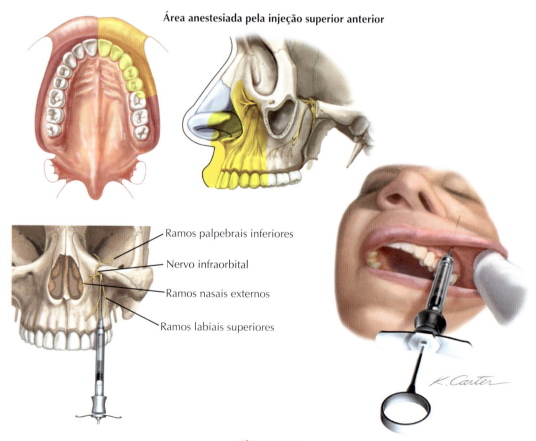

Figura 21-15

INJEÇÕES MAXILARES • *Bloqueio do Nervo Maxilar* 21

ASPECTOS GERAIS

- Técnica excelente para conseguir anestesia hemimaxilar
- Anestesia todos os ramos do nervo maxilar do trigêmeo
- Útil em cirurgias e procedimentos extensos no quadrante
- Com o bloqueio de todo o nervo maxilar, os seguintes nervos são anestesiados:
  - Ramos alveolares superiores posteriores
  - Ramo alveolar superior médio
  - Ramos alveolares superiores anteriores
  - Nervo nasopalatino
  - Nervo palatino maior
  - Nervo infraorbital
- Áreas anestesiadas:
  - Todos os dentes superiores
  - Toda a gengiva vestibular
  - Toda a gengiva e mucosa palatinas
  - Face lateral do nariz, pálpebra inferior e lábio superior

ETAPAS DA TÉCNICA ANESTÉSICA

- **Objetivo:** depositar o anestésico na fossa pterigopalatina utilizando sua conexão com o forame palatino maior
- Localizar o forame palatino maior utilizando um cotonete para comprimir a região do 1º molar superior, movendo posteriormente até que o cotonete se aprofunde no tecido (geralmente, posterior ao 2º molar superior)
- Utilizar o cotonete para comprimir o local da injeção
- Inserir a agulha na mucosa e injetar uma pequena quantidade de anestésico para diminuir o desconforto do paciente; o tecido ficará esbranquiçado pelo efeito do agente anestésico
- Inserir mais a agulha para localizar o forame palatino maior
- Localizado o forame, inserir a agulha e avançar aproximadamente 28 a 30 mm; nessa posição, a agulha deve estar na fossa pterigopalatina
- Durante a passagem, caso encontre alguma resistência óssea, a agulha poderá ser girada para auxiliar a inserção (*observação*: a agulha NUNCA deve ser forçada)
- Com resultado negativo na aspiração, injetar lentamente o anestésico

CONSIDERAÇÕES

- A agulha NUNCA deve ser forçada no forame palatino maior, pois, ocasionalmente, o canal não é vertical, e esse esforço causará fratura óssea
- Como a órbita está localizada superiormente à fossa pterigopalatina, caso a agulha seja introduzida muito acima, o anestésico pode ser depositado nesta região, afetando o olho
- Como os vasos palatinos também estão contidos no canal, deve-se tomar cuidado para evitar a formação de hematoma
- Útil também ao anestesiar dentes infectados ou áreas com abscessos

INJEÇÕES INTRAORAIS **585**

21 INJEÇÕES MAXILARES • *Bloqueio do Nervo Maxilar*

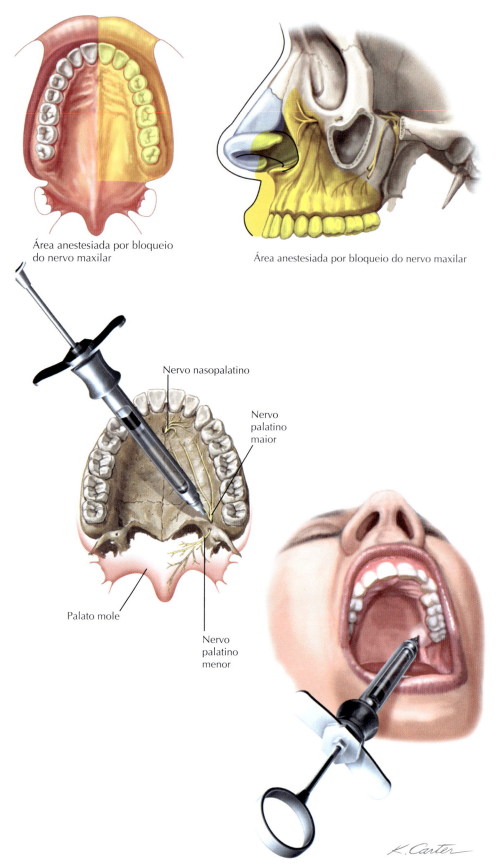

Figura 21-16

INJEÇÕES COMPLEMENTARES • *Considerações Gerais e Pontos de Referência*

- Obter anestesia pulpar adequada dos dentes inferiores pode ser uma tarefa difícil por várias razões
- Por essa razão, pode-se utilizar uma série de injeções complementares quando as técnicas habituais falham
- Além disso, há ocasiões em que molares inferiores de quadrantes opostos precisam ser tratados e o bloqueio de ambos os nervos alveolares inferiores produziria uma profunda anestesia dos tecidos moles, fato que o paciente acharia extremamente desconfortável
- Existem 4 injeções complementares mais utilizadas:
  - Injeção no ligamento periodontal (LPD) – excelente para anestesia pulpar de dentes inferiores específicos
  - Injeção intrasseptal – apropriada para cirurgia periodontal
  - Injeção intraóssea – requer abertura do septo interalveolar, de modo que os dentistas preferem os sistemas de injeção especializados para esta técnica
  - Injeção intrapulpar – adequada para tratamento endodôntico, porém dolorosa no início da injeção
- Somente a injeção LPD é abordada neste capítulo em virtude de sua facilidade de uso e aplicabilidade geral em odontologia

INJEÇÕES INTRAORAIS **587**

21 INJEÇÕES COMPLEMENTARES • *Injeção no Ligamento Periodontal (LPD)*

ASPECTOS GERAIS

• A injeção LPD possibilita ao dentista anestesiar a polpa de um único dente
• Excelente opção quando há necessidade de tratar um dente específico de ambos os quadrantes inferiores
• Pequena área de tecido mole é anestesiada
• Pode-se utilizar seringas tradicionais ou especiais
• Áreas anestesiadas:
  • Tecido pulpar e periapical
  • Tecidos moles e ósseo no local de injeção

ETAPAS DA TÉCNICA ANESTÉSICA

• Inserir a agulha na região interproximal, paralela ao longo eixo do dente
• Como cada uma das raízes precisa ser anestesiada, a agulha pode ser inserida:
  • *Dentes unirradiculares* – adjacente à face mesial ou distal da raiz
  • *Dentes multirradiculares* – adjacente à raiz mesial e distal do dente
• Avançar a agulha até que sua extremidade esteja no nível do sulco gengival – haverá maior resistência à inserção da agulha
• Injetar o anestésico muito lentamente

CONSIDERAÇÕES
• A raiz (ou raízes) de cada dente deve ser anestesiada • Não há aspiração positiva para esse tipo de injeção • É difícil utilizar essa técnica para os 2ºˢ e 3ºˢ molares inferiores

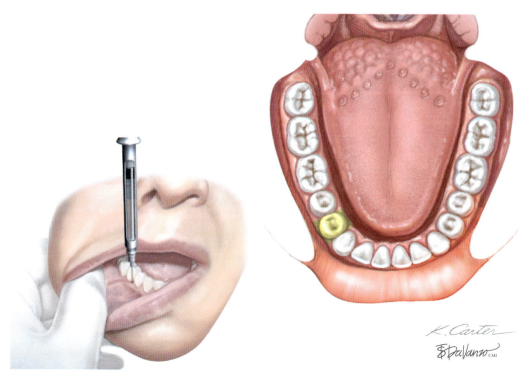

Figura 21-17

CAPÍTULO 22

INTRODUÇÃO AO MEMBRO SUPERIOR, DORSO, TÓRAX E ABDOME

Aspectos Gerais e Anatomia Topográfica	**590**
Osteologia	**592**
Músculos	**602**
Conteúdo do Tórax	**616**
Conteúdo do Abdome	**623**
Conteúdo da pelve	**635**
Vascularização	**637**
Inervação	**650**

MEMBRO SUPERIOR

- O membro superior é a região do corpo composta por:
  - Cíngulo do membro superior
  - Braço
  - Antebraço
  - Punho e mão
- Estrutura bastante móvel que permite a manipulação de objetos
- Sua inervação sensitiva e motora provém do plexo braquial, derivado dos ramos anteriores de C5 a T1
- Local de frequentes lesões traumáticas

DORSO E TÓRAX

- A cavidade torácica é dividida em:
  - Duas regiões pleuropulmonares*
  - Mediastino

PAREDE ANTEROLATERAL DO ABDOME

- Camadas:
  - Pele
  - Tela subcutânea ("fáscia superficial"):
    - Panículo adiposo (fáscia de Camper)
    - Estrato membranáceo (fáscia de Scarpa)
  - Músculo oblíquo externo do abdome
  - Músculo oblíquo interno do abdome
  - Músculo transverso do abdome
  - Fáscia transversal
  - Fáscia (gordura) extraperitoneal
  - Peritônio parietal

ABDOME

- Parte do tronco situada entre o tórax e a pelve que contém:
  - Cavidade peritoneal
  - Parte do tubo digestório
  - Fígado e sistema biliar
  - Glândulas suprarrenais
  - Pâncreas
  - Rins e parte superior dos ureteres
  - Nervos e vasos sanguíneos
- Seccionado por planos imaginários:
  - Xifosternal – T IX
  - Transpilórico – L I
  - Subcostal – L III
  - Supracristal – L IV
  - Intertubercular – L V
  - Interespinal – S II

*Nota da Tradução: O autor utiliza aqui o termo "cavidade pleural" para designar todo o espaço ocupado no interior do tórax por cada pulmão e seus revestimentos; preferimos um termo mais adequado, espaço pleuropulmonar. Como descrito adiante, o termo cavidade pleural restringe-se a, e é mais utilizado para descrever, o espaço delimitado pelas duas lâminas da pleura, uma que reveste a superfície do pulmão (visceral) e outra que reveste a parede da cavidade torácica (parietal).

ASPECTOS GERAIS E ANATOMIA TOPOGRÁFICA • *Informações Gerais*

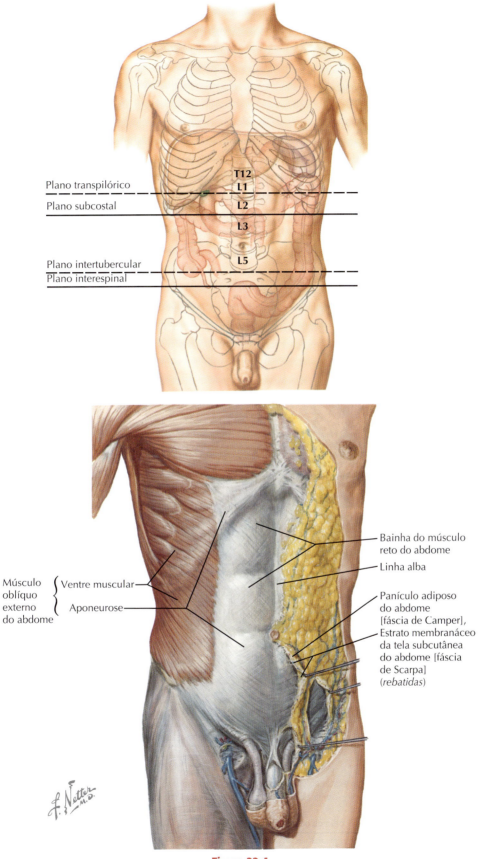

Figura 22-1

INTRODUÇÃO AO MEMBRO SUPERIOR, DORSO, TÓRAX E ABDOME

OSSOS DO CÍNGULO DO MEMBRO SUPERIOR

Clavícula

- Anteriormente é convexa, próximo à extremidade esternal ($2/3$ mediais), e côncava, próximo à extremidade acromial ($1/3$ lateral)
- Local de fixação de quatro músculos:
  - Peitoral maior
  - Deltoide
  - Trapézio
  - Esternocleidomastóideo
- Transfere a força do membro superior para o esqueleto axial
- Osso par
- Sofre fratura com certa frequência

Escápula

- Osso plano de formato triangular
- Osso par
- Constituída pelas seguintes partes:
  - Face costal – local de fixação do músculo subescapular
  - Espinha da escápula – local de fixação dos músculos trapézio e deltoide
  - Acrômio – local de fixação dos músculos trapézio e deltoide; articula-se com a clavícula
  - Cavidade glenoidal – articula-se com a cabeça do úmero
  - Tubérculo supraglenoidal – local de fixação da cabeça longa do bíceps braquial
  - Tubérculo infraglenoidal – local de fixação da cabeça longa do tríceps braquial
  - Incisura da escápula – transposta superiormente pelo ligamento transverso superior da escápula; o nervo supraescapular é inferior ao ligamento e os vasos supraescapulares são superiores
  - Processo coracoide – local de fixação do peitoral menor, cabeça curta do bíceps braquial e coracobraquial

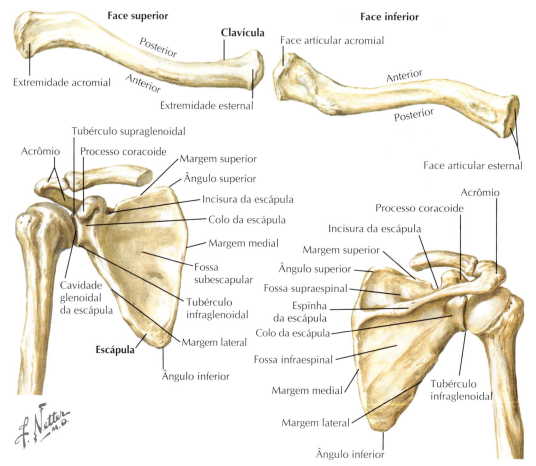

Figura 22-2

OSSOS DA PARTE LIVRE DO MEMBRO SUPERIOR

Úmero

- Articula-se com escápula, ulna e rádio
- Também conhecido como osso do braço
- Osso mais longo do membro superior
- Possui oito centros de ossificação
- Apresenta 16 estruturas anatômicas principais:
  - Cabeça do úmero – superfície lisa que se articula com a cavidade glenoidal da escápula
  - Colo anatômico – sulco oblíquo onde se fixa a cápsula articular
  - Tubérculo maior – local de fixação de três músculos do manguito rotador: supraespinal, infraespinal e redondo menor
  - Tubérculo menor – local de fixação de um músculo do manguito rotador: subescapular
  - Sulco intertubercular – situado entre os tubérculos maior e menor; a cabeça longa do bíceps braquial estende-se por esse sulco
  - Colo cirúrgico – o nervo axilar e os vasos circunflexos posteriores do úmero estendem-se em contato com a porção medial do colo cirúrgico
  - Sulco do nervo radial – depressão na face posterior do úmero por onde se estendem o nervo radial e os vasos braquiais profundos
  - Tuberosidade para o músculo deltoide – local de fixação do músculo deltoide
  - Capítulo do úmero – estrutura esferóidea na parte lateral da extremidade distal do úmero que se articula com a cabeça do rádio
  - Tróclea do úmero – estrutura em forma de polia na parte medial da extremidade distal do úmero que se articula com a incisura troclear da ulna
  - Fossa do olécrano – depressão na face posterior do úmero, superior à tróclea, ocupada pelo olécrano da ulna durante a extensão do antebraço
  - Fossa coronóidea – depressão na face anterior do úmero, superior à tróclea, ocupada pelo processo coronoide da ulna durante a flexão do antebraço
  - Fossa radial – depressão na face anterior do úmero, superior ao capítulo, ocupada pela cabeça do rádio durante a flexão do antebraço
  - Cristas supraepicondilares – saliências ósseas afiladas nas margens medial e lateral da extremidade distal do úmero onde se fixa a fáscia do braço
  - Epicôndilo medial – saliência na extremidade distal da crista supraepicondilar medial; o nervo ulnar e os vasos colaterais ulnares superiores lhe são posteriores
  - Epicôndilo lateral – saliência na extremidade distal da crista supraepicondilar lateral

Rádio

- Articula-se proximalmente com o capítulo do úmero
- Articula-se distalmente com o escafoide e o semilunar
- Mais curto que a ulna
- Sua extremidade distal sofre fratura com frequência (fratura de Colles)
- Apresenta três estruturas anatômicas principais:
  - Cabeça do rádio – extremidade proximal; articula-se com o capítulo do úmero
  - Tuberosidade do rádio – local de fixação do bíceps braquial
  - Processo estiloide do rádio – local de fixação do braquiorradial

Ulna

- Articula-se com a tróclea do úmero
- Apresenta seis estruturas anatômicas principais:
  - Olécrano – porção proximal da ulna; local de fixação do tríceps braquial
  - Processo coronoide – local de fixação do músculo braquial
  - Incisura troclear – depressão que se articula coma tróclea do úmero
  - Incisura radial – depressão que se articula com a cabeça do rádio
  - Cabeça da ulna – extremidade distal da ulna
  - Processo estiloide da ulna – projeção óssea posteromedial na cabeça da ulna

OSTEOLOGIA • *Membro Superior*

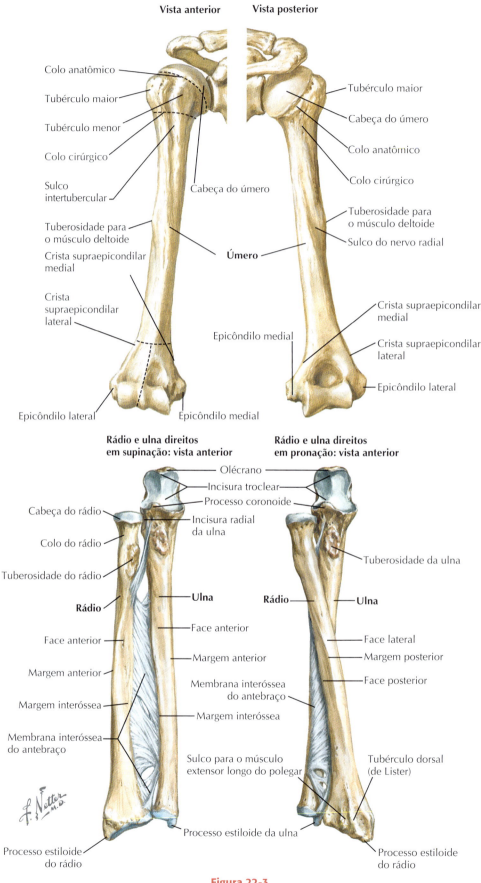

Figura 22-3

OSSOS CARPAIS, METACARPAIS E FALANGES

- O carpo (punho) é constituído de duas fileiras de pequenos ossos carpais:
  - *Fileira proximal* (de lateral para medial):
    - Escafoide – fraturado com frequência
    - Semilunar
    - Piramidal
    - Pisiforme
  - *Fileira distal* (de lateral para medial):
    - Trapézio
    - Trapezoide
    - Capitato
    - Hamato
- Há 5 ossos metacarpais, que se articulam com a fileira distal de ossos carpais
- Existem 14 falanges
  - Os dedos 2 a 5 possuem 3 falanges cada (1 proximal, 1 média e 1 distal)
  - O primeiro dedo (polegar) possui 2 falanges (1 proximal e 1 distal)

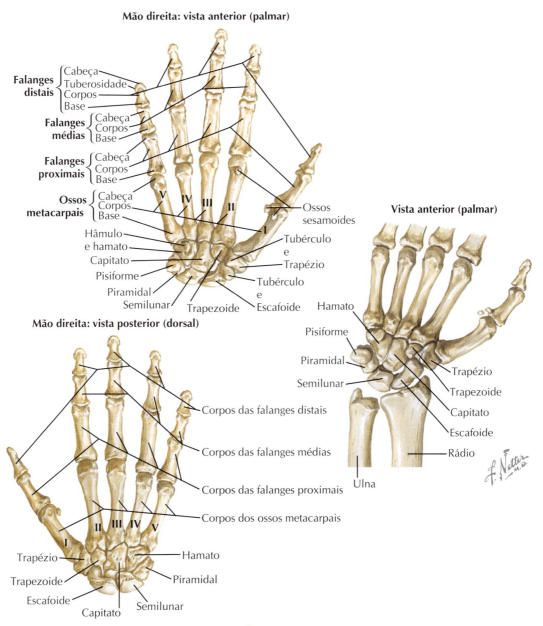

Figura 22-4

OSTEOLOGIA • Dorso

OSSOS DO DORSO

Aspectos Gerais

- A coluna vertebral possui 33 vértebras
  - 7 cervicais
  - 12 torácicas
  - 5 lombar
  - 5 sacrais – fundem-se para formar o sacro
  - 4 coccígeas – fundem-se para formar o cóccix
- Apresenta as seguintes funções:
  - Sustentação do peso corpóreo
  - Manutenção da postura
  - Possibilitar a locomoção
  - Proteção da medula espinal e das raízes dos nervos espinais
- Níveis vertebrais importantes:
  - T II – supraesternal
  - T III – espinha da escápula
  - T VII – ângulo inferior da escápula
  - T IX – processo xifoide
  - L I – plano transpilórico
  - L III – plano subcostal
  - L IV – plano supracristal
  - L V – plano intertubercular
  - S II – plano interespinal

Partes de uma Vértebra Típica

- Corpo vertebral
- Arco vertebral
- Pedículos do arco vertebral
- Faces articulares superiores e inferiores
- Processos transversos
- Lâminas do arco vertebral
- Processo espinhoso
- Incisuras vertebrais superiores e inferiores
- Forame vertebral

Vértebras	Características
Cervicais	Em número de 7 (C I a C VII) C I é o atlas (não possui corpo e processo espinhoso) C II é o áxis (possui um dente) C III a C VI possuem corpo e processo espinhoso pequenos C VII possui um longo processo espinhoso
Torácicas	Em número de 12 (T I a T XII) Fóveas costais presentes no corpo vertebral e no processo transverso Processo espinhoso longo Corpo em forma de coração
Lombares	Em número de cinco (L I a L V) Corpo volumoso Fóveas costais ausentes
Sacrais (sacro)	Em número de cinco (S I a S V) Fusionadas Quatro pares de forames sacrais Hiato sacral
Coccígeas (cóccix)	Em número de três a cinco (em geral, quatro) Fusionadas Local de fixação de músculos e ligamentos

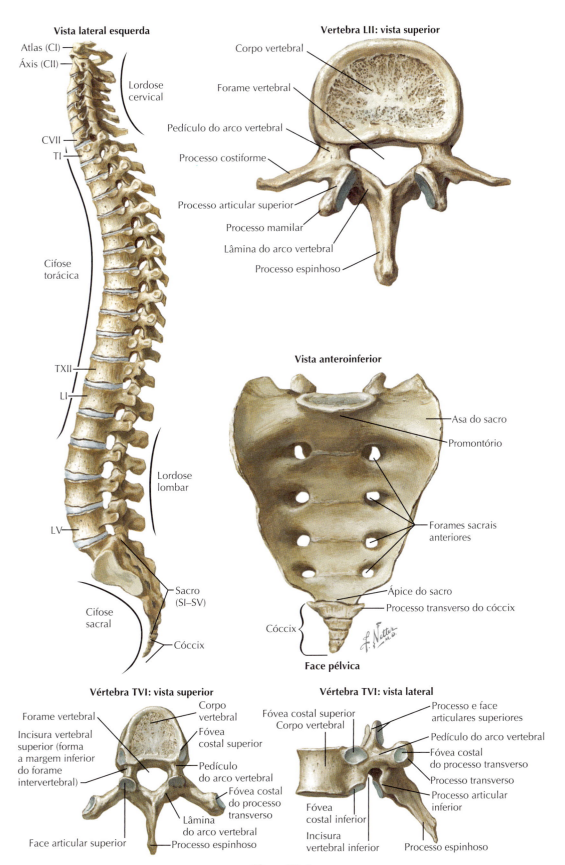

Figura 22-5

OSTEOLOGIA • *Tórax*

OSSOS DO TÓRAX
Aspectos Gerais

- Pontos de referência:
  - Linha medioclavicular – linha vertical que passa pelo ponto médio da clavícula
  - Linha axilar média – linha vertical que passa pelo ponto médio (ápice) da axila
  - Linha escapular – linha vertical que passa pelo ângulo inferior da escápula
  - Incisura jugular – T II
  - Ângulo do esterno – T IV
- Aberturas torácicas:
  - *Abertura superior do tórax*
    - Limites
      - Corpo da vértebra T I
      - Primeiro par de costelas e cartilagens costais
      - Manúbrio (porção superior)
    - Conteúdo principal
      - Traqueia
      - Esôfago
      - Grandes vasos e nervos
      - Pulmões
  - *Abertura inferior do tórax*
    - Limites
      - Corpo da vértebra T XII
      - 12º par de costelas
      - Arcos costais
      - Processo xifoide

Esterno	
Partes	**Características**
Manúbrio do esterno	Parte superior do esterno Formato quadrangular Sua margem superior é conhecida como incisura jugular ou supraesternal (nível vertebral T II) Articula-se com: • Clavícula • Primeira cartilagem costal • Segunda cartilagem costal • Corpo do esterno
Corpo do esterno	Parte mais longa do esterno Articula-se com as costelas II a VII Articula-se com: • Manúbrio na articulação manubriosternal (nível vertebral T IV) • Processo xifoide (nível vertebral T IX)
Processo xifoide	Processo cartilaginoso que se ossifica

Costelas	
Tipo	**Características**
Vertebrosternal	Costelas I–VII Conhecidas como "costelas verdadeiras" porque se articulam com o esterno por meio de cartilagem costal
Vertebrocondral	Costelas VIII–X Conhecidas como "costelas falsas" porque não se articulam diretamente com o esterno Essas costelas articulam-se com o esterno por meio de uma cartilagem comum*
Vertebral	Costelas XI e XII Mais conhecidas como "costelas flutuantes" Também são "costelas falsas" porque não se articulam com o esterno Terminam na parede posterior do abdome

*Nota da Revisão Científica: Essa cartilagem comum une-se à cartilagem da última costela verdadeira ou vertebrosternal.

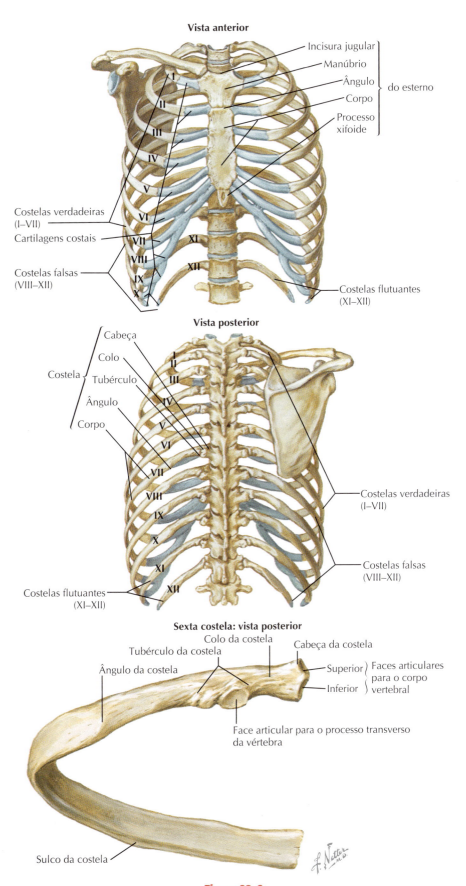

Figura 22-6

OSTEOLOGIA • Abdome

OSSOS DO ABDOME E DA PELVE
Aspectos Gerais

- As 5 vértebras lombares estão no abdome
- A pelve é constituída de 3 ossos:
  - Sacro
  - Cóccix
  - Osso do quadril
    - Ílio
    - Ísquio
    - Púbis
- A porção inferior do abdome conecta a coluna vertebral com o fêmur
- Várias funções:
  - Sustentação do peso corpóreo
  - Possibilitar a locomoção
  - Manutenção da postura
  - Permitir a fixação de músculos e ligamentos
- Contém uma cavidade pélvica dividida pela abertura superior da pelve em:
  - Pelve maior ("pelve falsa") – superior à abertura; contém a porção inferior da cavidade abdominal
  - Pelve menor ("pelve verdadeira") – inferior à abertura; contém:
    - Bexiga urinária
    - Colo sigmoide e reto
    - Alguns órgãos genitais:
      - Próstata
      - Glândulas seminais
      - Ductos deferentes
      - Útero, tubas uterinas e ovários
      - Vagina

Osso do Quadril	
Partes	**Características**
Ílio	Maior parte do osso do quadril Consiste em: • Asa do ílio • Corpo do ílio Local de fixação de músculos e ligamentos
Ísquio	Parte posteroinferior do osso do quadril Consiste em: • Corpo do ísquio • Ramo do ísquio Local de fixação de músculos e ligamentos
Púbis	Parte anterior do osso do quadril Consiste em: • Ramo superior do púbis • Ramo inferior do púbis Local de fixação de músculos e ligamentos Os ossos do quadril direito e esquerdo articulam-se na sínfise púbica

OSTEOLOGIA • Abdome

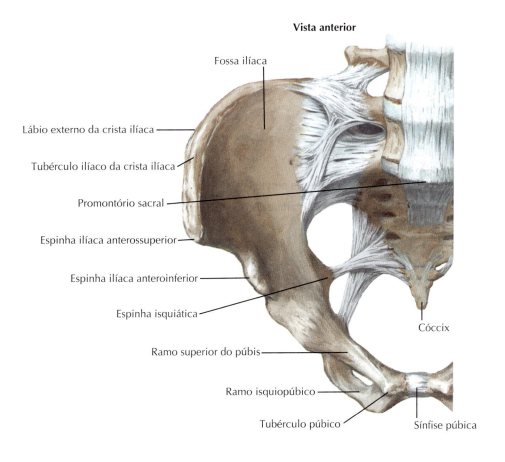

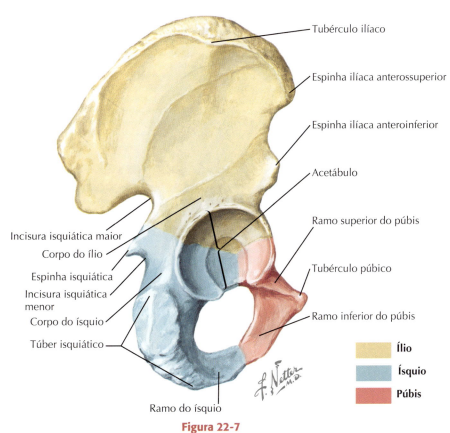

Figura 22-7

MÚSCULOS DA REGIÃO PEITORAL

Músculo	Origem	Inserção	Ações	Inervação
Peitoral maior	Parte clavicular • Clavícula (metade medial) • Parte esternocostal • Face anterior do esterno • Seis primeiras cartilagens costais	Crista do tubérculo maior do úmero	Flexão do braço Adução do braço Rotação medial do braço	N. peitoral medial N. peitoral lateral
Peitoral menor	Costelas III–V	Processo coracoide	Protração da escápula Ajuda na estabilização da escápula	N. peitoral medial
Serrátil anterior	Costelas I–VIII	Margem medial da escápula	Protração da escápula Rotação da escápula Ajuda na estabilização da escápula	N. torácico longo
Subclávio	Primeira costela e respectiva cartilagem costal	Face inferior da clavícula	Ajuda a abaixar a parte lateral da clavícula	N. subclávio

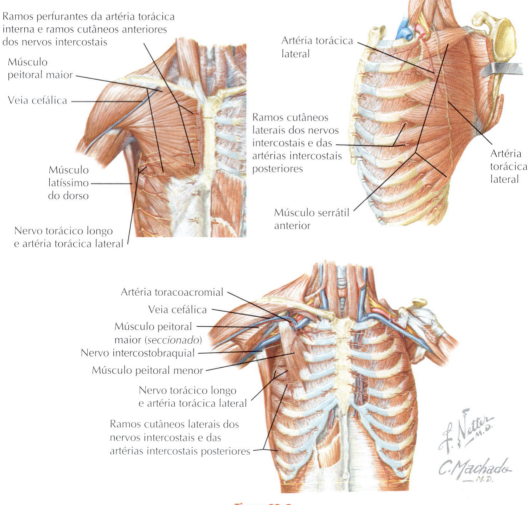

Figura 22-8

MÚSCULOS • *Membro Superior* 22

MÚSCULOS DO OMBRO				
Músculo	**Origem**	**Inserção**	**Ações**	**Inervação**
Deltoide	• 1/3 lateral da clavícula • Acrômio • Espinha da escápula	Tuberosidade para o músculo deltoide	Abdução do braço Parte clavicular (anterior) auxilia na flexão e rotação medial do braço Parte espinal (posterior) auxilia na extensão e rotação lateral do braço	N. axilar
Redondo maior	Face posterior do ângulo inferior da escápula	Crista do tubérculo menor do úmero	Adução do braço Rotação medial do braço	N. subescapular inferior
Supraespinal	Fossa supraespinal	Tubérculo maior (face superior)	Abdução do braço (10 a 15 graus iniciais) Ajuda a manter o úmero em posição na cavidade glenoidal	N. supraescapular
Infraespinal	Fossa infraespinal	Tubérculo maior (face média)	Rotação lateral do braço Ajuda a manter o úmero em posição na cavidade glenoidal Auxilia na adução	N. supraescapular
Redondo menor	Margem lateral da escápula	Tubérculo maior (face inferior)	Rotação lateral do braço Ajuda a manter o úmero em posição na cavidade glenoidal Auxilia na adução	N. axilar
Subescapular	Fossa subescapular	Tubérculo menor	Rotação medial do braço Ajuda a manter o úmero em posição na cavidade glenoidal Auxilia na adução	N. subescapular superior N. subescapular inferior

INTRODUÇÃO AO MEMBRO SUPERIOR, DORSO, TÓRAX E ABDOME **603**

22 MÚSCULOS • *Membro Superior*

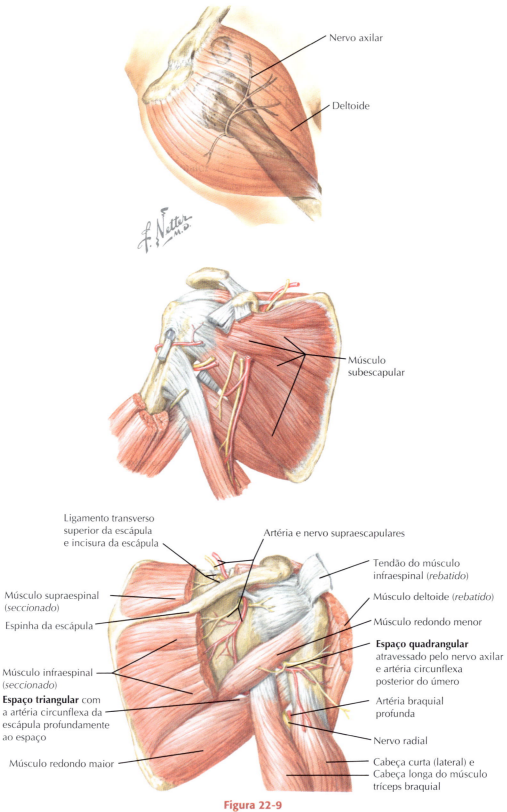

Figura 22-9

604 NETTER ATLAS DE ANATOMIA DA CABEÇA E PESCOÇO

MÚSCULOS DO BRAÇO

Compartimento Anterior

Músculo	Origem	Inserção	Ações	Inervação
Bíceps braquial	Cabeça longa • Tubérculo supraglenoidal Cabeça curta • Processo coracoide	Tuberosidade do rádio	Flexão do antebraço Supinação do antebraço Auxilia na flexão do braço	N. musculocutâneo
Braquial	Porção distal da face anterior do úmero	• Processo coronoide da ulna • Tuberosidade da ulna	Flexão do antebraço	N. musculocutâneo
Coracobraquial	Processo coracoide	Terço médio da face medial do úmero	Flexão do braço Adução do braço	N. musculocutâneo

Compartimento Posterior

Músculo	Origem	Inserção	Ações	Inervação
Tríceps braquial	Cabeça longa • Tubérculo infraglenoidal Cabeça curta (lateral) • Superior ao sulco do nervo radial Cabeça medial • Inferior ao sulco do nervo radial	Olécrano da ulna	Extensão do antebraço Cabeça longa auxilia discretamente na adução do braço	N. radial
Ancôneo	Epicôndilo lateral do úmero	Olécrano da ulna	Extensão do antebraço	N. radial

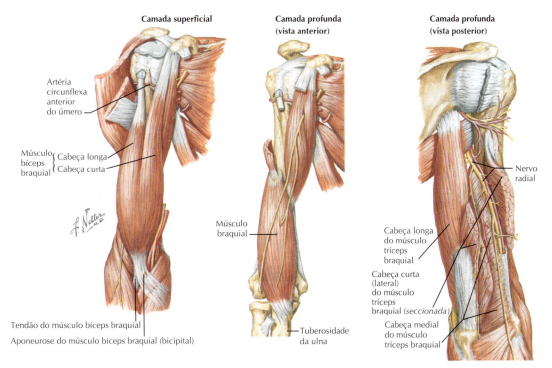

Figura 22-10

MÚSCULOS • Membro Superior

MÚSCULOS DO COMPARTIMENTO ANTERIOR DO ANTEBRAÇO				
Grupo Superficial				
Músculo	**Origem**	**Inserção**	**Ações**	**Inervação**
Pronador redondo	Epicôndilo medial do úmero Processo coronoide da ulna	Face lateral do rádio (porção média)	Pronação do antebraço Discreta flexão do antebraço	N. mediano
Flexor radial do carpo	Epicôndilo medial do úmero	Base do 2° e 3° ossos metacarpais	Discreta flexão do antebraço Flexão da mão Abdução da mão	N. mediano
Palmar longo	Epicôndilo medial do úmero	Aponeurose palmar	Discreta flexão do antebraço Flexão da mão	N. mediano
Flexor ulnar do carpo	Epicôndilo medial do úmero Face posterior da ulna	Pisiforme Hamato (hâmulo) Base do 5° osso metacarpal	Discreta flexão do antebraço Flexão da mão Adução da mão	N. ulnar
Grupo Médio				
Flexor superficial dos dedos	Epicôndilo medial do úmero Processo coronoide da ulna Rádio (margem anterior)	Falange média do 2° ao 5° dedo	Discreta flexão do antebraço Flexão da mão Flexão das articulações interfalângicas proximais do 2° ao 5° dedo	N. mediano
Grupo Profundo				
Flexor profundo dos dedos	Faces anterior e medial da ulna Membrana interóssea do antebraço	Base das falanges distais do 2° ao 5° dedo	Flexão da mão Flexão das articulações interfalângicas distais do 2° ao 5° dedo	Nervo interósseo anterior, ramo do n. mediano (metade lateral) N. ulnar (metade medial)
Flexor longo do polegar	Face anterior do rádio Membrana interóssea do antebraço	Base da falange distal do polegar	Flexão do polegar	Nervo interósseo anterior, ramo do n. mediano
Pronador quadrado	Porção distal da face anterior da ulna	Porção distal da face anterior do rádio	Pronação do antebraço	Nervo interósseo anterior, ramo do n. mediano

NETTER ATLAS DE ANATOMIA DA CABEÇA E PESCOÇO

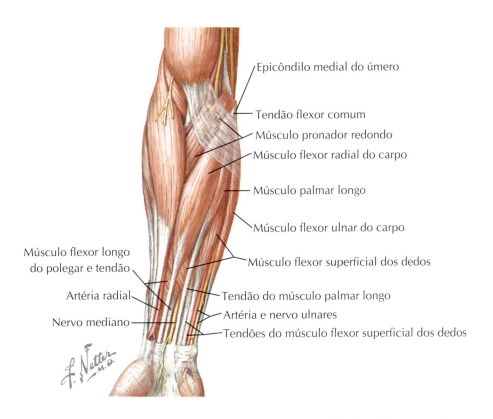

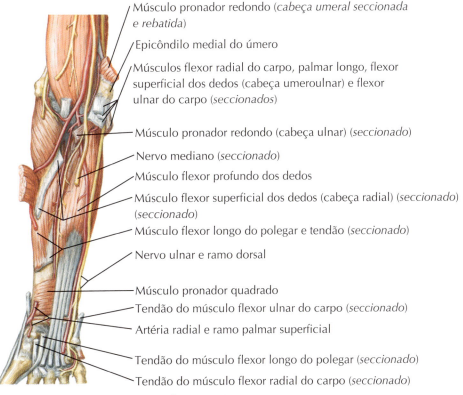

Figura 22-11

MÚSCULOS DO COMPARTIMENTO POSTERIOR DO ANTEBRAÇO

Músculo	Origem	Inserção	Ações	Inervação
Braquiorradial	Crista supraepicondilar lateral do úmero	Extremidade distal do rádio adjacente ao processo estiloide	Flexão do antebraço	N. radial
Extensor radial longo do carpo	Epicôndilo lateral do úmero	Base do 2° osso metacarpal	Extensão da mão Abdução da mão Auxilia discretamente na flexão do antebraço	N. radial
Extensor radial curto do carpo		Base do 3° osso metacarpal	Extensão da mão Abdução da mão Auxilia discretamente na flexão do antebraço	Ramo profundo do nervo radial
Extensor dos dedos		Expansões extensoras do 2° ao 5° dedo	Extensão da mão Extensão do 2° ao 5° dedo	N. interósseo posterior
Extensor do dedo mínimo		Une-se à expansão do extensor dos dedos para a falange distal do dedo mínimo (5° dedo)	Extensão do dedo mínimo (5° dedo)	N. interósseo posterior
Extensor ulnar do carpo	Epicôndilo lateral do úmero Margem posterior da ulna	Base do 5° osso metacarpal	Extensão da mão Adução da mão	N. interósseo posterior
Supinador	Epicôndilo lateral do úmero Ulna	Tuberosidade do rádio Margem anterior do rádio	Supinação do antebraço	Ramo profundo do nervo radial
Extensor do indicador	Face posterior da ulna Membrana interóssea do antebraço	Une-se à expansão do extensor dos dedos para o indicador (2° dedo)	Extensão do indicador (2° dedo)	N. interósseo posterior
Abdutor longo do polegar	Porção lateral da face posterior da ulna Membrana interóssea do antebraço Face posterior do rádio	Base do 1° osso metacarpal (face lateral)	Abdução do polegar (1° dedo) Adução da mão	N. interósseo posterior
Extensor longo do polegar	Face posterior da ulna Membrana interóssea do antebraço	Base da falange distal do polegar	Extensão da falange distal do polegar Auxilia na extensão e abdução da mão	N. interósseo posterior
Extensor curto do polegar	Face posterior da ulna Membrana interóssea do antebraço Face posterior do rádio	Base da falange proximal do polegar	Extensão e abdução do polegar	N. interósseo posterior

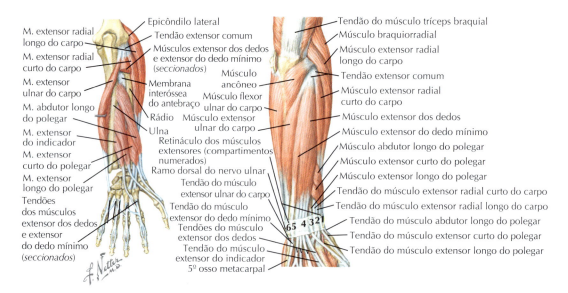

Figura 22-12

MÚSCULOS DA MÃO				
Músculo	Origem	Inserção	Ações	Inervação
Abdutor curto do polegar	Retináculo dos músculos flexores Tubérculo do escafoide Tubérculo do trapézio	Base da falange proximal do polegar (face lateral)	Abdução do polegar Auxilia na oposição do polegar Auxilia na extensão do polegar	Ramo recorrente do nervo mediano
Oponente do polegar	Retináculo dos músculos flexores Tubérculo do trapézio	1° osso metacarpal (face lateral)	Oposição do polegar	
Flexor curto do polegar		Base da falange proximal do polegar (face lateral)	Flexão do polegar na articulação metacarpofalângica	
Abdutor do dedo mínimo	Retináculo dos músculos flexores Pisiforme	Base da falange proximal do dedo mínimo	Abdução do dedo mínimo (5°)	Ramo profundo do nervo ulnar
Oponente do dedo mínimo	Retináculo dos músculos flexores Hâmulo do hamato	Corpo do 5° osso metacarpal	Flexão do 5° osso metacarpal Rotação lateral do 5° osso metacarpal	
Flexor curto do dedo mínimo	Retináculo dos músculos flexores Hâmulo do hamato	Base da falange proximal do dedo mínimo	Flexão do dedo mínimo na articulação metacarpofalângica	
Palmar curto	Retináculo dos músculos flexores Aponeurose palmar	Pele da palma	Acentua a eminência hipotenar	Ramo superficial do nervo ulnar
Adutor do polegar • Cabeça oblíqua • Cabeça transversa	• Capitato, 2° e 3° ossos metacarpais • Corpo do 3° osso metacarpal	Base da falange proximal do polegar	Adução do polegar	Ramo profundo do nervo ulnar
Lumbricais • *1° e 2° são semipeniformes* • *3° e 4° são peniformes*	*1° e 2°* – face lateral dos tendões do músculo flexor profundo dos dedos para o indicador e dedo médio *3°* – faces adjacentes dos tendões do músculo flexor profundo dos dedos para os dedos médio e anular *4°* – faces adjacentes dos tendões do músculo flexor profundo dos dedos para os dedos anular e mínimo	Expansões extensoras	Flexão das falanges proximais Extensão das falanges médias e distais	• 1° e 2° – ramo recorrente do nervo mediano • 3° e 4° – ramo profundo do nervo ulnar
Interósseos dorsais (peniformes)	*1°* – face lateral do 2° osso metacarpal; face medial do 1° osso metacarpal *2°* – face lateral do 3° osso metacarpal; face medial do 2° osso metacarpal *3°* – face lateral do 4° osso metacarpal; face medial do 3° osso metacarpal *4°* – face lateral do 5° osso metacarpal; face medial do 4° osso metacarpal	*1°* – face lateral da falange proximal do indicador; expansão extensora *2°* – face lateral da falange proximal do dedo médio; expansão extensora *3°* – face medial da falange proximal do dedo médio; expansão extensora *4°* – face medial da falange proximal do dedo anular; expansão extensora	Abdução dos dedos (afastar do dedo médio) Auxiliam na flexão das articulações metacarpofalângicas Auxiliam na extensão das articulações interfalângicas	Ramo profundo do nervo ulnar
Interósseos palmares (semipeniformes)	*1°* – face medial do 2° osso metacarpal *2°* – face lateral do 4° osso metacarpal *3°* – face lateral do 5° osso metacarpal	*1°* – face medial da falange proximal do indicador *2°* – face lateral da falange proximal do dedo anular *3°* – face lateral da falange proximal do dedo mínimo	Adução dos dedos (aproximar do dedo médio) Auxiliam na flexão das articulações metacarpofalângicas Auxiliam na extensão das articulações interfalângicas	

22 MÚSCULOS • *Membro Superior*

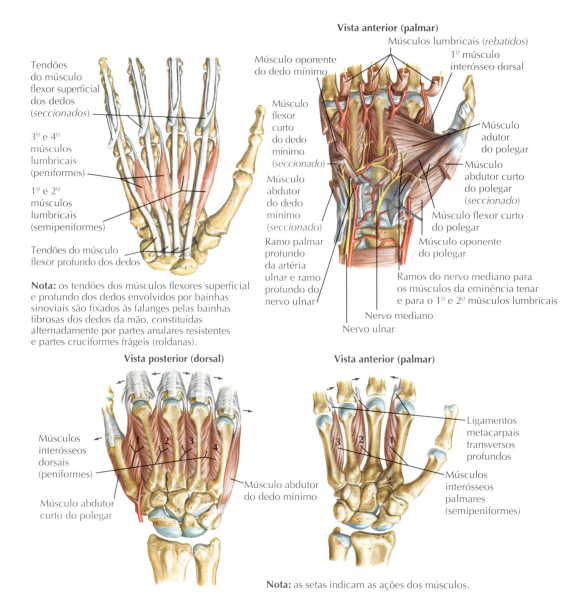

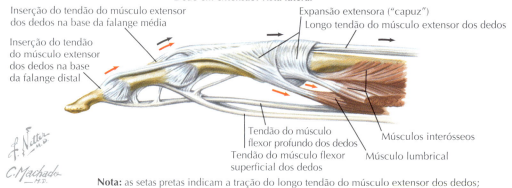

Figura 22-13

MÚSCULOS • *Dorso* 22

ASPECTOS GERAIS DOS MÚSCULOS DO DORSO		
Extrínsecos	Superficiais	Conectam o membro superior ao tronco
	Intermediários	Músculos respiratórios superficiais como o serrátil posterior
Intrínsecos	Superficiais	Músculos esplênios
	Médios	• Espinal 　• Espinal do tórax 　• Espinal do pescoço 　• Espinal da cabeça • Longuíssimo 　• Longuíssimo do tórax 　• Longuíssimo do pescoço 　• Longuíssimo da cabeça 　• Iliocostal 　• Iliocostal do lombo (parte lombar) 　• Iliocostal do lombo (parte torácica) 　• Iliocostal do pescoço
	Profundos (transversoespinais)	• Semiespinal 　• Semiespinal do tórax 　• Semiespinal do pescoço 　• Semiespinal da cabeça • Multífidos • Rotadores (longos e curtos)
Outros	• Interespinais • Intertransversários	

PRINCIPAIS MÚSCULOS EXTRÍNSECOS DO DORSO				
Músculo	**Origem**	**Inserção**	**Ações**	**Inervação**
Trapézio	Protuberância occipital externa, ligamento nucal, processos espinhosos de C VII–T XII	Terço lateral da clavícula, acrômio e espinha da escápula	Elevação, retração e abaixamento do cíngulo do membro superior Rotação da escápula	N. acessório
Latíssimo do dorso	Processos espinhosos de T VII–T XII, aponeurose toracolombar, crista ilíaca, 3 ou 4 costelas inferiores	Assoalho do sulco intertubercular	Extensão, adução e rotação medial do braço	N. toracodorsal
Levantador da escápula	Processos transversos de C I–C IV	Ângulo superior da escápula	Elevação da escápula	N. dorsal da escápula
Romboide maior	Processos espinhosos de T II–T V	Margem medial da escápula inferiormente à espinha	Retração da escápula Auxilia na rotação da escápula	
Romboide menor	Ligamento nucal, processos espinhosos de C VII–T I	Margem medial da escápula no nível da espinha	Retração da escápula Auxilia na rotação da escápula	

INTRODUÇÃO AO MEMBRO SUPERIOR, DORSO, TÓRAX E ABDOME **611**

22 MÚSCULOS • Dorso

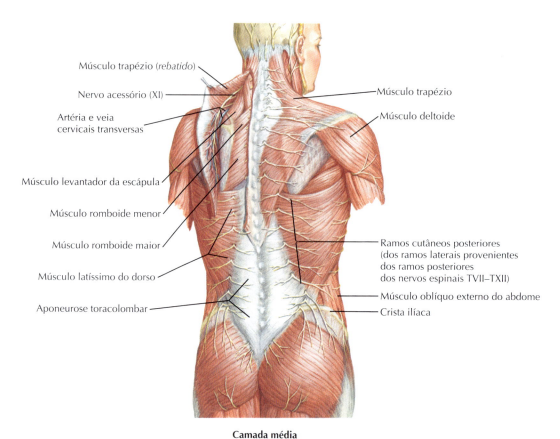

Camada média

Figura 22-14

612 NETTER ATLAS DE ANATOMIA DA CABEÇA E PESCOÇO

Músculo	Origem	Inserção	Ações	Inervação
Intercostais externos	Margem inferior das costelas	Margem superior das costelas	Estendem-se pelo espaço intercostal, desde o tubérculo das costelas até a articulação com as cartilagens costais, e levantam as costelas como auxiliar na inspiração forçada	N. intercostal no espaço intercostal
Intercostais internos	Margem inferior das costelas	Margem superior das costelas	Estendem-se pelo espaço intercostal, desde o esterno até o ângulo das costelas, e abaixam as costelas como auxiliar na expiração forçada	N. intercostal no espaço intercostal
Transverso do tórax	Face posterior do corpo do esterno e do processo xifoide	Margem inferior da 2ª–6ª cartilagens costais	Abaixa as costelas	N. intercostal no espaço intercostal
Intercostais íntimos	Margem inferior das costelas	Margem superior das costelas	Abaixam as costelas como auxiliar na expiração forçada	N. intercostal no espaço intercostal
Subcostais	Próximo ao ângulo das costelas, na porção inferior do tórax	2ª ou 3ª costela abaixo	Auxiliam na elevação das costelas	N. intercostal no espaço intercostal

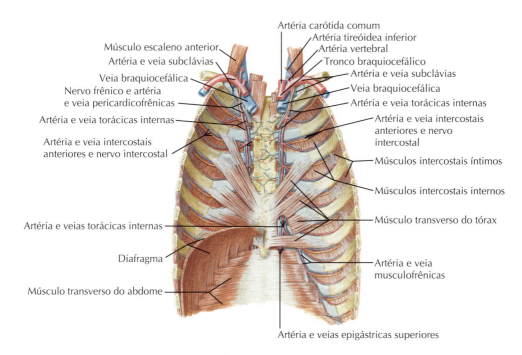

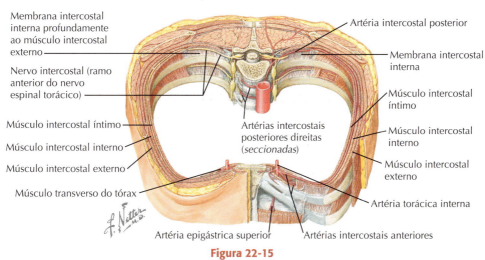

Figura 22-15

MÚSCULOS • Abdome

Músculo	Origem	Inserção	Ações	Inervação
Oblíquo externo do abdome	Costelas V–XII	Muscular • Metade anterior da crista ilíaca Aponeurótica • Processo xifoide • Linha alba • Sínfise, crista e tubérculo púbicos • Espinha ilíaca anterossuperior	Compressão abdominal Flexão do tronco Rotação do tronco para o lado oposto	Ramos anteriores de T7–T12

Oblíquo interno do abdome	Aponeurose toracolombar, 2/3 anteriores da crista ilíaca, 2/3 laterais do ligamento inguinal	Muscular
		• Costelas X–XII
		Aponeurótica
		• Acima da linha arqueada – delamina-se para compor a bainha do músculo reto do abdome
		  • Lâmina anterior
		  • Lâmina posterior
		• Abaixo da linha arqueada
		  • Forma a foice inguinal (tendão conjuntivo)
		  • Lâmina anterior da bainha do músculo reto do abdome
			Compressão abdominal
			Flexão do tronco
			Rotação do tronco para o mesmo lado
				Ramos anteriores de T7-L1

Transverso do abdome	Aponeurose toracolombar, 2/3 anteriores da crista ilíaca, 1/3 lateral do ligamento inguinal, seis cartilagens costais inferiores	Aponeurótica Acima da linha arqueada • Compõe a lâmina posterior da bainha do músculo reto do abdome Abaixo da linha arqueada • Forma a foice inguinal (tendão conjuntivo) • Compõe a lâmina anterior da bainha do músculo reto do abdome	Compressão abdominal	Ramos anteriores de T7-L1
Reto do abdome	Sínfise púbica, crista púbica e tubérculo púbico	5ª–7ª cartilagens costais	Compressão abdominal Flexão do tronco	Ramos anteriores de T7-T12

Diafragma	Parte esternal
	• Processo xifoide
	Parte costal
	• Cartilagens costais e costelas VII–XII
	Parte lombar
	• Ligamento arqueado lateral
	• Ligamento arqueado medial
	• Pilares
	  • Pilar direito – L I–L III
	  • Pilar esquerdo – L I e L II
		Centro tendíneo	Sua contração causa o abaixamento do centro tendíneo, criando uma pressão negativa na cavidade torácica, levando à inspiração	N. frênico (C3–C5)

Psoas maior	Processos costiformes das vértebras L I–L V Superfície lateral dos corpos das vértebras T XII–L V	Trocanter menor do fêmur	Flexão da coxa Auxilia na flexão do tronco Auxilia na flexão lateral do tronco	Ramos anteriores de L2 e L3
Ilíaco	Fossa ilíaca	Trocanter menor do fêmur	Flexão da coxa	N. femoral
Quadrado do lombo	Crista ilíaca	Costela XII Processos costiformes das vértebras L I–L IV	Flexão lateral do tronco	Ramos anteriores de T12–L4

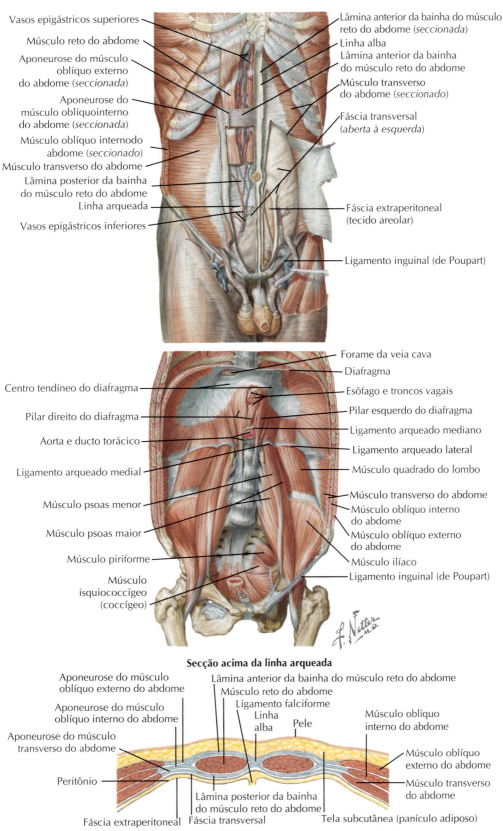

A aponeurose do músculo oblíquo interno do abdome delamina-se para compor as lâminas anterior e posterior da bainha do músculo reto do abdome. A aponeurose do músculo oblíquo externo do abdome une-se à lâmina anterior da bainha; a aponeurose do músculo transverso do abdome une-se à lâmina posterior. As lâminas anterior e posterior da bainha do músculo reto do abdome unem-se medialmente para formar a linha alba.

Figura 22-16

CONTEÚDO DO TÓRAX • Cavidade Pleural

- Existem 2 cavidades pleurais
- Cada uma é formada por um saco pleural (pleura) bilaminar que secreta uma película de líquido seroso
  - Pleura visceral – reveste o pulmão, inclusive o interior de suas fissuras
  - Pleura parietal – forma a parede externa da cavidade pleural
    - Parte costal – cobre a superfície interna da parede torácica, junto às costelas
    - Parte mediastinal – cobre a face lateral do mediastino
    - Parte diafragmática – cobre a face superior do diafragma
    - Cúpula da pleura – forma uma abóbada sobre o ápice do pulmão, junto às costelas
- Reflexões pleurais – linhas abruptas ao longo das quais a pleura parietal muda de direção (reflete-se)
  - Vertebral (posterior) – reflexão junto à coluna vertebral, onde a pleura costal torna-se contínua com a pleura mediastinal
  - Costal (inferior) – reflexão onde a pleura costal torna-se contínua com a pleura diafragmática
  - Esternal (anterior) – reflexão junto à face posterior do esterno, onde a pleura costal torna-se contínua com a pleura mediastinal
- Limites
  - Linha mediana anterior – costela VI (direita) e costela IV (esquerda)
  - Linha medioclavicular – costela VIII
  - Linha axilar média – costela X
  - Linha escapular – costela XII
- Margem inferior dos pulmões durante a respiração calma
  - Linha mediana anterior – costela VI (direita) e costela IV (esquerda)
  - Linha medioclavicular – costela VI
  - Linha axilar média – costela VIII
  - Linha escapular – costela X
- Recessos pleurais – espaços potenciais da cavidade pleural nos quais partes distintas da pleura parietal permanecem em contato durante a respiração calma
  - Recesso costomediastinal – espaço potencial onde as pleuras costal e mediastinal estão em contato
  - Recesso costodiafragmático – espaço potencial onde as pleuras costal e diafragmática estão em contato
- Ligamento pulmonar – prega formada pelas lâminas de pleura mediastinal que deixam a raiz do pulmão, unem-se e estendem-se inferiormente.

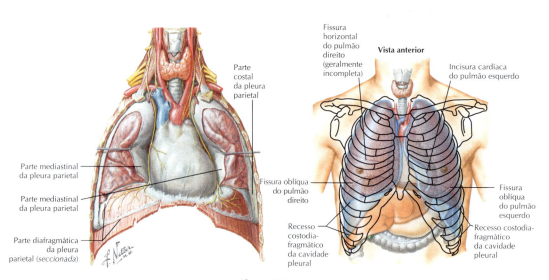

Figura 22-17

616 NETTER ATLAS DE ANATOMIA DA CABEÇA E PESCOÇO

Anatomia de superfície	• Ápice – estende-se cerca de 2,5 cm no pescoço • Face diafragmática (base) – superfície côncava situada sobre a convexidade (cúpula) do diafragma • Face costal – superfície convexa e ampla que acompanha o formato da parede torácica • Face mediastinal – superfície em contato com a pleura mediastinal • Hilo – área por onde as estruturas que compõem a raiz do pulmão entram ou saem

Lobos	• Pulmão direito
	  • Superior
	  • Médio
	  • Inferior
	• Pulmão esquerdo
	  • Superior
	  • Inferior

Via aérea	• Brônquios principais – estendem-se aos pulmões
	  • Brônquio principal direito – mais vertical, mais calibroso, mais curto
	  • Brônquio principal esquerdo – mais oblíquo, mais estreito, mais longo
	• Brônquios lobares – estendem-se aos lobos
	• Brônquios segmentares – estendem-se aos segmentos broncopulmonares

Fissuras	• Oblíqua
	  • Pulmão direito – separa os lobos superior e médio do lobo inferior
	  • Pulmão esquerdo – separa os lobos superior e inferior
	• Horizontal – separa os lobos superior e médio do pulmão direito; inicia-se na fissura oblíqua e estende-se paralelamente à parte anterior da costela IV

Margens	• Anterior • Posterior • Inferior
Estruturas localizadas na raiz do pulmão	• Vasos pulmonares • Brônquio principal • Vasos bronquiais • Plexo pulmonar • Linfáticos

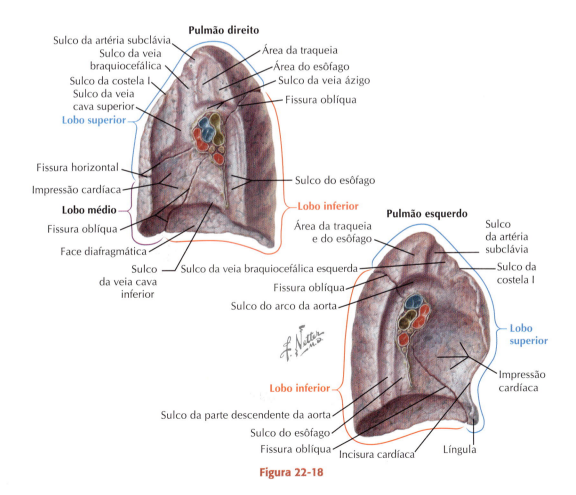

Figura 22-18

- Região mediana do tórax entre os dois sacos pleurais
- Subdividido em superior e inferior

MEDIASTINO SUPERIOR	
Limites: • Superior – abertura superior do tórax • Inferior – plano horizontal no nível do ângulo do esterno (T IV) • Anterior – manúbrio do esterno • Posterior – corpos das vértebras T I a T IV • Lateral – pleura	
Conteúdo Principal	
Vasos	• Veia cava superior • Veias braquiocefálicas • Arco da aorta: tronco braquiocefálico, artéria carótida comum esquerda, artéria subclávia esquerda • Ducto torácico

Nervos	• Nervo frênico
	 • Nervo vago
	 • Nervo laríngeo recorrente esquerdo
	 • Plexos:
	   • Ramos do plexo cardíaco (simpáticos e parassimpáticos)
	   • Ramos do plexo pulmonar (simpáticos e parassimpáticos)

Vísceras	• Esôfago • Traqueia • Timo (remanescentes)

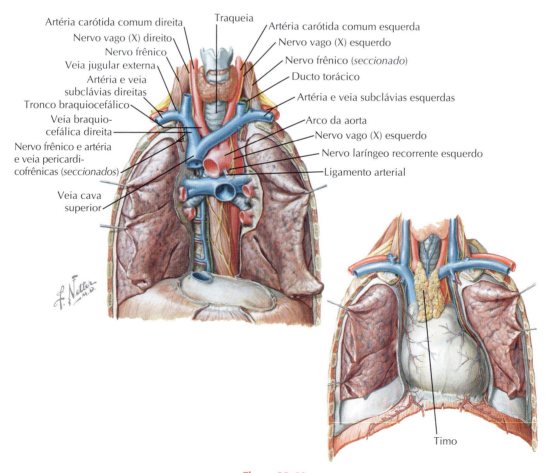

Figura 22-19

CONTEÚDO DO TÓRAX • Mediastino

	MEDIASTINO INFERIOR
	Mediastino Anterior
Limites	• Margem inferior do mediastino superior ao diafragma (T IX) • Corpo do esterno e músculo transverso do tórax ao pericárdio fibroso
Conteúdo	• Sem estruturas essenciais • Remanescentes do timo • Linfonodos
	Mediastino Médio
Limites	• Margem inferior do mediastino superior ao diafragma (T IX/T X) • O pericárdio fibroso forma os limites anterior e posterior

Conteúdo	• Coração e pericárdio
	• Vasos sanguíneos (raízes dos grandes vasos)
	  • Parte ascendente da aorta
	  • Tronco pulmonar (com origens das artérias pulmonares)
	  • Veia cava superior
	• Vasos pericardiofrênicos
	• Nervo frênico

	MEDIASTINO POSTERIOR
Limites	• Margem inferior do mediastino superior ao diafragma (TXII) • Pericárdio fibroso à coluna vertebral

Conteúdo	• Esôfago
	• Parte torácica da aorta (e seus ramos):
	  • Artérias intercostais posteriores
	  • Ramos bronquiais
	  • Ramos esofágicos
	• Sistema da veia ázigo
	• Veias hemiázigo e hemiázigo acessória
	• Ducto torácico
	• Cisterna do quilo
	• Nervo vago
	• Plexo esofágico
	• Tronco simpático
	  • Nervo esplâncnico maior (T5–T9)
	  • Nervo esplâncnico menor (T10–T11)
	  • Nervo esplâncnico imo (T12)

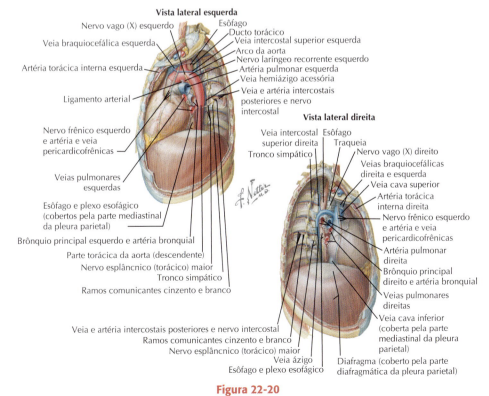

Figura 22-20

PERICÁRDIO

• Saco fibrosseroso de dupla parede que envolve o coração e as raízes dos grandes vasos
• Dividido em:
  • Pericárdio fibroso – camada externa
  • Pericárdio seroso – secreta um líquido seroso
    • Lâmina parietal – cobre internamente o pericárdio fibroso
    • Lâmina visceral – reveste o coração

SUPERFÍCIES DO CORAÇÃO	
Face diafragmática (inferior)	• Formato – côncavo • Posição – margem inferior de T VIII, T IX • Constituição – grande parte do ventrículo esquerdo e pequena parte do ventrículo direito
Base do coração (posterior)	• Formato – quadrilátero • Posição – voltada às vértebras T V–T VIII • Constituição – grande parte do átrio esquerdo e pequena parte do átrio direito

Face esternocostal (anterior)	• Formato – plano
	• Posição – posterior ao esterno e às 3ª–6ª cartilagens costais
	• Constituição
	  • Região atrial – grande parte do átrio direito e aurícula esquerda
	  • Região ventricular – grande parte do ventrículo direito e pequena parte do ventrículo esquerdo

Face pulmonar direita	• Formato – convexo • Posição – lateral à margem direita do esterno • Constituição – átrio direito
Face pulmonar esquerda	• Formato – convexo • Posição – cerca de 1,5 cm à esquerda da articulação manubrioesternal até o ápice • Constituição – grande parte do ventrículo esquerdo e pequena parte da aurícula esquerda

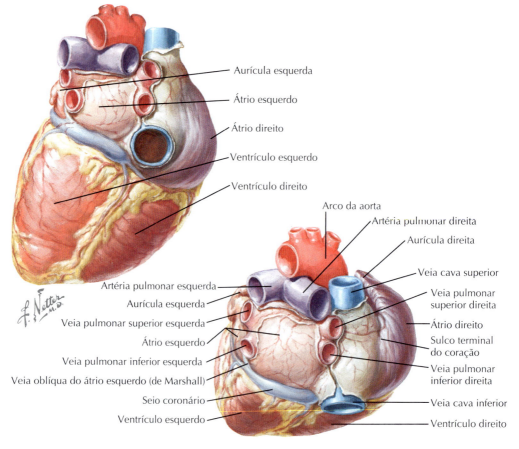

Figura 22-21

CÂMARAS DO CORAÇÃO	
Átrio direito	• Músculos pectíneos • Fossa oval • Óstio do seio coronário • Óstios das veias cavas superior e inferior • Válvula do seio coronário e da veia cava inferior
Ventrículo direito	• Valva atrioventricular direita (tricúspide) • Trabéculas cárneas • Músculos papilares (anterior, posterior e septal) • Cordas tendíneas • Trabécula septomarginal • Cone arterial (infundíbulo)
Átrio esquerdo	• Músculos pectíneos na aurícula
Ventrículo esquerdo	• Valva atrioventricular esquerda (bicúspide ou mitral) • Trabéculas cárneas • Músculos papilares (anterior e posterior) • Cordas tendíneas • Parte membranácea do septo interventricular

VALVAS DO CORAÇÃO

- Atrioventriculares – fecham-se durante a sístole para impedir o refluxo de sangue para os átrios
  - Direita (tricúspide) – entre átrio e ventrículo direitos
  - Esquerda (bicúspide ou mitral) – entre átrio e ventrículo esquerdos
- Válvulas semilunares – fecham-se durante a diástole para impedir o refluxo de sangue para os ventrículos
  - Valva do tronco pulmonar – entre o tronco pulmonar e o ventrículo direito
  - Valva da aorta – entre a aorta e o ventrículo esquerdo

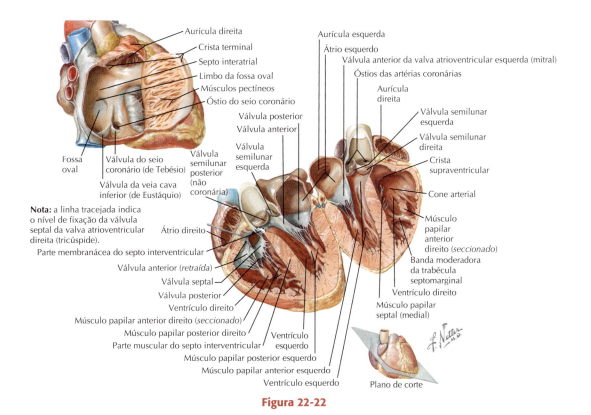

Figura 22-22

CIRCULAÇÃO CORONÁRIA DO CORAÇÃO	

Irrigação	• Artéria coronária direita
	  • Seus principais ramos são:
	    • Ramo do cone arterial
	    • Ramo marginal direito
	    • Ramo do nó sinoatrial
	    • Ramo interventricular posterior
	    • Ramo do nó atrioventricular
	  • Artéria coronária esquerda
	• Seus principais ramos são:
	  • Ramo interventricular anterior
	    • Ramo lateral (diagonal)
	  • Ramo circunflexo
	  • Ramo marginal esquerdo

Drenagem venosa	• Veias cardíacas
	  • Seio coronário
	    • Veia cardíaca magna
	    • Veia interventricular posterior
	    • Veia posterior do ventrículo esquerdo
	    • Veia oblíqua do átrio esquerdo
	    • Veia cardíaca parva
	  • Veias anteriores do ventrículo direito
	• Veias cardíacas mínimas

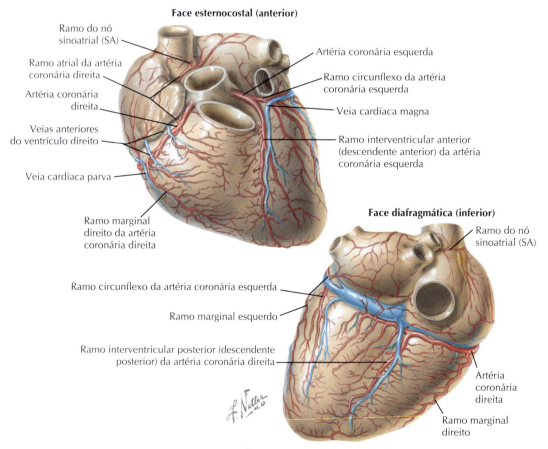

Figura 22-23

CONTEÚDO DO ABDOME • *Estômago*

- Deriva do intestino anterior
- O estômago é constituído anatomicamente por 4 partes:
  - Cárdia – região em torno da abertura do esôfago no estômago
  - Fundo gástrico – formado pela porção superior da curvatura maior
  - Corpo gástrico – região central maior
  - Parte pilórica – porção inferior afunilada que se estende até o estreitamento do piloro (esfíncter pilórico)
- A túnica mucosa forma elevações conhecidas como *pregas gástricas*
- Existem duas grandes curvaturas:
  - Curvatura maior – local de fixação de remanescentes do mesogástrio dorsal:
    - Ligamento gastrofrênico
    - Ligamento gastroesplênico
    - Omento maior
  - Curvatura menor – local de fixação de remanescentes do mesogástrio ventral:
    - Omento menor
      - Ligamento hepatogástrico (o ligamento hepatoduodenal não se fixa no estômago)
- Dois esfíncteres estão associados ao estômago:
  - Esofágico inferior – não é um esfíncter anatômico
  - Pilórico – esfíncter constituído por musculatura espessa
- Amplamente inervado pela divisão autônoma do sistema nervoso
- Irrigado por ramos do tronco celíaco
- Libera pepsina e ácido hidroclorídrico para auxiliar na digestão

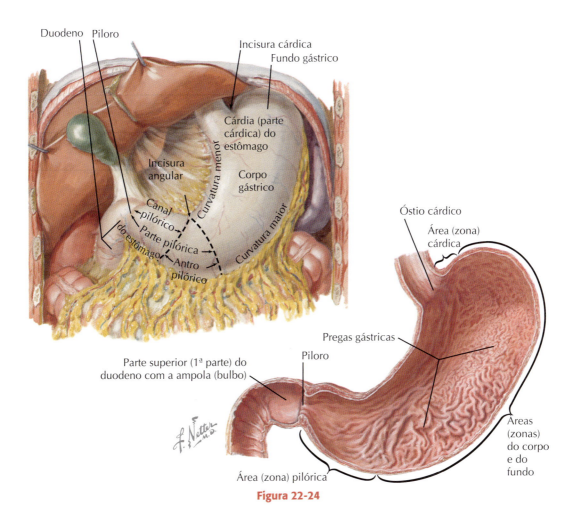

Figura 22-24

INTRODUÇÃO AO MEMBRO SUPERIOR, DORSO, TÓRAX E ABDOME

CONTEÚDO DO ABDOME • *Duodeno*

- Constitui a 1ª das 3 partes do intestino delgado:
  - Duodeno
  - Jejuno
  - Íleo
- Deriva dos intestinos anterior e médio
- O duodeno é constituído anatomicamente por 4 partes:
  - Superior (1ª parte) – intraperitoneal, deriva do intestino anterior
  - Descendente (2ª parte) – retroperitoneal, deriva do intestino anterior
    - Papila menor do duodeno – onde se abre o ducto pancreático acessório
    - Papila maior do duodeno – onde se abrem os ductos provenientes do pâncreas, vesícula biliar e fígado
  - Horizontal (3ª parte ou inferior) – retroperitoneal, deriva do intestino médio
  - Ascendente (4ª parte) – retroperitoneal, deriva do intestino médio
- A túnica mucosa forma elevações conhecidas como *pregas circulares*
- Amplamente inervado pela divisão autônoma do sistema nervoso
- Irrigado por ramos do tronco celíaco e da artéria mesentérica superior
- Parte do intestino delgado onde ocorre a maior parte da digestão
- Uma importante característica histológica é a presença de glândulas secretoras de muco, as glândulas duodenais (de Brünner)

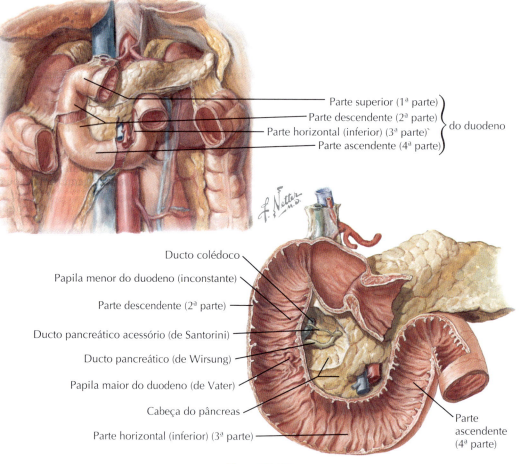

Figura 22-25

- Constituem as duas partes terminais do intestino delgado:
  - Duodeno
  - Jejuno
  - Íleo
- Derivam do intestino médio
- Intraperitoneais
- Ficam suspensos pelo mesentério
- A túnica mucosa forma elevações conhecidas como *pregas circulares*
- Amplamente inervados pela divisão autônoma do sistema nervoso
- Irrigados por ramos da artéria mesentérica superior

JEJUNO

- Mede cerca de 2,1–2,4 metros de comprimento
- Possui nódulos linfáticos solitários e pouquíssimas glândulas de Brünner
- Possui pregas circulares proeminentes
- Irrigado por arcadas arteriais grandes que terminam em longas artérias retas

ÍLEO

- Mede cerca de 1,8–3,6 metros de comprimento
- Possui extensos grupos de nódulos linfáticos agregados (placas de Peyer)
- Possui pregas circulares menores que as do jejuno
- Irrigado por arcadas arteriais pequenas que terminam em curtas e compactadas artérias retas
- Termina no intestino grosso, na papila ileal
- Representa a conexão embriológica com o umbigo pelo ducto onfalomesentérico (ducto ou pedículo vitelino); o divertículo do íleo (de Meckel) é o remanescente desse ducto no adulto.

22 CONTEÚDO DO ABDOME • Jejuno e Íleo

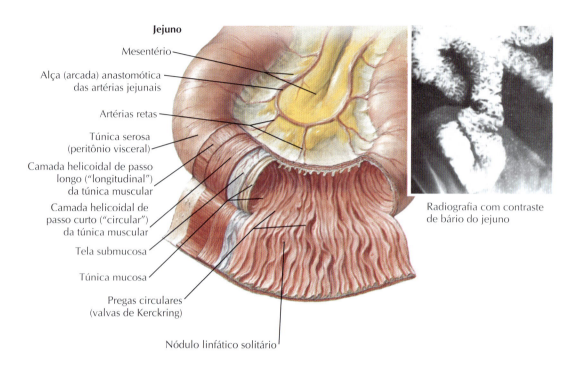

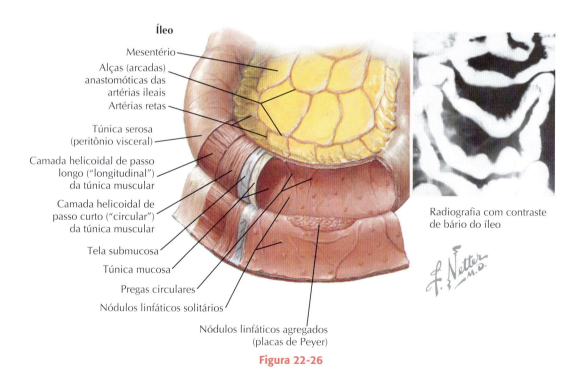

Figura 22-26

626 NETTER ATLAS DE ANATOMIA DA CABEÇA E PESCOÇO

CONTEÚDO DO ABDOME • *Intestino Grosso* 22

- Dividido em:
  - Ceco com apêndice vermiforme
  - Colo ascendente
  - Colo transverso
  - Colo descendente
  - Colo sigmoide
  - Reto
- Apresenta as seguintes características:
  - Tênias do colo – três faixas musculares longitudinais distintas
  - Saculações do colo – dilatações em formato de bolsa formadas pela contração das tênias do colo
  - Apêndices omentais do colo – pequenos acúmulos de gordura ao longo do peritônio
- Derivado dos intestinos médio e posterior
- Intra e extraperitoneal
- A túnica mucosa forma elevações conhecidas como *pregas semilunares do colo*
- Amplamente inervado pela divisão autônoma do sistema nervoso
- Irrigado por ramos das artérias mesentéricas superior e inferior
- Sua principal função é absorver água a partir de resíduos indigeríveis e expulsá-los do corpo

CECO

- Intraperitoneal
- Conectado ao íleo do intestino delgado na papila ileal
- Bolsa em fundo cego
- O apêndice vermiforme é uma pequena estrutura (cerca de 10 cm de comprimento) intraperitoneal tubular em fundo cego, conectada ao ceco

COLO ASCENDENTE

- Retroperitoneal
- Inicia-se na papila ileal e segue para cima
- Produz uma impressão cólica no fígado e curva-se abruptamente para o lado esquerdo do corpo na flexura direita (hepática) do colo, antes de continuar como colo transverso

COLO TRANSVERSO

- Intraperitoneal, suspenso pelo mesocolo transverso
- Parte mais longa do intestino grosso
- Na área do baço, curva-se abruptamente para baixo na flexura esquerda (esplênica) do colo, antes de continuar como colo descendente

COLO DESCENDENTE

- Retroperitoneal
- Apresenta trajeto descendente até terminar no colo sigmoide
- Muitas vezes, sua porção terminal é denominada colo ilíaco, pois se estende sobre a fossa ilíaca
- Normalmente, possui diâmetro menor que o do colo ascendente

INTRODUÇÃO AO MEMBRO SUPERIOR, DORSO, TÓRAX E ABDOME **627**

COLO SIGMOIDE

- Intraperitoneal, suspenso pelo mesocolo sigmoide
- Inicia-se no nível da abertura superior da pelve
- Estende-se em direção ao plano mediano, onde termina no reto

RETO

- No início é intraperitoneal, tornando-se subperitoneal até atravessar o assoalho da pelve
- Tem cerca de 10 cm a 13 cm de comprimento
- Não possui tênias do colo, na medida em que as faixas musculares unem-se para formar uma camada única longitudinal na sua parede
- Termina no ânus

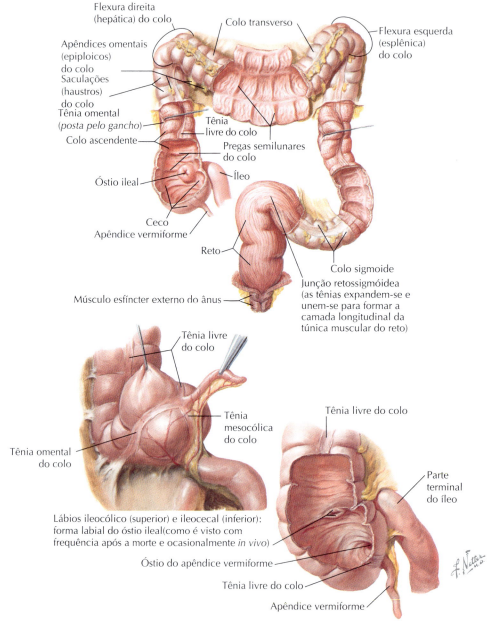

Figura 22-27

- Órgão grande com múltiplas funções, dentre as quais:
  - Desintoxicação
  - Armazenamento de glicogênio
  - Produção de hormônios
  - Síntese de proteínas do plasma
  - Produção de bile
- Dividido anatomicamente em quatro lobos:
  - Lobo hepático direito – o maior
  - Lobo caudado – localizado entre a fissura do ligamento venoso e a veia cava inferior
  - Lobo quadrado – localizado entre a fissura do ligamento redondo e a vesícula biliar
  - Lobo hepático esquerdo – lobo achatado
- Ainda é subdividido em segmentos funcionais de acordo com a vascularização
- Coberto pelo peritônio visceral, com exceção da superfície que está em contato com o diafragma, conhecida como *área nua*
- A porta do fígado é a abertura central por onde entram e saem as seguintes estruturas:
  - Veia porta do fígado – supre 75% do sangue do fígado
  - Artéria hepática própria – supre 25% do sangue do fígado
  - Ducto hepático comum
- Intraperitoneal
- Irrigado por ramos do tronco celíaco
- Todos os remanescentes do meso ventral fixam-se no fígado:
  - Ligamento falciforme
  - Ligamento coronário
  - Ligamento triangular
  - Omento menor
    - Ligamento hepatogástrico
    - Ligamento hepatoduodenal
- O fígado está sujeito a diversas patologias, incluindo:
  - Hepatite
  - Cirrose
  - Câncer

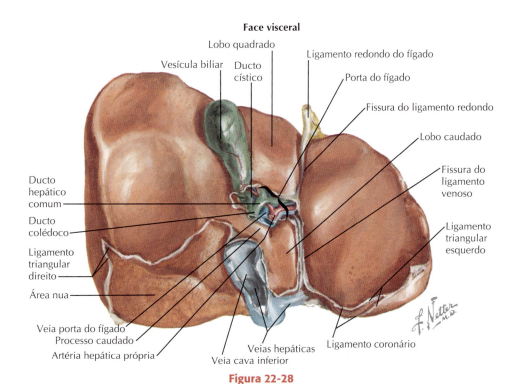

Figura 22-28

- O pâncreas possui dupla função glandular:
  - Endócrina – ilhotas pancreáticas (de Langerhans) produzem hormônios
  - Exócrina – ácinos pancreáticos tubuloalveolares compostos produzem enzimas digestivas
- Constituído de 4 partes principais:
  - Cabeça do pâncreas – localizada junto à concavidade (curvatura menor do "C") do duodeno; retroperitoneal
    - Processo uncinado – projeção da cabeça do pâncreas atravessada anteriormente pelos vasos mesentéricos superiores
  - Colo do pâncreas – constrição entre a cabeça e o colo; retroperitoneal
  - Corpo do pâncreas – maior parte do órgão, separada do estômago pela bolsa omental; retroperitoneal
  - Cauda do pâncreas – estende-se pelo interior do ligamento esplenorrenal com os vasos esplênicos em direção ao baço
- Deriva do intestino anterior
- Desenvolve-se como 2 excrescências separadas a partir da parte descendente (2ª parte) do duodeno:
  - Broto pancreático ventral – provém do broto hepático
    - Dá origem à cabeça e ao colo do pâncreas
  - Broto pancreático dorsal – forma-se diretamente da parte descendente do duodeno
    - Dá origem ao corpo e à cauda do pâncreas
- Drena para a parte descendente do duodeno
  - Ducto pancreático – drena para a papila maior do duodeno, unindo-se ao ducto colédoco e formando a ampola hepatopancreática
  - Ducto pancreático acessório – drena para a papila menor do duodeno (quando presente e patente)
- Irrigado por ramos do tronco celíaco e da artéria mesentérica superior
- Amplamente inervado pela divisão autônoma do sistema nervoso

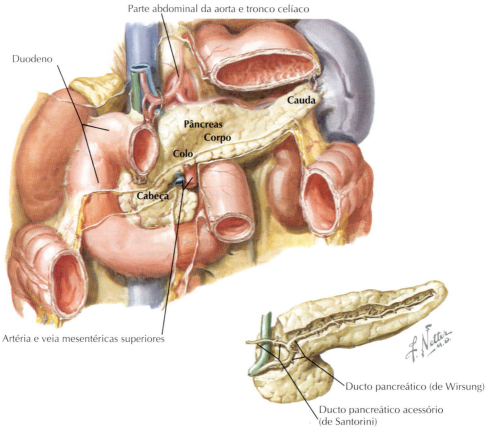

Figura 22-29

VESÍCULA BILIAR

- Pequeno órgão intraperitoneal
- Deriva do intestino anterior
- Armazena e concentra bile, responsável por emulsificar as gorduras durante a digestão
- Localizada em uma fossa na superfície do fígado, no ponto em que a linha semilunar se encontra com a caixa torácica, no nível da 9ª cartilagem costal
- Constituída de três partes:
  - Fundo da vesícula biliar
  - Corpo da vesícula biliar
  - Colo da vesícula biliar
- Irrigada por ramos do tronco celíaco
- Amplamente inervada pela divisão autônoma do sistema nervoso

DUCTOS BILIARES

- O ducto cístico une-se ao ducto hepático comum para formar o ducto colédoco
- No interior do pâncreas, o ducto colédoco une-se ao ducto pancreático para formar a ampola hepatopancreática, a qual atravessa a parede da parte descendente (2ª parte) do duodeno e se abre na papila maior.

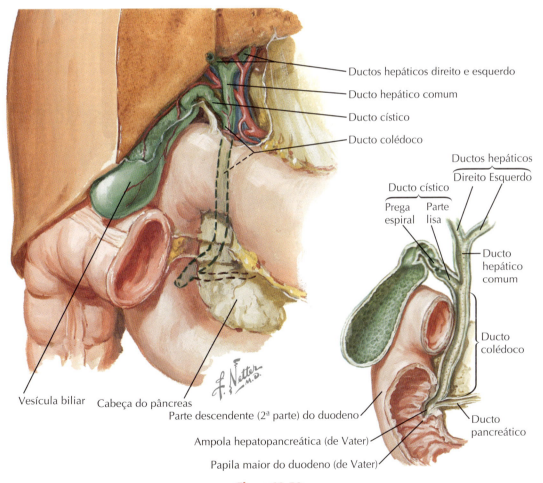

Figura 22-30

CONTEÚDO DO ABDOME • Baço

- Órgão linfático localizado no lado esquerdo do corpo, composto por:
  - Polpa vermelha
  - Polpa branca
- Intraperitoneal
- Suas principais funções são:
  - Armazenamento de eritrócitos (glóbulos vermelhos ou hemácias)
  - Filtragem do sangue*
  - Eliminação de eritrócitos velhos
  - Armazenamento de monócitos
- Não deriva do intestino anterior, embora seja irrigado por ramos do tronco celíaco
- Está localizado na área das costelas IX–XI, paralelo à costela X
- Apresenta contato direto com 4 órgãos:
  - Estômago
  - Intestino grosso
  - Rim esquerdo
  - Pâncreas (cauda)
- Permanece suspenso pelo meso dorsal do intestino anterior:
  - Ligamento esplenorrenal – contém a cauda do pâncreas e os vasos esplênicos
  - Ligamento gastroesplênico – contém os vasos gástricos curtos e os vasos gastromentais esquerdos

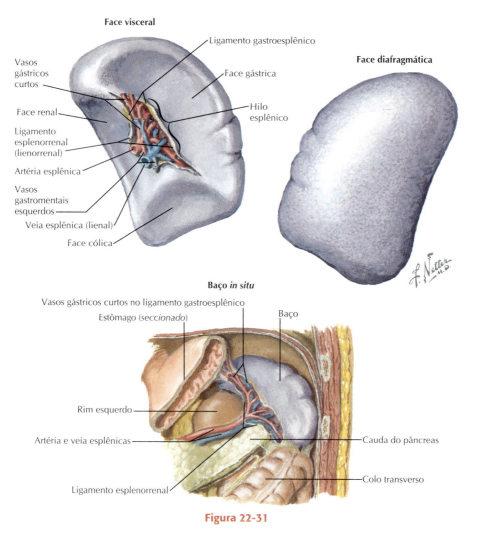

Figura 22-31

*Nota da Tradução: A filtragem realizada pelo baço não é química como a do rim e sim biológica, no intuito de remover partículas estranhas e células anormais.

RIM
- Órgão par
- Retroperitoneal
- Possui múltiplas funções, dentre as quais:
  - Filtração do sangue
  - Regulação da concentração de eletrólitos
  - Regulação da pressão sanguínea
  - Produção de hormônios
- O néfron é a unidade funcional
- Localizado entre T XI–L III, com o hilo renal no nível de L I
- O rim esquerdo é um pouco maior que o direito
- O rim direito ocupa uma posição discretamente mais inferior que o esquerdo em virtude da presença do fígado
- Envolvido por uma cápsula resistente
- Dividido em:
  - Córtex
  - Medula
- Irrigado pela artéria renal
- Amplamente inervado pela divisão autônoma do sistema nervoso

URETER
- Retroperitoneal
- Conduz urina do rim à bexiga urinária
- Inicia-se no hilo renal, em nível de L I, e estende-se até a bexiga urinária
- Sítios comuns de obstrução por cálculos renais:
  - Transição entre a pelve renal e o ureter
  - Passagem sobre os vasos ilíacos na pelve
  - Passagem através da parede da bexiga urinária

GLÂNDULA SUPRARRENAL
- Também conhecida como *glândula adrenal*
- É uma glândula endócrina
- Dividida em:
  - Córtex – responsável pela produção de mineralocorticoides, glicocorticoides e androgênios
  - Medula – responsável pela secreção de catecolaminas em resposta a sinais simpáticos (resposta de luta ou fuga)
- Recebem triplo suprimento arterial:
  - Artérias suprarrenais superiores – da artéria frênica inferior
  - Artéria suprarrenal média – da aorta
  - Artéria suprarrenal inferior – da artéria renal

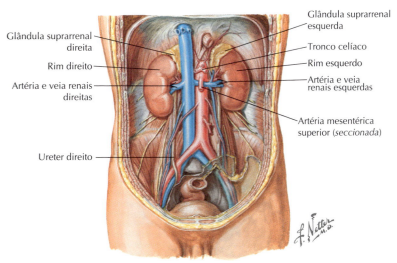

Figura 22-32

CONTEÚDO DA PELVE • *Masculina*

- Bexiga urinária
- Próstata
- Glândulas seminais
- Ductos deferentes

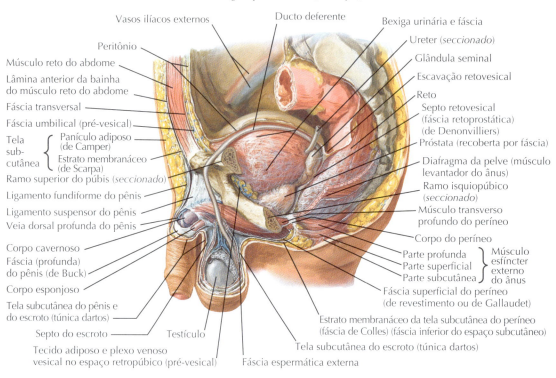

Corte sagital paramediano (dissecção)

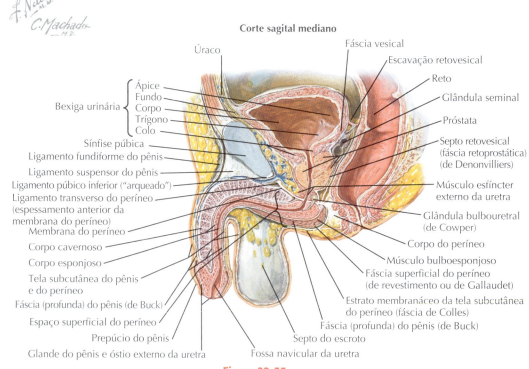

Corte sagital mediano

Figura 22-33

CONTEÚDO DA PELVE • Feminina

- Bexiga urinária
- Útero, tubas uterinas e vagina
- Ovários
- Reto

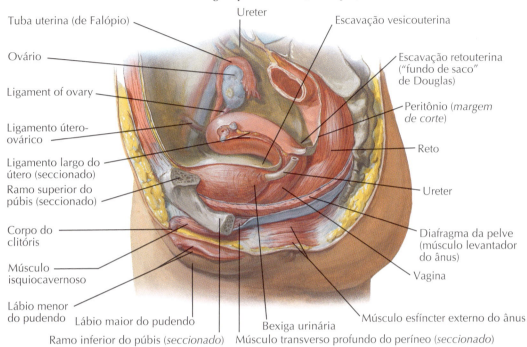

Corte sagital paramediano (dissecção)

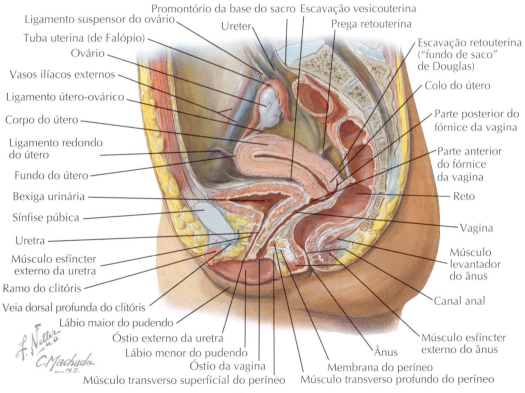

Corte sagital mediano

Figura 22-34

IRRIGAÇÃO DA AXILA

- Artéria axilar – dividida em três partes em virtude de sua relação com o músculo peitoral menor:
- 1ª parte
  - Artéria torácica superior – irriga os dois primeiros espaços intercostais
- 2ª parte
  - Artéria toracoacromial
    - *Ramos peitorais*
    - *Ramo acromial*
    - *Ramo deltóideo* – acompanha a veia cefálica
    - *Ramo clavicular*
  - Artéria torácica lateral – estende-se junto à margem inferior do músculo peitoral menor até o tórax
- 3ª parte
  - Artéria subescapular
    - *Artéria circunflexa da escápula* – localizada no espaço triangular
    - *Artéria toracodorsal* – estende-se ao músculo latíssimo do dorso junto com o nervo toracodorsal
  - Artéria circunflexa posterior do úmero – atravessa o espaço quadrangular junto com o nervo axilar
  - Artéria circunflexa anterior do úmero

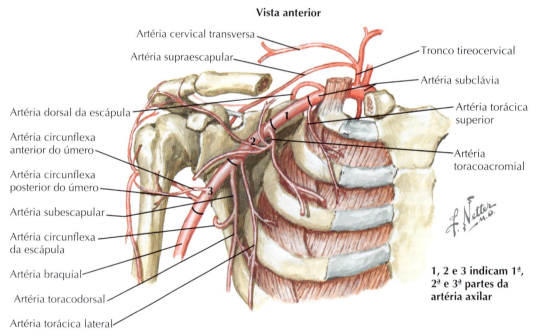

Figura 22-35

VASCULARIZAÇÃO • Membro Superior

IRRIGAÇÃO DO BRAÇO

- Artéria braquial – inicia-se no nível da margem inferior do músculo redondo maior
- Artéria braquial profunda
  - *Artéria colateral média*
  - *Artéria colateral radial*
- Artéria colateral ulnar superior – estende-se com o nervo ulnar pela região posterior ao epicôndilo medial
- Artéria colateral ulnar inferior
- Ramos musculares

IRRIGAÇÃO DO ANTEBRAÇO

- Artéria braquial – divide-se em:
  - Artéria radial
    - *Artéria recorrente radial*
    - *Ramo carpal palmar*
    - *Ramo palmar superficial*
  - Artéria ulnar
    - *Artéria recorrente ulnar anterior**
    - *Artéria recorrente ulnar posterior*
    - *Artéria interóssea comum*
    - *Ramo carpal palmar*

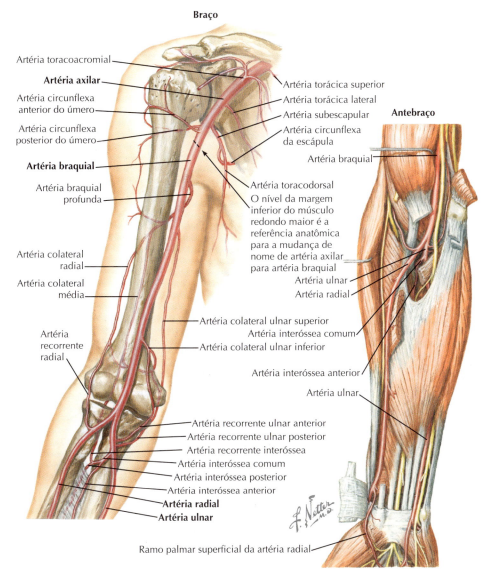

Figura 22-36

*****Nota da Tradução:** As artérias recorrentes ulnares anterior e posterior podem existir como ramos anterior e posterior de uma artéria recorrente ulnar (comum).

PUNHO E MÃO

Artéria Ulnar
- Ramo carpal dorsal
- Ramo palmar profundo
- Ramo carpal palmar
- Arco palmar superficial
  - Artérias digitais palmares comuns
  - Artérias digitais palmares próprias

Artéria Radial
- Artéria principal do polegar
- Artéria radial do indicador
- Arco palmar profundo

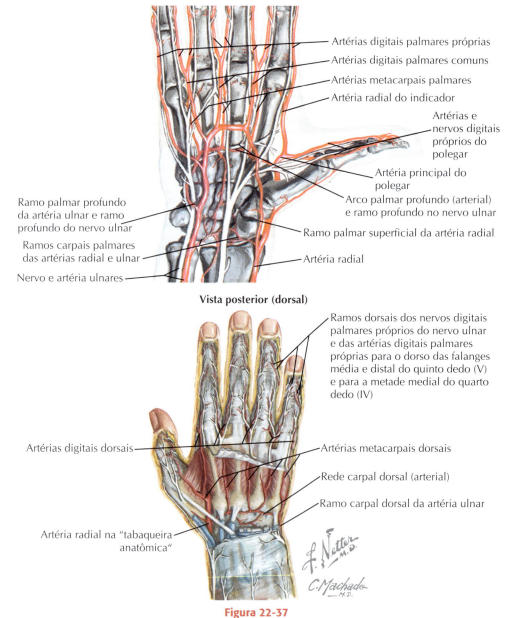

Figura 22-37

VEIAS

2 tipos de veias:
- Superficiais – estendem-se pela tela subcutânea (fáscia superficial)
  - Cefálica
  - Basílica
- Profundas (dois subtipos):
  - Veia única com calibre similar ao da artéria adjacente destinada ao membro superior (p. ex., veia subclávia ou veia axilar)
  - Veia acompanhante – veia que acompanha o trajeto da artéria
    - Veias pares dispostas junto a uma artéria
    - Em geral, todas as veias distais à veia axilar são pares e acompanhantes (p. ex., veias braquiais, veias ulnares e veias radiais) das artérias de mesmo nome

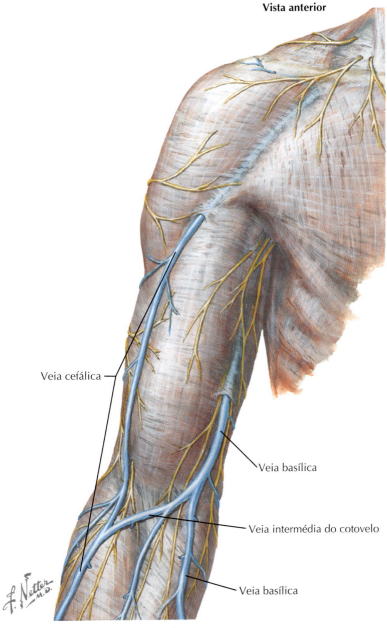

Figura 22-38

VASCULARIZAÇÃO • *Tórax*

ARTÉRIAS

Parede Torácica
- Artéria torácica interna – origina-se na artéria subclávia
  - Artéria pericardicofrênica (não irriga a parede)
  - Ramos terminais:
    - Artéria musculofrênica
    - Artéria epigástrica superior
- Artérias intercostais
  - Artérias intercostais posteriores
    - 2 (tronco costocervical)
    - 9 (parte torácica da aorta)
    - 1 subcostal (parte torácica da aorta)
  - Artérias intercostais anteriores
    - 6 (artéria torácica interna)
    - 3 (artéria musculofrênica)

Vísceras e Diafragma
- Esôfago (no tórax)
  - Ramos esofágicos (parte torácica da aorta)
- Pulmões
  - Ramos bronquiais
  - 1 direito (3ª artéria intercostal posterior direita)
  - 2 esquerdos (parte torácica da aorta)
- Diafragma
  - Artérias frênicas superiores (parte torácica da aorta)
  - Artéria pericardicofrênica (artéria torácica interna)
  - Artéria musculofrênica (artéria torácica interna)
  - Artéria frênica inferior (parte abdominal da aorta)

VEIAS

- Sistema da veia ázigo
  - Veias intercostais posteriores
  - Veias esofágicas
  - Veias bronquiais
  - Lado direito do tórax
    - *Veia intercostal suprema direita*
    - *Veia intercostal superior direita*
  - Lado esquerdo do tórax
    - *Veia intercostal suprema esquerda*
    - *Veia intercostal superior esquerda*
    - *Veia hemiázigo acessória*
    - *Veia hemiázigo*

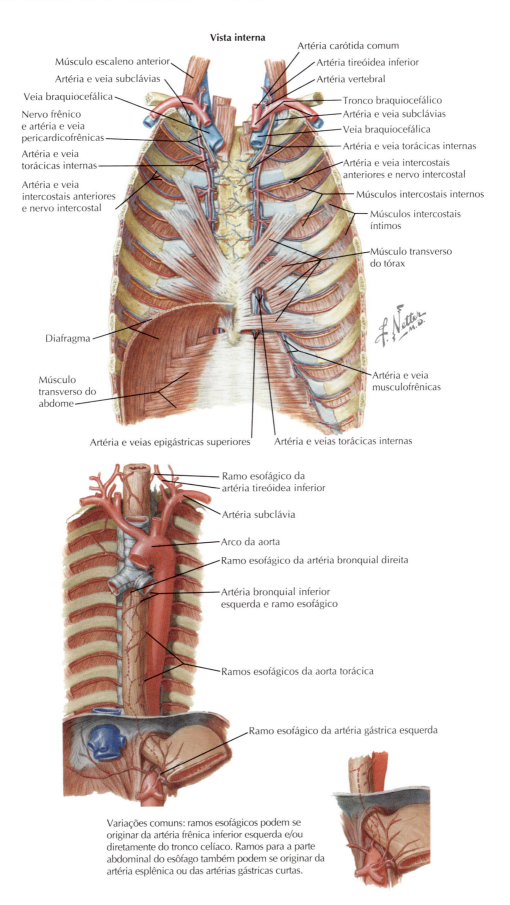

Figura 22-39

VASCULARIZAÇÃO • Abdome

ARTÉRIAS VISCERAIS ÍMPARES

TRONCO CELÍACO (ARTÉRIA DO INTESTINO ANTERIOR) – ORIGINA-SE NO NÍVEL DE T XII

• Artéria gástrica esquerda
• Artéria hepática comum
  • Artéria hepática própria
    • Artéria gástrica direita
    • Ramo esquerdo
    • Ramo direito
      • Artéria cística
  • Artéria gastroduodenal
    • Artéria supraduodenal
    • Artéria gastromental direita
    • Artérias pancreaticoduodenais superiores anterior e posterior
• Artéria esplênica
  • Ramos pancreáticos
  • Artérias gástricas curtas
  • Artéria gastromental esquerda

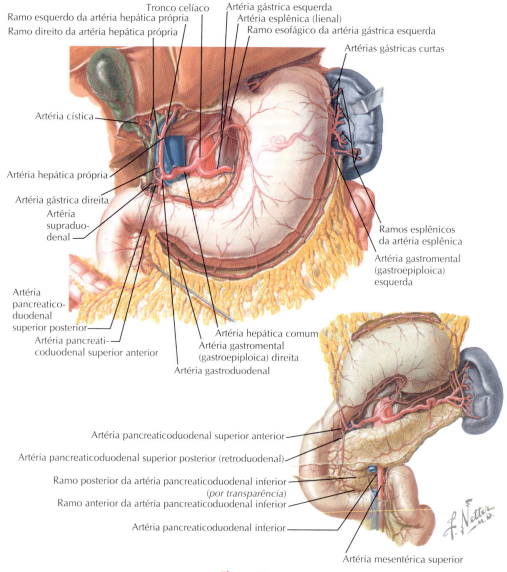

Figura 22-40

642 NETTER ATLAS DE ANATOMIA DA CABEÇA E PESCOÇO

ARTÉRIA MESENTÉRICA SUPERIOR (ARTÉRIA DO INTESTINO MÉDIO) – ORIGINA-SE NO NÍVEL DE L I

- Ramos anterior e posterior da artéria pancreaticoduodenal inferior
- Artérias jejunais
  - Arcadas arteriais e artérias retas
- Artérias ileais
  - Arcadas arteriais e artérias retas
- Artéria ileocólica
  - Artéria apendicular
- Artéria cólica direita
- Artéria cólica média

ARTÉRIA MESENTÉRICA INFERIOR (ARTÉRIA DO INTESTINO POSTERIOR) – ORIGINA-SE NO NÍVEL DE L III

- Artéria cólica esquerda
- Artérias sigmóideas
- Artéria retal superior

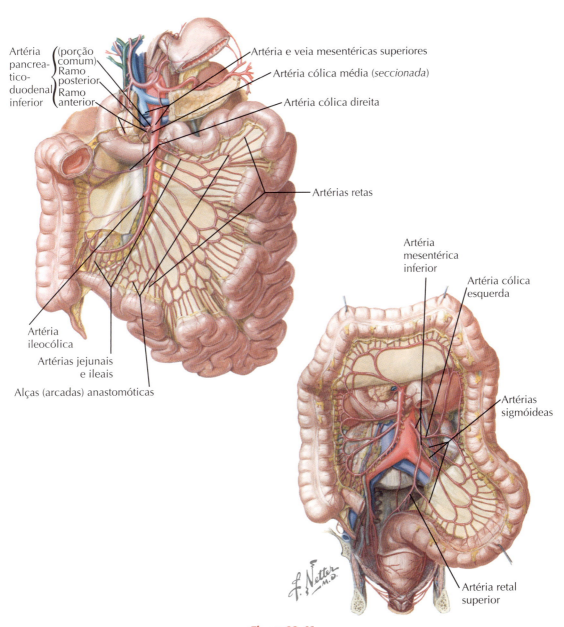

Figura 22-41

VASCULARIZAÇÃO • Abdome

ARTÉRIAS VISCERAIS E PARIETAIS PARES

- Ramos Viscerais Pares – artérias (direita e esquerda) que irrigam vísceras
  - Artéria renal – origina-se no nível de L II
  - Artéria gonadal – origina-se no nível entre L II e L III
    - Artéria testicular
    - Artéria ovárica
  - Artérias suprarrenais
    - Superiores – originam-se na artéria frênica inferior
    - Média – origina-se na aorta
    - Inferior – origina-se na artéria renal
- Ramos Parietais Pares – artérias (direita e esquerda) que irrigam a parede do corpo
  - Artéria frênica inferior
  - Artérias lombares – quatro artérias que têm origem na aorta

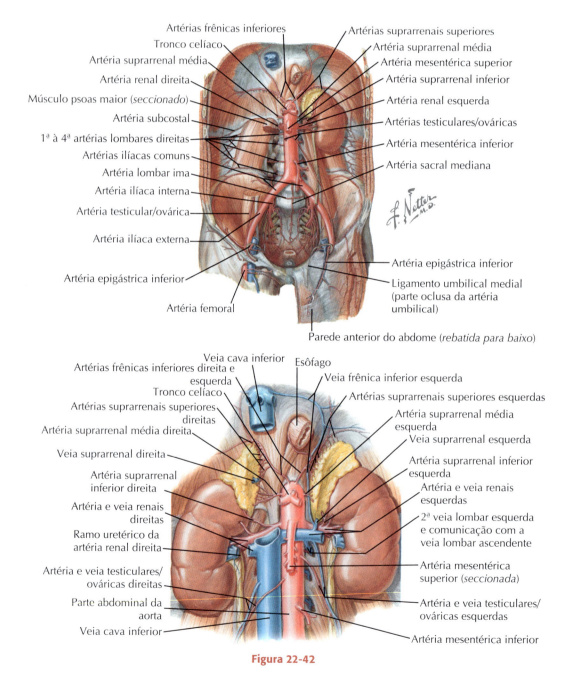

Figura 22-42

644 NETTER ATLAS DE ANATOMIA DA CABEÇA E PESCOÇO

VASCULARIZAÇÃO • Abdome

DRENAGEM VENOSA DAS VÍSCERAS

- As veias que drenam as vísceras do abdome apresentam íntima relação com os ramos do tronco celíaco e das artérias mesentéricas superior e inferior
- Essas veias drenam, em última instância, para a veia porta do fígado, a qual adentra o fígado, onde resíduos são removidos do sangue e nutrientes armazenados
- A veia porta do fígado é formada pelas veias:
  - Mesentérica superior
  - Esplênica
- Depois de fluir pelo fígado, o sangue retorna à circulação sistêmica, pelas veias hepáticas, para a veia cava inferior
- Levando-se em conta que as veias dessa região não possuem válvulas, constituem a via de menor resistência
- Quando há uma obstrução no sistema da veia porta do fígado, o sangue tenta retornar ao coração desviando por uma anastomose existente entre o sistema da veia porta e a circulação sistêmica (sistema da veia cava inferior)
- Existem quatro grandes vias colaterais entre os sistemas das veias porta e cava inferior (anastomoses portocava):
  - Esofágica
  - Paraumbilical
  - Retal
  - Retroperitoneal

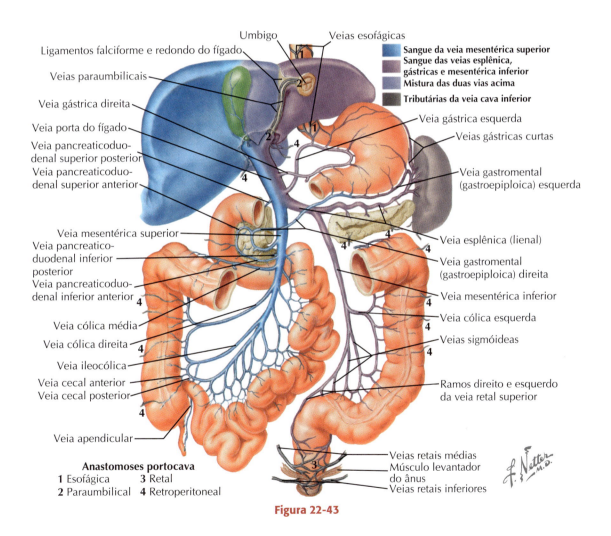

Figura 22-43

VASCULARIZAÇÃO • *Abdome*

VEIA PORTA DO FÍGADO

- Pequenas tributárias diretas:
  - Veia cística
  - Veia gástrica direita
  - Veia gástrica esquerda
    - Veias esofágicas
  - Veia pancreaticoduodenal superior posterior
- Grandes tributárias:
  - Veia mesentérica superior
    - Veia gastromental direita
      - Veia pancreaticoduodenal superior anterior
      - Veia pancreaticoduodenal inferior anterior
    - Veia pancreaticoduodenal inferior posterior
    - Veia cólica média
    - Veias jejunais
      - Alças (arcadas) anastomóticas venosas
      - Veias retas
    - Veias ileais
      - Alças (arcadas) anastomóticas venosas
      - Veias retas
    - Veia ileocólica
    - Veia cólica direita
  - Veia esplênica
    - Veias pancreáticas
    - Veias gástricas curtas
    - Veia gastromental esquerda
    - Veia mesentérica inferior – às vezes ajuda a formar a veia porta do fígado
      - Veia cólica esquerda
      - Veias sigmóideas
      - Veia retal superior

DRENAGEM VENOSA

- As veias da parede posterior do abdome drenam para a veia cava inferior
- Tributárias:
  - Veias hepáticas
    - Veia hepática direita
    - Veia hepática intermédia
    - Veia hepática esquerda
  - Veias frênicas inferiores
  - Veia suprarrenal direita
  - Veia renal
    - Veia gonadal esquerda
      - Veia testicular
      - Veia ovárica
    - Veia gonadal direita
      - Veia testicular
      - Veia ovárica
  - Veia subcostal
  - Veias lombares

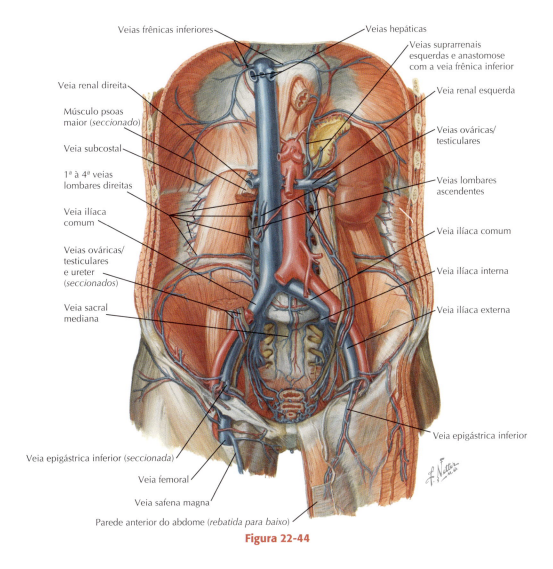

Figura 22-44

VASCULARIZAÇÃO • Pelve

IRRIGAÇÃO DA PELVE

- Artéria ilíaca externa
  - Artéria epigástrica inferior
  - Artéria circunflexa ilíaca profunda
- Artéria ilíaca interna
  - Divisão posterior
    - Artéria iliolombar
    - Artéria sacral lateral
    - Artéria glútea superior
  - Divisão anterior
    - Artéria umbilical
      - Artéria vesical superior
    - Artéria obturatória
    - Artéria uterina (em mulheres)
    - Artéria vaginal (em mulheres)
    - Artéria vesical inferior
    - Artéria retal média
    - Artéria pudenda interna
    - Artéria glútea inferior

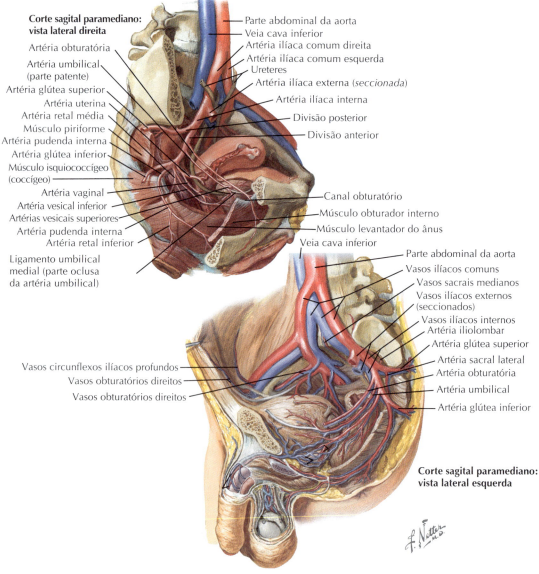

Figura 22-45

INERVAÇÃO • Membro Superior

- Interconexões e ramificações de nervos oriundos de diferentes níveis medulares, cujo rearranjo dá origem aos ramos terminais
- Origina-se dos ramos anteriores do 5° ao 8° nervos espinais cervicais e 1° torácico
- Organização geral:
  - 5 ramos anteriores
  - 3 troncos
  - 6 divisões
  - 3 fascículos
  - 6 ramos terminais
- Os nervos para os músculos das regiões anterior e posterior do membro superior provêm das divisões anterior e posterior, respectivamente.
- Localização e relações com artérias:
  - Ramos e troncos – trígono cervical lateral – artéria subclávia
  - Divisões – posteriores à clavícula – artérias subclávia e axilar (1ª parte)
  - Fascículos – axila – artéria axilar (2ª parte)
  - Ramos terminais – axila – artéria axilar (3ª parte)
- O "**M**" formado pelas raízes medial e lateral do nervo mediano e pelos ramos terminais dos fascículos lateral e medial constitui um importante marco anatômico de referência

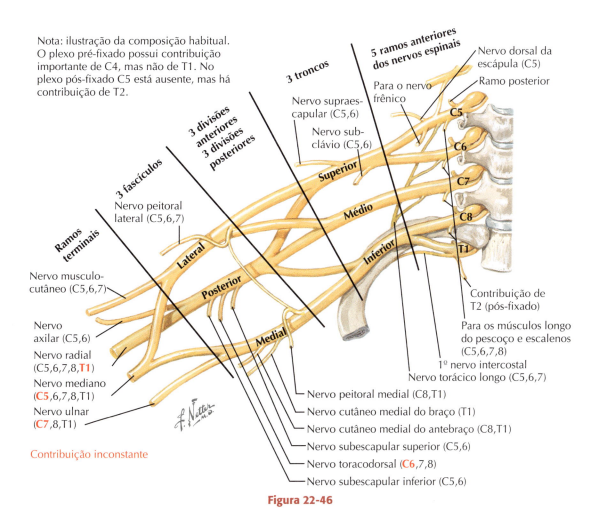

Figura 22-46

INTRODUÇÃO AO MEMBRO SUPERIOR, DORSO, TÓRAX E ABDOME

22 INERVAÇÃO • *Membro Superior*

PLEXO BRAQUIAL		
Nervo	**Origem**	**Comentários**
Dorsal da escápula (C5)	Ramo anterior	Apresenta trajeto posterior para estender-se junto à margem medial da escápula Inerva os músculos: • Levantador da escápula • Romboide maior • Romboide menor
Torácico longo (C5,6,7)	Ramos anteriores	Estende-se inferiormente sobre o músculo serrátil anterior, o qual inerva
Ramos musculares	Ramos anteriores	Inerva os músculos escalenos e longo do pescoço
Subclávio (C5)	Tronco superior	Inerva o músculo subclávio
Supraescapular (C5,6)	Tronco superior	Inerva os músculos: • Supraespinal • Infraespinal
Peitoral lateral (C5,6,7)	Fascículo lateral	Inerva a parte clavicular do músculo peitoral maior
Musculocutâneo (C5,6,7)	Fascículo lateral	Atravessa o músculo coracobraquial e adentra o compartimento anterior (flexor) do braço Em seguida, estende-se pelo braço em sentido distal por entre os músculos braquial e bíceps braquial Inerva os músculos: • Coracobraquial • Bíceps braquial • Braquial Termina como nervo cutâneo lateral do antebraço, que emerge pela porção distal desse compartimento
Mediano Raiz lateral (C5,6,7) Raiz medial (C8,T1)	Fascículos lateral e medial	**Braço:** Não emite ramos sensitivos ou motores **Antebraço:** Não emite ramos sensitivos Inerva os músculos: • Pronador redondo • Flexor radial do carpo • Palmar longo • Flexor superficial dos dedos Possui um grande ramo motor que inerva os seguintes músculos profundos: • Flexor longo do polegar • Flexor profundo dos dedos • Pronador quadrado **Mão:** *Ramos sensitivos:* • Ramo palmar – parte lateral da palma • Nervos digitais palmares comuns – porção lateral da palma • Nervos digitais palmares próprios – face palmar do 1°, 2°, 3° dedos e metade lateral do 4° *Ramos motores:* Ramo recorrente para os músculos: • Oponente do polegar • Abdutor curto do polegar • Flexor curto do polegar Ramos motores para o 1° e o 2° lumbricais
Cutâneo medial do braço (T1)	Fascículo medial	Fornece inervação sensitiva para a face medial do braço

(Continua na próxima página)

650 NETTER ATLAS DE ANATOMIA DA CABEÇA E PESCOÇO

PLEXO BRAQUIAL *CONT.*		
Nervo	**Origem**	**Comentários**
Cutâneo medial do antebraço (C8,T1)	Fascículo medial	Fornece inervação sensitiva para a face medial do antebraço
Peitoral medial (C8,T1)	Fascículo medial	Inerva os músculos: • Peitoral menor • Peitoral maior (parte esternocostal)
Ulnar (C7,8,T1)	Fascículo medial	**Braço:** Não emite ramos sensitivos ou motores **Antebraço** Não emite ramos sensitivos Inerva os músculos: • Flexor ulnar do carpo • Flexor profundo dos dedos (metade medial) **Mão:** *Ramos sensitivos:* • Ramo dorsal – região medial do dorso da mão • Nervos digitais dorsais – face dorsal do 5° dedo e metade medial do 4° dedo • Ramo palmar – região medial da palma • Nervos digitais palmares comuns – porção distal da região medial da palma • Nervos digitais palmares próprios – face palmar do 5° dedo e metade medial do 4° dedo *Ramos motores:* Ramo superficial • Palmar curto Ramo profundo • Abdutor do dedo mínimo • Flexor curto do dedo mínimo • Oponente do dedo mínimo • Adutor do polegar • Interósseos dorsais • Interósseos palmares • 3° e 4° lumbricais
Subescapular superior (C5,6)	Fascículo posterior	Inerva a porção superior do músculo subescapular
Toracodorsal (C6,7,8)	Fascículo posterior	Inerva o músculo latíssimo do dorso
Subescapular inferior (C5,6)	Fascículo posterior	Inerva os músculos: • Subescapular (porção inferior) • Redondo maior
Axilar (C5,6)	Fascículo posterior	Inerva os músculos: • Deltoide • Redondo menor Emite um ramo sensitivo para a face lateral da porção proximal do braço: • Nervo cutâneo lateral superior do braço

(Continua na próxima página)

22 INERVAÇÃO • Membro Superior

PLEXO BRAQUIAL		
Nervo	**Origem**	**Comentários**
Radial (C5,6,7,8,T1)	Fascículo posterior	**Braço:** Inerva os músculos: • Tríceps braquial • Ancôneo Emite dois ramos sensitivos: • Nervo cutâneo lateral inferior do braço – inervação sensitiva da face lateral da porção distal do braço • Nervo cutâneo posterior do braço – inervação sensitiva da face posterior do braço **Antebraço:** Emite um ramo sensitivo: • Nervo cutâneo posterior do antebraço Inerva os músculos: • Braquiorradial • Extensor radial longo do carpo Divide-se em ramos: • Superficial (sensitivo para a mão) • Profundo (motor para o antebraço) O ramo profundo inerva os músculos: • Extensor radial curto do carpo • SupinadorO ramo profundo atravessa o supinador em sentido posterior e continua como nervo interósseo posterior do antebraço O nervo interósseo posterior do antebraço inerva os músculos: • Extensor dos dedos • Extensor ulnar do carpo • Extensor do indicador • Extensor do dedo mínimo • Extensor longo do polegar • Abdutor longo do polegar • Extensor curto do polegar **Mão:** Ramos sensitivos: • Ramo superficial – região lateral do dorso da mão • Nervos digitais dorsais – face dorsal do 1º dedo O nervo radial não emite ramos motores na mão

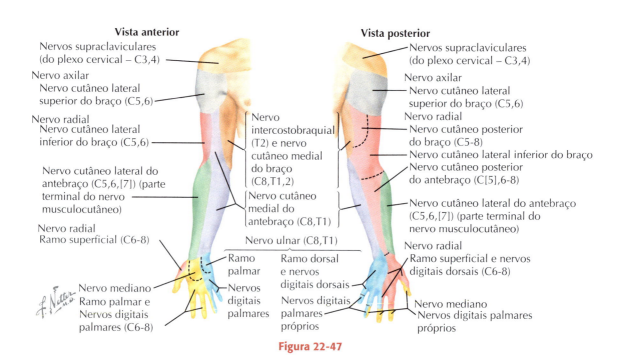

Figura 22-47

652 NETTER ATLAS DE ANATOMIA DA CABEÇA E PESCOÇO

INERVAÇÃO • Parede Posterior do Abdome

NERVOS

- Subcostal – T12
- Ílio-hipogástrico – L1
- Ilioinguinal – L1
- Cutâneo femoral lateral – L2,3
  - Genitofemoral – L1,2
  - Ramo genital – músculo cremaster
  - Ramo femoral – sensitivo para a coxa
- Femoral – L2,3,4
- Obturatório – L2,3,4

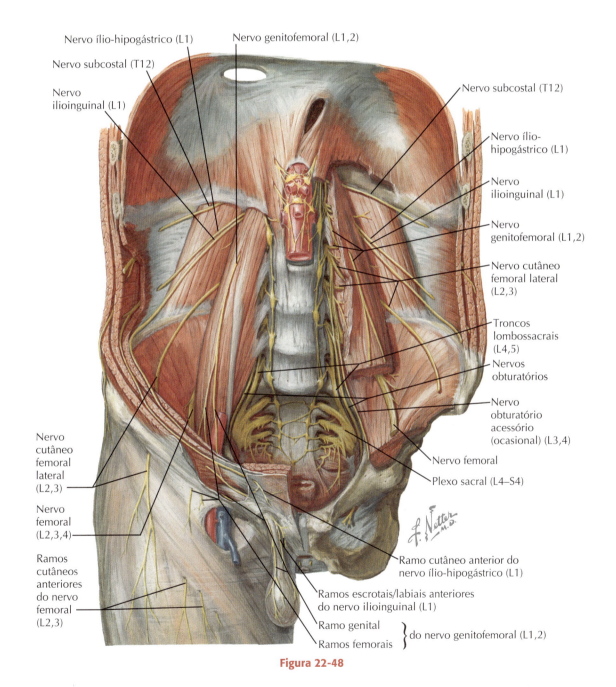

Figura 22-48

APÊNDICE A
VASOS E ÓRGÃOS LINFÁTICOS

- O sistema linfático é uma parte importante do sistema imunológico do corpo que desempenha as seguintes funções:
  - Coletar, filtrar e drenar o líquido intersticial em excesso para o sistema venoso
  - Absorver gorduras e vitaminas lipossolúveis (nas vilosidades do intestino delgado)
  - Ajudar na defesa contra microrganismos

CONSTITUINTES DO SISTEMA LINFÁTICO

Linfa
- A linfa é um fluido claro formado a partir do excesso de líquido tecidual
- Os líquidos saem dos capilares em suas extremidades arteriais e banham as células
- A pressão osmótica ajuda a retornar o líquido para o interior das extremidades venosas dos capilares
- O excesso de líquido intersticial (contendo resíduos e microrganismos como bactérias) entra nos capilares linfáticos e nesse momento é chamado de linfa
- Em seguida, a linfa é filtrada através dos linfonodos e drenada para o sistema venoso
- A linfa contém muitos linfócitos e outros glóbulos brancos
- A linfa proveniente das vilosidades do intestino delgado também contém gordura e vitaminas lipossolúveis
- A gordura absorvida confere cor leitosa à linfa dessa região, que passa a ser denominada quilo

Vasos linfáticos
- Os vasos linfáticos conduzem linfa em apenas 1 direção – para longe dos tecidos
- Os capilares linfáticos estão amplamente distribuídos pelos espaços teciduais associados aos leitos capilares do sistema circulatório
- Os capilares linfáticos são compostos de células endoteliais sobrepostas que formam uma válvula unidirecional, e assim permitem a entrada do excesso de líquido intersticial no capilar linfático, mas não a saída da linfa, que deve, portanto, fluir pelo vaso para longe do tecido

Linfonodos
- Os vasos linfáticos estão conectados aos linfonodos que filtram a linfa
- Como os vasos linfáticos são unidirecionais, a linfa entra no linfonodo por vasos linfáticos aferentes, para ser filtrada
- Além da sua função de filtração, o linfonodo possui um rico suprimento de linfócitos e outros glóbulos brancos que ajudam na resposta imune contra microrganismos (estranhos)

Ductos linfáticos
- Os vasos linfáticos continuam a conduzir a linfa em direção ao coração e se unem ao sistema venoso em uma área de baixa pressão
- Existem duas conexões com o sistema venoso na união das veias jugulares internas com as veias subclávias:
  - Ducto linfático direito – conduz a linfa do membro superior direito e das metades direitas do tórax e da cabeça
  - Ducto torácico – conduz a linfa do restante do corpo

SISTEMA LINFÁTICO • Aspectos gerais

Tonsilas
- Tonsilas consistem em tecido linfático relacionado com funções imunológicas de defesa corporal
- As tonsilas são parte do sistema de tecido linfático associado a mucosa (MALT)
- Existem 4 grupos de tonsilas, conhecidos conjuntamente como anel linfático da faringe (anel de Waldeyer), situados nas partes nasal e oral da faringe que as protegem contra microrganismos estranhos:
  - Tonsila faríngea (adenoide)
  - Tonsilas tubárias (muito pequenas, localizadas à entrada da tuba auditiva na parte nasal da faringe)
  - Tonsilas palatinas (entre os arcos palatoglosso e palatofaríngeo)
  - Tonsilas linguais (no 1/3 posterior da língua)

OUTROS ÓRGÃOS LINFÁTICOS
- Timo
- Baço

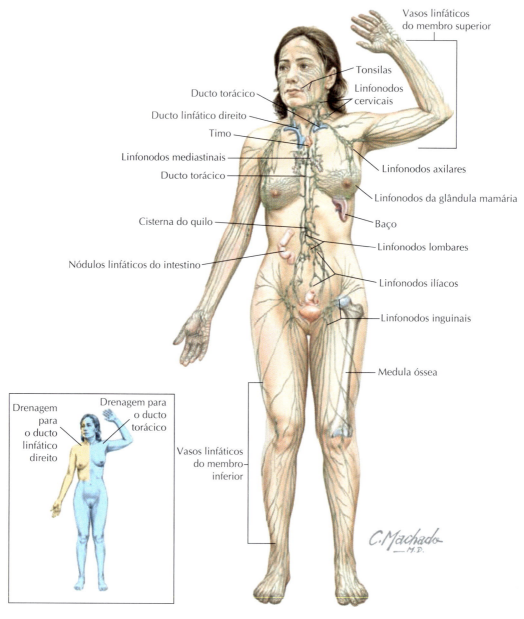

Figura A-1

656 NETTER ATLAS DE ANATOMIA DA CABEÇA E PESCOÇO

SISTEMA LINFÁTICO • *Aspectos gerais*

- Há diversas maneiras de classificar os linfonodos da cabeça e do pescoço; uma delas é dividi-los em:
  - Linfonodos superficiais
  - Linfonodos profundos
- Essa classificação resulta em 4 tipos de linfonodos:
  - Linfonodos superficiais da cabeça
  - Linfonodos profundos da cabeça
  - Linfonodos superficiais do pescoço
  - Linfonodos profundos do pescoço
    - Linfonodos cervicais profundos superiores
    - Linfonodos cervicais profundos inferiores
- Depois de filtrada pelos linfonodos (primários), a linfa flui por outros linfonodos (secundários) para ser novamente filtrada
- Por fim, toda a linfa é drenada para o grupo inferior de linfonodos cervicais profundos, os quais se conectam aos troncos linfáticos jugulares que se abrem no ducto linfático direito (no lado direito) e no ducto torácico (no lado esquerdo). Esses ductos drenam para o sistema venoso na união das veias jugular interna e braquiocefálica[1]

LINFONODOS SUPERFICIAIS DA CABEÇA		
Linfonodo(s)	**Localização**	**Estrutura(s) Drenada(s)**
Da face	Bochecha	Parte superficial da face Bochecha
Parotídeos superficiais	Parte superficial da glândula parótida e anterior à orelha	Parte superior da face Parte lateral da face Parte anterior do couro cabeludo Parte lateral do couro cabeludo Orelha externa (parte anterior)
Mastóideos	Processo mastoide, superficialmente à fixação do m. esternocleidomastóideo	Parte lateral do couro cabeludo Orelha externa (parte anterior)
Occipitais	No ângulo superior do trígono cervical lateral, onde convergem os mm. trapézio e esternocleidomastóideo, próximo da linha nucal superior	Parte posterior do couro cabeludo Parte superior do pescoço
Submentuais	Entre os ventres anteriores dos mm. digástricos no trígono submentual	Ápice da língua Parte medial do lábio inferior Incisivos inferiores e gengiva adjacente Parte anterior do soalho da boca Mento
Submandibulares	Inferiormente à mandíbula, entre os ventres anterior e posterior do m. digástrico no trígono submandibular	Lábio superior Parte lateral do lábio inferior Bochecha Palato duro Palato mole Dentes e gengiva adjacente (com exceção dos incisivos inferiores) Língua (2/3 anteriores – com exceção do ápice e do 1/3 central) Soalho da boca Glândula sublingual Glândula submandibular Nariz (parte externa e vestíbulo) Cavidade nasal (parte anterior) Parte medial das pálpebras Seio frontal Células etmoidais anteriores e médias Seio maxilar Linfonodos submentuais

[1]**Nota da Revisão Científica:** essa terminação dos ductos é ocasional. Os padrões variam bastante, mas os locais de término mais comuns são a veia jugular interna, o ângulo jugulossubclávio e a veia subclávia.

VASOS E ÓRGÃOS LINFÁTICOS **657**

SISTEMA LINFÁTICO • *Aspectos gerais*

LINFONODOS SUPERFICIAIS DO PESCOÇO		
Linfonodo(s)	**Localização**	**Estrutura(s) Drenada(s)**
Cervicais laterais	Ao longo da veia jugular externa	Pele do ângulo da mandíbula Orelha externa (parte inferior) Região parotídea
Cervicais anteriores	Sobre a lâmina pré-traqueal da fáscia cervical no trígono cervical anterior	Pele da região cervical anterior, inferiormente ao osso hioide
LINFONODOS PROFUNDOS DA CABEÇA		
Linfonodo(s)	**Localização**	**Estrutura(s) Drenada(s)**
Parotídeos profundos	Profundamente na glândula parótida	Cavidade timpânica Glândula parótida Tuba auditiva Meato acústico externo (parte)
Retrofaríngeos	Posteriormente ao m. constritor superior da faringe na base do crânio, imediatamente anterior ao atlas	Seio esfenoidal Células etmoidais posteriores Cavidade nasal (maior parte) Palato mole Parte nasal da faringe Tuba auditiva Parte oral da faringe Tonsila faríngea Tonsilas tubárias
LINFONODOS PROFUNDOS DO PESCOÇO		
Linfonodo(s)	**Localização**	**Estrutura(s) Drenada(s)**
Cervicais profundos superiores	Ao longo da parte superior da veia jugular interna, superiormente ao m. omo-hióideo	Linfonodos occipitais Linfonodos mastóideos Linfonodos parotídeos (superficiais e profundos) Linfonodos submandibulares Linfonodos cervicais superficiais Linfonodos retrofaríngeos Tonsila palatina
Jugulodigástrico (subgrupo de linfonodos cervicais profundos superiores)	Ao longo da parte inferior da veia jugular interna	Língua (1/3 posterior) Tonsila palatina Molares inferiores (ocasionalmente)
Justaviscerais (incluem os linfonodos: Pré-laríngeos Pré-traqueais Paratraqueais)	Linfonodos medianos, adjacentes à estrutura anatômica que os denomina	Laringe Glândula tireoide Traqueia Esôfago
Cervicais profundos inferiores	Ao longo da parte inferior da veia jugular interna, próximo do tendão intermédio do m. omo-hióideo	Linfonodos cervicais profundos superiores Linfonodos jugulodigástricos Língua (2/3 anteriores – com exceção do ápice e das margens) Linfonodos cervicais superficiais Linfonodos cervicais transversos

658 NETTER ATLAS DE ANATOMIA DA CABEÇA E PESCOÇO

SISTEMA LINFÁTICO • Aspectos gerais

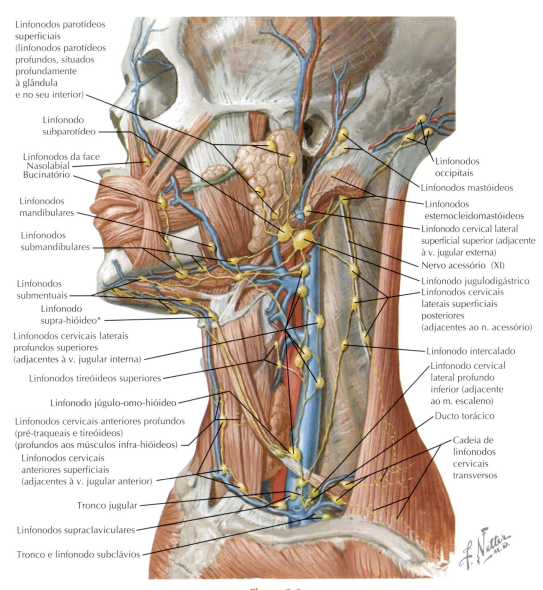

Figura A-2

* **Nota da Tradução:** Linfonodo submentual situado logo acima do osso hioide.

VASOS E ÓRGÃOS LINFÁTICOS

SISTEMA LINFÁTICO • *Aspectos gerais*

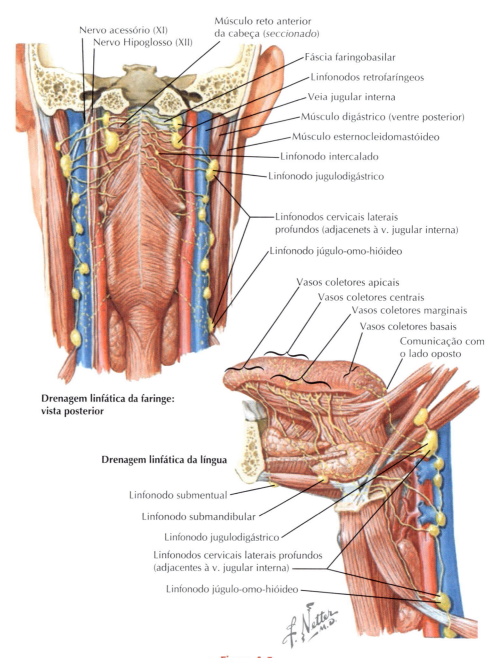

Figura A-3

APÊNDICE B
PERGUNTAS E RESPOSTAS

CAPÍTULO 1   DESENVOLVIMENTO DA CABEÇA E DO PESCOÇO

1. As opções seguintes representam derivados das cristas neurais, exceto uma.
   Qual é a exceção?
   A. Bigorna
   B. Ligamento anterior do martelo
   C. Cartilagem tireóidea
   D. Corno menor do osso hioide
   E. Processo estiloide

2. Qual das seguintes opções representa a estrutura do adulto que se origina da primeira bolsa faríngea?
   A. Cavidade timpânica
   B. Timo
   C. Glândula paratireoide superior
   D. Corpo ultimofaríngeo
   E. Fossa tonsilar

3. Os nervos seguintes enviam fibras aferentes somáticas gerais (ASG) à língua, *exceto*:
   A. Glossofaríngeo
   B. Facial
   C. Vago
   D. Trigêmeo
   E. C e D

CAPÍTULO 2   OSTEOLOGIA

4. A artéria oftálmica atravessa:
   A. O canal óptico
   B. A fissura orbital inferior
   C. A fissura orbital superior
   D. O canal condilar
   E. O forame esfenopalatino

5. A artéria timpânica anterior atravessa:
   A. O canalículo timpânico
   B. O forame jugular
   C. O hiato do canal do nervo petroso maior
   D. O forame oval
   E. A fissura petrotimpânica

6. Uma fratura horizontal do terço médio da face que se estende da margem lateral da abertura piriforme às lâminas pterigóideas, superiormente aos ápices das raízes dos dentes, é denominada:
   A. Le Fort I
   B. Le Fort II
   C. Le Fort III
   D. Fratura de Jefferson
   E. Fratura do enforcado

PERGUNTAS E RESPOSTAS

CAPÍTULO 3 NEUROANATOMIA BÁSICA E NERVOS CRANIANOS

7. Qual das seguintes opções representa um grupamento de corpos celulares localizado no sistema nervoso periférico?
   A. Núcleos salivatório superior
   B. Núcleo do nervo oculomotor
   C. Trato solitário
   D. Gânglio trigeminal
   E. Trato trigeminotalâmico

8. Qual das seguintes estruturas é responsável pela propriocepção do nervo trigêmeo?
   A. Núcleo principal do nervo V
   B. Núcleo motor do nervo V
   C. Núcleo espinal do nervo V
   D. Núcleo ambíguo
   E. Núcleo mesencefálico do nervo V

9. Qual das seguintes colunas funcionais é responsável pela inervação de músculos derivados dos arcos faríngeos?
   A. ESG
   B. EVE
   C. EVG
   D. ASE
   E. AVE

CAPÍTULO 4 O PESCOÇO

10. Qual dos seguintes músculos representa um limite para os trígonos carótico e submandibular?
    A. Digástrico (ventre anterior)
    B. Digástrico (ventre posterior)
    C. Omo-hióideo (ventre superior)
    D. Omo-hióideo (ventre inferior)
    E. Esternocleidomastóideo

11. Qual dos seguintes músculos é inervado pelos ramos anteriores de C1?
    A. Digástrico (ventre anterior)
    B. Estilo-hióideo
    C. Milo-hióideo
    D. Tíreo-hióideo
    E. Hioglosso

12. Qual vaso emite a artéria submentual?
    A. Artéria lingual
    B. Artéria facial
    C. Artéria maxilar
    D. Artéria laríngea superior
    E. Artéria faríngea ascendente

13. As opções seguintes representam estruturas que passam sobre o músculo esternocleidomastóideo, *exceto*:
    A. Veia jugular externa
    B. Nervo auricular magno
    C. Lâmina superficial da fáscia cervical
    D. Nervo supraescapular
    E. Nervo cervical transverso

RESPOSTAS

13 D
12 B
11 D
10 B
9 B
8 E
7 D

662 NETTER ATLAS DE ANATOMIA DA CABEÇA E PESCOÇO

PERGUNTAS E RESPOSTAS

CAPÍTULO 5   O COURO CABELUDO E OS MÚSCULOS DA FACE

14. As afirmações seguintes são relacionadas à anatomia facial e estão corretas, *exceto*:
    A. A pele está fixada aos ossos subjacentes por ligamentos de suspensão, situados em determinadas áreas da face
    B. A tela subcutânea ("fáscia superficial") da face tem quantidades variáveis de tecido adiposo
    C. O sistema musculoaponeurótico superficial (SMAS) é profundo à tela subcutânea e estabelece um plano de clivagem para as cirurgias de face
    D. Os músculos da expressão facial também são denominados músculos da mímica
    E. Existe "fáscia profunda" na face

15. Qual dos seguintes músculos abaixa o ângulo da boca no sentido inferior e lateral?
    A. Abaixador do lábio inferior
    B. Mentual
    C. Abaixador do ângulo da boca
    D. Risório
    E. Orbicular da boca

16. Qual das seguintes veias *não* interconecta veias superficiais e profundas no "triângulo perigoso da face"?
    A. Oftálmica superior
    B. Facial profunda
    C. Facial transversa
    D. Infraorbital
    E. Oftálmica inferior

17. Quais ramos do nervo facial são responsáveis pela inervação do músculo orbicular do olho?
    A. Somente os temporais
    B. Somente os zigomáticos
    C. Temporais e zigomáticos
    D. Somente os bucais
    E. Zigomáticos e bucais

CAPÍTULO 6   GLÂNDULA PARÓTIDA E ESPAÇO PAROTÍDEO

18. As afirmações a seguir relacionadas à glândula parótida estão corretas, *exceto*:
    A. Sua inervação parassimpática é realizada pelo nervo glossofaríngeo
    B. Sua secreção é drenada para a cavidade oral em frente ao segundo pré-molar superior
    C. Sua parte profunda está situada adjacente ao espaço laterofaríngeo
    D. Cerca de 25% da glândula é retromandibular
    E. A maioria dos tumores que acometem a glândula é benigna

19. A veia facial comum é formada pela união de duas veias. Quais são elas?
    A. Divisão posterior da veia retromandibular e veia auricular posterior
    B. Divisões anterior e posterior da veia retromandibular
    C. Divisão anterior da veia retromandibular e veia facial
    D. Veias temporal superficial e facial transversa
    E. Veias temporal superficial e maxilar

20. As afirmações seguintes relacionadas à glândula parótida estão corretas, *exceto*:
    A. É a maior de todas as glândulas salivares
    B. É responsável por produzir 80% de toda a saliva
    C. Sua secreção é totalmente serosa
    D. É atravessada pela artéria carótida externa
    E. É atravessada pela veia retromandibular

RESPOSTAS

20 B
19 C
18 B
17 C
16 C
15 C
14 E

PERGUNTAS E RESPOSTAS

CAPÍTULO 7 FOSSAS TEMPORAL E INFRATEMPORAL

21. As raízes do nervo auriculotemporal estendem-se em torno de qual artéria?
    A. Temporal profunda posterior
    B. Alveolar inferior
    C. Meníngea média
    D. Massetérica
    E. Timpânica anterior

22. Qual das seguintes artérias origina-se da terceira parte da artéria maxilar na fossa infratemporal?
    A. Alveolar superior posterior
    B. Meníngea média
    C. Palatina descendente
    D. Artéria do canal pterigóideo
    E. Bucal

23. As seguintes opções indicam ramos da divisão posterior do nervo mandibular (ramo do trigêmeo) na fossa infratemporal, *exceto*:
    A. Nervo auriculotemporal
    B. Nervo milo-hióideo
    C. Nervo lingual
    D. Nervo alveolar inferior
    E. Nervo massetérico

CAPÍTULO 8 MÚSCULOS DA MASTIGAÇÃO

24. O ducto parotídeo cruza superficialmente o músculo:
    A. Temporal
    B. Masseter
    C. Pterigóideo medial
    D. Tensor do véu palatino
    E. Pterigóideo lateral

25. Qual músculo se insere na face medial do ramo e no ângulo da mandíbula?
    A. Pterigóideo lateral
    B. Temporal
    C. Tensor do véu palatino
    D. Pterigóideo medial
    E. Masseter

CAPÍTULO 9 ARTICULAÇÃO TEMPOROMANDIBULAR

26. O limite anterior da fossa mandibular é a(o):
    A. Eminência articular
    B. Processo retroarticular
    C. Parte timpânica do osso temporal
    D. Fissura petrotimpânica
    E. Fissura timpanoescamosa

27. Qual nervo sensitivo para a articulação temporomandibular origina-se da divisão posterior do nervo mandibular (ramo do trigêmeo)?
    A. Temporal profundo posterior
    B. Temporal profundo anterior
    C. Lingual
    D. Auriculotemporal
    E. Massetérico

RESPOSTAS

27 D
26 A
25 D
24 B
23 E
22 A
21 C

664 NETTER ATLAS DE ANATOMIA DA CABEÇA E PESCOÇO

PERGUNTAS E RESPOSTAS

28. Qual ligamento se insere na língula da mandíbula?
    A. Estilomandibular
    B. Temporomandibular
    C. Esfenomandibular
    D. Colateral medial
    E. Colateral lateral

CAPÍTULO 10   FOSSA PTERIGOPALATINA

29. As seguintes opções indicam espaços que se comunicam diretamente com a fossa pterigopalatina através de uma abertura, *exceto*:
    A. Fossa infratemporal
    B. Cavidade oral
    C. Fossa média do crânio
    D. Parte nasal da faringe
    E. Fossa temporal

30. A fissura orbital inferior comunica a fossa pterigopalatina com a(o):
    A. Fossa média do crânio
    B. Órbita
    C. Fossa infratemporal
    D. Parte oral da faringe
    E. Seio maxilar

CAPÍTULO 11   NARIZ E CAVIDADE NASAL

31. As artérias a seguir contribuem na formação do plexo de Kiesselbach, exceto uma. Qual é a exceção?
    A. Esfenopalatina
    B. Palatina maior
    C. Etmoidal posterior
    D. Etmoidal anterior
    E. Ramo do septo nasal da artéria labial superior

32. O forame esfenopalatino comunica a cavidade nasal com a(o):
    A. Fossa média do crânio
    B. Fossa pterigopalatina
    C. Fossa infratemporal
    D. Parte oral da faringe
    E. Seio maxilar

CAPÍTULO 12   SEIOS PARANASAIS

33. O ducto lacrimonasal drena para o interior do:
    A. Recesso esfenoetmoidal
    B. Meato nasal superior
    C. Meato nasal médio
    D. Hiato semilunar
    E. Meato nasal inferior

34. Qual seio paranasal tem maior propensão à sinusite?
    A. Células etmoidais anteriores
    B. Células etmoidais posteriores
    C. Maxilar
    D. Frontal
    E. Esfenoidal

RESPOSTAS

34 C
33 E
32 B
31 C
30 B
29 E
28 C

PERGUNTAS E RESPOSTAS

CAPÍTULO 13 CAVIDADE ORAL

35. A depressão situada entre a base do nariz e a margem vermelha do lábio superior é conhecida como:
    A. Filtro
    B. Vestíbulo
    C. Comissura dos lábios
    D. Região retromolar
    E. Prega mucobucal

36. A carúncula sublingual recebe a drenagem de qual glândula?
    A. Sublingual
    B. Parótida
    C. Bucal
    D. Palatina
    E. Submandibular

CAPÍTULO 14 LÍNGUA

37. Os calículos gustatórios inervados pelo nervo glossofaríngeo estão associados a qual papila?
    A. Submandibular
    B. Folhada
    C. Fungiforme
    D. Filiforme
    E. Circunvalada

38. Qual estrutura está situada profundamente ao músculo hioglosso?
    A. Nervo lingual
    B. Artéria lingual
    C. Nervo hipoglosso
    D. Ducto submandibular
    E. Glândula sublingual

CAPÍTULO 15 FARINGE

39. O limite superior da parte oral da faringe é a(o):
    A. Epiglote
    B. Arco palatoglosso
    C. Arco palatofaríngeo
    D. Parte nasal da faringe
    E. Parte laríngea da faringe

40. O limite anterior da parte oral da faringe é a(o):
    A. Arco palatoglosso
    B. Arco palatofaríngeo
    C. Epiglote
    D. Margem inferior da cartilagem cricóidea
    E. Palato mole

CAPÍTULO 16 LARINGE

41. A depressão na mucosa entre a parte pós-sulcal (faríngea) da língua e a margem superior da epiglote é conhecida como:
    A. Recesso piriforme
    B. Recesso faríngeo
    C. Valécula epiglótica
    D. Vestíbulo da laringe
    E. Fossa tonsilar

RESPOSTAS

41 C
40 A
39 D
38 B
37 E
36 E
35 A

666 NETTER ATLAS DE ANATOMIA DA CABEÇA E PESCOÇO

PERGUNTAS E RESPOSTAS

42. A mucosa que recobre a face posterior da epiglote é composta de:
    A. Epitélio pseudoestratificado colunar com cílios
    B. Epitélio estratificado pavimentoso
    C. Epitélio estratificado pavimentoso não queratinizado
    D. Epitélio simples colunar
    E. Epitélio simples pavimentoso

CAPÍTULO 17   FÁSCIA CERVICAL

43. O limite superior do espaço fascial canino é o músculo:
    A. Levantador do ângulo da boca
    B. Levantador do lábio superior
    C. Zigomático maior
    D. Nasal
    E. Prócero

CAPÍTULO 18   ORELHA

44. O teto da orelha média é a(o):
    A. Canalículo timpânico
    B. Tuba auditiva
    C. Canal do nervo facial
    D. Tegme timpânico
    E. Antro mastóideo

CAPÍTULO 19   O OLHO E A ÓRBITA

45. A camada vascular pigmentada entre a esclera e a retina é a(o):
    A. Corioide
    B. Corpo ciliar
    C. Íris
    D. Humor aquoso
    E. Câmara posterior

CAPÍTULO 20   VIAS AUTÔNOMAS DA CABEÇA E DO PESCOÇO

46. Os seguintes nervos cranianos possuem atividade parassimpática, *exceto*:
    A. Oculomotor
    B. Trigêmeo
    C. Facial
    D. Glossofaríngeo
    E. Vago

47. O nervo petroso maior contém:
    A. Fibras parassimpáticas pré-ganglionares
    B. Fibras parassimpáticas pós-ganglionares
    C. Fibras simpáticas pré-ganglionares
    D. Fibras simpáticas pós-ganglionares
    E. Fibras gustatórias para os dois terços anteriores da língua

CAPÍTULO 21   INJEÇÕES INTRAORAIS

48. As seguintes áreas são anestesiadas após bloqueio dos nervos maxilares, *exceto*:
    A. Todos os dentes superiores
    B. Toda a gengiva vestibular superior
    C. Toda a gengiva palatina superior
    D. Lábio superior
    E. Lábio inferior

PERGUNTAS E RESPOSTAS

CAPÍTULO 22 INTRODUÇÃO AO MEMBRO SUPERIOR, DORSO, TÓRAX E ABDOME

49. A parte da pleura parietal que delimita a cavidade pleural situada adjacente às costelas é a:
    A. Cervical
    B. Costal
    C. Diafragmática
    D. Mediastinal
    E. Visceral

50. A trabécula septomarginal está localizada na(o):
    A. Átrio direito
    B. Ventrículo direito
    C. Átrio esquerdo
    D. Ventrículo esquerdo
    E. Fossa oval

ÍNDICE

Números de páginas seguidos por "*f*" indicam figuras.

A

Abdome. *Ver também* Parede abdominal
aspectos gerais do, 590, 591f
baço no, 632, 632f
drenagem venosa do, 645, 645f
duodeno no, 624, 624f
estômago no, 623–633, 623f
fígado no, 629, 629f
glândulas suprarrenais no, 633, 633f
íleo no, 625, 626f
intestino grosso no, 627–628, 628f
irrigação do, 642–644, 642f–644f
jejuno no, 625, 626f
músculos do, 614, 615f
ossos do, 600, 601f
pâncreas no, 630, 630f
rins no, 633, 633f
ureteres no, 633, 633f
vesícula biliar e ductos biliares no, 631, 631f
Abertura piriforme, 286
Aberturas nasais posteriores. *Ver* Cóanos
Abscessos, 480, 480f
Abscessos dentoalveolares, 480, 480f
Abscessos periapicais, 480, 480f
Abscessos periodontais, 480, 480f
Acetilcolina, 544
Aciclovir, 392
Adenocarcinoma da glândula parótida, 202, 202f
Adenoides, 393, 428, 429f
Adenoma da glândula parótida, 202
Adenoma pleomórfico da glândula parótida, 202
Ádito da laringe, 442, 442f–443f
Alar, lâmina profunda da fáscia cervical e fáscia, 108
Alça cervical
inervação do pescoço pela, 144, 145f–146f
músculo omo-hióideo e, 126
músculos infra-hióideos e, 127
trígono carótico e, 116, 117f
trígono cervical lateral e, 121f
trígono muscular e, 118, 119f
Alongamento da visão, 542, 542f
Ametropias, 542, 542f
Ampola dos canais semicirculares, 491
Anel linfático da faringe (de Waldeyer), 393
Anel tendíneo comum, 517, 518f
Aneurismas
cerebrais, que causam oftalmoplegia, 538
síndrome do seio cavernoso e, 185, 185f
Aneurismas cerebrais, 538
Angina de Ludwig, 479–481, 479f
Anquiloglossia, 420–423, 420f
Anquilose da ATM, 255, 255f
Antebraço
inervação sensitiva do, 650–652
irrigação do, 637, 637f
músculos do, 607f–608f
Antélice, 487

Antitrago, 487, 488f
Antro de Highmore. *Ver* Seio maxilar
Antro mastóideo, 489, 490f
Aparelho de Golgi, 66, 66f
Aparelho lacrimal, 534–535, 534f, 536f
Apêndice, 627, 628f
Ápice da cartilagem aritenóidea, 451, 451f
Ápice da raiz do dente, 359
Ápice do nariz, 278
Aponeurose, 156, 156f, 158f
Aponeurose epicrânica, 156, 156f, 160f, 168
Aponeurose palatina, 406, 433f
Arco dental mandibular (inferior), 5, 357
Arco dental maxilar (superior), 357
Arco palatofaríngeo, 342f, 351f
Arco palatofaríngeo, 428
Arco palatoglosso, 428
Arcos faríngeos
anormalidades relacionadas com, 20–22, 20f–22f
derivados dos, 5, 6f
desenvolvimento craniano a partir dos, 11
desenvolvimento embrionário dos, 2, 4
nervos cranianos dos, 4, 4f
Arcos palatoglossos, 342f, 351f, 402
Arco zigomático, 32, 37, 37f, 209, 209f
Artéria alveolar inferior, 216–220, 217f, 371, 371f
Artéria alveolar superior anterior, 326, 326f, 371, 371f
Artéria alveolar superior média, 326, 326f, 371, 371f
Artéria alveolar superior posterior
para a fossa infratemporal, 216–220, 217f
para os dentes, 371, 371f
para o seio maxilar, 326, 326f
Artéria angular, 170f, 172, 172f, 174f
Artéria auricular posterior
para a orelha externa, 499, 500f
para a orelha interna, 503, 503f
para a orelha média, 501
para o couro cabeludo, 157, 158f
para o espaço parotídeo, 192–193, 192f
Artéria auricular profunda
para a articulação temporomandibular, 248, 248f
para a fossa infratemporal, 216–220, 217f–218f
para a orelha externa, 499, 500f
Artéria axilar, 636, 636f
Artéria braquial, 637, 637f
Artéria bucal
para a face, 172, 172f
para a fossa infratemporal, 216–220, 217f
para os lábios e as bochechas, 344–345, 344f
para os músculos da mastigação, 234, 235f
Artéria carótida externa
para a face, 158f, 170, 170f, 172, 172f
para a língua, 416, 418f
para a orelha externa, 499, 500f
para o couro cabeludo, 157, 158f
para o espaço parotídeo, 190, 191f–192f, 192–193
para o nariz, 279f, 281f

ÍNDICE

Artéria carótida externa *(Cont.)*
  para o pescoço, 130, 134f
  para os músculos da mastigação, 234
  ramos da, para a orelha, 503f
  trígono carótico e, 116, 117f
Artéria carótida interna
  artéria caroticotimpânica, ramo da, 501, 502f
  como limite da orelha média, 490f
  para a face, 158f, 170, 170f
  para o nariz, 279f, 302f
  para o pescoço, 130, 134f
  trígono carótico e, 116, 117f
Artéria central da retina, 515f, 530–532, 531f
Artéria cervical profunda, 130, 131f
Artéria cervical transversa, 120, 121f, 125, 125f, 130, 437f
Artéria comunicante posterior, 185f
Artéria do labirinto, 503, 503f
Artéria dorsal da escápula, 120, 121f, 130, 131f
Artéria dorsal do nariz
  para a face, 172f
  para o nariz, 280–282, 281f
  para o olho e a órbita, 530–532, 531f
Artéria esfenopalatina
  para a cavidade nasal, 291–294, 293f
  para a fossa pterigopalatina, 261f, 262–264, 263f
  para as células etmoidais, 322, 322f
  para o palato, 368–371, 369f
  para o seio esfenoidal, 330, 330f
  ramos nasais posteriores laterais e septais
    posteriores da, 281f, 293f
Artéria etmoidal anterior
  para a cavidade nasal, 291–294, 292f–293f
  para as células etmoidais, 322, 322f
  para o olho e a órbita, 530–532, 531f
  para os seios frontais, 317, 317f
Artéria etmoidal posterior
  para a cavidade nasal, 291–294, 292f
  para as células etmoidais, 322, 322f
  para o olho e a órbita, 512, 530–532, 531f
  para o seio esfenoidal, 330, 330f
Artéria facial
  para a cavidade nasal, 291–294, 293f, 302f
  para a cavidade oral, 368–371, 370f
  para a face, 170f, 172, 172f, 174f, 176f
  para o nariz, 279f, 280–282
  para o palato, 368–371, 369f
  para o pescoço, 130, 134f
  para os lábios e as bochechas, 344–345, 344f
  trígono carótico e, 116
  trígono submandibular e, 114, 115f
Artéria facial transversa
  glândula parótida e, 188
  para a face, 170f, 172, 172f, 174f
  para o espaço parotídeo, 192–193, 192f
  para o nariz, 281f
  para os músculos da mastigação, 234, 235f
Artéria faríngea ascendente
  língua e, 416
  para a faringe, 435, 437f
  para o palato, 368–371, 369f
  para o pescoço, 130, 134f
  trígono carótico e, 116, 117f
Artéria incisiva, 371, 371f
Artéria infraorbital
  para a face, 170f, 172, 172f, 174f
  para a fossa pterigopalatina, 262–264, 263f
  para o olho e a órbita, 524, 524f
Artéria infratroclear, 530–532, 531f
Artéria intercostal suprema, 130, 131f
Artéria labial inferior, 172, 172f, 344–345, 344f
Artéria labial superior
  para a cavidade nasal, 291–294, 293f
  para a face, 172, 172f

Artéria labial superior *(Cont.)*
  para os lábios e as bochechas, 344–345, 344f
  ramo do septo nasal da, 281f
  trauma no ramo do septo nasal da, 279
Artéria lacrimal, 292f, 530–532, 531f
Artéria laríngea inferior, 458, 458f
Artéria laríngea superior, 437f, 458, 458f
Artéria lingual
  para a língua, 416, 417f–418f
  para o pescoço, 130, 134f
  para o soalho da cavidade oral, 368–371, 370f
  trígono carótico e, 116, 117f
  trígono submandibular e, 114, 115f
Artéria massetérica, 216–220, 217f, 234, 235f
Artéria maxilar
  ligadura da, para epistaxe posterior grave, 304, 305f
  para a cavidade nasal, 291–294, 293f
  para a face, 172, 172f
  para a fossa infratemporal, 214, 216–220, 217f–218f
  para a fossa pterigopalatina, 261f, 262–264, 263f
  para a orelha externa, 499, 500f
  para o espaço parotídeo, 192–193, 192f
  para o nariz, 280–282, 281f
  para o palato, 368–371, 369f
  para os dentes, 371, 371f
  para os músculos da mastigação, 231, 232f,
    234, 235f
Artéria meníngea acessória, 216–220, 217f
Artéria meníngea média, 216–220, 217f
Artéria mentual, 172, 172f, 344–345, 344f, 371
Artéria mesentérica inferior, 643, 643f
Artéria mesentérica superior, 643, 643f
Artéria occipital
  para o couro cabeludo, 157, 158f, 160f
  para o pescoço, 130, 134f
  trígono carótico e, 116, 117f
  trígono cervical lateral e, 120
Artéria oftálmica
  para a cavidade nasal, 291–294, 292f
  para a face, 172f, 174f
  para as células etmoidais, 322
  para o nariz, 279–282
  para o olho, 528f, 530–532, 531f
  para o seio esfenoidal, 330
  para os seios frontais, 317, 317f
Artéria palatina ascendente
  para a faringe, 435, 437f
  para o palato, 368–371, 369f
  para o soalho da cavidade oral, 368–371, 370f
Artéria palatina descendente, 261f, 262–264, 263f
Artéria palpebral lateral, 531f
Artéria palpebral lateral inferior, 531f
Artéria palpebral lateral superior, 531f
Artéria palpebral medial, 530–532, 531f
Artéria profunda da língua, 342f, 404f, 416, 417f
Artéria radial, 637–638, 637f–638f
Artéria (ramo) septal, 280–282
Artérias caroticotimpânicas, ramos da artéria carótida interna,
    501, 502f
Artérias carótidas comuns, 116, 125, 134f, 158f, 170f. *Ver também*
    Artéria carótida externa; Artéria carótida interna
Artérias carótidas. *Ver* Artérias carótidas comuns; Artéria carótida
    externa; Artéria carótida interna
Artérias ciliares anteriores, 530–532
Artérias ciliares posteriores, 531f
Artérias musculares, ramos da artéria oftálmica,
    530–532, 531f
Artérias nasais posteriores laterais, ramos da artéria esfenopalatina,
    322, 322f–323f, 330, 330f
Artérias palatinas maiores
  para a cavidade nasal, 291–294, 293f
  para a fossa pterigopalatina, 261f, 263f
  para o palato, 368–371, 369f

670 NETTER - ATLAS DE CABEÇA E PESCOÇO

Artérias palatinas menores
para a cavidade nasal, 293f
para a faringe, 435
para a fossa pterigopalatina, 261f, 263f
para o nariz, 281f
para o palato, 368–371, 369f
Artérias palpebrais superiores, 530–532
Artérias (ramos) auriculares anteriores, 170f
Artérias (ramos) pterigóideas, 216–220, 217f, 234, 235f
Artérias temporais profundas, 172f, 210–211, 210f, 216–220, 217f
para os músculos da mastigação, 234, 235f
Artéria subclávia
na raiz do pescoço, 125, 125f
para o pescoço, 130, 131f
trígono cervical lateral e, 120, 121f
Artéria sublingual, 416, 417f
Artéria submentual
para a face, 172f
para a língua, 416, 418f
para o soalho da cavidade oral, 368–371, 370f
trígono submandibular e, 114, 115f
Artéria supraescapular, 120, 121f, 130, 437f
Artéria supraorbital
para a face, 170f, 172f, 174f
para o couro cabeludo, 157, 158f
para o olho e a órbita, 530–532, 531f
para os seios frontais, 317, 317f
Artéria supratroclear
para a face, 172f, 174f
para o couro cabeludo, 157, 158f
para o olho e a órbita, 530–532, 531f
Artérias vertebrais
na raiz do pescoço, 125, 125f
para o pescoço, 130, 131f
trígono suboccipital e, 122, 122f
Artéria temporal média, 210–211, 210f, 234, 235f
Artéria temporal profunda anterior
para a fossa infratemporal, 216–220, 217f
para a fossa temporal, 210–211, 210f
para os músculos da mastigação, 234, 235f
Artéria temporal profunda posterior
para a fossa infratemporal, 216–220, 217f–218f
para a fossa temporal, 210–211, 210f
para os músculos da mastigação, 234, 235f
Artéria temporal superficial
para a articulação temporomandibular, 248, 248f
para a face, 170, 170f, 172, 172f
para a fossa temporal, 210–211, 210f
para a orelha externa, 499, 500f, 505f
para o couro cabeludo, 157, 158f
para o espaço parotídeo, 192–193, 192f
Artéria timpânica anterior
para a articulação temporomandibular, 248, 248f
para a fossa infratemporal, 216–220, 217f–218f
para a orelha externa, 499, 500f
para a orelha média, 501, 502f
Artéria timpânica inferior, 501, 502f
Artéria timpânica superior, 501, 502f
Artéria tireóidea inferior, 130
glândula tireoide e, 123, 124f
para a faringe, 435, 437f
Artéria tireóidea superior
glândulas paratireoides superiores e, 123, 124f
glândula tireoide e, 123, 124f
para a faringe, 435
para o pescoço, 130, 134f
trígono carótico e, 116
trígono muscular e, 118
Artéria ulnar, 637–638, 637f–638f
Artéria zigomaticofacial, 170f, 174f
Artéria zigomático-orbital, 170f
Artéria zigomaticotemporal, 170f
Arteríola e vênula maculares superiores, 515f

Articulação atlantoaxial, principais ligamentos internos para a, 60f
Articulação cricoaritenóidea, 451, 454
Articulação cricotireóidea, 449–450, 449f–450f, 454
Articulação temporomandibular (ATM)
aspectos anatômicos da, 243–246, 244f–245f, 247f
correlações clínicas, 251–255, 251f–255f
disfunção da, 242
drenagem venosa da, 249, 249f
inervação sensitiva da, 250, 250f
informações gerais sobre, 242, 242f
irrigação da, 218f, 248, 248f
perguntas e respostas sobre, 656
Artrite da ATM, 255, 255f
Artrite reumatoide, 255
Asa do nariz, 278f
Asa maior do osso esfenoide
anatomia da, 34, 35f
face orbital da, 513f
fossa infratemporal e, 214, 214f
fossa temporal e, 209, 209f
Asa menor do osso esfenoide, 34, 35f, 513f
Astigmatismo, 542, 542f
Astrócitos, 67, 67f
Atlas (C1)
como vértebra cervical, 56, 56f
fratura de Jefferson do, 64, 64f
subluxação rotatória do, torcicolo e, 149f
trígono suboccipital e, 122, 122
ATM. Ver Articulação temporomandibular (ATM)
Átrio do meato médio, 278
Atrofia, da língua, 105f, 421, 421f
Áxis (C2), 56, 56f, 64, 64f
fraturas do, 64, 64f
Axônios, 66, 66f

B
Baço, 632, 632f
Bainha carótica, 108, 469–470, 470f, 477–478, 478f
Bastonetes, da retina, 72–73, 78, 520f
Bexiga urinária
feminina, 635, 635f
masculina, 634, 634f
Bexiga urinária, 631, 631f
Bigorna
inferiores
superiores
Blefaroplastia, 166
Bloqueio Akinosi, 576, 576f–577f
Bloqueio do nervo alveolar inferior, 570, 571f, 587
execução inadequada do, paralisia de Bell temporária por, 199
Bloqueio do nervo alveolar superior anterior, 584, 584f
Bloqueio do nervo alveolar superior médio, 583, 583f
Bloqueio do nervo alveolar superior posterior, 580, 580f
Bloqueio do nervo bucal, 572, 572f
Bloqueio do nervo infraorbital, 584, 584f
Bloqueio do nervo mentual, 573, 573f
Bloqueio do nervo nasopalatino, 581, 581f
Bloqueio do nervo palatino maior, 582, 582f
Bloqueio nervoso de Gow-Gates, 574, 575
Bloqueios de campo, 568
Bloqueios nervosos, 568. Ver também Injeções intraorais
Boca seca, 204, 204f
Bochechas. Ver também Face
aspectos estruturais das, 164, 343
como limites da cavidade oral, 354, 354f
desenvolvimento das, 13
drenagem venosa das, 344–345, 345f
inervação sensitiva das, 347, 347f
irrigação das, 344–345, 344f
Bolha etmoidal, 38
Bolsas faríngeas
anormalidades relacionadas com, 19, 19f
desenvolvimento embrionário das, 4, 7–9, 7f–9f

ÍNDICE

Braço, 605, 605f, 650
  inervação sensitiva do, 652
  irrigação do, 637, 637f
Bucal, ramo do nervo mandibular, 347, 347f
Bulbo, 69
Bulbo do olho, 79f
Bulbo olfatório, 76f–77f, 296f, 299f

C

Cabeça e pescoço. *Ver também* Pescoço
  desenvolvimento da. *Ver também* Desenvolvimento embrionário
    arcos faríngeos, 4–5, 4f
    informações gerais sobre, 2, 2f
    perguntas e respostas sobre, 656–658
  linfáticos da, 657–658, 659f
  vias parassimpáticas da
    nervo craniano III, com vias simpáticas correspondentes, 553–554, 555f–556f
    nervo craniano IX, com vias simpáticas correspondentes, 562, 563f–564f
    nervo craniano VII, com vias simpáticas correspondentes, 557–559, 558f, 560f–561f
    nervo craniano X, com vias simpáticas correspondentes, 565, 565f
  vias simpáticas da, 551, 552f
Cabeça oblíqua do músculo adutor do polegar, 609, 610f
Cabeças da mandíbula, 243–246, 574
Cabeça transversa do músculo adutor do polegar, 609, 610f
Cadeia de linfonodos cervicais transversos, 659f
Calículos gustatórios, 402, 403f, 410f
Camada média da fáscia cervical, 108, 469–470
Camada profunda da fáscia cervical, 108, 109f, 469–470
Camada superficial da fáscia cervical, 469–470, 470f
  glândula parótida e, 189, 189f
  informações gerais sobre, 466, 467f
  músculo trapézio e, 108, 109f
Canal carótico
  na vista superior da base do crânio, 51, 53f
  osso temporal e, 32, 33f
Canal condilar, 51, 53f
Canal de Schlemm, 515f
Canal do nervo hipoglosso
  na parte lateral do osso occipital, 30, 31f
  na vista superior da base do crânio, 51, 53f
Canal faríngeo. *Ver* Canal palatovaginal
Canalículo do vestíbulo, abertura do, 51, 53f
Canalículos lacrimais, 290f, 534, 534f
Canalículo timpânico, 32, 33f, 489
Canal incisivo, 299f
Canal infraorbital, ramos do nervo maxilar no, 89f
Canal lacrimonasal, 512
Canal óptico
  como abertura na órbita, 512, 513f
  osso esfenoide, 34, 35f
  vista anterior, 50, 50f
  vista superior, 51, 53f
Canal palatino maior, 259, 261f
Canal palatino maior, 259, 273f–274f
Canal palatovaginal, 34, 35f, 259, 260f–261f
Canal pterigóideo
  artéria do
    para a faringe, 435
    para a fossa pterigopalatina, 261f, 262–264, 263f
  fossa pterigopalatina e, 259, 260f, 273f–274f
  nervo do, para a fossa pterigopalatina, 261f, 265–271, 266f, 268f
  osso esfenoide e, 34, 35f
  veia do, da fossa pterigopalatina
Canal radicular dos dentes, 359f, 396f
Canal semicircular lateral, 486f
Caninos (cuspidados), 358f, 360–367, 361f, 364f, 396f–397f
Cápsula
  da articulação temporomandibular, 243–246, 247f–248f, 250f
  da glândula parótida, 189, 202
  da orelha interna, 492f

Carbamazepina, 183
Carcinoma de célula escamosa, 422, 422f
Carcinomas
  da glândula parótida, 202, 202f
  de células escamosas, 422, 422f
Cárie, 389, 389f
Cárie dental, 204, 389, 389f
Carpo, 638, 638f
Carpo, irrigação do, 638, 638f
Cartilagem corniculada, 448, 448f, 453, 453f
Cartilagem cricóidea
  da laringe, 448, 448f, 450, 450f
  faringe e, 433f
Cartilagem cuneiforme, 448, 453, 453f
Cartilagem de Meckel, 44
Cartilagem do septo nasal
  anatomia da, 279f
  imagens da, 308f
  limites e relações da, 287, 287f–288f
Cartilagem tireóidea da laringe, 433f, 448–449, 448f–449f
Cartilagem tritícea, 453
Cartilagens alares, 279f, 288f
Cartilagens aritenóideas, 433f, 448, 448f, 451, 451f, 453f
Cartilagens derivadas dos arcos faríngeos, 5, 6f, 11f
Carúncula lacrimal, 290f, 534f
Carúncula sublingual, 342f, 381f, 404f
Carúncula sublingual, 355, 404
Cavidade nasal
  anatomia da, 286–301, 286f, 315f
  conchas da. *Ver* Conchas, nasais
  correlações clínicas, 304–308, 305f–307f
  drenagem venosa da, 291–294, 294f
  fibras autônomas que atravessam a fossa pterigopalatina e, 265–271
  fibras parassimpáticas para, 300, 303f, 557–559, 558f
  fibras simpáticas para, 300–301, 303f
    via anatômica das, 559, 560f–561f
  imagens da, 308, 308f–309f
  inervação sensitiva da, 295–301, 295f–296f, 298f–299f, 302f–303f
  informações gerais sobre, 276, 276f–277f
  irrigação da, 291–294, 292f–293f
  limites e relações da, 287, 287f–288f
  maxila e, 26
  ossos da, 315f
Cavidade oral
  características externas da
    drenagem venosa, 344–345, 345f
    inervação sensitiva, 347, 347f
    irrigação, 344–345, 344f
    lábios e bochechas, 343, 343f
    músculos, 346, 346f
  cavidade nasal e, 287, 287f
  correlações clínicas, 388–394, 388f–394f
  dentes na. *Ver* Dentes
  drenagem venosa, 372, 372f
  glândulas salivares e. *Ver* Glândulas salivares
  imagens da, 395f–397f
  inervação sensitiva da, 373–379, 373f
  informações gerais sobre, 342, 342f
  limites da
    inferior (soalho), 355, 356f
    informações gerais sobre, 348, 348f
    laterais (bochechas), 354, 354f
    posterossuperior (palato mole), 351–352, 351f–353f
    superior (palato duro), 349, 350f
  palato. *Ver* Palato
  soalho da. *Ver* Soalho da cavidade oral
Cavidade pleural, 616, 616f
Cavidade pulpar, 359
Cavidade timpânica, 492f
Cavidade torácica, raiz do pescoço e, 125
Caxumba, 203, 203f
Ceco, 627, 628f
Célula amácrina, 520f

Célula de Müller, 520f
Célula horizontal, 520f
Células C, 123
Células ciliadas externas, 486f
Células ciliadas internas, 486f
Células ciliadas, internas e externas, 493f
Células de Schwann, 67, 67f
Células de sustentação, 403f
Células etmoidais
   características das, 313, 313f–314f
   cavidade nasal e, 287
   conchas e, 289
   drenagem das, 315
   imagens das, 324f
   inervação das, 323–324, 323f
   informações gerais sobre, 320, 320f–321f
   irrigação das, 322, 322f
   procedimento de Caldwell-Luc nas, 337, 337f
   sinusite nas, 333
Células mastóideas, 32
Células oxifílicas, 123
Células parafoliculares, 123
Células-satélites, 67, 67f
Células timpânicas, 490f
Celulite, 333, 477–479
Cemento, 359, 359f
Cerebelo, 69, 69f
Cérebro, 68f, 69
Cíngulo, 359
Cíngulo do membro superior, ossos do
Cirurgia endoscópica funcional do seio, 340, 340f
Cirurgia endoscópica funcional do seio, 340, 340f
Citoplasma, 66
Clavícula, 120, 592, 592f
Clivo, 34, 35f
Cóanos (aberturas nasais posteriores), 286, 286f
Cóccix, 596, 597f
Cóclea, 486f
Cóclea, 486f–487f, 491
Colo ascendente, 627, 628f
Colo descendente, 627, 628f
Colo do dente, 359
Colo sigmoide, 627–628, 628f
Colo transverso, 627, 628f
Colunas funcionais aferentes gerais ou especiais dos nervos cranianos, 75, 75f
Colunas funcionais gerais, dos nervos cranianos, 75
Colunas funcionais somáticas gerais ou especiais, dos nervos cranianos, 75
Colunas funcionais viscerais gerais ou especiais dos nervos cranianos, 75
Coluna vertebral, 596, 597f
Comissura dos lábios, 278f, 343, 343f
Compartimento inferior da articulação temporomandibular, 242f, 243–246, 247f
Compartimento superior da articulação temporomandibular, 242f, 243–246, 247f
Concha bolhosa, 308f
Concha da orelha, 487, 488f
   como limite da cavidade nasal, 287, 288f
   inferior, 27–28, 41, 41f, 289, 289f–290f, 308f–309f
   média, 289, 289f–290f, 308f–309f
   nas paredes laterais da cavidade nasal, 286f
   no esqueleto da face, 155f
   regiões drenadas junto às, 289, 289f–290f
   superior, 289, 289f, 309f
Concha nasal inferior, 27–28, 41, 41f, 289, 289f–290f, 308f–309f
Conchas nasais médias, 289, 289f–290f, 308f–309f
Conchas nasais superiores, 289, 289f, 309f
Concha(s) nasal(ais)
Côndilos occipitais, 30
Cone de luz, 488f
Cone elástico, 454, 455f

Cone medular, 70f
Cones, da retina, 72–73, 78, 520f
Coração, 620–622, 620f–622f
Corda do tímpano (nervo), 488f, 489, 490f, 571f
Corda do tímpano, ramo do nervo facial, trajeto da
   fossa infratemporal, 214, 220–226, 223f, 225f–226f
   glândulas salivares, 386
   glândulas sublinguais e, 557
   língua, 410–412, 413f
   soalho da cavidade oral, 377–378, 378f
Corioide, 515f, 516, 520f
Corno inferior da cartilagem tireóidea, 449, 449f
Corno superior da cartilagem tireóidea, 449
Coroa anatômica do dente, 359, 359f
Coroa clínica do dente, 359
Coroa do dente, 359, 359f
Corpo ciliar, 515f, 516, 520f
Córtex cerebral, 68f, 69
Corti, órgão espiral de, 96, 96f, 493f
Costelas, 125, 125f, 598, 599f
Costelas verdadeiras, 598, 599f
Costelas vertebrais, 598, 599f
Costelas vertebrocondrais, 598, 599f
Costelas vertebrosternais, 598, 599f
Couro cabeludo
   drenagem venosa do, 157, 158f
   grupo dos músculos da face, 168, 169f
   informações gerais sobre, 154
   irrigação do, 157, 158f
   nervos sensitivos do, 159, 160f
   perguntas e respostas sobre, 655
Coxim retrodiscal, da ATM, 242f, 243–246, 245f
Crânio
   desenvolvimento do, 10–12, 11f–12f
   do recém-nascido, 12f
   informações gerais sobre, 10, 26
   ossos do
      articulações dos, 27–28, 27f
      concha nasal inferior, 27–28, 41, 41f, 289, 308f–309f
      divisões dos, 26
      fraturas dos, 61–64, 61f–62f
      mandíbula. *Ver* Mandíbula
      maxila. *Ver* Maxila
      osso esfenoide. *Ver* Osso esfenoide
      osso etmoide. *Ver* Osso etmoide
      osso frontal. *Ver* Osso frontal
      osso occipital, 27–28, 30, 31f
      ossos lacrimais. *Ver* Ossos lacrimais
      ossos nasais. *Ver* Ossos nasais
      ossos palatinos. *Ver* Ossos palatinos
      ossos parietais, 27–29, 27f, 29f, 155f
      ossos temporais. *Ver* Ossos temporais
      ossos zigomáticos. *Ver* Ossos zigomáticos
      vômer. *Ver* Vômer
   principais forames e fissuras do
      mandíbula, 51, 51f
      vista anterior, 50, 50f
      vista superior da base do crânio, 51, 53f
   vistas e suturas
      norma basilar, 49, 49f
      norma frontal, 46, 46f
      norma lateral, 48, 48f
      norma occipital, 46, 46f
      norma vertical, 47, 47f
Crânio, 26
Cretinismo, 150
Crianças, bloqueio do nervo alveolar inferior em, 570
Cricotireotomia, 462–464, 462f
Crista etmoidal, 38, 308f
Crista neural, 2, 4–5, 12–13
Crista palatofaríngea (de Passavant), 351
Crista palatofaríngea (de Passavant), 433f, 442, 442f–443f
Cristas ampulares dos ductos semicirculares, 96, 96f–97f

ÍNDICE

Cromossomo 22, síndrome de DiGeorge e, 22
Cuspidados. *Ver* Caninos (cuspidados)
Cúspides, 359, 359f

D

Degeneração walleriana, 199
Deglutição
  mastigação e, 230, 239, 240f
  palato mole e, 351
  processo de, 442, 442f–443f
Deglutição
  mastigação e, 230, 239, 240f
  palato mole e, 351
  processo de, 442, 442f–443f
Dendritos, 66, 66f
Dente
  do áxis, 56, 56f
  ligamento do ápice do, 59–60, 60f
Dente do áxis, 56, 56f
  fraturas do, 64, 64f
Dentes
  anatomia dos, 359, 359f
  cáries e, 389, 389f
  decíduos vs. permanentes, 357–367, 358f
  drenagem venosa dos, 372
  faces dos, 357, 358f
  imagens dos, 395f–397f
  inferiores
    bloqueio Akinosi e, 576
    bloqueio do nervo alveolar inferior e, 570, 571f
    bloqueio Gow-Gates e, 574
    caninos (cuspidados), 360–367, 364f
    incisivos, 360–367, 365f
    inervação sensitiva dos, 375, 376f
    injeções intraorais e, 569
    molares, 367, 367f
    pré-molares, 366, 366f
  informações gerais sobre, 357–367
  irrigação dos, 371, 371f
  permanentes, tipos de, 357, 358f, 360–367
  sistemas de notação dental, 360
  superiores
    bloqueio do nervo maxilar, 585
    caninos (cuspidados), 360–367, 361f
    implantes de, 338–339, 338f–339f
    incisivos, 360–367, 361f
    inervação sensitiva dos, 374–375, 376f
    injeções intraorais e, 578, 584
    molares, 363, 363f
    permanentes, 350f
    pré-molares, 362f
Dentes mandibulares. *Ver* Dentes: inferiores
Dentes maxilares. *Ver* Dentes: superiores
Dentes sucedâneos, 357
Dentição mista, 357
Dentina, 359, 359f
Dermoplastia septal para epistaxe anterior grave recorrente, 304, 305f
Descompressão microvascular, 184f
Desenvolvimento embrionário
  correlações clínicas, 19–23, 19f–24f
  da face, 13, 13f–14f
  da glândula tireoide, 18, 18f
  da língua, 17, 17f
  das bolsas faríngeas, 4, 7–9, 7f–9f
    anomalias, 19, 19f
  das membranas faríngeas, 7–8, 7f
  do crânio, 10–12, 11f–12f
  do palato, 15, 15f–16f
  dos arcos faríngeos, 2, 4–5, 4f
    anomalias, 20–22, 20f–22f
    derivados, 5, 6f
  dos sulcos faríngeos, 7–9
  informações gerais sobre, 2, 2f–3f

Desvio de septo, 306, 306f, 308f
Diafragma, 614, 615f, 641f
Diencéfalo, 69
Digestão, mastigação e, 239, 240f
Diplopia, 80
Disco articular, 242–246, 242f
  perfurações do, 251–255, 251f
Disco do nervo óptico, 515f, 516
Distonia, 148
Divisão anterior da veia retromandibular, 192–193
Divisão mandibular (V3) do nervo trigêmeo (V)
  arcos faríngeos e, 4
  fibras ASG e, 82, 82f
  inervação da cavidade oral pela, 373–379, 373f
  inervação da fossa temporal pela, 213f
  inervação sensitiva do pescoço pela, 143f
  ramos da, 91f
  trajeto da
    couro cabeludo, 160f
    dentes, 375, 376f
    face, 177, 177f, 179f–180f
    fossa infratemporal, 214, 220–226, 222f–223f
    fossa temporal, 212, 212f–213f
    músculos da mastigação, 237, 238f, 239
Divisão maxilar (V2) do nervo trigêmeo (V)
  arcos faríngeos e, 4
  bloqueio dos nervos da, 585, 586f
  fibras ASG e, 82, 82f
  na fossa pterigopalatina, 265–271, 270f
  ramos da, 89f
    associados ao gânglio pterigopalatino
  trajeto da
    cavidade nasal, 295, 295f, 300, 302f–303f
    cavidade oral, 373–379, 373f
    couro cabeludo, 159, 160f
    dentes, 374
    face, 177, 177f, 179f
    fossa infratemporal, 220–226, 222f
    fossa pterigopalatina, 265–271, 266f
    nariz, 283–286, 284f–285f
    olho e órbita, 519, 524, 524f
    palato, 379, 380f
    seio maxilar, 327, 327f
  vias parassimpáticas associadas a, 557
Divisão oftálmica (V1) do nervo trigêmeo (V)
  arcos faríngeos e, 4f
  fibras ASG e, 82f
  inervação dos seios frontais pela, 316, 318, 318f
  inervação sensitiva do pescoço pela, 143f
  ramos da, 85f–86f
  trajeto da
    cavidade nasal, 295, 295f, 300, 302f–303f
    cavidade oral, 373–379, 373f
    couro cabeludo, 159, 160f
    dentes, 374
    face, 177, 177f, 179f
    fossa infratemporal, 220–226, 222f
    fossa pterigopalatina, 265–271, 266f
    nariz, 283–286, 284f–285f
    olho e órbita, 519, 524, 524f
    palato, 379, 380f
    seio maxilar, 327, 327f
  vias parassimpáticas associadas a, 557
Divisão posterior da veia retromandibular, 192–193
Doença de Graves, 151
Dor
  bloqueio do nervo nasopalatino e, 581
  língua e, 410–412
  na orelha média, 507
  nervo facial e, 94
  nervo glossofaríngeo e, 98
  nervo trigêmeo e, 82, 92f
  nervo vago, 100

674 NETTER - ATLAS DE CABEÇA E PESCOÇO

ÍNDICE

Dor *(Cont.)*
    neuralgia trigeminal e, 182f, 183–185
    parotidite e, 203
Dorso
    músculos do, 611, 612f
    ossos do, 596, 597f
Dorso da sela, 34, 35f
Dorso do nariz, 278
Ducto coclear, 491, 492f–493f
Ducto deferente, 634, 634f
Ducto de Stensen. *Ver* Ducto parotídeo
Ducto de união (ductus reuniens), 492f
Ducto endolinfático, 491, 492f
Ducto lacrimonasal
    abertura do, 88f–290f, 534f
    cavidade nasal e, 286, 289, 289f
    drenagem do, 315
    imagens do, 309f
    órbita e, 512, 534
Ducto linfático direito, 125
Ducto parotídeo, 188, 190, 191f, 203f, 343, 381–382
Ductos biliares no abdome, 631, 631f
Ductos linfáticos, 655, 656f
Ductos semicirculares
    como limites da orelha interna, 491, 492f–493f
    cristas ampulares dos, 96, 96f–97f
Ductos semicirculares, 491, 492f
Ductos sublinguais, 342f, 381f
Ducto submandibular
    cavidade oral e, 342f, 355, 356f
    glândulas salivares e, 381–382, 381f
    língua e, 404f
Ducto submandibular (de Wharton), 204f, 381–382
Ducto torácico, 125, 659f
Ducto utriculossacular, 491
Duodeno, 624, 624f

E

Ectoderma, 2, 4
Edema periorbital, 185, 185f
Edema periorbital, 185, 185f
Eminência articular, 243–246
Eminência piramidal, parede posterior da orelha média e, 489
Encéfalo, 68f–69f, 69
Encurtamento da visão, 542, 542f
Endoderma, 2, 3f, 4
Enfisema cervical, 481, 481f
Epiglote
    cartilagem epiglótica, 448, 448f, 452, 452f
    deglutição e, 442, 442f–443f
    língua e, 409f
    parte laríngea da faringe e, 429, 429f
Epistaxe, 304–308, 305f
Epitálamo, 69
Epitélio estratificado escamoso (pavimentoso)
    calículos gustatórios e, 403f
    da bochecha, 354
    não queratinizado, 343, 404
    soalho da cavidade oral e, 355
Epitélio estratificado pavimentoso queratinizado, 278
Epitélio olfatório, 286, 296, 296f
Epitélio respiratório, 276, 312
Eritroplasia, da língua, 422
Escafa, 487, 488f
Escápula, 592, 592f
Esclera, 514f–515f, 516
"Esfíncter" palatofaríngeo, 433f
Esmalte do dente, 359, 359f
Esôfago, 118, 125
Espaço fascial bucal, 473, 476f
Espaço fascial canino, 473
Espaço fascial da glândula submandibular, 475
Espaço fascial infratemporal, 473

Espaço fascial laterofaríngeo, 474
Espaço fascial mastigatório, 475, 476f
Espaço fascial parotídeo, 475
Espaço fascial peritonsilar, 475, 476f
Espaço fascial pré-traqueal, 477–478, 478f
Espaço fascial pré-vertebral, 477–478, 478f
Espaço fascial pterigomandibular, 475, 571f
Espaço fascial retrofaríngeo, 477–478, 478f
Espaço fascial sublingual, 473
Espaço fascial submasséterico, 475
Espaço fascial submentual, 474
Espaço fascial superficial, 477–478, 478f
Espaço fascial temporal, 475
Espaço (leito) parotídeo
    drenagem venosa do, 192–193, 194f
    irrigação do, 192–193, 192f
    nervos sensitivos do, 195–197, 195f–196f
    perguntas e respostas sobre, 655
    principais estruturas do, 190, 191f
    recesso do, 189, 189f
    vias parassimpáticas para, 195–197
    vias simpáticas para, 195–197
Espaço parotídeo, 182
Espaço perigoso, 477–478, 478f
Espaço retrofaríngeo, 433f
Espaços faciais, 471–478, 472f
    infra-hióideos, 477–478, 478f
    que se estendem por todo o comprimento do pescoço, 477–478, 478f
    supra-hióideos, 473–475, 476f
Espaços fasciais da região submandibular, 473
Espaços fasciais da região submandibular, 474
Espaços fasciais infra-hióideos, 471, 477–478, 478f
Espaços fasciais supra-hióideos, 471, 473–475, 476f
Espaço supraesternal, 468f, 470f
Espinha nasal anterior, 279f
Estereocílios, 493f
Esterno, 598, 599f
Estômago, 623–633, 623f
Estomatite viral, 393
Estrato circular da túnica muscular do esôfago, 427f, 433f
Estrato limitante interno, 520f
Estrato membranáceo da tela subcutânea do abdome, 590, 591f
Estribo, 489, 490f, 492f
Exoftalmia, 185
Expressão facial, músculos da
    grupo auricular, 168, 169f
    grupo cervical, 168, 169f
    grupo do couro cabeludo, 168, 169f
    grupo nasal, 166, 167f
    grupo oral, 164, 165f
    grupo orbital, 166, 167f
    informações gerais sobre, 154, 161–169, 161f–162f
    perguntas e respostas sobre, 655

F

Face bucal dos dentes, 637, 637f
Face distal dos dentes, 357, 358f
Face labial dos dentes, 357, 358f
Face lingual dos dentes, 357, 358f
Face mesial dos dentes, 357, 358f
Face oclusal dos dentes, 357, 358f
Face. *Ver também* Bochechas; Expressão facial, Músculos da; Lábios; Couro cabeludo
    correlações clínicas, 182f, 183–185, 184f–185f
    desenvolvimento embrionário da, 13f–14f
    drenagem venosa da, 175, 175f
        veias comunicantes, 176f
        veias profundas, 176f
        veias superficiais, 175, 175f–176f
    estruturas do adulto, 13
    fáscia da, 466
    inervação da
        divisão mandibular do nervo trigêmeo na, 177, 177f, 179f–180f

ÍNDICE **675**

ÍNDICE

Face. *Ver também* Bochechas; Expressão facial, Músculos da; Lábios; Couro cabeludo *(Cont.)*
  divisão maxilar do nervo trigêmeo na, 177, 177f, 179f
  divisão oftálmica do nervo trigêmeo na, 177–178, 177f, 179f
  inervação motora, 182
  inervação sensitiva, 178, 179f–181f
  informações gerais sobre, 177–182, 177f
  plexo cervical na, 177, 177f, 181f
 informações gerais sobre, 13, 154, 155f
 irrigação da, 158f, 170, 170f, 279f
  artéria carótida externa e ramos na, 158f, 170, 170f, 172, 172f
  artéria oftálmica e ramos na, 177–178, 177f, 179f
 maxila e, 42
 osso da, 154, 155f
Face vestibular (facial) dos dentes, 357, 358f
Faringe
 aberturas potenciais na parede da, 434, 434f
 correlações clínicas, 442, 442f–444f, 444
 drenagem linfática da, 660f
 drenagem venosa da, 438, 438f
 inervação sensitiva da, 439–440, 441f
 informações gerais sobre, 426–427, 426f–427f
 irrigação da, 435, 436f–437f
 músculos da, 430, 431f–433f
 partes da, 428–429, 429f
 traqueia e, 123
 vias parassimpáticas para, 557–559
Faringite, 444, 444f
Fáscia alar, 468f, 469–470
Fáscia bucofaríngea, 426, 426f, 433f, 468f, 469–470, 476f
Fáscia cervical
 correlações clínicas, 479–481, 479f–481f
 espaços da, 471–478, 472f
  infra-hióideos, 477–478, 478f
  que se estendem por todo o comprimento do pescoço, 477–478, 478f
  supra-hióideos, 473–475, 476f
 informações gerais sobre, 466, 466f–467f
 profunda. *Ver* Fáscia cervical ("profunda")
 superficial (tela subcutânea), 466, 468, 468f
Fáscia cervical ("profunda"). *Ver também* Bainha carótica
 camada média da, 108, 469–470
 camada profunda da, 108, 109f, 469–470
 camada superficial da. *Ver* Lâmina superficial da fáscia cervical
 informações gerais sobre, 466, 466f–467f
 lâmina de revestimento da. *Ver* Lâmina superficial da fáscia cervical
 trígono carótico e, 116
Fáscia de Camper, da parede abdominal, 590, 591f
Fáscia de Scarpa, da parede abdominal, 590, 591f
Fáscia dos músculos infra-hióideos, 469–470
Fáscia faringobasilar, 426, 427f
Fáscia faringobasilar, 427f, 433f
Fáscia gênio-hióidea, 468f
Fascículo longitudinal inferior, 59–60
Fascículo longitudinal superior, 59–60, 60f
Fibras craniossacrais, 547–548
Fibras toracolombares, 547–548
Fibras zonulares, 515f
Fibras zonulares, 520f
Fígado, 629, 629f
Filtro, 13, 342f–343f, 343
Fissura completa do lábio e do palato, 23, 24f
Fissura labial e palatina, 23, 23f–24f
Fissura orbital inferior
 como abertura na órbita, 512
 fossa pterigopalatina, 259, 260f
 vista anterior, 50, 50f
Fissura orbital inferior, 273f–274f
Fissura orbital superior, 50, 50f, 512
Fissura petrotimpânica, 32, 33f
Fissura primária de lábio e palato, 23, 24f
Fissura pterigomaxilar, 259, 261f
Fissura secundária de lábio e palato, 23, 24f

Fístulas
 da glândula parótida, 205, 205f
 síndrome do seio cavernoso e, 185, 185f
Fonação, 123
Fontículos, 11–12
Forame apical, 359f
Forame cego
 da língua, 402, 403f, 409f
 na vista superior da base do crânio, 51, 53f
Forame da mandíbula, 27f, 51
Forame esfenopalatino
 cavidade nasal e, 286, 288f
 fossa pterigopalatina e, 258f, 259
 osso palatino e, 41, 41f
Forame espinhoso
 na base do crânio, 51, 53f
 osso esfenoide e, 34, 35f
Forame estilomastóideo, 32, 33f, 182
Forame etmoidal anterior
 na órbita, 512
 na vista superior da base do crânio, 51, 53f
 vista anterior, 50, 50f
Forame etmoidal posterior, 50–51, 50f, 53f, 512
Forame incisivo, 15, 349
Forame infraorbital, 50, 50f
Forame jugular, 30, 51
Forame lacerado, 51, 53f
Forame lingual, 27f, 51, 397f
Forame magno, 30, 51, 53f
Forame mastóideo, 51, 53f
Forame mentual, 27f, 44, 45f, 50–51, 50f, 573
Forame oval
 na base do crânio, 51, 53f
 osso esfenoide e, 34, 35f
Forame palatino maior
 cavidade nasal e, 288f
 imagens do, 395f
 palato duro e, 349, 350f
Forame palatino menor
 cavidade nasal e, 288f
 imagens do, 395f
 palato duro e, 349, 350f
Forame redondo
 canal pterigóideo e, 273f–274f
 fossa pterigopalatina e, 259, 260f–261f
 na vista superior da base do crânio, 51, 53f
 osso esfenoide e, 34, 35f
Forame supraorbital, 512
Forame transversário, 56, 56f
Forame venoso (de Vesálio), 51
Forame vertebral, 56, 56f, 597f
Forame zigomaticofacial, 50, 50f
Forame zigomático-orbital, 512
Formação e absorção de lágrimas, 534, 534f
Fossa anterior do crânio, 26, 287
Fossa digástrica, 44, 45f
Fossa do saco lacrimal, 36
Fossa hipofisial, 34, 35f
Fossa incisiva, 350f, 395f
Fossa infratemporal
 anatomia da, 208, 208f
 drenagem venosa da, 216–220, 219f
 fossa pterigopalatina e, 258, 258f, 260f
 irrigação da, 216–220, 217f–218f
 limites da, 214, 214f–215f
 maxila e, 26
 nervos e estruturas associadas, 220–226, 222f–223f, 225f–227f
 perguntas e respostas sobre, 655
Fossa jugular, 32, 33f, 490f, 494f
Fossa mandibular, 243–246
Fossa média do crânio, 26, 89f
Fossa pterigopalatina
 aberturas da, 259, 260f–261f

ÍNDICE

Fossa pterigopalatina *(Cont.)*
   bloqueio do nervo maxilar e, 585
   cavidade nasal e, 286–287
   drenagem venosa da, 262–264, 264f
   imagens da, 273f–274f
   informações gerais sobre, 258, 258f
   irrigação da, 262–264, 263f
   limites da, 259
   osso palatino e, 41
   perguntas e respostas sobre, 657–658
   ramos dentro da, 265–271, 266f, 268f, 270f, 272f
   ramos do nervo maxilar associados a, 265–271, 266f
   vias parassimpáticas associadas a, 265–271, 270f
   vias simpáticas associadas a, 265–271, 272f
Fossa temporal
   anatomia da, 208, 208f
   drenagem venosa da, 210–211, 211f
   inervação da, 212, 212f–213f
   irrigação da, 210–211, 210f
   limites da, 209, 209f
   perguntas e respostas sobre, 655
Fossa triangular, 488f
Fóvea central, 516
Fóvea pterigóidea, 44, 45f
Fovéolas granulares, 28
Fratura de Hangman, 64, 64f
Fratura de Jefferson, 64, 64f
Fraturas
   da mandíbula, 63, 63f
   das vértebras cervicais, 64, 64f
   de Le Fort, 62, 62f
   do osso zigomático, 61–64, 61f
Fraturas de Le Fort, 62, 62f
Frênulo
   da língua, 355
   labial, 343
Frênulo da língua, 355, 356f, 404, 404f, 420–423, 420f
Função aferente somática geral (ASG). *Ver* função ASG (aferente somática geral)
Função aferente visceral especial (AVE). *Ver* função AVE (aferente visceral especial)
Função ASE (aferente somática especial), 75, 78, 96
Função ASG (aferente somática geral)
   características da, 75
   língua e, 410–412
   nervo facial e, 94
   nervo glossofaríngeo e, 98, 139
   nervo trigêmeo e, 82, 82f
   nervo vago e, 100
Função AVE (aferente visceral especial)
   dos nervos cranianos, 75
   língua e, 410–412
   nervo facial e, 94, 95f
   nervo glossofaríngeo e, 98
   nervo olfatório e, 76
   nervo vago e, 100
Função AVG, 75
   nervo facial e, 94
   nervo glossofaríngeo e, 98
   nervo vago e, 100
Função ESG, 75, 80, 103, 103f
Função EVE (eferente visceral especial)
   dos nervos cranianos, 75
   nervo acessório e, 102
   nervo facial e, 94
   nervo glossofaríngeo e, 98
   nervo trigêmeo e, 82f
   nervo vago e, 100
Função EVG, 75, 80
   nervo facial e, 94
   nervo glossofaríngeo e, 98
   nervo vago e, 100
Fundoscopia, 539f

G

Gânglio, 66
Gânglio cervical inferior, 147
Gânglio cervical médio, 147, 147f
Gânglio cervical superior, 147, 147f
   características do
      gerais, 551
      para a cavidade nasal, 301, 302f
      para a fossa pterigopalatina, 265–271
      para a glândula parótida, 195–197, 198f, 562
      para as glândulas lacrimal, submandibular e sublingual, 557–559
      para o olho, 528f, 553–554
   via simpática a partir do, 562, 563f–564f
Gânglio cervicotorácico (estrelado), 147
Gânglio ciliar, 4
   características do, 553
   inervação da cavidade nasal e, 299f
   na órbita, 520f, 523f
   raízes nervosas conectadas ao, 528f
Gânglio espiral da cóclea, 486f, 493f
Gânglio geniculado, 200f
Gânglio ótico, 4
   características do, para a glândula parótida, 195–197, 226f, 384–386, 562
   fibras EVG e, 98, 99f
   para a fossa infratemporal, 214
   trajeto do, 220–226, 223f, 225f, 227f, 385f, 563f–564f
Gânglio pterigopalatino, 4
   características do, 557
      para a cavidade nasal, 298f, 302f
      para a fossa pterigopalatina, 303f
      para glândulas salivares, 386, 387f
   células etmoidais e, 323–324
   fossa pterigopalatina e, 258, 265–271, 268f, 272f
   ramos da divisão maxilar do nervo trigêmeo e, 89f, 265–271, 268f
   ramos orbitais do, 331, 331f
   vias parassimpáticas associadas ao, 265–271
Gânglio submandibular, 4, 386, 387f, 557
Gânglio visceral, 565
Gengiva
   bloqueio Akinosi e, 576
   bloqueio do nervo alveolar inferior e, 570
   bloqueio do nervo alveolar superior médio, 583
   bloqueio do nervo alveolar superior posterior e, 580
   bloqueio do nervo bucal e, 572
   bloqueio do nervo maxilar e, 585
   bloqueio do nervo mentual e, 573
   bloqueio do nervo nasopalatino e, 581
   bloqueio do nervo palatino maior e, 582
   bloqueio Gow-Gates e, 574
   dentes e, 359f, 388, 388f
Gengivite, 388, 388f
Giros do cérebro, 68f, 69
Glândula lacrimal
   fibras EVG do nervo facial e, 94
   fibras simpáticas para
      que atravessam a fossa pterigopalatina, 265–271
      via anatômica para, 536f, 559, 560f–561f
   no aparelho lacrimal, 534, 534f
   partes orbital e palpebral da, 290f
   vias parassimpáticas para, 535, 536f, 557–559, 558f
Glândula lingual (salivar menor), 404f
Glândula parótida
   características da, 190, 381–382
   como estrutura do espaço parotídeo, 191f
   correlações clínicas, 199–205, 200f–205f
   fibras parassimpáticas para, 220–226, 227f, 384–386, 385f, 387f
      vias anatômicas das, 195–197, 562, 563f–564f
   fibras simpáticas para, 195–197, 562, 563f–564f
   informações gerais sobre, 188, 188f, 381, 381f
   limites e estruturas do espaço parotídeo e, 189, 189f
   nervo glossofaríngeo para, 98
   perguntas e respostas sobre, 655

ÍNDICE **677**

ÍNDICE

Glândula parótida *(Cont.)*
  porção inferior, 114
  trígono submandibular e, 115f
  tumores da, 202, 202f, 205
Glândula seminal, 634, 634f
Glândulas faríngeas, vias parassimpáticas para, 557–559, 558f
Glândulas molares, bochechas e, 343
Glândulas palatinas, 349, 350f
  vias parassimpáticas para, 557–559, 558f
Glândulas palatinas, 350f, 351
  vias parassimpáticas para, 557–559, 558f
Glândulas paratireoides, 118, 123, 124f
Glândulas salivares
  características das, 381–382, 383f
  cavidade oral e, 342, 356f
  correlações clínicas, 391, 391f, 394, 394f
  informações gerais sobre, 381–386, 381f, 383f
  parótidas. *Ver* Glândula parótida
  sublinguais. *Ver* Glândula sublingual
  submandibulares. *Ver* Glândula submandibular
  vias parassimpáticas para, 384–386, 385f, 387f
Glândulas suprarrenais, 633, 633f
Glândulas suprarrenais, 633, 633f
Glândula sublingual
  características da, 381–382
  fibras simpáticas para, via anatômica das, 559, 560f–561f
  informações gerais sobre, 381, 381f
  nervo facial e, 94, 95f
  soalho da cavidade oral e, 342f, 356f, 404f
  vias parassimpáticas para, 386, 387f, 557–559, 558f
Glândula submandibular
  características da, 381–382
  fibras simpáticas para, via anatômica das, 559, 560f–561f
  informações gerais sobre, 381, 381f
  nervo facial e, 94, 95f
  soalho da cavidade oral e, 356f
  trígono submandibular e, 114
  vias parassimpáticas para, 386, 387f, 557–559, 558f
Glândula tireoide
  anatomia da, 123, 124f–125f
  desenvolvimento embrionário da, 18, 18f
  ectópica, 19, 19f
  hipertireoidismo e, 151, 151f
  hipotireoidismo e, 150, 150f
  trígono carótico e, 116, 117f
  trígono muscular e, 118, 119f
Glaucoma, 539, 539f–540f
Glaucoma de ângulo aberto, 539
Glaucoma de ângulo fechado, 539
Glicopirrolato, 201
Glossite, xerostomia e, 204f
Grânulos de Fordyce, 343
Grupo auricular, dos músculos da face, 168, 169f
Grupo nasal, dos músculos da face, 166, 167f
Grupo oral, dos músculos da face, 164, 165f
Grupo orbital, dos músculos da face, 166, 167f
Gustação (sensação), 98, 99f, 410–412

H

Haemophilus influenzae, 507
Hâmulo pterigóideo, 34, 35f, 350f, 433f
Hélice da orelha, 487, 488f
Helicotrema, 492f
Hemianopsia bitemporal, 78
Hemianopsia homônima, 78
Hemianopsia, homônima ou bilateral, 78
Herpes-vírus simples (HSV-1), 199, 392, 392f
Hiato do canal do nervo petroso maior, 51, 53f
Hiato do canal do nervo petroso menor, 51, 53f
Hiato semilunar, 38, 39f
Hiperacusia na paralisia de Bell, 200f
Hipermetropia, 542, 542
Hipertireoidismo, 151, 151f

Hipófise, 329, 329f
Hipotálamo, 69
Hipotireoidismo, 150, 150f
Hormônio paratireóideo, 123
HSV-1. *Ver* Herpes-vírus simples (HSV-1)

I

Íleo, 625, 626f
Ílio, 600, 601f
Implantes dentais, 338–339, 338f–339f
Incisivos
Incisivos centrais, 358f, 360–367, 361f, 365f, 397f
Incisivos laterais, 358f, 360–367, 361f, 365f
  imagens dos, 396f–397f
Incisura coronóidea, 570, 571f
Incisura intertrágica, 487
Incisura tireóidea superior, 449
Infecção pelo HIV (vírus da imunodeficiência humana), 203
Infecção pelo vírus da imunodeficiência humana (HIV), 203
Infecções
  abscessos, 480, 480f
  angina de Ludwig, 479–481, 479f
  dos seios paranasais, 312f, 335f
  espaços fasciais e, 471
  paralisia de Bell e, 199
  parotidite e, 203
  sinusite e, 333–340, 333f–334f
Infecções bacterianas, 199, 203
Infecções virais, parotidite e
Injeções
  intraorais. *Ver* Injeções intraorais
  intraósseas, 587
  intrapulpares, 587
  intrasseptais, 587
  no ligamento periodontal, 587–588, 588f
Injeções de Botox®, 166
Injeções intraorais
  informações gerais sobre, 568, 568f
  mandibulares, 568–576
    bloqueio Akinosi, 576, 576f–577f
    bloqueio do nervo alveolar inferior, 570, 571f, 587
    bloqueio do nervo bucal, 572, 572f
    bloqueio do nervo mentual, 573, 573f
    bloqueio Gow-Gates, 574, 575f
    pontos de referência para, 569, 569f
  maxilares, 568
    bloqueio do nervo alveolar superior anterior, 584, 584f
    bloqueio do nervo alveolar superior médio, 583, 583f
    bloqueio do nervo alveolar superior posterior, 580, 580f
    bloqueio do nervo infraorbital, 584, 584f
    bloqueio do nervo maxilar, 585, 586f
    bloqueio do nervo nasopalatino, 581, 581f
    bloqueio do nervo palatino maior, 582, 582f
    informações gerais sobre, 578, 578f
    pontos de referência para, 578, 578f–579f
Injeções intraósseas, 587
Injeções intrapulpares, 587
Injeções intrasseptais, 587
Injeções LPD. *Ver* Injeções no ligamento periodontal (LPD)
Injeções mandibulares, 568–576
  bloqueio Akinosi, 576, 576f–577f
  bloqueio do nervo alveolar inferior, 570, 571f, 587
  bloqueio do nervo bucal, 572, 572f
  bloqueio do nervo mentual, 573, 573f
  bloqueio Gow-Gates, 574, 575f
  pontos de referência para, 569, 569f
Injeções maxilares
  bloqueio do nervo alveolar superior anterior, 584, 584f
  bloqueio do nervo alveolar superior médio, 583, 583f
  bloqueio do nervo alveolar superior posterior, 580, 580f
  bloqueio do nervo infraorbital, 584, 584f
  bloqueio do nervo maxilar, 585, 586f
  bloqueio do nervo nasopalatino, 581, 581f

ÍNDICE

Injeções maxilares *(Cont.)*
  bloqueio do nervo palatino maior, 582, 582f
  informações gerais sobre, 578, 578f
  pontos de referência para, 578, 578f–579f
Injeções no ligamento periodontal (LPD), 587–588, 588f
Ínsula, 68f, 69
Intestino grosso, 627–628, 628f
Intumescência cervical da medula espinal, 70, 70f
Intumescência lombossacral, da medula espinal, 70, 70f
Íris, 514f–515f, 516
Ísquio, 600, 601f

J

Janela da cóclea (redonda), 489, 490f, 492f–493f
Jejuno, 625, 626f
Joelho do nervo facial, 486f, 490f

L

Lábio(s). *Ver também* Face
  aspectos estruturais do(s), 343, 343f
  bloqueio do nervo infraorbital e, 584
  bloqueio do nervo maxilar e, 585
  desenvolvimento embrionário do, 13
  drenagem venosa do(s), 344–345, 345f
  fissura labial, 23, 23f–24f
  frênulo do, 342f
  inervação sensitiva do(s), 347, 347f
  irrigação do(s), 344–345, 344f
Labirinto etmoidal, 38
Labirinto membranáceo, 96, 96f–97f, 491, 492f, 505f
Labirinto ósseo, 491
Lâmina basilar, 486f, 493f
Lâmina cribriforme
  como limite da cavidade nasal, 287, 287f
  do osso etmoide, 38, 39f, 77f
  forames da, 51, 53f
  inervação da cavidade nasal e, 299f
Lâmina da cartilagem tireóidea, 449, 449f
Lâmina espiral óssea, 486f
Lâmina espiral óssea, 493f
Lâmina horizontal do osso palatino, 41, 41f, 43f
Lâmina inferior, da ATM, 242f, 243–246
Lâmina perpendicular
  do osso etmoide, 38, 39f, 40, 308f
  do osso palatino, 41, 41f
Lâmina pré-traqueal da fáscia cervical, 469–470, 470f
Lâmina pré-vertebral da fáscia cervical, 108, 468f, 469–470
Lâmina própria da gengiva, 359f
Lâmina superficial da fáscia cervical (lâmina de revestimento)
  do pescoço, 468f, 469–470, 470f
  glândula parótida e, 189, 189f
  músculo esternocleidomastóideo e, 108
  músculo trapézio e, 108, 109f
  trígono cervical lateral e, 120
Lâmina superior, da ATM, 242f, 243–246
Laringe
  anatomia da, 123, 124f, 446f–447f
  articulações, membranas e ligamentos da, 454, 455f
  cartilagens da, 446f, 448, 448f
    acessórias, 453, 453f
    aritenóidea, 451, 451f
    cricóidea, 450, 450f
    epiglótica, 452, 452f
    tireóidea, 449, 449f
  correlações clínicas, 462–464, 462f–464f
  deglutição e, 442, 442f–443f
  drenagem venosa da, 459, 459f
  informações gerais sobre, 446, 446f
  irrigação da, 458, 458f
  músculos da, 456–457, 456f–457f
  ramos motores e sensitivos do nervo vago para, 460, 460f–461f
  trígono carótico e, 116
  trígono muscular e, 118

Laringite, 463, 463f
Lemnisco trigeminal (tratos trigeminotalâmicos), 98
Lente, 514f–515f, 516
Leucoplasia, 422–423, 423f
Leucoplasia pilosa da língua, 423, 423f
Ligamento alar, 59–60, 60f
Ligamento colateral lateral, 243–246, 247f
Ligamento colateral medial, 243–246, 247f
Ligamento cricotireóideo mediano, 449f
Ligamento cricotireóideo mediano, 449f, 454
Ligamento cricotraqueal, 454
Ligamento cruciforme do atlas, 59–60, 60f
Ligamento do ápice do dente (do áxis), 59–60, 60f
Ligamento esfenomandibular, 243–246, 247f
Ligamento espiral, 486f, 493f
Ligamento estilo-hióideo, 407f, 434f
Ligamento estilomandibular, 189
Ligamento estilomandibular, 243–246, 247f
Ligamento hioepiglótico, 454
Ligamento lateral, 243–246, 247f
Ligamento longitudinal posterior, 59–60, 60f
Ligamento nucal, 58, 58f, 126
Ligamentos amarelos, 58, 58f
Ligamentos colaterais, 243–246, 247f
Ligamentos tíreo-hióideos laterais, 454
Ligamento superior do martelo, 488f
Ligamentos vocais, 454, 455f, 457f
Ligamento temporomandibular, 243–246, 247f
Ligamento tireoepiglótico, 452f, 454
Ligamento tíreo-hióideo mediano, 454
Ligamento transverso do atlas, 59–60, 60f
Ligamento vestibular, 454, 455f
Linfa, 655, 657
Linfonodo intercalado, 659f–660f
Linfonodos, 655, 656f
  tipos de, 657–658, 659f
  trígono carótico e, 116
Linfonodos adjacentes à veia jugular interna, 660f
Linfonodos bucinatórios, 659f
Linfonodos cervicais, 657–658, 659f
Linfonodos cervicais anteriores, 657–658, 659f
Linfonodos cervicais anteriores profundos (justaviscerais), 657–658
Linfonodos cervicais laterais profundos, 657–658
Linfonodos cervicais laterais profundos inferiores, 657–658, 659f
Linfonodos cervicais laterais profundos superiores, 657–658, 659f
Linfonodos cervicais laterais profundos superiores, 659f
Linfonodos cervicais laterais superficiais, 657–658, 659f
Linfonodos da face, 657–658, 659f
Linfonodos esternocleidomastóideos, 659f
Linfonodos jugulodigástricos, 657–658, 659f–660f
Linfonodos júgulo-omo-hióideos, 659f–660f
Linfonodos mandibulares, 659f
Linfonodos mastóideos, 657–658, 659f
Linfonodos nasolabiais, 659f
Linfonodos occipitais, 657–658, 659f
Linfonodos paratraqueais, 657–658
Linfonodos parotídeos, 657–658, 659f
Linfonodos pré-laríngeos, 657–658
Linfonodos pré-traqueais, 657–658
Linfonodos profundos, 657–658, 659f
Linfonodos retrofaríngeos, 320, 657–658, 659f
Linfonodos subclávios, 659f
Linfonodos submandibulares, 114, 316, 320, 325, 657–658, 659f
Linfonodos submentuais, 657–658, 659f
Linfonodos superficiais, 657–658, 659f
Linfonodos supraclaviculares, 659f
Linfonodos supra-hióideos, 659f
Linfonodos tireóideos superiores, 659f
Linfonodo subparotídeo, 659f
Linfossarcoma, 202f

ÍNDICE

Língua, 355
    bloqueio Akinosi e, 576
    bloqueio Gow-Gates e, 574
    cavidade oral e, 342
    como parte do sistema linfático, 656, 656f
    correlações clínicas, 420–423, 420f–423f
    desenvolvimento embrionário da, 17, 17f
    drenagem linfática da, 660f
    drenagem venosa da, 419, 419f
    estruturas da face inferior da, 404, 404f
    estruturas do dorso da, 402–405, 403f
    fibras ESG do nervo hipoglosso e, 103
    inervação motora da, 414, 415f
    inervação sensitiva da, 410–412, 410f–411f, 413f
    informações gerais sobre, 400, 400f–401f
    irrigação da, 416, 417f–418f
    lesões que afetam o nervo hipoglosso, 105, 105f
    mastigação e, 230f
    músculos da, 17, 17f, 406, 407f, 408, 409f
    nervo glossofaríngeo e, 98, 99f
    soalho da cavidade oral e, 355, 356f
Língua fissurada, 400, 401f
Língua geográfica, 400, 401f
Língua negra pilosa, 400, 401f
Língua pilosa, 400, 401f
"Língua presa", 420–423, 420f
Linha milo-hióidea, 44, 45f
Linha oblíqua
    da cartilagem tireóidea, 449, 449f
    da mandíbula, 434f
Linha temporal inferior, 209, 209f
Linha temporal superior, 209, 209f
Líquido sinovial, 243–246
Lisossomos, 66, 66f
Lobo frontal, 68f
Lobo occipital, 68f, 69
Lobo parietal, 68f, 69
Lobo temporal, 68f, 69
Lóbulo da orelha, 487, 488f
Luxação mandibular, 252, 252f

M

Macroglossia, 576
Macula lútea, 516
Máculas, do utrículo e do sáculo, 96, 96f–97f
Maloclusão classe II, bloqueio do nervo alveolar inferior na, 570
Maloclusão classe III, bloqueio do nervo alveolar
    inferior na, 570
Mamelões, 360–367
Mandíbula
    abertura da boca, 253, 253f–254f
    anatomia da, 44, 45f, 51, 51f
    ATM e abertura da boca, 251–255, 251f
    estruturas que se articulam com, 27–28, 27f
    fraturas da, 63, 63f
    linha oblíqua da, 434f
    luxação da, 252, 252f
    no esqueleto da face, 110f
Manúbrio do esterno, 125, 598, 599f
Mão
    irrigação da, 638, 638f
    músculos da, 609, 610f
Mão, 638, 638f, 650–652
Margem incisal dos dentes, 357, 358f
Martelo, 489, 489f–490f
Mastigação, músculos da
    anatomia dos, 230–231, 230f, 232f–233f
    correlação clínica, 239, 240f
    drenagem venosa dos, 236, 236f
    irrigação dos, 234, 235f
    perguntas e respostas sobre, 656
    ramos motores do nervo trigêmeo para os, 237, 238f
Mastoidite, 508, 508f

Maxila
    anatomia da, 42, 42f–43f
    cavidade nasal e, 287, 288f
    espinha nasal anterior da, 279f
    estruturas que se articulam com, 27–28, 27f
    fossa infratemporal e, 214, 214f–215f
    fossa pterigopalatina e, 259
    margem orbital e, 512, 513f
    no esqueleto da face, 155f
    processo palatino da, 349, 350f
    raiz do nariz e, 278
Meato acústico externo, 487, 487f–488f. *Ver também* Orelha externa
    glândula parótida e, 189, 487, 487f–488f
Meato acústico interno, 200f
Meato acústico interno. *Ver também* Orelha interna
    na vista superior da base do crânio, 51, 53f
    nos ossos temporais, 32
Meato nasal inferior, 289, 289f–290f, 315
Meato nasal médio
    anatomia do, 289, 289f
    células etmoidais e, 320
    drenagem do, 315
    seio maxilar e, 325
    seios frontais e, 316
Meato nasal superior, 289, 289f, 315, 320
Mediastino, 618–619, 618f–619f
Mediastino inferior, 619, 619f
Mediastino superior, 618, 618f
Medula espinal, 70, 70f–71f
Medula oblonga (bulbo), 139
Membrana atlantoccipital, 58, 58f, 122
Membrana cricotireóidea, 462–464, 462f
Membrana quadrangular, 454
Membranas faríngeas, 7–8, 7f
Membrana tectória, 59–60, 60f, 486f, 493f
Membrana timpânica, 487, 488f
Membrana tíreo-hióidea, 112f, 449, 449f, 454, 455f
Membrana vestibular (de Reissner), 486f, 493f
Membros superiores
    drenagem venosa dos, 639, 639f
    inervação dos, 649–653, 649f, 652f
    informações gerais sobre, 590
    irrigação dos, 636–638, 636f–638f
    músculos dos
        braço, 605, 605f
        compartimento anterior do antebraço, 607f
        compartimento posterior do antebraço, 608f
        mão, 609, 610f
        ombro, 603, 604f
        região peitoral, 602, 602f
    ossos dos, 592–595, 592f, 594f–595f
Meningite, 333
Mesencéfalo, 69, 69f, 92f
Mesoderma, 2, 3f
Mesoderma das placas laterais, 2, 3f, 4
Mesoderma paraxial, 2, 3f, 12
Método de notação de Palmer, 360
Micróglia, 67, 67f
Midríase, 80
Miopia, 542, 542f
Mitocôndrias, 66, 66f
Modíolo da cóclea, 486f, 491
Molares
    bloqueio do nervo alveolar superior posterior e, 580, 580f
    decíduos vs. permanentes, 358f
    imagens dos, 396f–397f
    inferiores, 367, 367f
    superiores, 363, 363f
Movimento de translação, na abertura da boca, 253, 253f–254f
Movimento rotacional na abertura da boca, 253, 253f–254f
Mucocele, 391, 391f
Mucosa mandibular, 570
Mucosa olfatória, 77f, 296f

Músculo abaixador do ângulo da boca, 164, 165f
Músculo abaixador do lábio inferior, 164, 165f
Músculo abaixador do septo nasal, 166, 167f
Músculo abdutor curto do polegar, 609, 610f
Músculo abdutor do dedo mínimo, 609, 610f
Músculo abdutor longo do polegar, 608f
Músculo ancôneo, 605
Músculo aritenóideo oblíquo, 456–457, 456f
Músculo aritenóideo oblíquo, parte ariepiglótica do, 456–457, 456f
Músculo aritenóideo transverso, 456–457, 456f
Músculo auricular anterior, 168, 169f
Músculo auricular posterior, 168, 169f
Músculo auricular superior, 168, 169f
Músculo bíceps braquial, 605, 605f
Músculo braquial, 605, 605f
Músculo braquiorradial, 608f
Músculo bucinador, 346, 346f
  bloqueio do nervo bucal e, 572f
  bochechas e, 343
  expressão facial e, 164, 165f
  mastigação e, 230f, 232f–233f, 239
  músculos da faringe e, 433f–434f
  palato mole e, 353f
  soalho da cavidade oral e, 356f
Músculo ciliar, 80, 81f
Músculo constritor inferior da faringe, 407f, 427f, 430, 431f, 434f
  trígono carótico e, 116
Músculo constritor inferior da faringe, 407f, 427f, 430, 431f, 434f
  trígono carótico e, 116
Músculo constritor médio da faringe, 430, 432f–434f, 434
  trígono carótico e, 116
Músculo constritor médio da faringe, 430, 432f–434f, 434
  trígono carótico e, 116
Músculo constritor superior da faringe, 427f, 430, 432f–434f, 434
Músculo constritor superior da faringe, 430, 431f, 434, 434f
Músculo coracobraquial, 605
Músculo corrugador do supercílio, 166, 167f
Músculo cricoaritenóideo lateral, 456–457, 456f–457f
Músculo cricoaritenóideo posterior, 456–457, 456f–457f
Músculo da úvula, 334, 335t, 350f
Músculo da úvula, 351–352
Músculo deltoide, 603, 604f
Músculo digástrico
  glândula parótida e, 188–189
  músculos da faringe e, 434f
  na região supra-hióidea, 111, 127
  subdivisão dos trígonos pelo, 126, 126f
Músculo digástrico, ventre anterior do, 113, 115f
Músculo digástrico (ventre posterior), 114, 116
Músculo epicrânico, 167f
Músculo escaleno anterior, 128, 128f
Músculo escaleno médio, 128, 128f
Músculo escaleno posterior, 128, 128f
Músculo espinal do pescoço, 611, 612f
Músculo espinal do tórax, 611, 612f
Músculo esplênio da cabeça, 120, 611, 612f
Músculo esplênio do pescoço, 611, 612f
Músculo estapédio, 94, 490f, 494, 494f
Músculo esternocleidomastóideo
  como limite dos trígonos do pescoço, 126
  glândula parótida e, 189, 189f
  lâmina superficial da fáscia cervical envolvendo o, 108, 109f
  nervo acessório para, 102, 102f
    lesões que afetam, 104, 104f
  torcicolo e, 148, 148f
  trígono carótico e, 116
  trígono cervical lateral e, 120
  trígono muscular e, 118
Músculo esterno-hióideo
  na região infra-hióidea, 111, 112f, 127
  trígono muscular e, 118, 119f
Músculo esternotireóideo
  na região infra-hióidea, 111, 127

Músculo esternotireóideo *(Cont.)*
  trígono muscular e, 118, 119f
Músculo estilofaríngeo, 98, 353f, 430, 432f
Músculo estiloglosso
  faringe e, 407f, 434f
  inervação do, 103, 103f
  língua e, 406, 407f
Músculo estilo-hióideo
  glândula parótida e, 188–189, 189f
  na região supra-hióidea, 111, 112f, 127
  nervo facial e, 94, 182
Músculo extensor curto do polegar, 608f
Músculo extensor do dedo mínimo, 608f
Músculo extensor do indicador, 608f
Músculo extensor dos dedos, 608f
Músculo extensor longo do polegar, 608f
Músculo extensor radial curto do carpo, 608f
Músculo extensor radial longo do carpo, 608f
Músculo extensor ulnar do carpo, 608f
Músculo flexor curto do dedo mínimo, 609, 610f
Músculo flexor curto do polegar, 609, 610f
Músculo flexor longo do polegar, 607f
Músculo flexor profundo dos dedos, 607f
Músculo flexor radial do carpo, 607f
Músculo flexor superficial dos dedos, 607f
Músculo flexor ulnar do carpo, 607f
Músculo frontal, 168
Músculo genioglosso
  lesão do nervo hipoglosso e paralisia do, 105
  língua e, 406, 407f
  nervo hipoglosso para, 103, 103f
  soalho da cavidade oral e, 356f
Músculo gênio-hióideo
  na região supra-hióidea, 111, 111f, 127, 127f
  soalho da cavidade oral e, 355, 356f
Músculo hioglosso, 115f, 356f
Músculo hioglosso, 406, 407f, 434f
Músculo ilíaco, 614, 615f
Músculo iliocostal do lombo (parte lombar), 611, 612f
Músculo iliocostal do lombo (parte torácica), 611, 612f
Músculo iliocostal do pescoço, 611, 612f
Músculo infraespinal, 603, 604f
Músculo intercostal externo, 613, 613f
Músculo intercostal interno, 613, 613f
Músculo intercostal íntimo, 613, 613f
Músculo latíssimo do dorso, 611, 612f
Músculo levantador da escápula, 120, 121f, 611, 612f
Músculo levantador da pálpebra superior, 517, 518f–519f
Músculo levantador do ângulo da boca, 164, 165f
Músculo levantador do lábio superior, 164, 165f
Músculo levantador do lábio superior e da asa do nariz, 164, 165f
Músculo levantador do véu palatino
  mastigação e, 233f
  músculos da faringe e, 407f, 434f
  no palato mole, 351–352, 351f–353
  tuba auditiva e, 353f, 432f, 490f
Músculo longitudinal inferior, 408, 409f
Músculo longitudinal superior, 408, 409f
Músculo longo da cabeça, 128, 128f
Músculo longo do pescoço, 128, 128f
Músculo longuíssimo da cabeça, 611, 612f
Músculo longuíssimo do pescoço, 611, 612f
Músculo longuíssimo do tórax, 611, 612f
Músculo masseter
  glândula parótida e, 188–189
  mastigação e, 230f, 231, 232f, 239
Músculo mentual, 164, 165f
Músculo milo-hióideo
  na região supra-hióidea, 111, 111f, 127, 127f
  soalho da cavidade oral e, 355, 356f
  trígono submandibular e, 114, 115f
Músculo nasal, 166, 167f, 174f
Músculo nasal (parte transversa), 166

ÍNDICE

Músculo oblíquo externo do abdome, 590, 591f, 614, 615f
Músculo oblíquo inferior, 517, 518f–519f
Músculo oblíquo inferior da cabeça, 122, 122f, 129, 129f
Músculo oblíquo interno do abdome, 614, 615f
Músculo oblíquo superior da cabeça, 122, 122f, 129, 129f
Músculo oblíquo superior do bulbo do olho, 517, 518f–519f
Músculo occipital, 168, 169f
Músculo omo-hióideo
   na região infra-hióidea, 111, 111f, 127
   trígono cervical lateral e, 120
   trígonos subdivididos pelo, 126, 126f
Músculo omo-hióideo (ventre superior), 116, 118
Músculo oponente do dedo mínimo, 609, 610f
Músculo oponente do polegar, 609, 610f
Músculo orbicular da boca, 164, 165f, 230f, 232f, 343, 346, 346f
Músculo orbicular do olho, 166, 167f
Músculo palmar curto, 609, 610f
Músculo palmar longo, 607f
Músculo peitoral maior, 602, 602f
Músculo peitoral menor, 602, 602f
Músculo platisma
   expressão facial e, 168, 169f
   fáscia cervical e, 470f
   tela subcutânea e, 108, 109f, 468, 468f
Músculo prócero, 166, 167f
Músculo pronador quadrado, 607f
Músculo pronador redondo, 607f
Músculo psoas maior, 614, 615f
Músculo pterigóideo lateral
   fossa infratemporal e, 214, 215f
   mastigação e, 230f, 231, 232f–233f, 239
   músculos da faringe, 434f
   na abertura da boca, 253, 254f
Músculo pterigóideo medial
   fossa infratemporal e, 214, 215f
   glândula parótida e, 189, 189f
   mastigação e, 230f, 231, 233f, 239
Músculo quadrado do lombo, 614, 615f
Músculo redondo maior, 603, 604f
Músculo redondo menor, 603, 604f
Músculo reto do abdome, 614, 615f
Músculo reto inferior do bulbo do olho, 517, 518f–519f
Músculo reto lateral da cabeça, 128, 128f
Músculo reto lateral do bulbo do olho, 517, 518f–519f
Músculo reto medial do bulbo do olho, 517, 518f–519f
Músculo reto posterior maior da cabeça, 122, 122f, 129, 129f
Músculo reto posterior menor da cabeça, 122, 122f, 129, 129f
Músculo reto superior do bulbo do olho, 517, 518f–519f
Músculo risório, 164, 165f
Músculo romboide maior, 611, 612f
Músculo romboide menor, 611, 612f
Músculo salpingofaríngeo, 353f, 427f, 430, 431f, 433f
Músculos aritenóideos oblíquos, 456–457
Músculos aritenóideos transversos, 456–457, 457f
Músculos auriculares, 168
Músculos constritores da faringe, 434, 434f
Músculos cricotireóideos, 456–457, 456f–457f
Músculos da mímica, 154
Músculos da região peitoral, 592–593, 592f
Músculo semiespinal da cabeça, 120, 611, 612f
Músculo serrátil anterior, 602, 602f
Músculos escalenos
   no pescoço, 109f, 128, 128f
   trígono cervical lateral e, 120, 121f
Músculos infra-hióideos, 118
Músculos infra-hióideos, 127
Músculos interósseos dorsais, 609, 610f
Músculos interósseos palmares, 609, 610f
Músculos lumbricais, 609, 610f
Músculos palatofaríngeos
   cavidade oral e, 351–352, 351f–353f
   deglutição e, 442, 442f–443f
   faringe e, 430, 433f

Músculos palatoglossos, 351–352, 351f, 406, 407
Músculos pré-vertebrais, 128, 128f
Músculos supra-hióideos, 127, 127f
Músculo subclávio, 602, 602f
Músculo subcostal, 613
Músculo subescapular, 603, 604f
Músculo supinador, 608f
Músculo supraespinal, 603, 604f
Músculo temporal
   fossa infratemporal e, 214
   mastigação e, 230f, 231, 232f, 239
Músculo tensor do tímpano
   como limite da orelha média, 489, 490f
   informações gerais sobre, 494, 494f
   na cavidade timpânica, 488f
Músculo tensor do véu palatino
   mastigação e, 233f
   meato acústico externo e, 488f
   músculos da faringe e, 433f–434f
   no palato mole, 351–352, 351f–353f
   tendão do, 433f
   tuba auditiva e, 353f, 432f
Músculo tireoaritenóideo, 456–457, 456f–457f
Músculo tireoaritenóideo, parte tireoepiglótica do, 456–457, 456f
Músculo tíreo-hióideo
   na região infra-hióidea, 111, 112f, 127
   trígono carótico e, 116
   trígono muscular e, 118, 119f
Músculo transverso da língua, 408, 409f
Músculo transverso do abdome, 614, 615f
Músculo transverso do tórax, 613, 613f
Músculo trapézio
   como limite dos trígonos do pescoço, 126, 126f
   do dorso, 611, 612f
   inervação do, 102, 102f
   lâmina superficial da fáscia cervical envolvendo o, 108, 109f
   lesões que afetam o nervo acessório, 104, 104f
   trígono cervical lateral e, 120
Músculo tríceps braquial, 605
Músculo vertical da língua, 408, 409f
Músculo vocal, 456–457
Músculo zigomático maior, 164, 165f
Músculo zigomático menor, 164, 165f

N

Narinas, 278f
Narinas, 278f
Nariz. *Ver também* Cavidade nasal
   anatomia do, 278–279, 278f–279f, 315f
   bloqueio do nervo infraorbital e, 584
   bloqueio do nervo maxilar e, 585
   correlações clínicas, 304–308, 305f–307f
   desenvolvimento embrionário do, 13, 13f–14f
   drenagem venosa do, 280–282, 282f
   imagens do, 308, 308f–309f
   inervação do, 283–286, 284f–285f
   informações gerais sobre, 276, 276f–277f
   irrigação do, 279–282, 279f, 281f
Nervo abducente (VI)
   inervação do olho e da órbita pelo, 525, 526f
   no sistema nervoso periférico, 74, 74f
   paralisia, 538
   tipos de fibras e colunas funcionais do, 80, 80f
Nervo acessório (XI)
   inervação do pescoço pelo, 139, 660f
   lesões que afetam o, 104, 104f
   músculos do pescoço e, 126
   no sistema nervoso periférico, 74, 74f
   tipos de fibras e colunas funcionais do, 102, 102f
   trígono carótico e, 116, 117f
   trígono cervical lateral e, 120, 121f

682 NETTER - ATLAS DE CABEÇA E PESCOÇO

Nervo alveolar inferior, 574, 575f–577f, 576
  dentes e, 375
  fossa infratemporal e, 220–226, 222f–223f
Nervo alveolar inferior, ramo da divisão posterior do nervo
    mandibular, 220–226, 222f–223f
Nervo alveolar superior anterior
  injeções intraorais e, 578
  ramo nasal do, 298f
  trajeto do, 89f
    dentes, 374
    seio maxilar, 327, 327f
Nervo alveolar superior médio
  injeções intraorais e, 578, 579f
  trajeto do, 89f
    dentes, 374
    seio maxilar, 327, 327f
Nervo alveolar superior posterior
  dentes, 374
  injeções intraorais e, 578, 579f
  trajeto do
    células etmoidais, 323–324, 323f
    olho e órbita, 521–529, 523f
Nervo auricular magno, trajeto do
  couro cabeludo, 160f
  espaço parotídeo, 195–197, 195f–196f
  face, 181f
  orelha externa, 495, 496f
  pescoço, 142, 143f
Nervo auricular posterior, 182, 182f
Nervo auriculotemporal, 159, 160f, 180f, 195–197, 195f
  articulação temporomandibular e, 250, 250f
  fossa infratemporal e, 220–226
  fossa temporal e, 159, 160f, 180f, 195–197, 195f, 212, 213f
  orelha externa e, 495, 496f
Nervo auriculotemporal, ramo da divisão posterior do nervo
    mandibular
  bloqueio Gow-Gates e, 574
  trajeto do
    células etmoidais, 323–324, 323f
    olho e órbita, 521–529, 523f
Nervo axilar, 651, 652f
Nervo bucal, 180f, 182, 220–226, 569, 571f–572f
Nervo bucal, bloqueio Gow-Gates e, 574
Nervo bucal, ramo da divisão anterior do nervo mandibular,
    trajeto do
  face, 180f
  fossa infratemporal, 220–226, 222f–223f
Nervo cervical transverso, 142, 143f, 181f
Nervo coclear, 498, 498f
Nervo cutâneo medial do antebraço, 651
Nervo cutâneo medial do braço, 650
Nervo do canal pterigóideo
  cavidade nasal e, 302f–303f
  gânglio pterigopalatino e, 265–271, 268f, 272f
  para a fossa pterigopalatina, 265–271, 266f
Nervo dorsal da escápula, 120, 650
Nervo etmoidal anterior
  ramo do nervo nasociliar da divisão oftálmica do nervo
      trigêmeo, 86f
  ramos nasais internos e externo do, 295f, 298f–299f
  trajeto do
    células etmoidais, 323–324, 323f
    olho e órbita, 521–529, 523f
Nervo etmoidal anterior, ramos nasais do, 295f, 299f
  ramo do nervo nasociliar da divisão oftálmica do nervo
      trigêmeo, 86f
Nervo etmoidal posterior
  trajeto do
    células etmoidais, 323–324, 323f
    olho e órbita, 521–529, 523f
Nervo facial (VII)
  arcos faríngeos e, 4–5
  como limite da orelha média, 490f

Nervo facial (VII) (Cont.)
  glândula parótida e, 188
  inervação da língua pelo, 411f
  inervação das glândulas salivares pelo, 381–382
  inervação sensitiva da face e, 154, 177–182, 177f, 347, 347f
  músculo digástrico e, 126–127
  músculo estilo-hióideo e, 127
  no espaço parotídeo, 189f, 190, 191f
  no sistema nervoso periférico, 73f–74f, 74
  paralisia de Bell e, 199–205, 200f
  ramo cervical do, 168, 182, 190, 191f
  ramo corda do tímpano do, 214, 220–226, 223f, 225f–226f
  ramo marginal da mandíbula do, 164, 182, 190, 191f, 346, 346f
  ramos bucais do, 164, 166, 188, 188f, 190, 346, 346f
  ramos temporais do. *Ver* Ramos temporais do nervo facial
  ramos zigomáticos do, 164, 166, 188, 188f, 190, 191f
  tipos de fibras e colunas funcionais do, 94, 95f
  trajeto do
    células etmoidais, 323–324, 323f
    olho e órbita, 521–529, 523f
  vias parassimpáticas do, com vias simpáticas correspondentes,
      557–559, 558f, 560f–561f
Nervo faríngeo, 261f, 265–271, 268f, 440
Nervo frênico
  na raiz do pescoço, 125
  ramos anteriores dos nervos cervicais e, 146, 146f
Nervo frontal
Nervo glossofaríngeo (IX), 139, 141f
  arcos faríngeos e, 4–5
  inervação de glândula salivar pelo, 381–382
  no sistema nervoso periférico, 73f–74f, 74
  tipos de fibras e colunas funcionais do, 98, 99f
  trajeto do
    células etmoidais, 323–324, 323f
    olho e órbita, 521–529, 523f
  vias parassimpáticas do, com vias simpáticas correspondentes,
      562, 563f–564f
Nervo hipoglosso (XII), 139, 141f, 660f
  inervação da língua pelo, 414, 415f
  lesões que afetam, 105, 105f
  músculos infra-hióideos e, 127
  no sistema nervoso periférico, 74, 74f
  paralisia do, 421, 421f
  tipos de fibras e colunas funcionais do, 103, 103f
  trígono carótico e, 116, 117f
  trígono submandibular e, 114, 115f
Nervo incisivo, 375
Nervo infraorbital
  fossa pterigopalatina e, 261f
  trajeto do
    células etmoidais, 323–324, 323f
    olho e órbita, 521–529, 523f
Nervo infratroclear
  trajeto do
    células etmoidais, 323–324, 323f
    olho e órbita, 521–529, 523f
Nervo lacrimal
  trajeto do, 89f
    dentes, 374
    seio maxilar, 327, 327f
Nervo laríngeo, 115f, 140
Nervo laríngeo recorrente, 461f
Nervo laríngeo recorrente (ramo do nervo vago)
  lesões do, 464
  na raiz do pescoço, 125
  para a faringe, 440, 441f
  para a laringe, 460, 461f
  para o pescoço, 139, 141f
Nervo laríngeo superior
  nervo vago e, 139, 141f
  para a laringe, 460, 461f
  ramo interno do, 433f
Nervo laríngeo superior (ramo externo), 116, 440, 460, 461f

ÍNDICE

Nervo lingual
bloqueio do nervo alveolar inferior e, 570, 571f
bloqueio Gow-Gates e, 574
como limite do soalho da cavidade oral, 355, 356f
fossa infratemporal e, 220–226, 222f
injeções intraorais e, 569
trajeto do
células etmoidais, 323–324, 323f
olho e órbita, 521–529, 523f
trígono submandibular e, 114
Nervo lingual, ramo da divisão posterior do nervo mandibular, 220–226, 222f–223f, 225f
Nervo massetérico, 235f, 237, 238f, 571f
articulação temporomandibular e, 250, 250f
Nervo mentual, 180f, 347, 347f, 571f, 573f
dentes e, 375
Nervo milo-hióideo, 114, 356f, 574, 576
fossa infratemporal e, 220–226, 222f
Nervo milo-hióideo, ramo da divisão posterior do nervo mandibular, 220–226, 222f
Nervo musculocutâneo, 650
Nervo nasal posterossuperior, 298f, 302f
fossa pterigopalatina e, 265–271
Nervo nasociliar
divisão oftálmica (V1) e, 86f
trajeto do
Nervo nasociliar, ramo da divisão oftálmica do nervo trigêmeo, 86f, 178
Nervo nasopalatino
bloqueio do nervo nasopalatino e, 581
fossa pterigopalatina e, 261f, 265–271
gânglio pterigopalatino e, 265–271, 268f
injeções intraorais e, 578
trajeto do
células etmoidais, 323–324, 323f
olho e órbita, 521–529, 523f
Nervo occipital maior, 122, 142, 159, 160f
Nervo occipital menor, 142, 159, 160f, 495, 496f
Nervo occipital terceiro, 159, 160f
Nervo oculomotor (III)
como nervo craniano, 73f
inervação do olho e da órbita pelo, 519, 520f, 525, 526f
músculos do bulbo do olho e, 518f
no sistema nervoso periférico, 74, 74f
oftalmoplegia e, 185f
paralisia, 538
tipos de fibras e colunas funcionais do, 80, 80f–81f
vias parassimpáticas do, com vias simpáticas correspondentes, 553–554, 555f–556f
Nervo óptico, (II)
fibras ASE e, 78, 79f
inervação do olho e da órbita pelo, 520f–521f, 521–529
no sistema nervoso periférico, 74, 74f
Nervo palatino maior
gânglio pterigopalatino e, 265–271, 268f, 272f
injeções intraorais e, 578, 578f
trajeto do, 89f
dentes, 374
seio maxilar, 327, 327f
Nervo palatino menor
gânglio pterigopalatino e, 261f, 265–271, 266f, 268f, 272f
trajeto do, 89f
dentes, 374
seio maxilar, 327, 327f
Nervo peitoral lateral, 650
Nervo peitoral medial, 651
Nervo petroso maior, vias parassimpáticas associadas ao, 557
para a fossa pterigopalatina, 265–271, 270f
para a glândula lacrimal, 535
para cavidade nasal, 300, 302f–303f
para glândulas salivares, 386, 387f
Nervo petroso menor, 214, 220–226, 223f, 226f, 490f
Nervo petroso profundo, 301, 302f

Nervo pterigóideo lateral, 237, 238f
Nervo pterigóideo lateral, ramo da divisão anterior do nervo mandibular, 220–226, 222f
Nervo pterigóideo medial, 220–226, 237, 238f
Nervo pterigóideo medial, ramo da divisão anterior do nervo mandibular, 220–226, 222f
Nervo radial, 652, 652f
Nervos cerebrais. *Ver* Nervos cranianos
Nervos ciliares curtos, 86f, 520f, 523f
Nervos ciliares longos, 86f
Nervos cranianos. *Ver também* Neuroanatomia
componentes (colunas) funcionais dos, 75, 75f
correlações clínicas, 104–105, 104f–105f
derivados dos arcos faríngeos, 4–5, 4f
III (oculomotor). *Ver* Nervo oculomotor (III)
II (óptico). *Ver* Nervo óptico (II)
inervação da órbita pelos, 519, 520f–521f, 521–529, 523f–524f
informações gerais sobre, 74, 74f
I (olfatório). *Ver* Nervos olfatórios (I)
IV (troclear). *Ver* Nervo troclear (IV)
IX (glossofaríngeo). *Ver* Nervo glossofaríngeo (IX)
nervos espinais e, 73f
perguntas e respostas sobre, 655–656
sistema nervoso periférico e, 72
VI (abducente). *Ver* Nervo abducente (VI)
VII (facial). *Ver* Nervo facial (VII)
VIII (vestibulococlear). *Ver* Nervo vestibulococlear (VIII)
V (trigêmeo). *Ver* Nervo trigêmeo (V)
XI (acessório). *Ver* Nervo acessório (XI)
XII (hipoglosso). *Ver* Nervo hipoglosso (XII)
X (vago). *Ver* Nervo vago (X)
Nervos espinais, 70, 70f, 72, 73f
Nervos espinais cervicais, 70, 70f
Nervos espinais coccígeos, 70, 70f, 73f
Nervos espinais lombares, 70, 70f
Nervos espinais sacrais, 70, 70f
Nervos espinais torácicos, 70, 70f
Nervos esplâncnicos lombares, 73f
Nervos esplâncnicos pélvicos, 73f
Nervos olfatórios (I)
fibras AVE e, 76, 76f–77f
inervação da cavidade nasal pelo, 285f, 295, 295f, 298f
no sistema nervoso periférico, 74, 74f
Nervos supraclaviculares, 120, 142, 143f, 652f
Nervos temporais profundos, 212, 213f
Nervo subclávio, 650
Nervo subescapular inferior, 651
Nervo subescapular superior, 651
Nervo suboccipital, 122, 122f, 129, 160f
Nervo supraescapular, 120, 650
Nervo supraorbital
ramo do nervo frontal da divisão oftálmica do nervo trigêmeo, 85f
trajeto do
células etmoidais, 323–324, 323f
olho e órbita, 521–529, 523f
Nervo supratroclear
ramo do nervo frontal da divisão oftálmica do nervo trigêmeo, 85f
trajeto do
células etmoidais, 323–324, 323f
olho e órbita, 521–529, 523f
Nervo temporal profundo anterior, 212, 213f
Nervo temporal profundo anterior, ramo da divisão anterior do nervo mandibular, trajeto do
fossa infratemporal, 220–226, 222f–223f
fossa temporal, 212
músculos da mastigação, 231, 232f, 237, 238f
Nervo temporal profundo posterior, 212, 213f, 250, 250f
Nervo temporal profundo posterior, ramo da divisão anterior do nervo mandibular, trajeto do
articulação temporomandibular, 250
fossa infratemporal, 220–226, 222f–223f
fossa temporal, 212
músculos da mastigação, 237, 238f

Nervo torácico longo, 120, 650
Nervo toracodorsal, 651
Nervo trigêmeo (V)
  arcos faríngeos e, 5
  aspectos gerais, 82, 82f
  divisão mandibular (V3) do. *Ver* Divisão mandibular (V3) do nervo
    trigêmeo (V)
  divisão maxilar (V2) do. *Ver* Divisão maxilar (V2) do nervo trigêmeo
    (V)
  divisão oftálmica (V1) do. *Ver* Divisão oftálmica (V1) do nervo
    trigêmeo (V)
  músculo digástrico e, 126–127
  músculo milo-hióideo e, 127
  no sistema nervoso periférico, 74, 74f
  para a língua, 411f
  propriocepção pelo, 92f
  ramos do, na fossa média do crânio, 85f–86f, 89f
  ramos do, no canal infraorbital, 89f
  tipos de fibras e colunas funcionais do, 82f–83f
  vias trigeminais, 92f
Nervo troclear (IV)
  inervação do olho e da órbita pelo, 525, 526f
  músculos do bulbo do olho e, 518f
  no sistema nervoso periférico, 74, 74f
  tipos de fibras e colunas funcionais do, 80, 80f
Nervo ulnar, 651
Nervo vago (X), 139, 141f
  arcos faríngeos e, 4–5
  inervação da língua pelo, 411f
  na mastigação, 240f
  na raiz do pescoço, 125
  no sistema nervoso periférico, 73f–74f, 74
  ramo faríngeo do, 139, 414, 439, 441f
  tipos de fibras e colunas funcionais do, 100, 101f
  trígono carótico e, 116, 117f
  vias parassimpáticas do, com vias simpáticas correspondentes,
    565, 565f
Nervo vestibular, 486f, 498, 498f
Nervo vestibulococlear (VIII)
  no sistema nervoso periférico, 74, 74f
  tipos de fibras e colunas funcionais do, 96, 96f–97f, 486f
  trajeto do, para a orelha interna, 498, 498f
Nervo zigomaticofacial, 179f
Nervo zigomaticotemporal, 159, 160f, 179f
Nervo zigomático, trajeto do, 89f
  face, 179f, 182
  fossa pterigopalatina, 261f, 265–271, 266f
  olho e órbita, 524, 524f
Neuralgia do trigêmeo, 182f, 183–185, 184f
Neurectomia timpânica, 201
Neuroanatomia. *Ver também* Nervos cranianos; Sistema nervoso
  perguntas e respostas sobre, 655–656
  tecido nervoso, 66–67, 66f–67f
Neurocrânio, 10, 12, 12f, 26
Neurocrânio cartilagíneo, 10, 12, 12f
Neurocrânio membranáceo, 10
Neuroectoderma, 2
Neuróglia, 67, 67f
Neurônios, 66, 66f
  pós-ganglionares. *Ver* Neurônios pós-ganglionares
  pré-ganglionares. *Ver* Neurônios pré-ganglionares
  sensitivos do nervo trigêmeo, 92f
Neurônios bipolares, 66, 66f
Neurônios motores inferiores, 550f
Neurônios multipolares, 66, 66f
Neurônios pós-ganglionares
  no sistema nervoso parassimpático, 548f
    bulbo dos olhos e, 527, 528f
    cavidade nasal e, 300–301
    glândula lacrimal e, 535, 536f
    nervo glossofaríngeo e, 562, 563f–564f
    nervo vago e, 565, 565f
  sistema nervoso autônomo, 544

Neurônios pós-ganglionares *(Cont.)*
  trajeto dos
    correspondência com o nervo glossofaríngeo, 562
    correspondência com o nervo oculomotor, 553–554
    distribuição pelo nervo maxilar, 265–271, 300, 386, 557
    distribuição pelo nervo oftálmico, 265–271
    distribuição pelos nervos oftálmico e maxilar, 386, 557
    glândula parótida, 195–197, 220–226, 227f, 384–386, 385f, 387f
    na fossa pterigopalatina, 265–271
    via anatômica geral, 551
    vias simpáticas para a cavidade nasal, 301
    vias simpáticas para o olho, 528f
Neurônios pré-ganglionares
  no sistema nervoso parassimpático, 548f
    bulbo dos olhos e, 527, 528f
    cavidade nasal e, 300–301
    glândula lacrimal e, 535, 536f
    nervo glossofaríngeo e, 562, 563f–564f
    nervo vago e, 565, 565f
  sistema nervoso autônomo, 544
  trajeto dos
    correspondência com o nervo glossofaríngeo, 562
    correspondência com o nervo oculomotor, 553–554
    distribuição pelo nervo maxilar, 265–271, 300, 386, 557
    distribuição pelo nervo oftálmico, 265–271
    distribuição pelos nervos oftálmico e maxilar, 386, 557
    glândula parótida, 195–197, 220–226, 227f, 384–386, 385f, 387f
    na fossa pterigopalatina, 265–271
    via anatômica geral, 551
    vias simpáticas para a cavidade nasal, 301
    vias simpáticas para o olho, 528f
Neurônios unipolares, 66, 66f
Neuropraxia, nervo facial e, 199
Neurotúbulos, 66, 66f
Norepinefrina, 544
Norma basilar, 26, 49, 49f
Norma frontal, 26, 46, 46f
Norma lateral, 26, 48, 48f
Norma occipital, 26, 46, 46f
Norma vertical, 26, 47, 47
Núcleo, 66, 66f
Núcleo intermediolateral da coluna intermédia, características do
  gerais, 551
  para a cavidade nasal, 300, 557–559
  para a fossa pterigopalatina, 265–271
  para a glândula parótida, 195–197, 562
  para as glândulas lacrimal, submandibular e sublingual, 557–559
  para o olho, 528f, 553–554
Núcleo posterior do nervo vago, 565
Núcleo salivatório inferior, inervação parassimpática da glândula
  parótida e, 384–386, 385f
  vias anatômicas para, 195–197, 220–226, 227f, 562, 563f–564f
Núcleo salivatório superior
  e fossa pterigopalatina, 265–271, 270f, 272f
  inervação da cavidade nasal e, 300, 303f
  sistema nervoso parassimpático e, 386, 387f, 557, 558f
Núcleos do trato solitário, 94, 98, 100
Núcleo visceral do nervo oculomotor (de Edinger-Westphal)
  características do, 553
  fibras EVG e, 80, 80f–81f
  vias parassimpáticas para o olho e, 527, 528f

O

Oftalmoplegia, 185, 185f, 538
Olhos. *Ver também* Órbita
  anatomia dos, 510, 510f–511f
  componentes dos, 514, 514f–515f, 516
  correlações clínicas, 537–539, 537f, 539f–542f, 541–542
  informações gerais sobre, 510, 510f
  músculos dos, 517, 518f–519f
  vias parassimpáticas para os, 527, 528f, 553–554, 555f–556f
  vias simpáticas para os, 528f, 553–554
Oligodendrócitos, 67, 67f

ÍNDICE

Ombro
  lesões do nervo acessório que afetam, 104, 104f
  músculos do, 603, 604f
Onda peristáltica na deglutição, 442, 442f–443f
Ora serrata, 515f, 520f
Orbículo ciliar, do corpo ciliar, 515f
Órbita
  aberturas na, 512, 513f
  aparelho lacrimal da, 534–535, 534f, 536f
  bloqueio do nervo maxilar e, 585
  bulbo do olho, 514, 514f–515f, 516
  cavidade nasal e, 287
  drenagem venosa da, 530–532, 533f
  inervação da, 519, 520f–521f, 521–529, 523f–524f
  inervação motora da, 519, 520f, 525, 526f
  inervação sensitiva da, 519, 520f–521f, 521–529, 523f–524f
  informações gerais sobre, 510, 510f
  irrigação da, 530–532, 531f
  maxila e, 26, 43f
  músculos extrínsecos do bulbo do olho, 517, 518f–519f
  ossos lacrimais e, 36
  ossos que formam a margem orbital, 513, 513f
  ossos zigomáticos e, 37
  paredes da
Orelha
  correlações clínicas, 506–508, 506f–508f
  drenagem venosa da, 504, 505f
  estruturas e limites da
    externa, 487, 487f–488f
    interna, 491, 492f–493f
    média, 489, 489f–490f
  inervação sensitiva da
    externa, 495, 496f
    interna, 498, 498f
    média, 497, 497f
  informações gerais sobre, 484, 485f–486f
  irrigação da
    externa, 499, 500f
    interna, 503, 503f
    média, 501, 502f
  músculos da, 494, 494f
  nervo glossofaríngeo para, 98, 99f
Orelha, 487, 488f
Orelha do nadador, 506, 506f
Orelha externa
  correlações clínicas, 506, 506f
  drenagem venosa da, 504, 505f
  estruturas da, 487, 487f–488f
  inervação sensitiva da, 495, 496f
  informações gerais sobre, 484
  irrigação da, 499, 500f
Orelha interna
  drenagem venosa da, 504
  estruturas da, 491, 492f–493f
  inervação sensitiva da, 498, 498f
  informações gerais sobre, 484
  irrigação da, 503, 503f
Orelha média, 488f
  correlações clínicas, 507, 507f
  drenagem venosa da, 504, 505f
  estruturas da, 489, 489f–490f
  inervação sensitiva da, 497, 497f
  informações gerais sobre, 484
  irrigação da, 501, 502f
Órgão espiral (de Corti), 96, 96f
Ossículos da audição, 487f, 489f
Osso do quadril, 600, 601f
Osso do quadril, 600, 601f
Osso esfenoide
  anatomia do, 34, 35f
  cavidade nasal e, 287, 287f–288f
  estruturas que se articulam com, 27–28, 27f
  fossa infratemporal e, 214, 214f–215f
  fossa temporal e, 209f

Osso esfenoide *(Cont.)*
  no esqueleto da face, 155f
Osso etmoide
  anatomia do, 38, 39f
  cavidade nasal e, 287, 287f–288f
  estruturas que se articulam com, 27–28, 27f
  lâmina orbital do, 513f
  no esqueleto da face, 155f
  seios paranasais e, 315f
Osso frontal
  anatomia do, 28, 28f
  estruturas que se articulam com, 27–28, 27f
  fossa temporal e, 209f
  margem orbital e, 512, 513f
  no esqueleto da face, 155f
  raiz do nariz e, 278, 279f
Osso hioide
  deglutição e, 442, 442f–443f
  espaços fasciais e, 471
  faringe e, 433f
  na cavidade oral, 356f
  no pescoço, 110f
    trígono cervical anterior e, 111, 111f
    trígono submandibular e, 115f
    trígono submentual e, 113
Osso occipital, 27–28, 30, 31f
Osso palatino
  anatomia do, 41, 41f
  cavidade nasal e, 287, 287f–288f
  estruturas que se articulam com, 27–28
  fossa pterigopalatina e, 258f, 259
  processo horizontal do, 349
  processo orbital do, 513f
Ossos, 25–64
  da face, 154, 155f
  derivados dos arcos faríngeos, 6f
  do abdome, 600, 601f
  do crânio, articulações dos, 27–28, 27f
  do crânio. *Ver* Crânio
  do dorso, 596, 597f
  do membro superior, 592–595, 592f, 594f–595f
  do tórax, 598, 599f
  fraturas dos, 61–64, 61f–64f
  informações gerais sobre, 26
  injeções intraorais e
    mandibulares, 569, 569f
    maxilares, 578, 578f–579f
  perguntas e respostas sobre, 656
  vértebras cervicais
    partes e características das, 56, 56f–57f
    principais ligamentos externos das, 58, 58f
    principais ligamentos internos das, 59–60, 60f
Ossos carpais, 595, 595f
Ossos lacrimais
  anatomia dos, 36, 36f
  cavidade nasal e, 287
  estruturas que se articulam com, 27–28, 27f
  no esqueleto da face, 155f
  paredes da órbita e, 513f
Ossos nasais
  anatomia dos, 36, 36f
  cavidade nasal e, 287f–288f
  estruturas que se articulam com, 27–28, 27f
  no esqueleto da face, 155f, 278, 278f
  vista anterolateral, 279f
Ossos parietais, 27–29, 27f, 29f, 155f
  fossa temporal e, 209f
Ossos suturais, 26
Ossos temporais
  anatomia dos, 32, 33f
  estruturas que se articulam com, 27–28, 27f
  fossa infratemporal e, 214, 214f–215f
  fossa temporal e, 209, 209f
  glândula parótida e, 189, 189f

686 NETTER - ATLAS DE CABEÇA E PESCOÇO

ÍNDICE

Ossos temporais *(Cont.)*
  no esqueleto da face, 155f
Ossos wormianos, 26
Ossos zigomáticos
  anatomia dos, 37, 37f
  estruturas que se articulam com, 27–28, 27f
  fossa temporal e, 209, 209f
  fraturas dos, 61–64, 61f
  margem orbital e, 512, 513f
Osteoartrite da ATM, 255, 255f
Osteologia. *Ver* Ossos
Osteomielite, 333, 335f, 336
Otalgia, 507
Otite externa aguda, 506, 506f
Otite externa aguda, 506, 506f
Otite média aguda, 507, 507f
Otite média aguda, 507, 507f
Ovário, 635, 635f

P

Pacientes edêntulos, 570
Palato
  cavidade nasal e, 287
  desenvolvimento embrionário do, 15, 15f–16f
  drenagem venosa do, 372, 372f
  duro, 342, 349, 350f
  fissura do, 23, 23f–24f
  inervação sensitiva do, 379, 380f
  irrigação do, 368–371, 369f
  mole, 342, 342f, 351
  vias simpáticas para, 559, 560f–561f
Palato duro, 342, 349, 350f
  bloqueio de nervos para o, 578, 582
Palato mole
  como limite da cavidade oral, 342, 342f
  como limite da cavidade oral, 351–352, 351f–353f
  deglutição e
  faringe e, 442, 442f–443f
  músculos do, 433f
Palato primário, 15, 15f
Palato secundário, 15, 15f
Pâncreas, 630, 630f
Papila do ducto parotídeo, 354, 354f
Papila incisiva, 349, 350f
Papilas circunvaladas, 402
Papilas circunvaladas, 402, 403f, 410f
Papilas filiformes, 402, 403f
Papilas folhadas, 402, 410f
Papilas fungiformes, 402, 403f
Papilas linguais, 402, 403f
Paralisia de Bell, 94, 199–205, 200f, 570, 576
Paramixovírus, 203
Parede abdominal
  anterolateral, 590, 591f
  posterior
    drenagem venosa da, 647, 647f
    inervação, 653, 653f
Parede anterior (carótica) da orelha média, 489
Parede anterolateral do abdome, 590, 591f
Parede inferior da órbita, 512–513
Parede jugular (soalho) da orelha média, 489
  drenagem venosa do, 372
  inervação sensitiva do, 377–378, 378f
Parede lateral
  da cavidade nasal, 286
  da órbita, 512–513
  da orelha média, 489
Parede medial
  da órbita, 512–513
  da orelha média, 489
Parede (membrana) vestibular, 454, 486f, 493f
Parede posterior, da orelha média, 489
Parede superior da órbita, 512–513
Parede torácica, 640, 641f

Parotidectomia, 201
Parotidite, 203, 203f
Parte alar do músculo nasal, 166
Parte alveolar da mandíbula, 44
  da maxila, 26, 43f
Parte cricofaríngea do músculo constritor inferior da faringe, 427f, 433f–434f
Parte cricofaríngea do músculo constritor inferior da faringe, 442, 442f–443f
Parte escamosa
  articulação temporomandibular e, 242–246
  do osso frontal, 28
  do osso occipital, 30
  do osso temporal, 32
  fossa temporal e, 209, 209f
Parte flácida da membrana timpânica, 487, 488f
Parte horizontal interna do ligamento lateral, 243–246
Parte laríngea da faringe, 429, 429f
Parte nasal da faringe, 428, 429f
Parte oral da faringe, 428, 429f
Parte orbital da glândula lacrimal, 290f
Parte orbital do músculo orbicular do olho, 166, 167f
Parte palpebral da glândula lacrimal, 290f
Parte palpebral do músculo orbicular do olho, 166, 167f
Parte petrosa do osso temporal, 33f, 486f
Parte profunda (lacrimal) do músculo orbicular do olho, 166
Parte tensa da membrana timpânica, 487, 488f, 490f
Parte timpânica do osso temporal, 243–246
Pedículos do arco vertebral, 596, 597f
Pele
  bloqueio Akinosi e, 576
  bloqueio Gow-Gates e, 574
  do couro cabeludo, 156, 156f, 158f
Pelve, 597f, 600, 601f
  feminina, 635, 635f
  irrigação da, 648, 648f
  masculina, 634, 634f
Pelve feminina, 635, 635f
Pelve masculina, 634, 634f
Pelve verdadeira, 600
Pericárdio, 620
Pericoronarite, 480, 480f
Periodonto, 359f
Periórbita, 321f
Periósteo do crânio, 156, 156f
Pescoço, 107–151. *Ver também* Vértebras cervicais; Cabeça e pescoço
  conteúdo visceral do, 123, 124f
  correlações clínicas, 148, 148f–151f, 150–151
  drenagem venosa do, 135, 137f–138f
  espaços fasciais que se estendem por todo o comprimento do, 471, 477–478, 478f
  fáscia cervical, 469–470, 470f
  inervação sensitiva do, 142, 143f
  informações gerais sobre, 108, 109f–110f
  irrigação do
    carótida, 130, 134f
    subclávia, 130, 131f
  músculos da face e, 168, 169f
  músculos infra-hióideos do, 127
  músculos pré-vertebrais do, 128, 128f
  músculos supra-hióideos do, 127, 127f
  nervos cranianos do, 139, 141f
  perguntas e respostas sobre, 655
  plexo cervical, 144, 145f
  raiz do, 125, 125f
  ramos anteriores dos nervos cervicais, 146, 146f
  ramos simpáticos no, 147, 147f
  tela subcutânea do, 468, 468f
  trígonos do
    músculos que delimitam os, 126, 126f
    músculos que subdividem os, 126, 126f
    trígono cervical anterior, 111, 111f–113f, 113–118, 115f, 117f, 119f
    trígono cervical lateral, 120, 121f
    trígono suboccipital, 122, 122f, 129, 129f

ÍNDICE **687**

ÍNDICE

"Pescoço duro", 148, 148f–149f
Piloro, do estomago, 623, 623f
Placa neural, 3f
Plano interespinal, 590, 591f
Plano intertubercular, 590, 591f
Plano subcostal, 590, 591f
Plano transpilórico, 590, 591f
Plexo braquial
  inervação do membro superior pelo, 650–652, 652f
  inervação do pescoço pelo, 146, 146f
  na raiz do pescoço, 125
  trígono cervical lateral e, 120, 121f
Plexo cavernoso das conchas, 286, 291–294, 294f
Plexo cervical
  inervação da face pelo, 177, 177f, 181f
  inervação do couro cabeludo pelo, 159, 160f
  inervação do pescoço pelo, 142, 143f, 144, 145f
  trígono cervical lateral e, 120
Plexo de Kiesselbach, 291
Plexo faríngeo
  drenagem venosa
    da cavidade oral e, 372
    da faringe, 438, 438f
  inervação da faringe pelo, 439, 441f
  inervação da língua pelo, 414
Plexo pterigóideo
  cavidade nasal drenada pelo, 294f
  face drenada pelo, 175, 176f
  fossa infratemporal drenada pelo, 214, 216–220, 219f
  fossa pterigopalatina drenada pelo, 262–264, 264f
  hematomas no, bloqueio do nervo alveolar superior posterior e, 580
  músculos da mastigação drenados pelo, 236, 236f
  olho e órbita drenados pelo, 530–532, 533f
  orelhas drenadas pelo, 504, 505f
Plexo timpânico, 488f, 490f, 497
Plexo (venoso) faríngeo, 216–220, 236
Pólipo nasal, imagens do, 309f
Pomo de Adão, 449
Ponte, 69, 69f, 92f
Ponto cego, 516
Prega ariepiglótica, 427f, 429f, 442f–443f
Prega faringoepiglótica, 427f
Prega franjada, 342f, 404f
Prega franjada, 355, 404
Prega malear anterior, 487, 490f
Prega malear posterior, 487, 490f
Prega mucobucal, 343
Prega salpingofaríngea, 428, 429f
Pregas glossoepiglóticas, 402, 403f, 405
Pregas palatinas transversas, 349
Prega sublingual, 342f, 381–382, 381f, 404f
Pregas vocais, músculos que modificam as, 456–457
Prega vestibular, 343
Pré-molares, 358f
  bloqueio nervoso para, 583
  imagens dos, 397f
  inferiores, 366, 366f
  superiores, 362f
Pressão. *Ver* Tato (sensação)
Procedimento de Caldwell-Luc, 337, 337f
Procedimento de levantamento do seio maxilar, 339, 339f
Processo alveolar
Processo condilar, 44, 45f, 214
Processo coronoide, 44, 45f
Processo estiloide, 127, 214, 214f–215f
Processo frontal
Processo muscular da cartilagem aritenóidea, 451, 451f
Processo palatino
  cavidade nasal e, 287
  da maxila, 26
  imagens do, 395f
  palato duro e, 349, 350f
Processo piramidal, 41, 258f, 259

Processo retroarticular, 243–246
Processos ciliares, 515f
Processos espinhosos, 56, 56f, 60f, 596, 597f
Processos laterais da cartilagem do septo nasal, 278, 279f
Processos pterigoides, 34, 35f, 110f, 259
Processo transverso, 56, 56f, 597f
Processo uncinado, 38, 39f, 288f, 308f
Processo vocal da cartilagem aritenóidea, 451, 451f
Processo xifoide, 598, 599f
Processo zigomático
  do osso frontal, 28
  dos ossos temporais, 32, 33f
  fossa temporal e, 209, 209f
  maxila e, 26, 43f
Proeminência laríngea, 449, 449f
Proeminência maxilar, 15
Proeminências mandibulares, 4–5, 11
Proeminências maxilares, 4–5, 11
Promontório, 488f, 489, 490f, 494f
Propriocepção, 82, 92f
Próstata, 634, 634f
Protuberância mentual, 343f
Pseudomonas aeruginosa, 506
Ptério, 209f
Ptose, 80
Púbis, 600, 601f
Pulmões, 617, 617f

R

Rádio, 593, 594f
Rafe da faringe, 427f, 433f
Rafe do palato, 350f
Rafe pterigomandibular
  bloqueio do nervo alveolar inferior e, 571f
  faringe e, 407f, 434f
  mandíbula e, 44
  palato duro e, 350f
  palato mole e, 353f, 354
Raiz anatômica do dente, 359, 359f
Raiz clínica do dente, 359
Raiz craniana do nervo acessório, 414
Raiz da língua, 409f
Raiz do pescoço, 125, 125f
Raiz dos dentes, 359, 359f, 396f
Raiz espinal do nervo acessório, 140
Raiz sensitiva do gânglio ciliar, 86f, 521–529, 523f
Ramo (artéria) palpebral inferior, 530–532
Ramo auricular do nervo vago (X), 139, 495, 496f
Ramo cervical do nervo facial, 168, 182, 190, 191f
Ramo comunicante branco, 72f
Ramo da hélice, 487, 491
Ramo da hélice, 488f
Ramo da mandíbula, 189, 189f, 191f, 569, 569f
Ramo faríngeo da artéria maxilar, 261f, 262–264, 435
Ramo faríngeo do nervo glossofaríngeo (IX), 439, 441f
Ramo faríngeo do nervo vago (X), 139, 414, 439, 441f
Ramo inferior do nervo oculomotor, 525, 526f
Ramo interno do nervo laríngeo superior, 378f, 433f
Ramo interno do nervo laríngeo superior, 433f
Ramo interno do nervo laríngeo superior, trajeto do
  laringe, 460, 460f–461f
  língua, 410–412
  soalho da cavidade oral, 377–378, 378f
Ramo labial superior da artéria infraorbital, 344–345, 344f
Ramo labial superior do nervo infraorbital, 347, 347f
Ramo lateral da cartilagem alar maior, 279f
Ramo marginal da mandíbula do nervo facial, 164, 182, 190, 191f, 346, 346f
Ramo marginal da mandíbula do nervo facial, 191f, 212f
Ramo massetérico do nervo mandibular, 220–226, 223f, 231
Ramo medial da cartilagem alar maior, 279f
Ramo mentual da artéria alveolar inferior, 372
Ramo mentual do nervo alveolar inferior, 180f, 347f, 375

688 NETTER - ATLAS DE CABEÇA E PESCOÇO

ÍNDICE

Ramo nasal da artéria infraorbital, 279f, 280–282
Ramo nasal externo, da artéria etmoidal anterior, 174f, 280–282, 281f, 530–532
Ramo nasal externo, do nervo etmoidal anterior, 86f, 178, 283–286, 284f
Ramo nasal lateral da artéria facial, 172, 172f, 174f, 280–282, 281f
Ramo (nervo) meníngeo, 89f, 220–226
Ramos alveolares superiores posteriores do nervo maxilar, trajeto dos, 89f
   fossa infratemporal, 220–226, 223f
   fossa pterigopalatina, 261f, 265–271, 266f
Ramos anteriores dos nervos espinais
   cervicais, 146, 146f
   couro cabeludo e, 159
   inervação sensitiva
     da face pelos, 181f
     do pescoço pelos, 142, 144
     dos membros superiores pelos, 650
   músculo infra-hióideo e, 127
   músculos pré-vertebrais e, 128
Ramos bucais do nervo facial, 164, 166, 188, 188f, 190, 346, 346f
Ramos bucais do nervo facial no espaço parotídeo, 191f
Ramos cardíacos do nervo vago, 139
Ramos comunicantes. *Ver* Ramos posteriores; Ramos anteriores
Ramos da antélice, 488f
Ramos da artéria facial para a asa do nariz, 280–282
Ramos das artérias nasais posteriores laterais, 302f, 323–324
Ramos dorsais da língua, da artéria lingual, 416, 417f
Ramos linguais do nervo lingual, 342f
Ramos nasais do nervo infraorbital, 283–286, 284f–285f
Ramos nasais posteriores superolaterais, trajeto dos
   cavidade nasal, 298f, 302f
   células etmoidais, 323–324, 323f
Ramos nasais posteriores superomediais, 298f
Ramos nasais posteroinferiores do nervo palatino maior, 89f, 298f
Ramos (nervos) nasais internos, 283–286, 284f
Ramos orbitais do gânglio pterigopalatino, 331, 331f
Ramos posteriores
   inervação do couro cabeludo pelos, 159, 160f
   inervação sensitiva do pescoço pelos, 142, 143f
Ramos septais posteriores da artéria esfenopalatina, 281f, 293f
Ramos temporais do nervo facial
   no espaço parotídeo, 190, 191f
   para a fossa temporal, 212, 212f–213f
   trajeto dos, 166, 168, 182
Ramo superior do nervo oculomotor, 525, 526f
Ramos zigomáticos do nervo facial, 164, 166, 188, 188f, 190, 191f
Ramo timpânico do nervo glossofaríngeo, 495
Ramo tonsilar da artéria facial, 435, 437f
Rampa do tímpano, 486f, 492f–493f
Rampa do vestíbulo, 486f, 492f–493f
Recesso epitimpânico, 489, 490f
Recesso esfenoetmoidal
   cavidade nasal e, 288f–289f
   drenagem do, 289, 315
   seio esfenoidal e, 329
Recesso faríngeo, 286f, 428, 429f
Recesso piriforme, 429
Recesso piriforme, 429f
Região infra-hióidea, do pescoço, 111
Região musculoesquelética da fáscia cervical, 468f, 469–470
Região retromolar, 343
Região supra-hióidea do pescoço, 111
Região visceral da fáscia cervical, 468f, 469–470
Retina, 78, 79f, 515f, 516
Retinopatia diabética, 541, 541f
Retinopatia diabética, 541, 541f
Reto, 627–628, 628f, 634, 634f
Ribossomos, 66, 66f
Rima da glote, 442, 456–457
Rinite, 307–308, 307f
Rinite alérgica, 307–308, 307f
Rins, 633, 633f
Ritidectomia, 166
Robinul. *Ver* Glicopirrolato

S

Saco endolinfático, 492f
Saco lacrimal, 290f, 534, 534f
Sacro, 596, 597f
Sáculo, 491, 492f–493f
Saliva, 188, 381
Salivação, mastigação e, 239, 240f, 381–382, 385f
Sangramento nasal, 279, 304–308, 305f
Segmento intermaxilar, 15
Seio cavernoso
   drenagem da face para o, 176f
   drenagem do olho e da órbita para o, 530–532, 533f
   osso esfenoide e, 34
   seio esfenoidal e, 329, 329f
Seio esfenoidal
   características do, 313, 314f
   conchas nasais e, 289, 289f
   drenagem do, 315
   imagens do, 308f, 324f, 332f
   inervação do, 331, 331f
   informações gerais sobre, 329–331, 329f
   irrigação do, 330, 330f
   limites e relações do, 287, 287f–288f
   sinusite no, 333
Seio maxilar
   características do, 313, 313f–314f
   conchas nasais e, 289, 289f
   drenagem do, 315
   imagens do, 308f, 328f, 395f–396f
   inervação do, 303f, 327, 327f
   informações gerais sobre, 325–328, 325f
   irrigação do, 326, 326f
   limites e relações do, 287
   procedimento de Caldwell-Luc no, 337, 337f
   sinusite no, 333, 334f
Seio petroso superior, 504, 505f
Seios frontais
   características dos, 313, 313f–314f
   cavidade nasal e, 287, 287f–288f
   conchas nasais e, 289, 289f
   drenagem dos, 315
   imagens dos, 319f
   inervação dos, 318, 318f
   informações gerais sobre, 316, 316f
   irrigação dos, 317, 317f
   obliteração cirúrgica dos, 336–340, 336f
   sinusite nos, 333
Seios nasais. *Ver* Seios paranasais
Seios paranasais
   anatomia dos, 315f
   características dos, 312f–314f, 313
   cavidade nasal e, 286
   correlações clínicas, 333–340, 333f–340f
   esfenoidal. *Ver* Seio esfenoidal
   etmoidais. *Ver* Células etmoidais
   frontais. *Ver* Seios frontais
   imagens dos, 319f, 324f, 328f, 332f
   inervação dos, 303f
   informações gerais sobre, 312–313
   maxilares. *Ver* Seio maxilar
   regiões de drenagem dos, 315
Seios. *Ver* Seios paranasais
Seio transverso, 504
Seio venoso da esclera, 515f
Sela turca, 34, 35f
Septo da língua, 402
Septo nasal
   cavidade nasal e, 286, 287f
   desvio de, 306, 306f, 308f
   osso etmoide e, 38
   vômer e, 40
Septo. *Ver* Septo nasal
Sequência de Pierre Robin, 20–22, 20f

ÍNDICE

Sialoceles da glândula parótida, 205, 205f
Sialolitíase, 394, 394f
Sialolitos, 204
Síndrome de DiGeorge, 22, 22f
Síndrome de Frey, 201, 201f
Síndrome de Horner, 566, 566f
Síndrome de Sjögren, 203
Síndrome de Treacher Collins, 21f
Síndrome do seio cavernoso, 185, 185f
Sinusite, 333–340, 333f–334f
Sinusite aguda, 333, 333f–334f
Sinusite crônica, 333, 333f–334f
Sinusotomia, 337
Sistema da veia ázigo, 640
Sistema linfático
   drenagem, 657, 660f
   funções do, 655
   partes do, 655–658, 656f, 659f
Sistema nervoso
   central
      encéfalo e, 68f–69f, 69
      informações gerais sobre, 68, 68f
      medula espinal e, 70, 70f–71f
   periférico. *Ver* Sistema nervoso periférico
Sistema nervoso autônomo (SNA), 72. *Ver também* Sistema nervoso
    parassimpático; Sistema nervoso simpático
   correlações clínicas, 566, 566f
   divisões do, 544, 547–548
   funções do, 547–548, 548f–550f
   glândulas salivares no, 384–386, 385f, 387f
   informações gerais sobre, 544, 545f–546f
   nervo vago no, 565, 565f
   sistema de dois neurônios em série do, 544
Sistema nervoso central, 549f
   encéfalo e, 68f–69f, 69
   informações gerais sobre, 68, 68f
   medula espinal e, 70, 70f–71f
Sistema nervoso parassimpático, 544, 547–548
   bulbo dos olhos e, 527, 528f
   cavidade nasal e, 300, 303f
   espaço parotídeo no, 195–197, 198f
   funções do, 547–548, 548f–550f
   glândula lacrimal e, 535, 536f
   glândula parótida e, 220–226, 227f, 384–386, 385f, 387f
   nervo craniano III, com vias simpáticas correspondentes, 553–554, 555f–556f
   nervo craniano IX, com vias simpáticas correspondentes, 562, 563f–564f
   nervo craniano VII, com vias simpáticas correspondentes, 557–559, 558f, 560f–561f
   nervo craniano X, com vias simpáticas correspondentes, 565, 565f
Sistema nervoso periférico
   divisão autônoma do. *Ver* Sistema nervoso autônomo (SNA)
   funções do, 549f–550f
   informações gerais sobre, 72, 72f
   nervos cranianos. *Ver* Nervos cranianos
   nervos espinais, 70, 70f, 72, 73f
Sistema nervoso simpático, 544, 547–548
   cavidade nasal e, 300–301, 303f
   correlações clínicas, 566, 566f
   espaço parotídeo no, 195–197, 198f
   funções do, 547–548, 548f–550f
   olhos e, 528f
   T1-L2, 550f
   via anatômica geral do, 551, 552f
Sistema nervoso somático, 72, 72f
Sistemas de notação dental, 360
Sistema Universal de Notação Dental, 360
SMAS (System Musculoaponeurótico Superficial), 154, 188
SNA. *Ver* Sistema nervoso autônomo (SNA)
Soalho da cavidade oral, 355, 356f
   irrigação do, 368–371, 370f
Staphylococcus aureus, 506

Streptococcus pneumoniae, 507
Substância branca da medula espinal, 70, 70f
Substância cinzenta da medula espinal, 70, 70f
Substância de Nissl, 66, 66f
Subtálamo, 69
Sulco central (de Rolando), 68f, 69
Sulco do nervo petroso maior, 486f
Sulco do seio sigmoide, 28
Sulco e canal infraorbitais, 512
Sulco gengival, 359f
Sulco lateral (de Sylvius), 69
Sulco mediano da língua, 03f
Sulco mediano da língua, 402, 403f
Sulco mentolabial, 343, 343f
Sulco nasolabial, 278f, 343f
Sulco nasolabial, 343
Sulco parietoccipital, 69
Sulcos do cérebro, 68f, 69
Sulcos faríngeos, 4, 7–9
Sulco terminal da língua, 402
Sulco terminal da língua, 403f
Sutura intermaxilar, 279f, 395f
Sutura palatina transversa, imagens da, 395f
Sutures, vistas e
   norma basilar, 49, 49f
   norma frontal, 46, 46f
   norma lateral, 48, 48f
   norma occipital, 46, 46f
   norma vertical, 47, 47f
System Musculoaponeurótico Superficial (SMAS), 154, 188

T

Tálamo, 69, 69f
Tato discriminativo (sensação), 82, 92f, 410–412
Tato leve (sensação), 92f
Tato (sensação), 82, 92f, 410–412
Tecido conectivo
   do couro cabeludo, 156, 156f, 159
   estruturas de, derivadas dos arcos faríngeos, 5
Tecido conectivo areolar frouxo, 156, 156f
Tecido fibroadiposo da asa do nariz, 279f
Tecido nervoso, 66–67, 66f–67f
Tegme timpânico, 488f, 490f
Tegretol. *Ver* Carbamazepina
Tela subcutânea do pescoço ("fáscia superficial"), 466, 468, 468f
Temperatura (sensação)
   língua e, 410–412
   nervo facial e, 94
   nervo glossofaríngeo e, 98
   nervo trigêmeo e, 82, 92f
   nervo vago e, 100
Teste de motilidade ocular (teste ortóptico), 537, 537f
Teste iodo-amido de Minor, 201
Teto da orelha média, 489
Tique doloroso, 182f, 183–185, 184f
Tireoide ectópica, 19, 19f
Tireoidite, 151
Tireoidite de Hashimoto, 150
Tireotoxicose, 151
Tiroxina, 123, 150
Tonsila faríngea, 393, 428, 429f
Tonsilas linguais, 393, 402, 403f, 405
Tonsilas palatinas
   língua e, 409f
   na cavidade oral, 342f
   palato duro e, 350f
   palato mole e, 351f
   parte oral da faringe e, 428
   tonsilite e, 393
Tonsilite, 393, 393f
Tórax
   cavidade pleural no, 616, 616f
   coração no, 620–622, 620f–622f

ÍNDICE

Tórax (Cont.)
  informações gerais sobre, 590
  mediastino no, 618–619, 618f–619f
  músculos do, 613, 613f
  ossos do, 598, 599f
  pulmões no, 617, 617f
  vascularização do, 640, 641f
Torcicolo, 148, 148f–149f
Toro, 390, 390f
Toro do levantador, 429f
Toro mandibular, 390
Toro palatino, 390, 390f
Toro tubário, 428, 429f
Trago, 487, 488f
Traqueia, 118, 125
Trato angular de Eisler, 189
Trato olfatório, 299f
Trato solitário, 94, 98, 100
Trato trigeminotalâmico anterior, 92f
Trauma
  no ramo do septo nasal da artéria labial superior, 279
  procedimento cirúrgico no seio frontal em decorrência de, 336, 336f
  síndrome do seio cavernoso e, 185, 185f
Trígono carótico, 111, 116, 117f
Trígono cervical anterior
  informações gerais sobre, 111, 111f–112f
  subdivisões do
    trígono carótico, 116, 117f
    trígono muscular, 109f, 111, 118, 119f
    trígono submandibular, 114, 115f
    trígono submentual, 113–118, 113f
Trígono cervical lateral, 109f
  anatomia do, 120, 121f
  tela subcutânea e, 468f
Trígono de Béclard, 114
Trígono de Lesser, 114
Trígono de Pirogoff, 114
Trígono digástrico. Ver Trígono submandibular
Trígono muscular, 109f, 111, 118, 119f
Trígono occipital, 120
Trígono omoclavicular, 120
Trígono retromolar, 572
Trígonos do pescoço
  músculos que delimitam os, 126, 126f
  músculos que subdividem os, 126, 126f
  trígono cervical anterior
    informações gerais sobre, 111, 111f–112f
    trígono carótico, 116, 117f
    trígono muscular, 118, 119f
    trígono submandibular, 114, 115f
    trígono submentual, 113–118, 113f
  trígono cervical lateral, 109f, 120, 121f
  trígono suboccipital, 122, 122f, 129, 129f
Trígono submandibular, 109f, 111, 114, 115f
Trígono submentual, 109f, 111, 113–118, 113f
Trígono suboccipital, 122, 122f, 129, 129f
Tri-iodotironina, 123, 150
Trismo, bloqueio Akinosi e, 576
Trombose séptica na síndrome do seio cavernoso e, 185, 185f
Trombose, síndrome do seio cavernoso e, 185, 185f
Tronco celíaco, 642–643, 642f
Tronco costocervical, 130, 131f
Tronco encefálico, 69
Tronco simpático, 116, 125, 147, 147f
Tronco tireocervical, 130, 131f
Tuba auditiva
  cavidade nasal e, 286f
  óstio faríngeo da, 429f
  palato mole e, 353f
  parede anterior da orelha média e, 489
  parte cartilagínea da, 427f, 432f
Tubérculo articular, 243–246
Tubérculo corniculado, 427f

Tubérculo cuneiforme, 427f
Tubérculo da orelha (de Darwin), 488f
Tubérculo do lábio superior, 278f, 343f
Tubérculo faríngeo, 30, 31f, 427f, 433f
Tuberculose, parotidite e, 203
Tubérculo tireóideo inferior da cartilagem tireóidea, 449
Tubérculo tireóideo superior da cartilagem tireóidea, 449
Tumores do pescoço, efeitos vocais dos, 105, 105f
Túnica mucosa da boca, 343
  bloqueio Akinosi e, 576
  bloqueio do nervo maxilar e, 585
  bloqueio do nervo nasopalatino e, 581
  bloqueio Gow-Gates e, 574
Túnica mucosa da boca, no soalho da cavidade oral, 355
Túnica vascular do bulbo do olho (trato uveal), 516

U

Ulna, 593, 594f
Umbigo da membrana timpânica, 488f, 492f
Úmero, 593, 594f
Ureteres, 633, 633f
Útero, 635, 635f
Utrículo, 491, 492f
Úvula palatina, 342f, 427f

V

Vagina, 635, 635f
Valécula epiglótica, 428, 442, 442f–443f
Vasos linfáticos, 655
Veia alveolar inferior, 372, 372f
Veia alveolar superior anterior, 372
Veia alveolar superior média, 372
Veia alveolar superior posterior, 262–264, 372, 372f
Veia angular
  da face, 170f, 175, 176f
  do nariz, 280–282, 282f
  do olho e da órbita, 530–532, 533f
Veia auricular posterior, 194f, 504
Veia braquiocefálica
  do pescoço, 135
  na raiz do pescoço, 125
Veia bucal, 175, 236, 344–345, 345f
Veia central da retina, 515f
Veia cervical transversa, 120, 135, 137f–138f
Veia do labirinto, 504
Veia emissária parietal, 170f
Veia esfenopalatina, 262–264, 291–294, 294f, 372
Veia etmoidal posterior, 291–294, 294f
Veia facial
  da face, 170f, 175, 175f–176f
  do nariz, 280–282, 282f
  do olho e da órbita, 530–532, 533f
  do pescoço, 135, 137f
  do trígono submandibular, 114, 115f
Veia facial comum, 135, 137f–138f
Veia facial profunda, 176f, 282f
  fossa infratemporal e, 216–220, 219f
Veia facial transversa
  da face, 170f, 175
  do espaço parotídeo, 192–193, 194f
  dos músculos da mastigação, 236, 236f
Veia faríngea, 135, 262–264
Veia infraorbital, 170f, 176f, 262–264, 530–532
Veia jugular anterior, 118, 135, 138f, 291–294
Veia jugular externa, 120, 121f, 135, 137f–138f
Veia jugular interna
  do pescoço, 135, 137f–138f
  na raiz do pescoço, 125
  plexo faríngeo e, 438f
  trígono carótico e, 116, 117f
  trígono submandibular e, 115f
Veia jugular. Ver Veia jugular anterior; Veia jugular externa; Veia jugular interna

ÍNDICE

Veia labial inferior, 175, 176f, 344–345, 345f
Veia labial superior, 175, 176f
   cavidade nasal e, 282f, 291–294, 294f
   cavidade oral e, 344–345, 345f
Veia laríngea inferior, 459
Veia laríngea superior, 115f
Veia laríngea superior, 459, 459f
Veia lingual
   da cavidade oral, 372
   da língua, 419, 419
   do pescoço, 135, 137f
   trígono carótico e, 116
   trígono submandibular e, 114
Veia massetérica, 236
Veia maxilar
   da articulação temporomandibular, 249, 249f
   da face, 176f
   da fossa infratemporal, 216–220, 219f
   da fossa pterigopalatina, 264f
   da fossa temporal, 210–211, 211f
   da orelha, 504
   do espaço parotídeo, 192–193
   dos músculos da mastigação, 236
Veia mentual, 175, 176f, 344–345, 345f
Veia nasofrontal, 170f
Veia occipital
   do couro cabeludo, 158f
   do pescoço, 135, 137f
   trígono cervical lateral e, 120
Veia oftálmica inferior
   da face, 176f
   da fossa pterigopalatina
   do nariz, 262–264, 264f
   do olho e da órbita, 530–532
Veia oftálmica superior
   da face, 176f
   do nariz, 280–282, 282f
   do olhos e da órbita, 530–532, 533f
Veia palatina descendente, 262–264
Veia palatina maior, 372
Veia palatina menor, 372
Veia porta do fígado, 645–646
Veia profunda da língua, 342f, 404
Veia pterigóidea, 236
Veia renal, 647, 647f
Veia retromandibular, 115f, 138f, 170f, 190, 192–193, 194f, 294f
Veias comunicantes, 176f
Veias emissárias, 291–294
Veias etmoidais que drenam o plexo venoso, 291–294
Veias nasais externas, 175
Veias superficiais, 175, 175f–176f
Veias temporais profundas, 210–211, 236
Veias tireóideas superiores
   do pescoço, 135, 137f–138f
   trígono carótico e, 116
   trígono muscular e, 118

Veia subclávia, 125, 135, 137f
Veia submentual, 114, 115f, 372, 372f
   da língua, 419, 419f
Veia supraescapular, 120, 135, 137f–138f
Veia supraorbital
   da face, 170f, 175, 176f
   do couro cabeludo, 158f
   do olho e da órbita, 530–532
Veia supratroclear, 157, 158f, 175, 176f, 530–532, 533f
Veias vertebrais, 122, 125, 135
Veia temporal média, 210–211, 211f, 236, 236f
Veia temporal profunda anterior, 210–211, 236
Veia temporal profunda posterior, 210–211, 236
Veia temporal superficial
   da articulação temporomandibular, 249, 249f
   da face, 175
   da fossa temporal, 210–211, 211f
   das orelhas, 504, 505f
   do couro cabeludo, 157, 158f
   do espaço parotídeo, 192–193, 194f
Veia tireóidea inferior, 118, 123, 124f, 125, 135, 137f
Veia tireóidea média, 116, 135, 137f
Veia zigomaticofacial, 170f
Veia zigomático-orbital, 170f
Veia zigomaticotemporal, 170f
Vértebras cervicais
   fraturas das, 64, 64f
   partes e características das, 56, 56f–57f
   principais ligamentos das
      externos, 58, 58f
      internos, 59–60, 60f
Vértebras lombares, 596, 597f
Vértebras torácicas, 125, 596, 597f
Vestíbulo
   da boca, 342–343, 342f–343f
   da laringe, 442, 442f–443f, 446
   da orelha interna, 491, 492f
   do nariz, 278, 286f–287f
Vestíbulo da boca, 342–343, 342f–343f
Vestíbulo do nariz, 278f, 286f–287f
Vibrissas, 278
Visão, 519, 521–529, 521f
Viscerocrânio, 10–11, 11f, 26
Vômer
   anatomia do, 40, 40f
   cavidade nasal e, 287, 287f, 308f
   estruturas que se articulam com, 27–28, 27f
   no esqueleto da face, 155f
Voz, lesões que afetam a, 464, 464f

X

Xerostomia, 204, 204f

Z

Zona bilaminar, 243–246, 245f
Zona vermelha dos lábios, 343, 343f